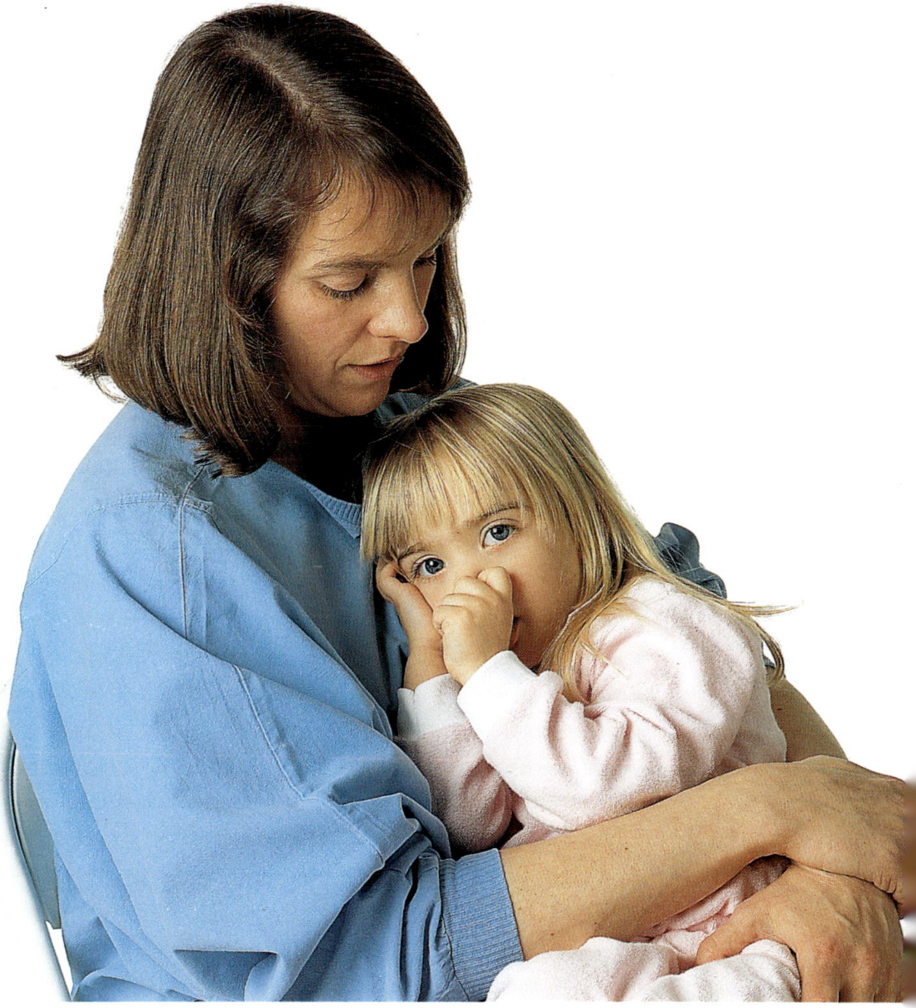

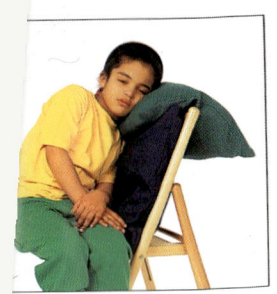
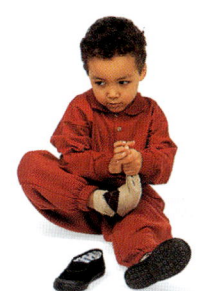
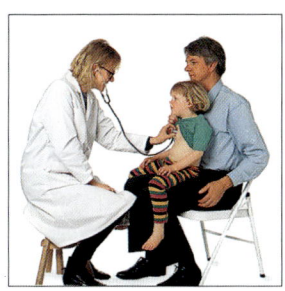
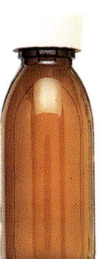
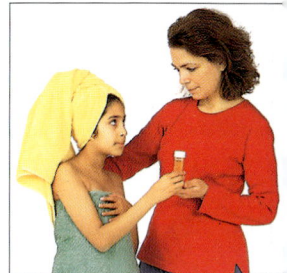
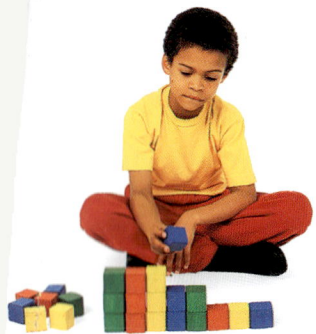
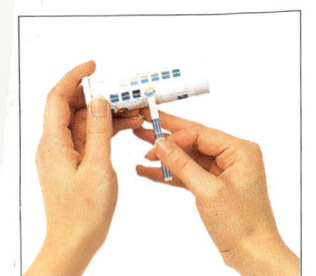
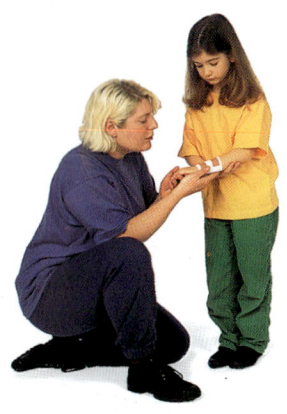
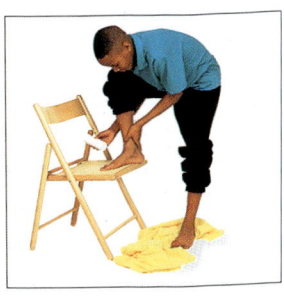
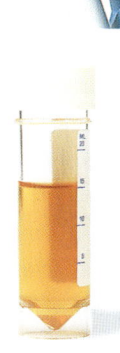
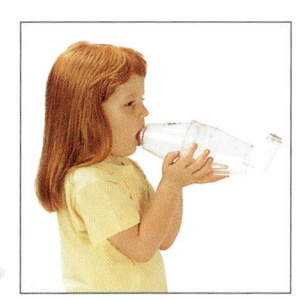
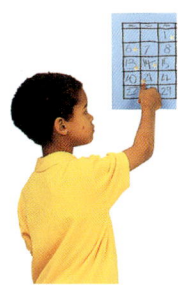
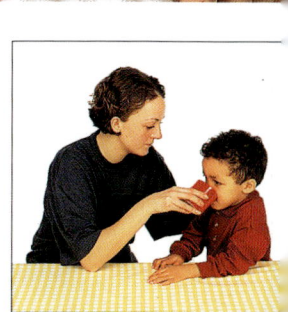

Dr. Bernard Valman

Kinder-krankheiten

Erkennen | Behandeln | Heilen

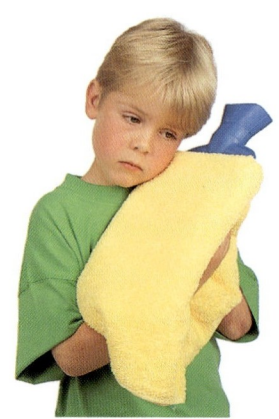

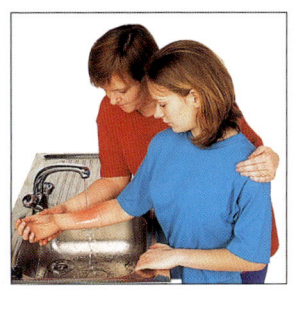
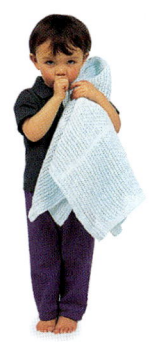
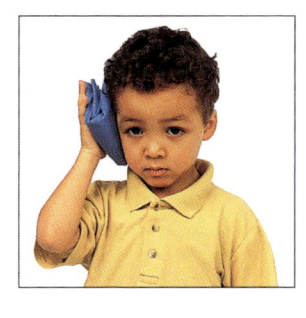
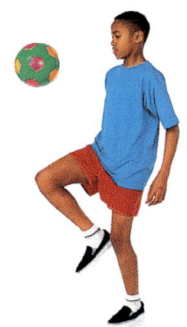
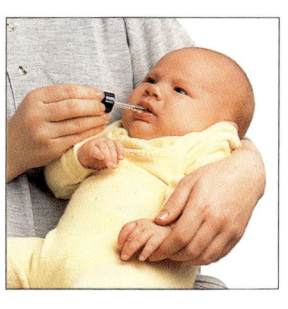

Dr. Bernard Valman

Kinder-krankheiten

Erkennen | Behandeln | Heilen

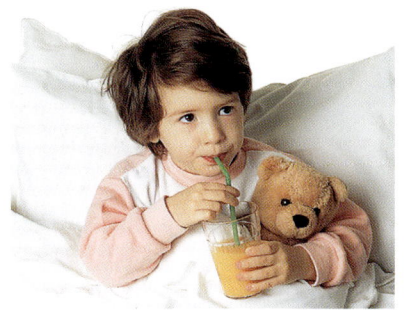
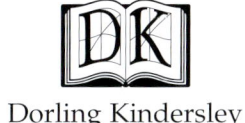

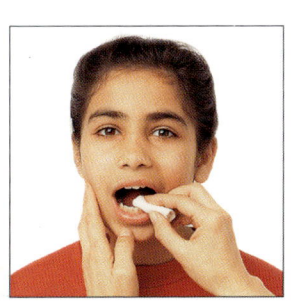

DK

Dorling Kindersley

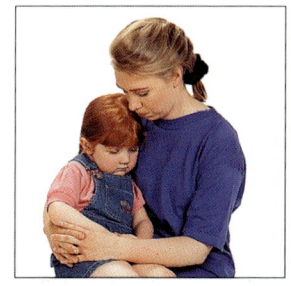

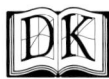

DORLING KINDERSLEY

London · New York · München · Melbourne · Delhi

British Medical Association
Vorsitzender Dr. Ian Bogle **Schatzmeister** Dr. W.J. Appleyard
Leiter des wissenschaftlichen Beirates Sir Anthony Grabham

Fachliche Beratung
Dr. Sue Davidson

Dorling Kindersley
Neuausgabe
Redaktion Mary Lindsay
Gestaltung Schermuly Design Company, Sara Freeman
Illustrationen Joanna Cameron
Cheflektorat Martyn Page
Chefbildlektorat Louise Dick
Herstellung Rita Sinha

Erstausgabe
Lektorat Andrea Bagg, Mary Lindsay **Redaktion** Louise Clairmonte, Jill Hamilton
Bildbetreuung Chris Walker, Rachel Gibson **Gestaltung** Mark J. Wilde, Philip Ormerod, Nicola Hampel
Illustrationen Joanna Cameron, Tony Graham, Halli Verrinder
DTP-Design Jason Little **Herstellung** Alison Jones

Das vorliegende Buch informiert über verschiedene gesundheitliche und medizinische Themen.
Den Arzt und die ärztliche Diagnose kann und will es nicht ersetzen: Spezielle Informationen zu persönlichen Gesundheitsfragen
kann Ihnen nur der Arzt oder die Ärztin geben. Daß bestimmte Organisationen, Produkte oder alternative Therapieformen
namentlich aufgeführt sind, bedeutet nicht, daß diese von der British Medical Association befürwortet werden.

Die Deutsche Bibliothek – CIP-Einheitsaufnahme

Ein Titeldatensatz für diese Publikation ist bei
Der Deutschen Bibliothek erhältlich.

Titel der englischen Originalausgabe:
When your child is ill

Übersetzung Petra Sporbeck-Hörning
Umschlaggestaltung Mark Thomson, International Design UK Ltd.

ISBN 3-8310-0380-7

Printed and bound in Italy

Besuchen Sie uns im Internet
www.dk.com

VORWORT

Natürlich sind Eltern in Sorge, wenn ihr Kind erkrankt. Sie haben Angst, es könnte ernsthaft krank sein oder sein Zustand könne sich schnell verschlimmern. Sie müssen genau wissen, was zu tun ist, um ihrem Kind helfen zu können.

Die Diagnosetafeln in diesem Buch helfen, zwischen kleineren gesundheitlichen Störungen und solchen, die sofortiges Handeln erforderlich machen, zu unterscheiden. Sie können und sollen den Arzt nicht ersetzen, wohl aber sollten sie Sie dazu befähigen zu entscheiden, ob Sie Ihr Kind mit den beschriebenen Maßnahmen zu Hause selbst behandeln können, ob Sie telefonisch ärztlichen Rat einholen sollten oder ob gar ein medizinischer Notfall vorliegt.

Unabhängig davon, ob der Arzt zu Rate gezogen wurde oder nicht, werden Sie wahrscheinlich viele Fragen zur Gesundheit Ihres Kindes haben: Wie ernst ist die Erkrankung? Was sind die möglichen Ursachen? Wie sieht die Behandlung aus? Wann wird mein Kind wieder gesund sein? *Kinderkrankheiten* enthält einen Teil, der sich mit Erkrankungen und Gesundheitsstörungen im Kindesalter befaßt und hier all diese Fragen und auch die Informationen, die Sie möglicherweise schon von Ihrem Arzt bekommen haben, noch einmal aufgreift.

Diese komplett aktualisierte und überarbeitete Auflage des Buches wird Ihnen liebe Eltern, so hoffe ich, helfen, indem es Ihnen die nötigen Informationen liefert, um schnell und sicher die richtigen Entscheidungen zu treffen, wenn es um die Gesundheit Ihres Kindes geht.

Bernard Valman

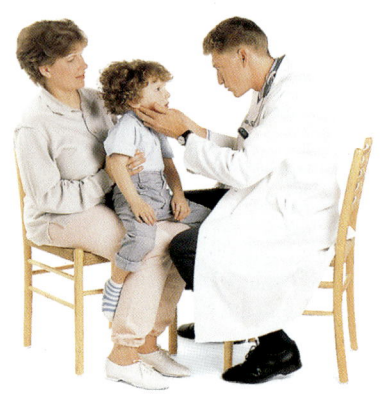

INHALT

KRANKHEITEN & GESUND- HEITSSTÖRUNGEN 116

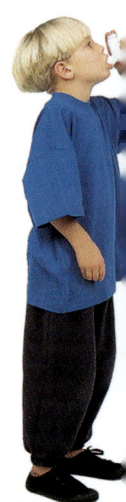

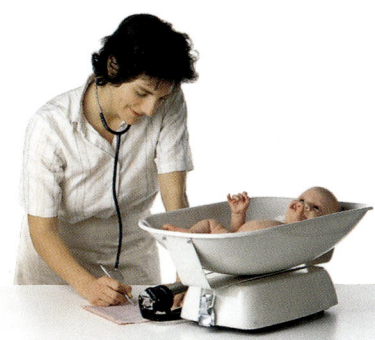

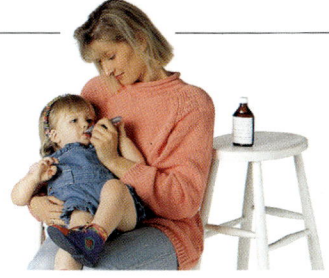

ERSTE HILFE & KRANKENPFLEGE 202

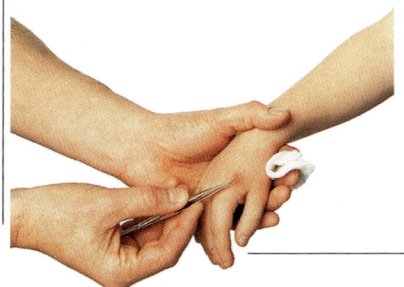

ZUM GEBRAUCH DIESES BUCHES

Das Buch besteht aus insgesamt vier Teilen mit Informationen über den kindlichen Körper, seine Funktionsweise und mögliche Störungen. Teil 1, »Der kindliche Körper«, konzentriert sich auf die Grundlagen der Anatomie, des kindlichen Wachstums und der Entwicklung. Teil 2, das Kernstück dieses Ratgebers, enthält die Diagnosetafeln, die Ihnen helfen sollen, bei einer Erkrankung Ihres Kindes die möglichen Ursachen zu erkennen und zu entscheiden, ob ärztliche Behandlung erforderlich ist. Teil 3, »Krankheiten und Gesundheitsstörungen«, informiert detailliert über mehr als 140 Erkrankungen und Beschwerden. Der letzte Teil schließlich erläutert wichtige Erste-Hilfe-Techniken und Notfallmaßnahmen.

Der kindliche Körper
Teil 1 des Buches beschreibt Anatomie, Wachstum und Entwicklung des Kindes. Im Anschluß an diese allgemeine Einführung folgen für Kinder aller Altersstufen Richtlinien und Empfehlungen für ein sicheres und gesundes Leben. Den Abschluß bilden Störungen bzw. Auffälligkeiten sowie Probleme, die speziell beim Neugeborenen und älteren Säugling auftreten können.

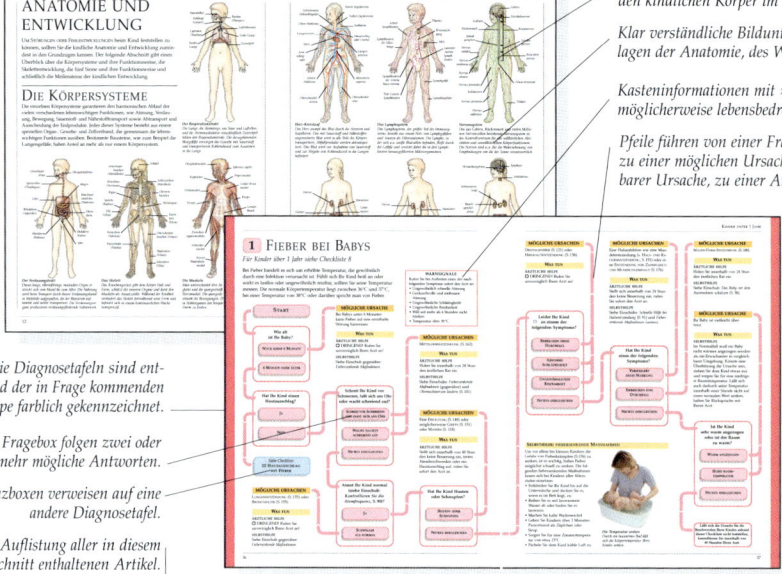

Ausführlich beschriftete Abbildungen zeigen den kindlichen Körper im Detail.

Klar verständliche Bildunterschriften erläutern die Grundlagen der Anatomie, des Wachstums und der Entwicklung.

Kasteninformationen mit »Warnsignalen« machen auf möglicherweise lebensbedrohliche Symptome aufmerksam.

Pfeile führen von einer Frage entweder zur nächsten oder zu einer möglichen Ursache oder aber, bei nicht erkennbarer Ursache, zu einer Art Endstation.

Die Diagnosetafeln sind entsprechend der in Frage kommenden Altersgruppe farblich gekennzeichnet.

Auf jede Fragebox folgen zwei oder mehr mögliche Antworten.

Referenzboxen verweisen auf eine andere Diagnosetafel.

Eine Auflistung aller in diesem Abschnitt enthaltenen Artikel.

Diagnosetafeln
Das Kernstück dieses Buches sind 41 Diagnosetafeln, die nach dem Alter des Kindes in drei Gruppen unterteilt sind: für Kinder unter einem Jahr, über einem Jahr und für alle Altersstufen. Ausgehend vom Symptom führen diese Tafeln zu Ursachen und Handlungsanweisungen – ist ärztliche Hilfe oder eine Klinikeinweisung erforderlich und/oder genügen Selbsthilfemaßnahmen?

Krankheiten und Gesundheitsstörungen
Hier werden, nach Körpersystemen geordnet, Krankheiten oder Gesundheitsstörungen beschrieben. Die einzelnen Artikel informieren über die Symptome und möglichen Ursachen der Krankheit bzw. Störung, über die Notwendigkeit und Dringlichkeit ärztlicher Behandlung, über die möglichen ärztlichen Schritte, Selbsthilfemaßnahmen und die Krankheitsprognose.

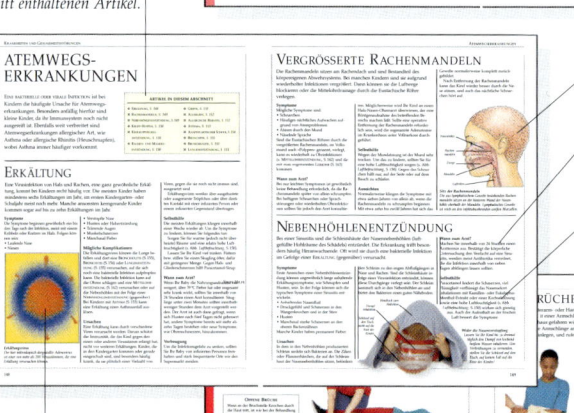

Eine mit Unterschriften versehene Abbildung erläutert Sitz und Art der Erkrankung.

Dieser Absatz legt dar, ob und wie schnell ärztliche Behandlung nötig ist.

Bei den Selbsthilfemaßnahmen kommen einfache Hausmittel zur Anwendung.

Photographien zeigen die Ursache oder das Aussehen der Krankheit bzw. des Krankheitserregers.

Die Erste-Hilfe-Techniken sind anschaulich Schritt für Schritt abgebildet.

In Extra-Kästen werden Warnhinweise, spezielle Informationen, alternative Techniken oder Sonderfälle hervorgehoben.

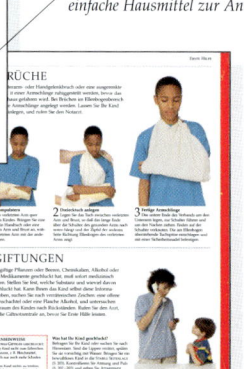

Erste Hilfe und Krankenpflege
Im letzten Teil dieses Buches werden Sofortmaßnahmen in lebensbedrohlichen Notfällen sowie Erste-Hilfe-Maßnahmen bei Verletzungen wie beispielsweise Knochenbrüchen vorgestellt. Im Abschnitt über die Krankenpflege werden grundsätzliche Pflegeanleitungen gegeben.

HINWEISE ZU DEN DIAGNOSETAFELN

Suchen Sie die Diagnosetafel mit dem Hauptsymptom Ihres Kindes. Beginnen Sie mit dem Startfeld und folgen Sie dem Pfeil zur ersten Frage. Wählen Sie Ihre Antwort und folgen Sie dem entsprechenden Pfeil. Er führt Sie entweder zu einer weiteren Frage oder zu einer möglichen Ursache mit Seitenverweisen auf ausführlichere Informationen im Buch, zu Handlungsanweisungen – ob der Arzt eingeschaltet werden muß

und welche Selbsthilfemaßnahmen hilfreich sein könnten – und zu Querverweisen zu einer anderen Diagnosetafel oder zu einer »Endstation«.

VORSICHT: Diese Tafeln geben lediglich Diagnosemöglichkeiten an. Bei Zweifeln hinsichtlich der Diagnose oder der Behandlung der Symptome ist in jedem Fall ein Arzt zu Rate zu ziehen.

Referenzboxen
Beim Nachschlagen in einer bestimmten Diagnosetafel können Sie auch auf eine sogenannte Referenzbox treffen, die Sie auf eine andere, auf die Beschwerden Ihres Kindes besser zutreffende Diagnosetafel verweist.

Fragebox
Auf jede Fragebox folgen eine oder mehrere mögliche Antworten. Wählen Sie die auf die Symptome Ihres Kindes am besten zutreffende aus und folgen Sie dem entsprechenden Pfeil.

Kasteninfo »Warnsignale«
In diesen Kästen sind Symptome, die auf eine ernsthafte Störung hindeuten können, aufgelistet. Tritt eines dieser Symptome auf, befolgen Sie unverzüglich die gegebenen Anweisungen und rufen Sie den Notarzt oder einen Arzt an.

Mögliche Ursachen
Hier werden mögliche Ursachen für die Beschwerden Ihres Kindes angegeben. Sie werden normalerweise durch Querverweise zu weiterführenden Informationen im Buch ergänzt.

Was tun
Unter diesem Schlagwort lesen Sie, was zu tun ist – ob und welche Form der ärztlichen Hilfe nötig ist (s.u.) und/oder welche Selbsthilfemaßnahmen zur Verfügung stehen.

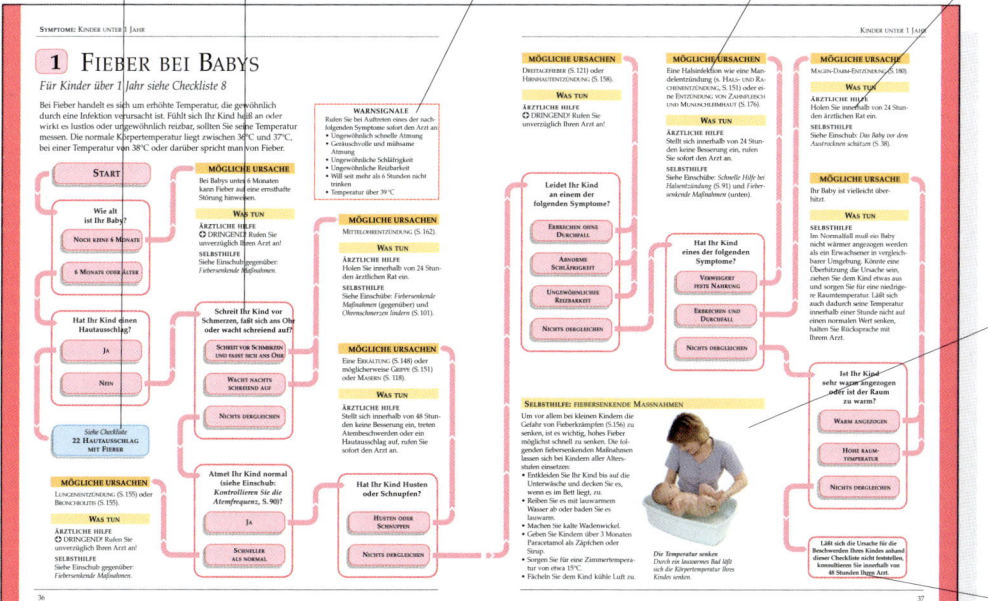

Selbsthilfemaßnahmen
Unter dieser Rubrik werden ausführlich verschiedene Maßnahmen beschrieben, mit denen Sie selbst die Symptome Ihres Kindes lindern können. Vereinzelt finden sich hier auch Graphiken, mit deren Hilfe Sie Atemfrequenz, Wachstum sowie Seh- und Hörvermögen Ihres Kindes beurteilen können.

»Endstation«
Manche Pfeile führen, wenn sich die Ursache der kindlichen Symptome nicht feststellen läßt, zu einer Art Endstation. Hier erfahren Sie, wie dringlich ärztliche Hilfe ist.

ÄRZTLICHE HILFE

Je nachdem, wie ernst der Zustand des Kindes ist, gibt es fünf verschiedene Stufen ärztlicher Hilfe. Wenn Selbsthilfemaßnahmen allein ausreichend sind, fällt diese Rubrik weg.

✚ **NOTFALL! Rufen Sie den Notarzt!**

Die Erkrankung könnte lebensbedrohlich sein oder das Kind dauerhaft schädigen. Lassen Sie einen Notarztwagen kommen. Je nach Lage des Falles kann es sich auch empfehlen, den Hausarzt anzurufen oder das Kind selbst zum Krankenhaus zu bringen.

✚ **DRINGEND! Rufen Sie unverzüglich Ihren Arzt an!**

Ihr Kind hat möglicherweise eine ernsthafte Erkrankung, die der sofortigen Behandlung bedarf. Rufen Sie unverzüglich Ihren Arzt oder die nächste Unfallstation oder ärztliche Ambulanz an.

Holen Sie innerhalb von 24 Stunden ärztlichen Rat ein.

Die Beschwerden Ihres Kindes machen eine baldige Untersuchung erforderlich. Ist ein Arztbesuch innerhalb der nächsten 24 Stunden nicht möglich, halten Sie telefonisch Rücksprache.

Machen Sie einen Arzttermin aus.

Die Erkrankung Ihres Kindes ist behandlungsbedürftig, der Arztbesuch kann aber ruhig drei bis vier Tage aufgeschoben werden.

Konsultieren Sie Ihren Arzt.

Es besteht kein Grund, besonders schnell oder speziell wegen der vorliegenden Beschwerden einen Arzttermin auszumachen. Sprechen Sie beim nächsten anstehenden Arztbesuch die Symptome Ihres Kindes an, oder rufen Sie, wenn Sie sich doch Sorgen machen, den Arzt zwischendurch an.

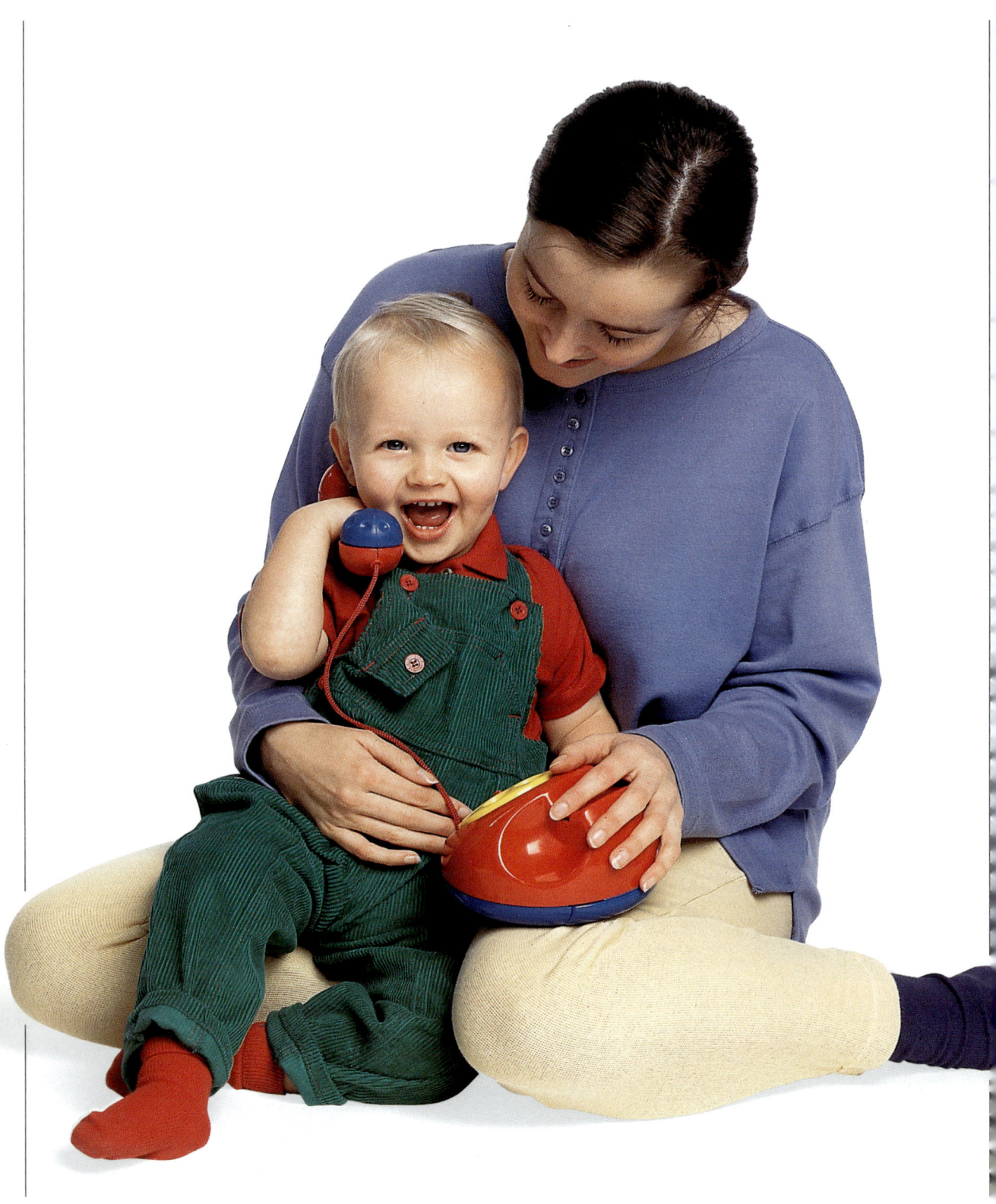

DER KINDLICHE KÖRPER

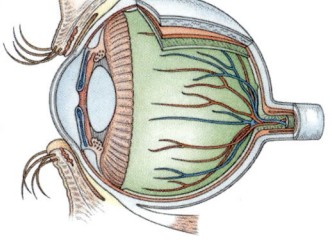

GRUNDKENNTNISSE über die kindliche Anatomie und die normale körperliche, geistige und emotionale Entwicklung des Kindes helfen Eltern, viele der in der Kindheit häufig vorkommenden Störungen und Erkrankungen besser zu verstehen. Dieser Teil des Buches beginnt mit einem kurzen Überblick über die kindliche Entwicklung – von der Geburt bis zur Adoleszenz. Weiter geht es mit Empfehlungen zur Säuglingsernährung und zur Umstellung auf Breikost sowie mit Ernährungsrichtlinien für das Kind im Wachstum. Informationen zum Thema Impfen, Unfallvorsorge und Sonnenbestrahlung sollen zu mehr Sicherheit und Gesundheit im Alltag verhelfen. Am Ende dieses Abschnittes werden schließlich einige der Störungen bzw. Auffälligkeiten und Probleme behandelt, die speziell beim Neugeborenen und Säugling auftreten, z.B. Probleme bei der Säuglingsernährung und Schlafstörungen.

FRÜHFÖRDERUNG DER GEISTIGEN ENTWICKLUNG

SCHNITT DURCH DAS AUGE

ANATOMIE UND ENTWICKLUNG

UM STÖRUNGEN ODER FEHLENTWICKLUNGEN beim Kind feststellen zu können, sollten Sie die kindliche Anatomie und Entwicklung zumindest in den Grundzügen kennen. Der folgende Abschnitt gibt einen Überblick über die Körpersysteme und ihre Funktionsweise, die Skelettentwicklung, die fünf Sinne und ihre Funktionsweise und schließlich die Meilensteine der kindlichen Entwicklung.

DIE KÖRPERSYSTEME

Die einzelnen Körpersysteme garantieren den harmonischen Ablauf der vielen verschiedenen lebenswichtigen Funktionen, wie Atmung, Verdauung, Bewegung, Sauerstoff- und Nährstofftransport sowie Abtransport und Ausscheidung der Endprodukte. Jedes dieser Systeme besteht aus einem speziellen Organ-, Gewebe- und Zellverband, die gemeinsam die lebenswichtigen Funktionen ausüben. Bestimmte Bausteine, wie zum Beispiel die Lungengefäße, haben Anteil an mehr als nur einem Körpersystem.

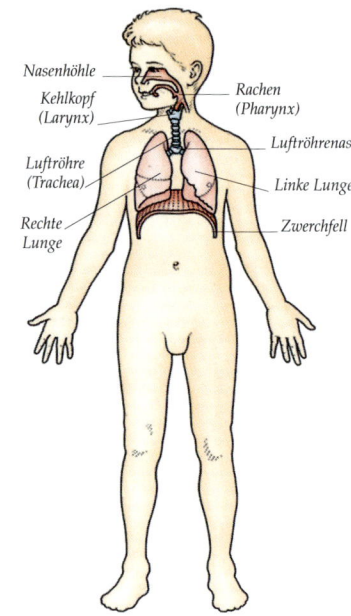

Der Respirationstrakt
Die Lunge, die Atemwege, wie Nase und Luftröhre, und die Atemmuskulatur einschließlich Zwerchfell bilden den Respirationstrakt. Die dazugehörenden Blutgefäße versorgen das Gewebe mit Sauerstoff und transportieren Kohlendioxid zum Ausatmen in die Lunge.

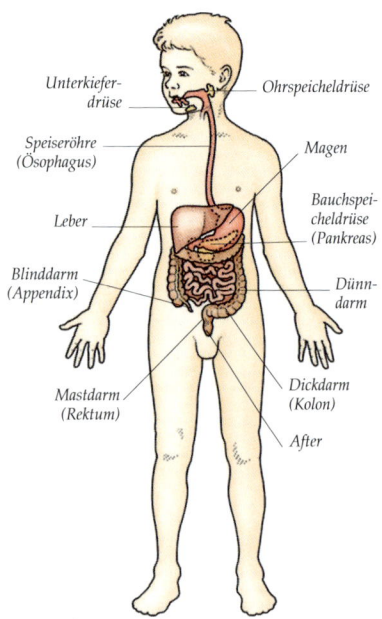

Der Verdauungstrakt
Dieses lange, röhrenförmige, muskuläre Organ erstreckt sich vom Mund bis zum After. Die Nahrung wird beim Transport durch diesen Verdauungskanal in Moleküle aufgespalten, die der Blutstrom aufnimmt und weiter transportiert. Die Verdauungsorgane produzieren verdauungsfördernde Substanzen.

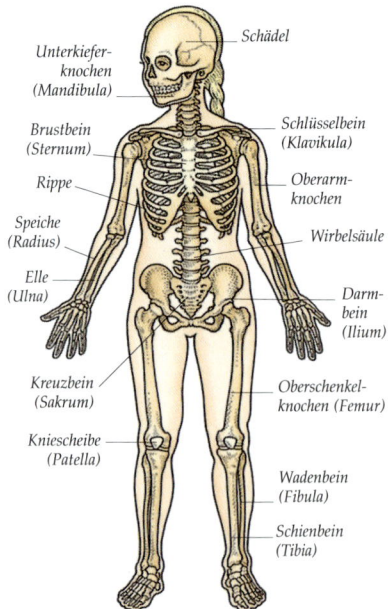

Das Skelett
Das Knochengerüst gibt dem Körper Halt und Form, schützt die inneren Organe und dient den Muskeln als Ansatzstelle. Während der Kindheit verändert das Skelett fortwährend seine Form und befindet sich in einem kontinuierlichen Wachstumsprozeß.

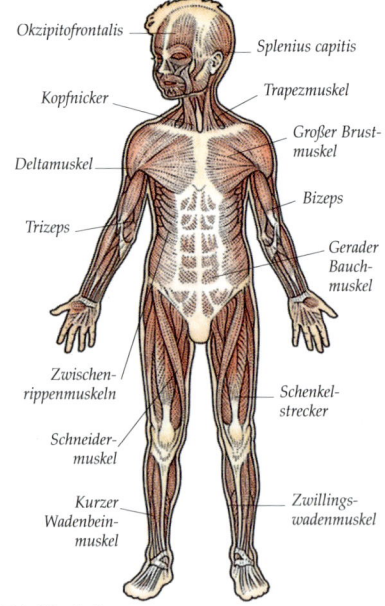

Die Muskeln
Man unterscheidet drei Arten von Muskeln: die glatte und die quergestreifte Muskulatur sowie den Herzmuskel. Die quergestreifte Muskulatur (oben) erlaubt die Bewegungen. Die glatte Muskulatur ist in Hohlorganen wie beispielsweise Magen und Darm zu finden.

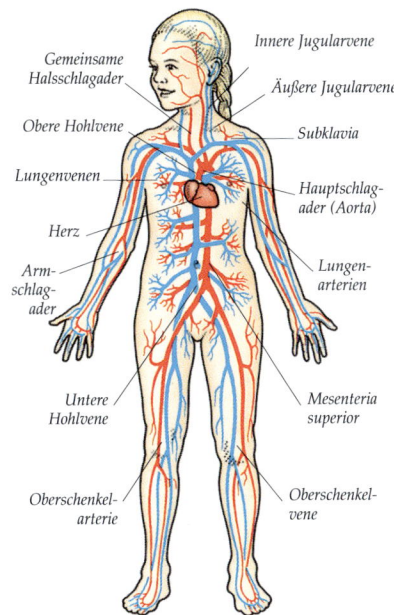

Herz-Kreislauf

Das Herz pumpt das Blut durch die Arterien und Kapillaren. Das mit Sauerstoff und Nährstoffen angereicherte Blut wird in alle Teile des Körpers transportiert, Abfallprodukte werden abtransportiert. Das Blut wird zur Aufnahme von Sauerstoff und zur Abgabe von Kohlendioxid in die Lungen befördert.

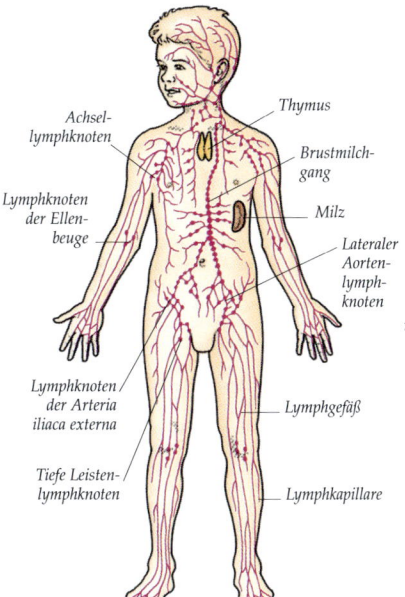

Das Lymphsystem

Das Lymphsystem, der größte Teil des Immunsystems, besteht aus einem Netz von Lymphgefäßen und -knoten als Filterstationen. Die Lymphe, in der sich u.a. weiße Blutzellen befinden, fließt durch die Gefäße und zerstört dabei die in den Lymphknoten herausgefilterten Mikroorganismen.

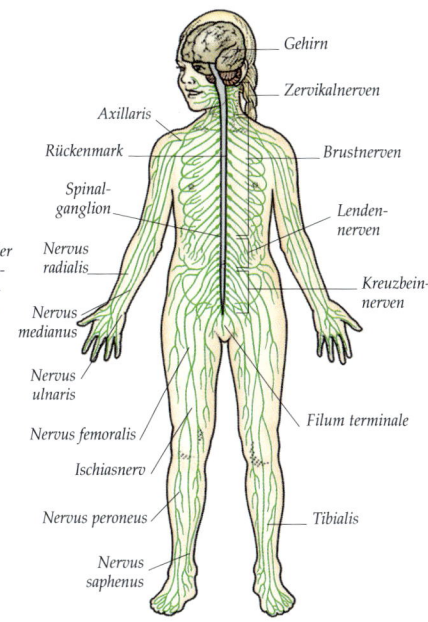

Nervensystem

Das aus Gehirn, Rückenmark und vielen Millionen Nervenzellen bestehende Nervensystem ist das Kontrollzentrum für alle willkürlichen Aktivitäten und unwillkürlichen Körperfunktionen. Die Nerven sind u.a. für die Wahrnehmung von Empfindungen wie die der Sinne verantwortlich.

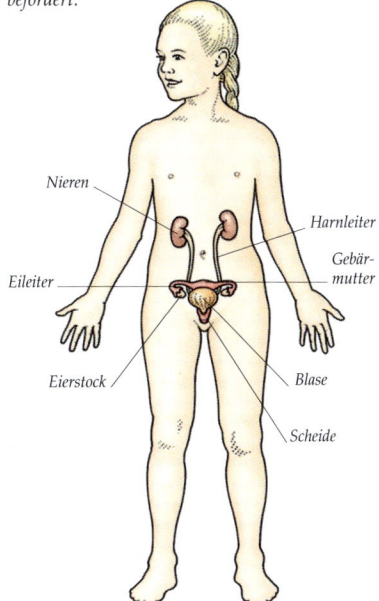

Das weibliche Urogenitalsystem

Die Harnorgane – Nieren, Harnleiter und Harnblase – filtern und sammeln Stoffwechselendprodukte, Wasser und Salze aus dem Blut. Das Genitalsystem mit den Eierstöcken und der Gebärmutter produziert Hormone und jeden Monat eine oder mehrere Eizellen.

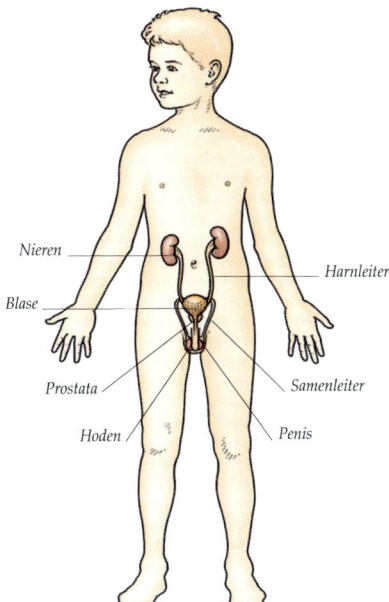

Das männliche Urogenitalsystem

Auch die männlichen Harnorgane bestehen aus Nieren, Harnleiter und Harnblase. Urin und Spermien werden über Harnröhre und Penis ausgeschieden. Die Hoden produzieren das Hormon Testosteron, das für die Ausbildung der männlichen Geschlechtsmerkmale verantwortlich ist.

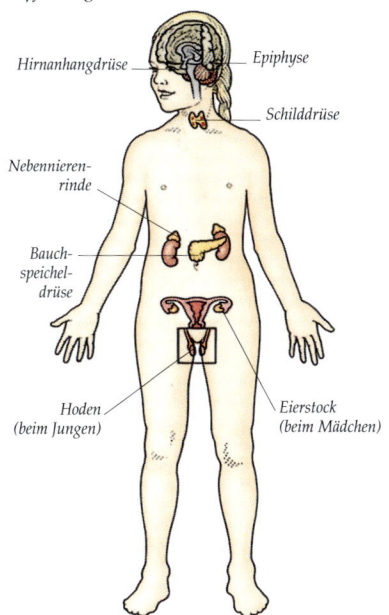

Das Hormonsystem

Die Hormondrüsen (endokrine Drüsen) produzieren die chemischen Botenstoffe des Körpers – die Hormone. Sie wirken im ganzen Körper und steuern innere Prozesse wie beispielsweise das Wachstum. Verschiedene Drüsen, wie Hoden und Eierstöcke, werden erst mit Einsetzen der Pubertät aktiv.

DAS KNOCHENWACHSTUM

Das Skelett eines Neugeborenen besteht zwar in erster Linie aus Knochen, doch an einigen Stellen, vor allem zwischen den Knochenenden der Arme, Beine, Hände und Füße, liegen noch breite knorpelige Zwischenräume, die Wachstumsfugen. Sie ermöglichen das schnelle Längenwachstum in der Kindheit. Gegen Ende des Wachstums schließen sich diese Wachstumsfugen, der Knorpel verknöchert. Bis zum Erwachsenenalter nimmt die Zahl der Einzelknochen ab: Ein Neugeborenes kann über 300 verschiedene Knochen haben, von denen viele im Laufe der Zeit zusammenwachsen – im Erwachsenenalter sind es nur noch 206.

SCHÄDELWACHSTUM

Der Schädel ist bei der Geburt noch nicht voll verknöchert – flexibles Bindegewebe hält die Knochen, die den Hirnschädel bilden, zusammen. Durch diese Knochenlücken kann der Schädel noch seine Form verändern, und das Gehirn kann ungehindert wachsen. Die größte Knochenlücke am kindlichen Schädel, die große Fontanelle, ist durch die Haut sichtbar.

Das Wachstum der Gesichtsknochen vollzieht sich in derselben Geschwindigkeit wie das des restlichen Schädels, so daß sich der Kopf am Ende des Wachstums den Proportionen des restlichen Körpers angepaßt hat.

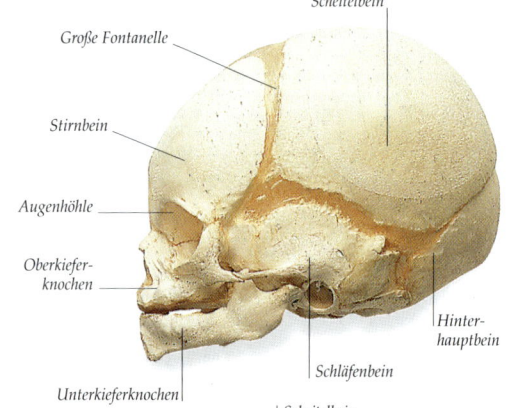

Der Schädel des Neugeborenen
Die Verknöcherung des Schädels beginnt lange vor der Geburt. Die aus Bindegewebe bestehenden Knochenlücken des kindlichen Schädels, die Fontanellen, bleiben in den ersten zwei Lebensjahren bestehen, damit sich der Schädel dem rasch wachsenden Gehirn anpassen kann. Die Gesichtsknochen des Neugeborenen sind noch sehr zart, die Zähne noch nicht durchgebrochen.

Scheitelbein
Große Fontanelle
Stirnbein
Augenhöhle
Oberkieferknochen
Hinterhauptbein
Schläfenbein
Unterkieferknochen

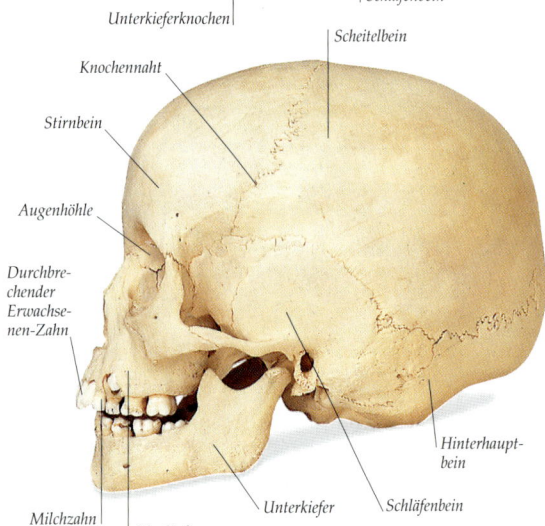

Schädel eines Sechsjährigen
Mit sechs Jahren sind die Fontanellen verknöchert, das heißt, sie haben sich geschlossen und sind nicht mehr sichtbar. Die ersten Zähne, die Milchzähne, sind komplett da, die zweiten, die bleibenden Zähne, stehen kurz vor dem Durchbruch. Der Oberkiefer sitzt tiefer und weiter vorn als noch im Neugeborenen-Schädel, die Augenhöhlen und die Nasenregion haben sich ausgedehnt. Der Unterkiefer ist ebenfalls nach unten und vorn gewachsen.

Scheitelbein
Knochennaht
Stirnbein
Augenhöhle
Durchbrechender Erwachsenen-Zahn
Milchzahn
Oberkiefer
Unterkiefer
Schläfenbein
Hinterhauptbein

DIE ENTWICKLUNG DER ZÄHNE

Bei der Geburt sind die Zähne bereits im Kiefer angelegt. Der erste Milchzahn bricht etwa um den sechsten Lebensmonat herum durch, etwa zum dritten Geburtstag ist das 20zähnige Milchgebiß dann komplett. In der Zwischenzeit haben sich im Kiefer die bleibenden Zähne, das 32 Zähne umfassende Dauergebiß, herausgebildet, dem die Milchzähne vom sechsten bis zum 16. Lebensjahr weichen müssen. Die dritten Backenzähne oder Molaren, die Weisheitszähne, brechen gewöhnlich erst nach dem 16. Lebensjahr durch, sind bei jedem Dritten jedoch überhaupt nicht angelegt.

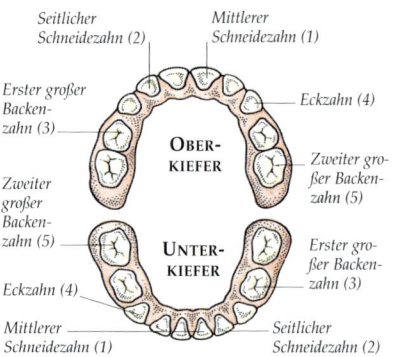

Seitlicher Schneidezahn (2)
Mittlerer Schneidezahn (1)
Erster großer Backenzahn (3)
Eckzahn (4)
OBERKIEFER
Zweiter großer Backenzahn (5)
Zweiter großer Backenzahn (5)
UNTERKIEFER
Erster großer Backenzahn (3)
Eckzahn (4)
Mittlerer Schneidezahn (1)
Seitlicher Schneidezahn (2)

Die Milchzähne
Die ersten Milchzähne brechen in der Regel zwischen dem 6. Lebensmonat und dem dritten Lebensjahr in einer bestimmten Reihenfolge durch (s. Zahlenangabe in den Klammern o.). Das Zahnungsmuster für Ober- und Unterkiefer ist identisch.

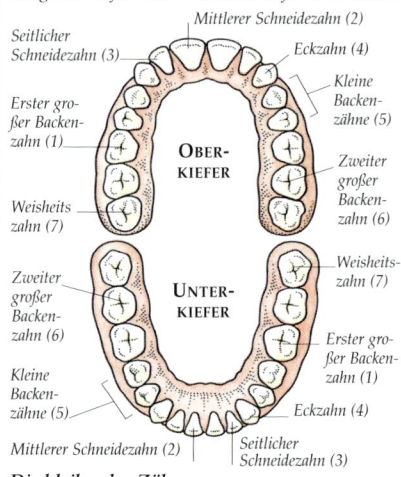

Seitlicher Schneidezahn (3)
Mittlerer Schneidezahn (2)
Eckzahn (4)
Erster großer Backenzahn (1)
Kleine Backenzähne (5)
Weisheitszahn (7)
OBERKIEFER
Zweiter großer Backenzahn (6)
Zweiter großer Backenzahn (6)
Weisheitszahn (7)
Kleine Backenzähne (5)
UNTERKIEFER
Erster großer Backenzahn (1)
Mittlerer Schneidezahn (2)
Eckzahn (4)
Seitlicher Schneidezahn (3)

Die bleibenden Zähne
Sie brechen in der oben in Klammern angegebenen Reihenfolge zwischen dem 6. und 16. Lebensjahr durch. Die kleinen Backenzähne, die Eck- und Schneidezähne treten direkt an die Stelle der Milchzähne.

WO SICH DAS LÄNGENWACHS-TUM IN ERSTER LINIE ABSPIELT

In der Kindheit bestehen die meisten der langen Röhrenknochen aus Knorpel. Dieses Knorpelgewebe wächst und lagert Kalzium ein, das dem Knochenaufbau dient. Die Knochen der Extremitäten und die der Hände und Füße – die Knochen mit dem stärksten Längenwachstum – bestehen aus einem Schaft, der den größten Teil des Knochens ausmacht, und einer Epiphysenfuge (Wachstumsfuge) an einem oder beiden Gelenkenden. Im Laufe des kindlichen Wachstums verknöchern diese Epiphysenfugen nach und nach; nach dem Ende des Skelettwachstums verschmelzen sie mit dem Knochenschaft.

Auf dem Röntgenbild sind die knochigen und noch verknöchernden Bereiche im Gegensatz zu den knorpeligen Regionen klar zu erkennen, so daß ein erfahrener Arzt anhand eines solchen Röntgenbildes das Alter eines Kindes schätzen und auch feststellen kann, ob sein Wachstum altersgerecht ist.

Diese Beurteilung ist möglich, weil der Verknöcherungsprozeß bei jedem Kind in einer bestimmten Abfolge erfolgt. So entwickeln sich beispielsweise mit einem Jahr Verknöcherungsbereiche in der Schulter, der Hand, der Hüfte und im Fuß. Ab dem zweiten Lebensjahr bilden sich weitere Verknöcherungsbereiche in Schulter, Ellenbogen, Hüfte, Knie und Fuß. Jedes Jahr kommen weitere Verknöcherungskerne dazu – Längenwachstum vollzieht sich in den alten wie den neuen Bereichen.

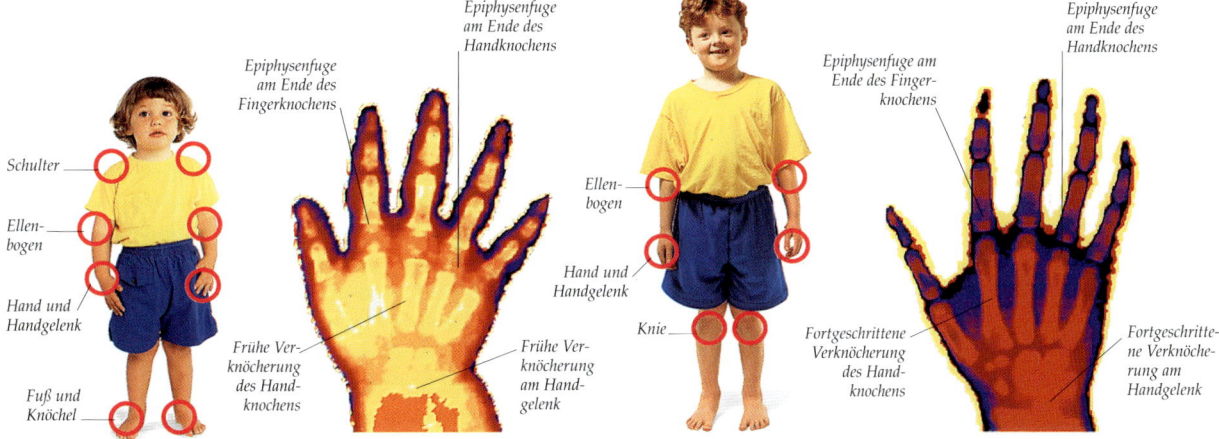

NEUE VERKNÖCHERUNGSBEREICHE BEI EINEM 2¹/₂JÄHRIGEN KIND

RÖNTGENAUFNAHME DER HAND EINES 2¹/₂JÄHRIGEN KINDES

NEUE VERKNÖCHERUNGSBEREICHE BEI EINEM SECHSJÄHRIGEN KIND

RÖNTGENAUFNAHME DER HAND EINES SECHSJÄHRIGEN KINDES

Knochenwachstum beim 2¹/₂-jährigen Kind
Zu den neuen Verknöcherungsbereichen gehören Schultern, Ellenbogen, Handgelenk, Hand, Fuß und Knöchel. Aber auch in den älteren Verknöcherungsbereichen ist das Wachstum noch nicht abgeschlossen. Die Röntgenaufnahme der Hand zeigt, daß die Knochenschäfte (strahlenundurchlässig) verknöchert sind, die Enden (durchsichtig) aber noch nicht.

Knochenwachstum beim 6jährigen Kind
Beim 6jährigen Kind haben sich in Ellenbogen, Hand und Handgelenk weitere Verknöcherungszentren gebildet, und auch im Knie entwickeln sich jetzt neue Verknöcherungsbereiche. Diese Röntgenaufnahme der Hand zeigt viele verknöcherte Handgelenkknochen (strahlenundurchlässig). Im oberen Endstück der Handknochen (durchsichtig) gibt es aber immer noch Wachstumsbereiche.

KNOCHENHEILUNG

Da Kinder von Natur aus neugierig und waghalsig sind, sind sie sturzgefährdet und anfällig für Verrenkungen und Knochenbrüche. Bricht ein Knochen, setzt unmittelbar darauf der natürliche Heilungsprozeß ein, der bei Kindern in der Regel bereits nach wenigen Wochen komplett abgeschlossen ist. Damit ein Knochen nicht falsch zusammenwächst, muß der Bruch möglichst rasch gerichtet und anschließend ruhiggestellt werden. Ein Bruch an einem Knochenende mit Wachstumsfuge kann das Längenwachstum unterbrechen und zu einer Knochenverkürzung führen.

Knochenheilung beziehungsweise die Reparatur und Regeneration des Knochens nach einem Bruch ist auch eine Form der Verknöcherung. Sie unterscheidet sich von der Bildung eines komplett neuen Knochens aus Knorpelgewebe dadurch, daß der verletzte Bereich erst von Gewebetrümmern befreit werden muß, bevor neuer Knochen wachsen kann. Diese Aufgabe übernehmen spezielle Zellen, die in dem verletzten Bereich die Gewebetrümmer aufnehmen. Zwischen den beiden Knochenenden wird neuer Knochen eingelagert, und innerhalb weniger Wochen ist der Knochen geheilt.

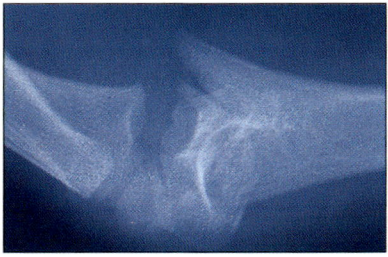

Oberarmbruch
Der Oberarm ist, wie hier auf dem Bild zu sehen, in der Nähe des Ellenbogengelenks gebrochen. Dieser Bruchtyp kommt bei Kindern jeder Altersstufe besonders häufig vor.

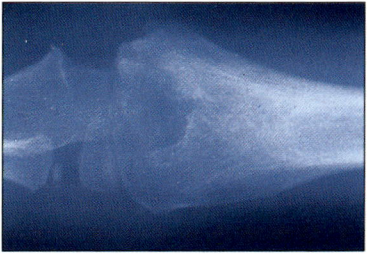

Geheilter Knochenbruch
Bereits einige Wochen später ist der Knochen wieder korrekt, d.h. mit uneingeschränkter Beweglichkeit des Ellenbogengelenks, zusammengewachsen.

DIE FÜNF SINNE

Sehen, Hören, Tasten, Riechen und Schmecken vermitteln Ihrem Kind wichtige Informationen über seine Umwelt. Augen und Ohren sind die beiden wichtigsten Sinnesorgane. Der Gefühlssinn beruht auf Berührungsrezeptoren, die auf Temperatur, Druck und Schmerzen reagieren. Geruchs- und Geschmackssinn werden über die Riechnerven bzw. Geschmacksknospen im Mund vermittelt. Der Geruchssinn setzt außerdem die für die Verdauung notwendige Speichelbildung in Gang.

Alle fünf Sinne sind bei der Geburt normalerweise schon ausgeprägt; um sich voll entwickeln zu können, müssen sie ausreichend stimuliert werden. Geschmacks- und Geruchssinn sind bei Kindern normalerweise stärker ausgeprägt als beim Erwachsenen, da sie noch keinen Schadstoffen ausgesetzt waren.

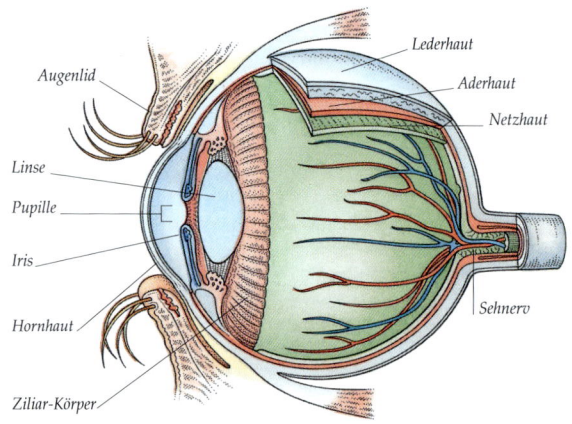

SCHNITT DURCH DAS AUGE

Aufbau des Auges und Sehvermögen
Lichtstrahlen gelangen durch die Pupille ins Auge und fallen auf die Netzhaut, die innerste und lichtempfindlichste Schicht des Augapfels. Die Lichtstrahlen werden in Nervenimpulse umgewandelt, die über den Sehnerv zum Sehzentrum des Gehirns weitergeleitet werden, wo sie ausgewertet und zu Bildern zusammengesetzt werden.

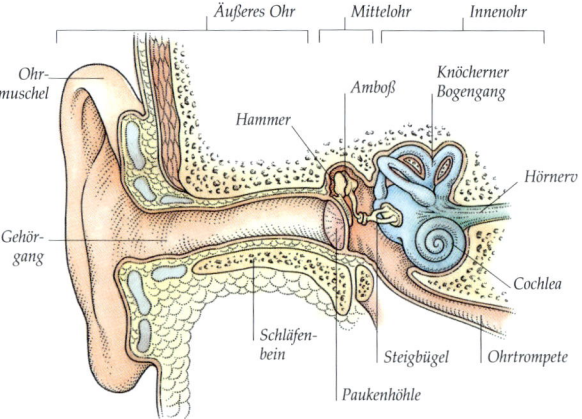

SCHNITT DURCH DAS OHR

Aufbau des Ohrs und Hörvermögen
Schallwellen gelangen durch das äußere Ohr in das Mittelohr. Von hier aus werden die Schwingungen von einem System aus Membranen und zarten Knöchelchen zum Innenohr gesandt. Diese Schwingungen werden in der Cochlea in Nervenimpulse umgewandelt und über den Hörnerv zum Gehirn weitergeleitet.

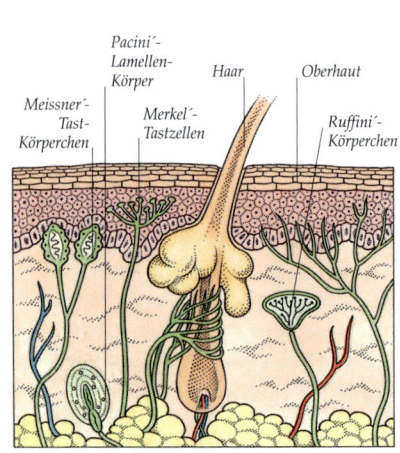

SCHNITT DURCH DIE HAUT

Aufbau der Haut und Gefühlssinn
Rezeptoren unter der Hautoberfläche reagieren auf Druck, Schmerzen und Temperatur. Diese Rezeptoren sind für mehr als nur jeweils eine Berührungsempfindung zuständig.

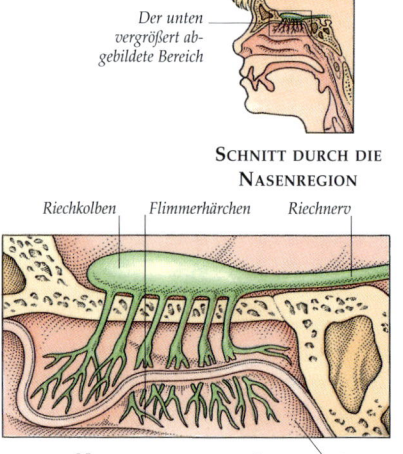

SCHNITT DURCH DIE NASENREGION

NASENREGION VERGRÖSSERT

Aufbau der Nase und Geruchssinn
Gerüche stimulieren haarähnliche Nervenendigungen. Die Nervenimpulse werden zu den Riechkolben gesandt, die sie über den Riechnerv an das Gehirn weiterleiten.

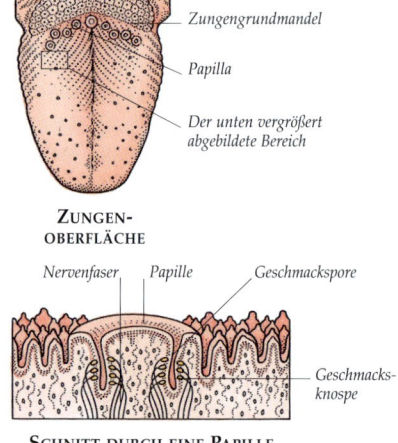

ZUNGEN-OBERFLÄCHE

SCHNITT DURCH EINE PAPILLE

Aufbau der Zunge und Geschmackssinn
Die Geschmacksknospen finden sich in den Papillen, warzenförmigen Erhebungen auf der Zunge. Verschiedene Papillentypen vermitteln die Empfindungen bitter, sauer, salzig oder süß.

WACHSTUMSDIAGRAMME

Mit Hilfe der folgenden Diagramme können Sie das Wachstum Ihres Kindes aufzeichnen. Indem Sie den Kopfumfang, das Gewicht und die Größe auf den Alterslinien eintragen, können Sie das Wachstum Ihres Kindes mit den Durchschnittswerten der Altersgruppe vergleichen. Auch der Kinderarzt wird bei den Vorsorgeuntersuchungen das Wachstum des Kindes überprüfen, so daß er auf Auffälligkeiten frühzeitig aufmerksam wird. Liegen die Meßwerte Ihres Kindes außerhalb des farbig hinterlegten Bereichs oder zeigt die Kurve keinen gleichmäßigen Verlauf, dann machen Sie einen Termin mit Ihrem Kinderarzt aus.

18 Jahren. Ermitteln Sie auf der waagerechten Achse des Diagramms das Alter Ihres Kindes und auf der senkrechten Achse den Kopfumfang, die Körpergröße oder das Gewicht – markieren Sie danach den Schnittpunkt beider Linien.

Nehmen Sie die Messungen regelmäßig vor und verbinden Sie die einzelnen Schnittpunkte zu einer »Wachstumskurve«. Anhand dieser Kurve können Sie das Wachstum Ihres Kindes mit dem für diese Altersgruppe errechneten Durchschnittswert vergleichen, der mit der 50-Prozent-Linie wiedergegeben wird. Verläuft die Kurve nicht in etwa parallel zu dieser 50-Prozent-Linie oder außerhalb des farbig hinterlegten Bereichs, sollten Sie einen Termin mit Ihrem Kinderarzt ausmachen.

ZUM GEBRAUCH DER DIAGRAMME

Nehmen Sie zunächst die Maße Ihres Kindes. In den ersten Lebensmonaten können Sie die Daten der kinderärztlichen Vorsorgeuntersuchungen verwenden. Die Diagramme auf den Folgeseiten decken alle zur

Beurteilung des kindlichen Wachstums erforderlichen Meßwerte und Altersstufen ab: Kopfumfang und Gewicht für Jungen und Mädchen von der Geburt bis zum 2. Lebensjahr, Körpergröße und Gewicht für Jungen und Mädchen im Alter zwischen 2 und

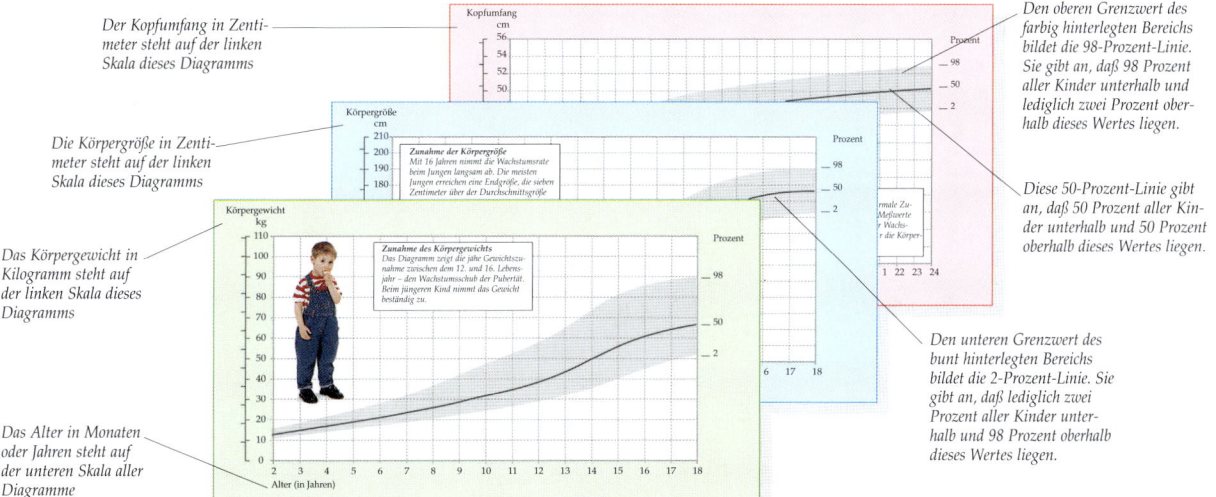

Der Kopfumfang in Zentimeter steht auf der linken Skala dieses Diagramms

Die Körpergröße in Zentimeter steht auf der linken Skala dieses Diagramms

Das Körpergewicht in Kilogramm steht auf der linken Skala dieses Diagramms

Das Alter in Monaten oder Jahren steht auf der unteren Skala aller Diagramme

Den oberen Grenzwert des farbig hinterlegten Bereichs bildet die 98-Prozent-Linie. Sie gibt an, daß 98 Prozent aller Kinder unterhalb und lediglich zwei Prozent oberhalb dieses Wertes liegen.

Diese 50-Prozent-Linie gibt an, daß 50 Prozent aller Kinder unterhalb und 50 Prozent oberhalb dieses Wertes liegen.

Den unteren Grenzwert des bunt hinterlegten Bereichs bildet die 2-Prozent-Linie. Sie gibt an, daß lediglich zwei Prozent aller Kinder unterhalb und 98 Prozent oberhalb dieses Wertes liegen.

Zunahme der Körpergröße
Mit 16 Jahren nimmt die Wachstumsrate beim Jungen langsam ab. Die meisten Jungen erreichen eine Endgröße, die sieben Zentimeter über der Durchschnittsgröße

Zunahme des Körpergewichts
Das Diagramm zeigt die jähe Gewichtszunahme zwischen dem 12. und 16. Lebensjahr – den Wachstumsschub der Pubertät. Beim jüngeren Kind nimmt das Gewicht beständig zu.

NEHMEN SIE MASS

Diese Abbildungen zeigen, wie Sie die Körpergröße und den Kopfumfang messen. Ist das Kind noch zu klein, um auf einer Personenwaage gewogen zu werden, legen Sie es auf eine Säuglingswaage oder verwenden Sie die Werte der Vorsorgeuntersuchungen. Wenn Sie mit einer Personenwaage wiegen, achten Sie darauf, daß sie richtig eingestellt und geeicht ist. Halten Sie neben der Eintragung in das Diagramm die jeweiligen Meßwerte schriftlich fest und notieren Sie das Datum. Mit Hilfe dieser Eintragungen können Sie die körperliche Entwicklung Ihres Kindes kontinuierlich verfolgen.

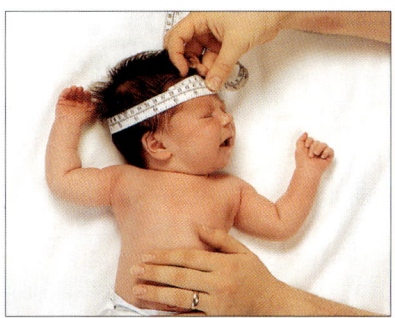

Den Kopfumfang Ihres Kindes messen Sie, indem Sie ein Maßband um den breitesten Teil des Kopfes legen – von einem Punkt mitten zwischen dem Haaransatz und den Augenbrauen vorne nach hinten über den Höcker am Hinterhaupt.

Die Körpergröße Ihres Kindes messen Sie, indem Sie es barfuß gerade an eine Wand oder den Türrahmen stellen. Legen Sie ein Buch oder ähnliches mit der Schmalseite zur Wand auf den kindlichen Kopf – die Wirbelsäule bleibt gerade an die Wand gedrückt. Markieren Sie mit einem Stift die Stelle, an der die untere Kante des Buches an der Wand aufliegt. Messen Sie nun mit einem Zollstock oder einem Metermaß den Abstand bis zum Boden.

WACHSTUMSDIAGRAMME / JUNGEN

JUNGEN: KOPFUMFANG VON DER GEBURT BIS ZUM 2. LEBENSJAHR

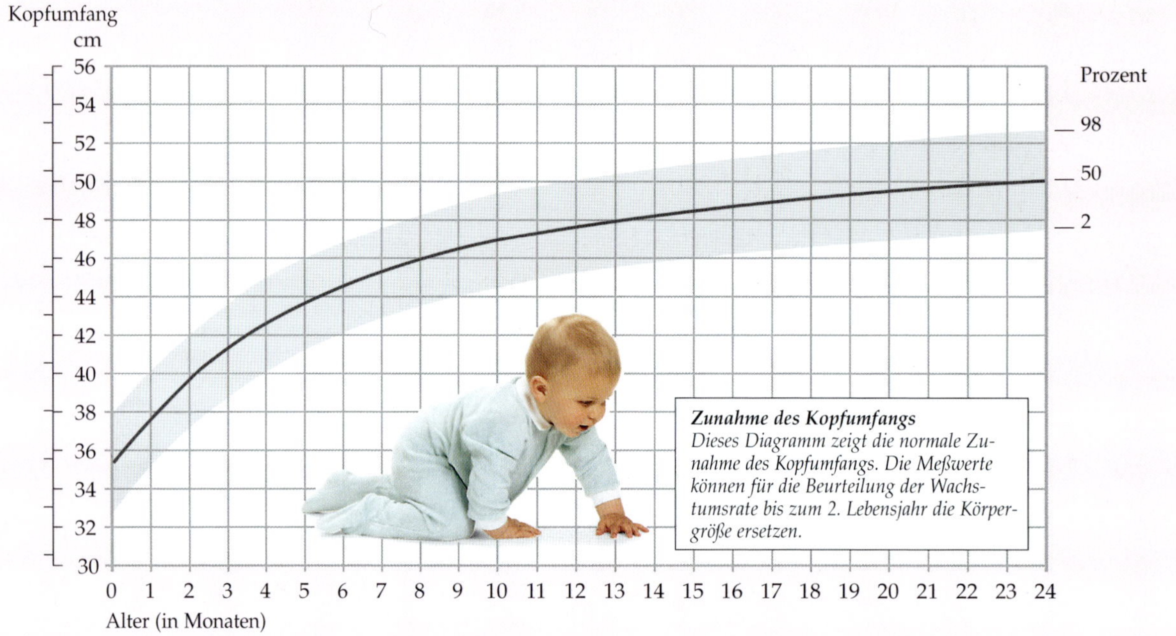

Kopfumfang cm

Prozent

98

50

2

Zunahme des Kopfumfangs
Dieses Diagramm zeigt die normale Zunahme des Kopfumfangs. Die Meßwerte können für die Beurteilung der Wachstumsrate bis zum 2. Lebensjahr die Körpergröße ersetzen.

Alter (in Monaten)

JUNGEN: KÖRPERGEWICHT VON DER GEBURT BIS ZUM 2. LEBENSJAHR

Körpergewicht kg

Prozent

98

50

2

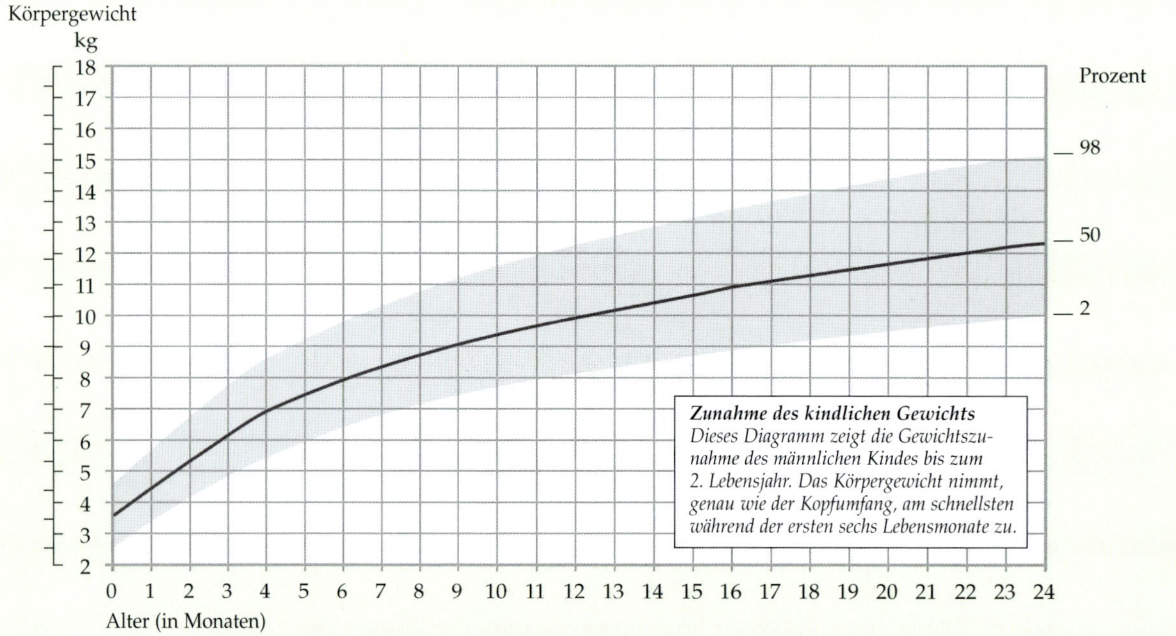

Zunahme des kindlichen Gewichts
Dieses Diagramm zeigt die Gewichtszunahme des männlichen Kindes bis zum 2. Lebensjahr. Das Körpergewicht nimmt, genau wie der Kopfumfang, am schnellsten während der ersten sechs Lebensmonate zu.

Alter (in Monaten)

JUNGEN: KÖRPERGRÖSSE VOM 2. BIS ZUM 18. LEBENSJAHR

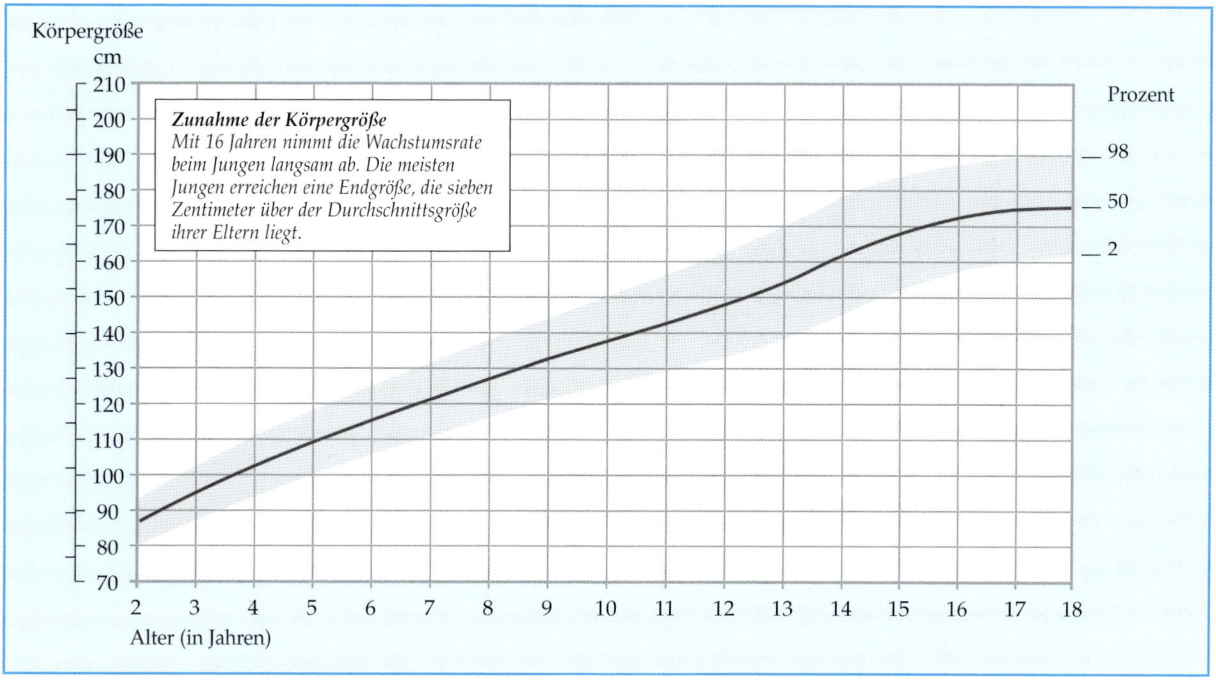
Körpergröße
cm
210
200
190
180
170
160
150
140
130
120
110
100
90
80
70
Zunahme der Körpergröße
Mit 16 Jahren nimmt die Wachstumsrate beim Jungen langsam ab. Die meisten Jungen erreichen eine Endgröße, die sieben Zentimeter über der Durchschnittsgröße ihrer Eltern liegt.
Prozent
98
50
2
2 3 4 5 6 7 8 9 10 11 12 13 14 15 16 17 18
Alter (in Jahren)

JUNGEN: KÖRPERGEWICHT VOM 2. BIS ZUM 18. LEBENSJAHR

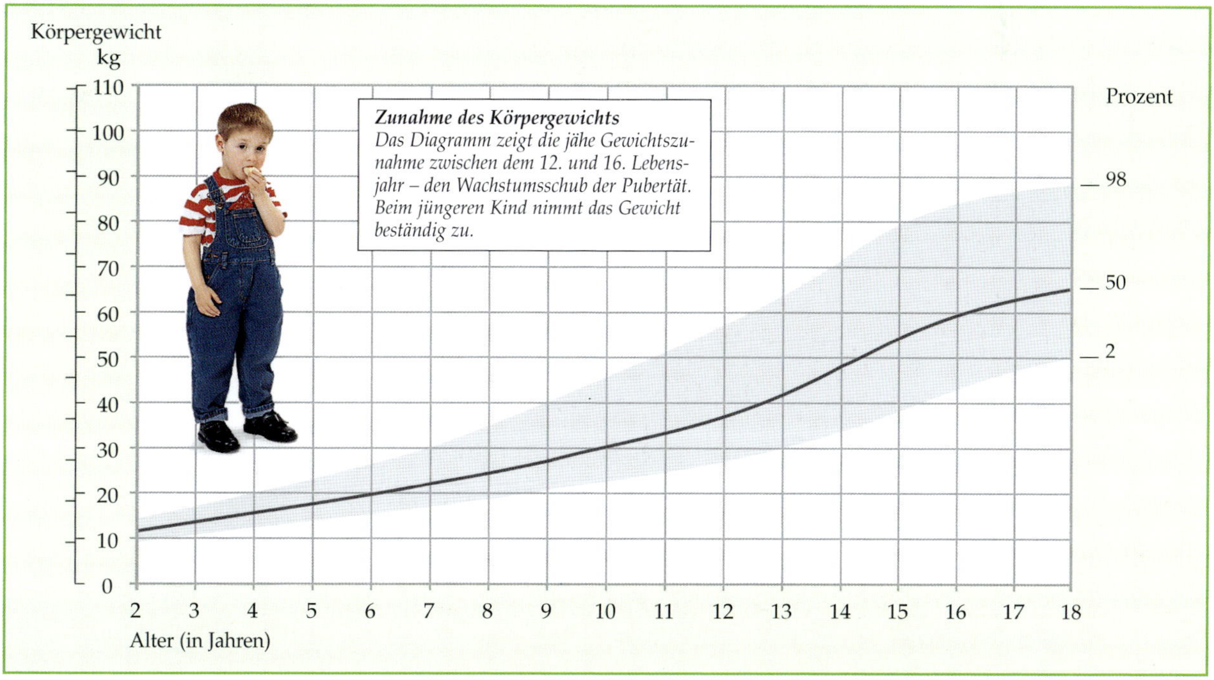
Körpergewicht
kg
110
100
90
80
70
60
50
40
30
20
10
0
Zunahme des Körpergewichts
Das Diagramm zeigt die jähe Gewichtszunahme zwischen dem 12. und 16. Lebensjahr – den Wachstumsschub der Pubertät. Beim jüngeren Kind nimmt das Gewicht beständig zu.
Prozent
98
50
2
2 3 4 5 6 7 8 9 10 11 12 13 14 15 16 17 18
Alter (in Jahren)

WACHSTUMSDIAGRAMME/MÄDCHEN

MÄDCHEN: KOPFUMFANG VON DER GEBURT BIS ZUM 2. LEBENSJAHR

Zunahme des Kopfumfangs
Dieses Diagramm zeigt die Zunahme des Kopfumfangs. Die Meßwerte können für die Beurteilung der Wachstumsrate bis zum 2. Lebensjahr die Körpergröße ersetzen.

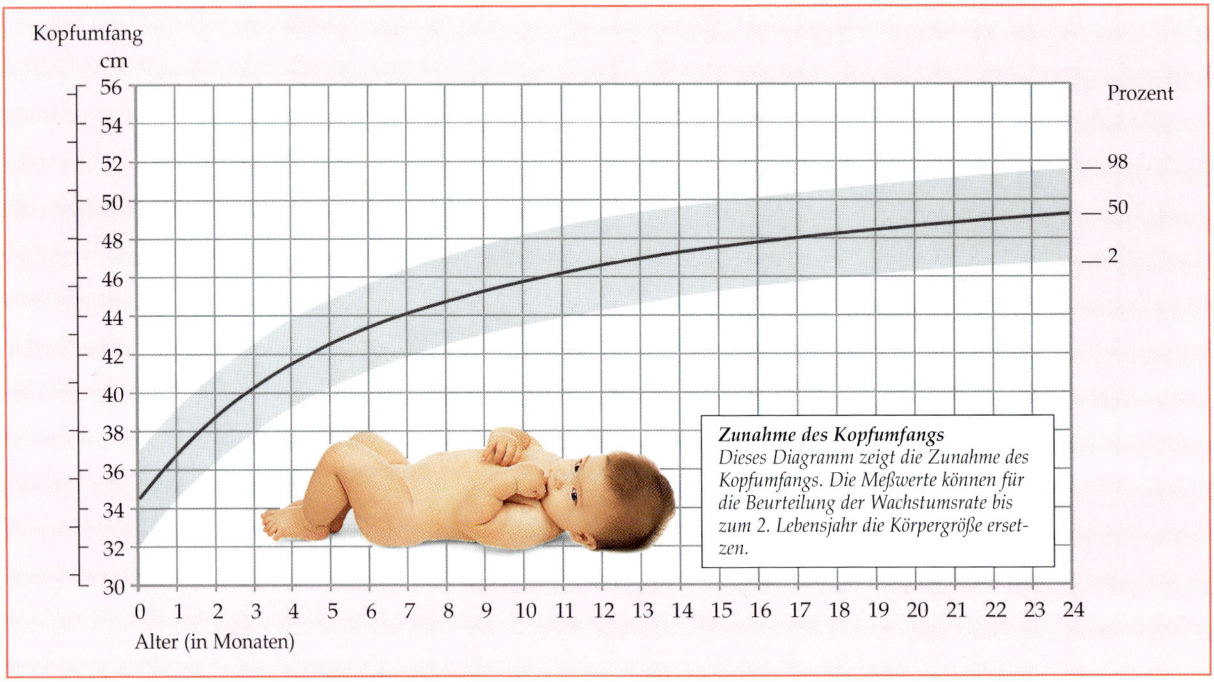

MÄDCHEN: KÖRPERGEWICHT VON DER GEBURT BIS ZUM 2. LEBENSJAHR

Zunahme des kindlichen Gewichts
Dieses Diagramm zeigt die Gewichtszunahme des weiblichen Kindes bis zum 2. Lebensjahr. Das Körpergewicht nimmt, genau wie der Kopfumfang, am schnellsten während der ersten sechs Lebensmonate zu.

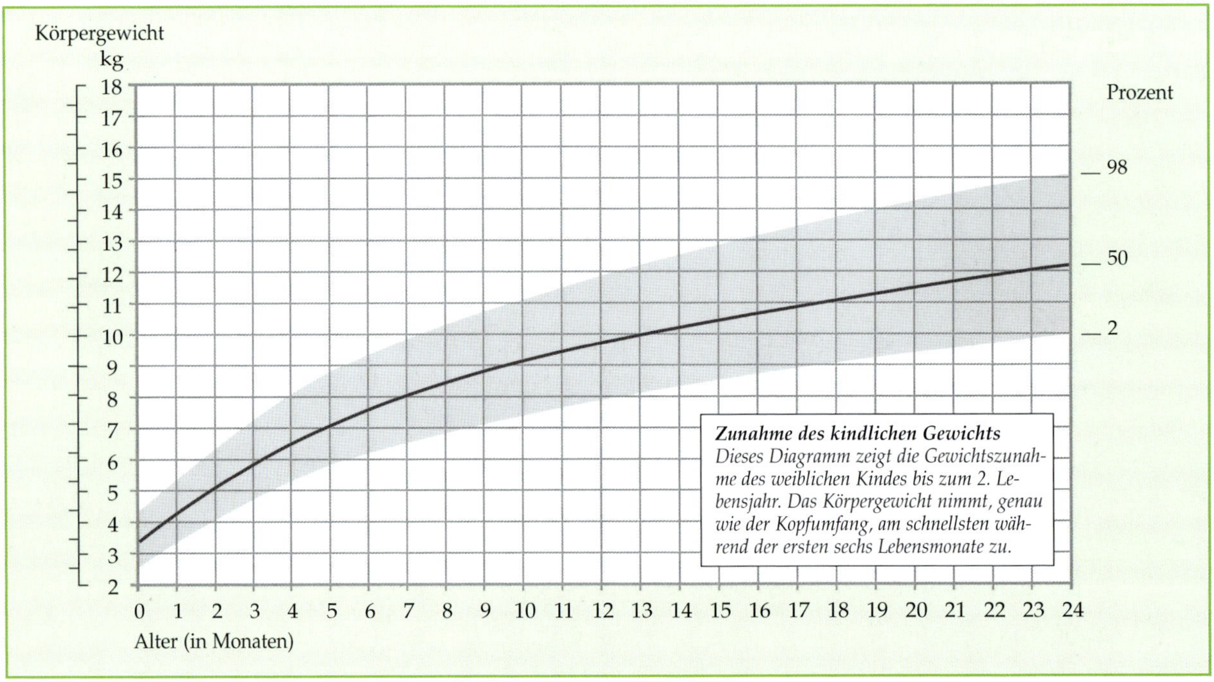

MÄDCHEN: KÖRPERGRÖSSE VOM 2. BIS ZUM 18. LEBENSJAHR

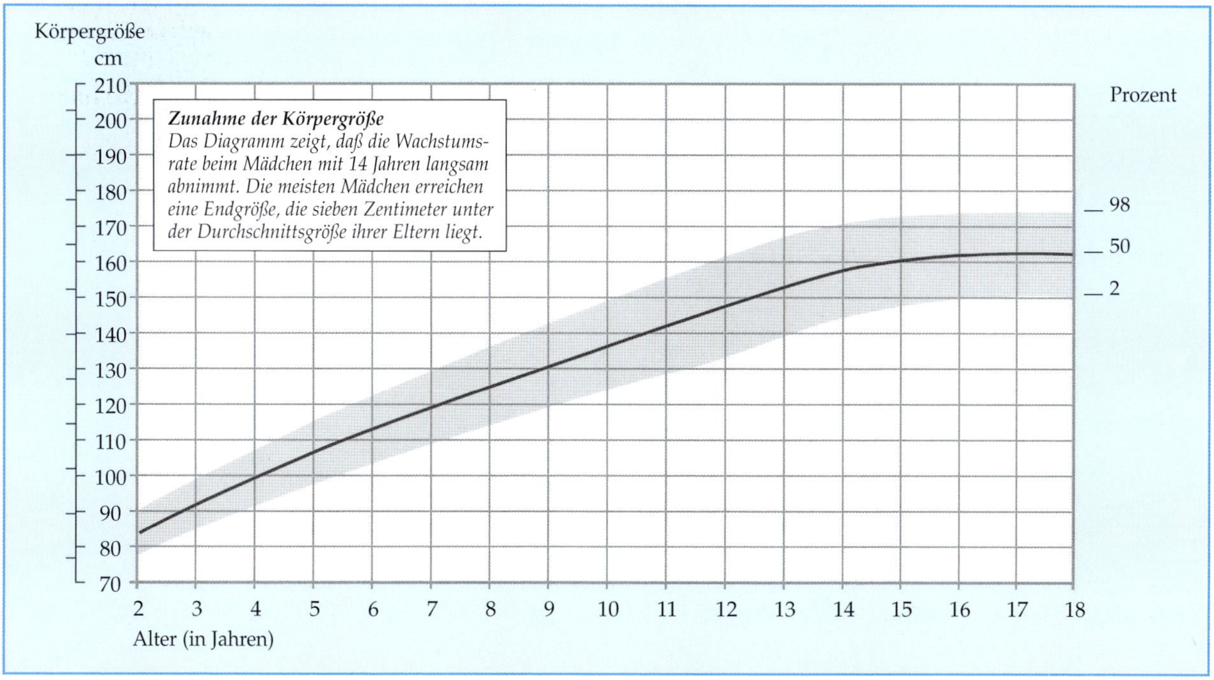
Körpergröße
cm
210
200
190
180
170
160
150
140
130
120
110
100
90
80
70
Zunahme der Körpergröße
Das Diagramm zeigt, daß die Wachstumsrate beim Mädchen mit 14 Jahren langsam abnimmt. Die meisten Mädchen erreichen eine Endgröße, die sieben Zentimeter unter der Durchschnittsgröße ihrer Eltern liegt.
Prozent
98
50
2
2 3 4 5 6 7 8 9 10 11 12 13 14 15 16 17 18
Alter (in Jahren)

MÄDCHEN: KÖRPERGEWICHT VOM 2. BIS ZUM 18. LEBENSJAHR

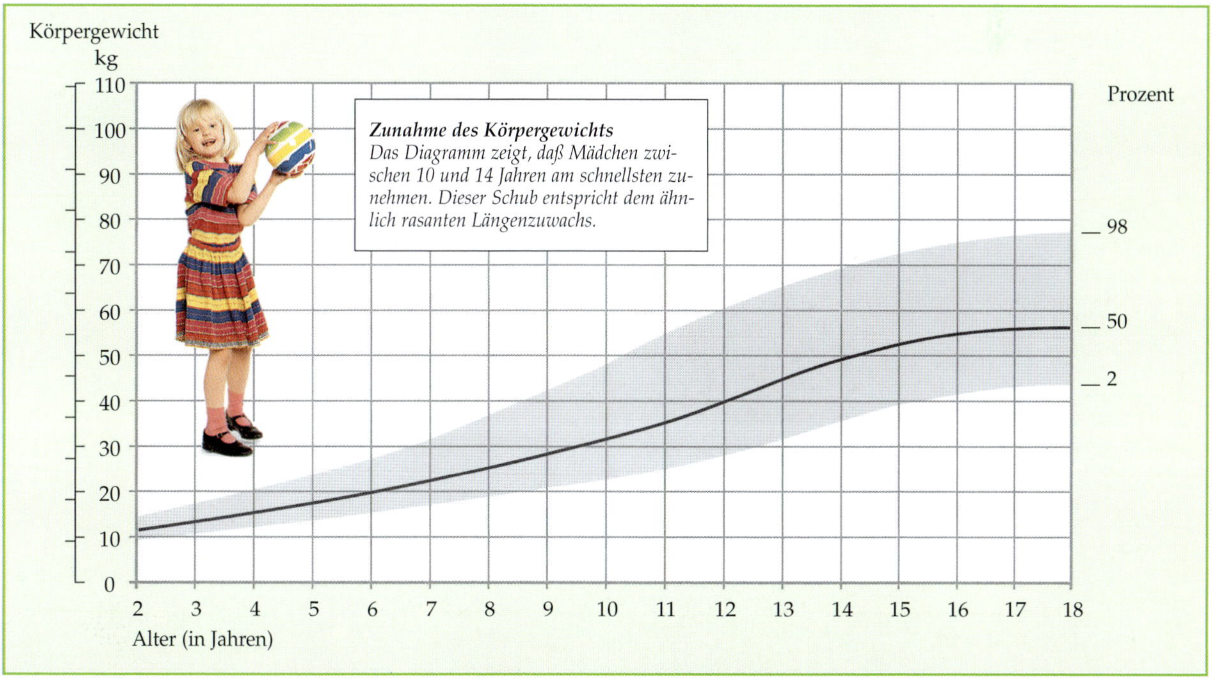
Körpergewicht
kg
110
100
90
80
70
60
50
40
30
20
10
0
Zunahme des Körpergewichts
Das Diagramm zeigt, daß Mädchen zwischen 10 und 14 Jahren am schnellsten zunehmen. Dieser Schub entspricht dem ähnlich rasanten Längenzuwachs.
Prozent
98
50
2
2 3 4 5 6 7 8 9 10 11 12 13 14 15 16 17 18
Alter (in Jahren)

DAS NEUGEBORENE

Das neugeborene Kind ist mehr nur als ein passives kleines Bündel, das
von Reflexen und unwillkürlichen Bewegungen gesteuert wird. Von
Geburt an hat der Mensch einen Seh-, Gehör-, Geruchs- und Tastsinn.
So kann ein nur wenige Stunden alter Säugling bereits ein menschliches
Gesicht und den Geruch seiner Mutter erkennen, er kann auf laute,
plötzliche Geräusche sowie auf sanfte Töne der menschlichen Stimme reagieren. Alle Neugeborenen reagieren lebhaft auf Berührung,
auf manche davon mit reflexbedingten Bewegungen.

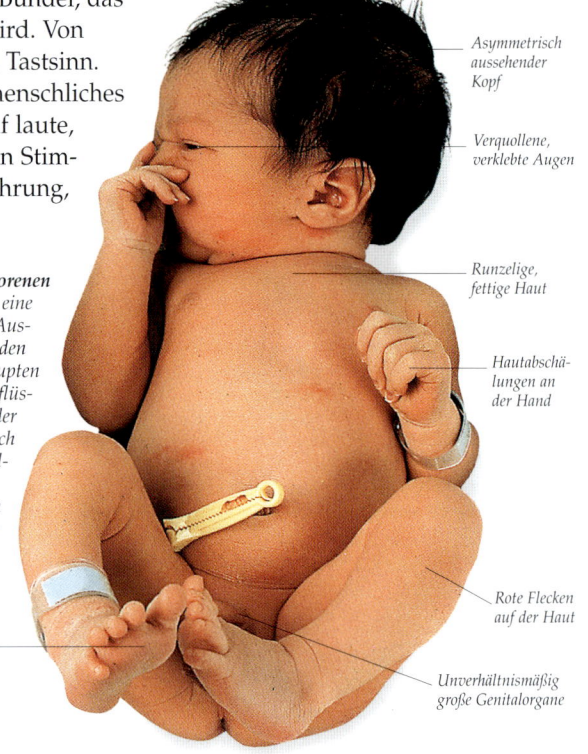

Asymmetrisch
aussehender
Kopf

Verquollene,
verklebte Augen

Runzelige,
fettige Haut

Hautabschä-
lungen an
der Hand

Rote Flecken
auf der Haut

Unverhältnismäßig
große Genitalorgane

DAS AUSSEHEN DES NEUGEBORENEN

Viele Babys kommen mit einigen Auffälligkeiten zur Welt, die, obwohl sie völlig
harmlos sind, manche Eltern beunruhigen.
Beispiele dafür sind Geburtsmale, wie ein
asymmetrisch aussehender Kopf oder
eine Kopfgeschwulst, verquollene und verklebte Augen, schlaffe Augenlider, Schielen,
runzelige, behaarte, rote und fettige Haut,
trockene, sich abschälende Haut an Händen
und Füßen, Pigmentstörungen, Gelbsucht
und unverhältnismäßig große Genitalorgane.

In seltenen Fällen kann auch eine ernsthaftere Störung wie beispielsweise eine
behandlungsbedürftige Infektion vorliegen
(s. Probleme beim Säugling, S. 31).

Besonderheiten des Neugeborenen
Alle Neugeborenen haben die eine
oder andere Auffälligkeit im Aus-
sehen, von denen viele durch den
Geburtsvorgang und den abrupten
Übergang von einer sterilen, flüs-
sigen Umgebung zum Licht der
Welt bedingt sind. Mögen auch
viele Eltern ob dieser »Unvoll-
kommenheiten« ihres Kindes
beunruhigt sein – die meisten
bilden sich innerhalb weniger
Wochen spontan wieder
zurück.

Hautabschälungen
am Fuß

DAS VERHALTEN DES NEUGEBORENEN

Das Verhalten des Neugeborenen ist darauf
angelegt, sich die bestmöglichen Überlebenschancen zu erhalten, und sichert die Befrie-
digung seiner Grundbedürfnisse nach Essen,
Reinhaltung, Wärme, Zuwendung, Stimulation und Schutz. Einige der bei Geburt vor-
handenen Reflexe, wie etwa der Such- und
Saugreflex (siehe gegenüber), sind mit der
Nahrungsaufnahme verbunden. Andere,
wie der Moro-Umklammerungsreflex, sind
Relikte aus Vorzeiten, die sich bereits in den
ersten Lebensmonaten wieder zurückbil-
den. All diese Reflexe werden mit zuneh-
mender Reife der Muskeln und des Nervensystems des Kindes durch willkürliche,
kontrollierte Bewegungen ersetzt.

Von der Geburt an teilt sich das Kind
durch Schreien mit. Bereits in den ersten
Lebenswochen werden Sie die Schreitypen
unterscheiden lernen, die verschiedene
Gründe haben, wie Hunger, Schmerzen
oder Müdigkeit.

Ganz allmählich bildet sich ein Verhal-
tensmuster heraus, und das Kind wird für
Sie leichter durchschaubar.

BEWEGUNGSREFLEXE

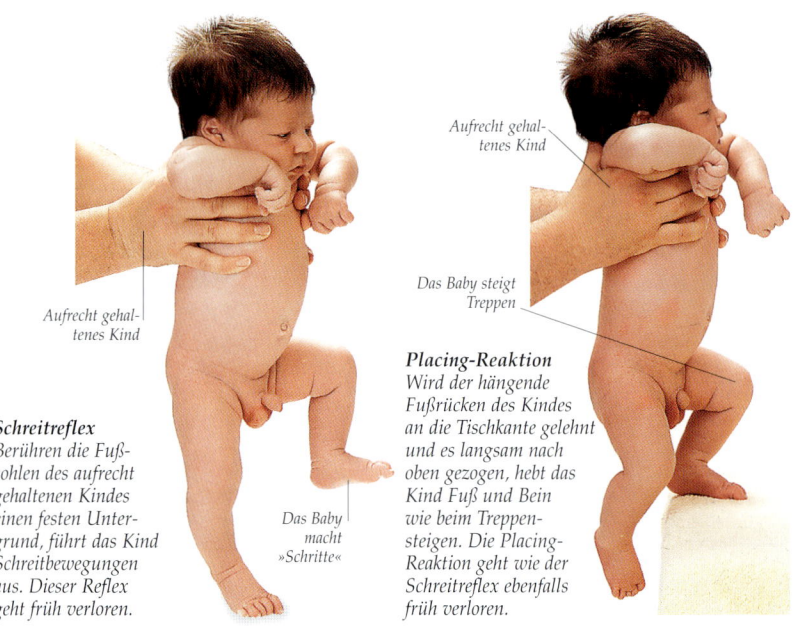

Aufrecht gehal-
tenes Kind

Aufrecht gehal-
tenes Kind

Das Baby steigt
Treppen

Schreitreflex
Berühren die Fuß-
sohlen des aufrecht
gehaltenen Kindes
einen festen Unter-
grund, führt das Kind
Schreitbewegungen
aus. Dieser Reflex
geht früh verloren.

Das Baby
macht
»Schritte«

Placing-Reaktion
Wird der hängende
Fußrücken des Kindes
an die Tischkante gelehnt
und es langsam nach
oben gezogen, hebt das
Kind Fuß und Bein
wie beim Treppen-
steigen. Die Placing-
Reaktion geht wie der
Schreitreflex ebenfalls
früh verloren.

DAS ÜBERLEBEN SICHERNDE REFLEXE

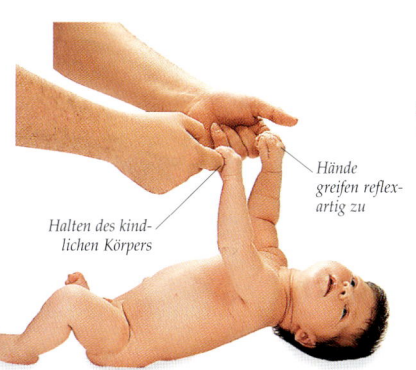

Halten des kind-
lichen Körpers

Hände
greifen reflex-
artig zu

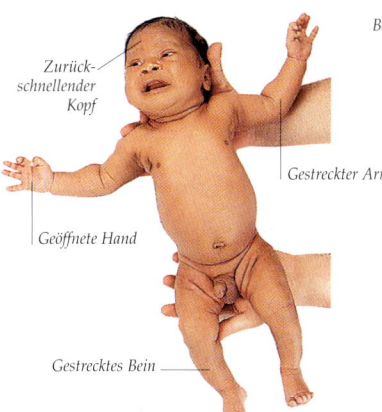

Zurück-
schnellender
Kopf

Geöffnete Hand

Gestreckter Arm

Gestrecktes Bein

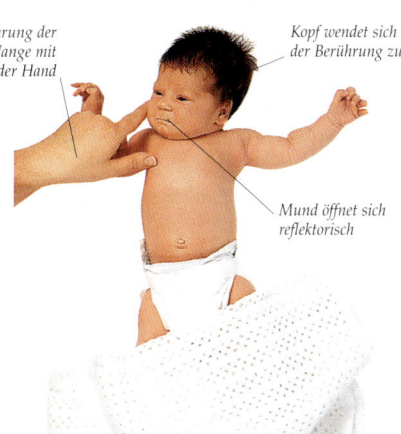

Berührung der
Wange mit
der Hand

Kopf wendet sich
der Berührung zu

Mund öffnet sich
reflektorisch

Der Greifreflex
Bestreichen Sie die Handinnenfläche Ihres Kind mit einem Finger, wird es seine Faust um Ihren Finger schließen. Dieser Reflex ist so stark, daß das Kind sein Körpergewicht aus eigener Kraft halten kann. Diese sich schnell verlierende Fähigkeit ist wahrscheinlich ein Relikt aus früheren evolutionären Stadien.

Der Moro-Umklammerungsreflex
Fühlt das Baby eine plötzliche Erschütterung oder hat es Angst, fallengelassen zu werden, folgt darauf eine heftige Reaktion: Es breitet die Arme mit gespreizten Händen aus, der Kopf schnellt zurück. Den Moro-Reflex können manche Eltern als Mahnung betrachten, vorsichtiger mit ihrem Kind umzugehen.

Such- und Saugreflex
Berühren Sie die Wange Ihres Kindes, wendet es Ihnen seinen Kopf mit geöffnetem Mund zu. Schiebt man ihm einen Finger, die Brustwarze oder einen Sauger in den Mund, löst dies einen Saugreflex aus. Diese beiden Reflexe dienen der Nahrungsaufnahme.

STIMULATION DES NEUGEBORENEN

Die visuelle und akustische Stimulation des Neugeborenen ist wichtige Voraussetzung für die normale Entwicklung seines Seh- und Hörvermögens. Der Augenkontakt zwischen Mutter und Kind stellt die erste Form von Kommunikation dar – bereits wenige Tage nach der Geburt kann das Neugeborene Gesten seines Gegenübers nachahmen, zum Beispiel die Zunge herausstrecken, den Mund öffnen und den Kopf bewegen. Sprechen Sie viel mit Ihrem Kind, Sie werden schließlich durch Gurgellaute und Lächeln belohnt werden.

Das Neugeborene kann Gegenstände, die bis etwa 25 Zentimeter entfernt sind, klar erkennen. Es kann so ziemlich von Anfang an Linien und Formen erkennen. Es ist erwiesen, daß Neugeborene komplizierte Muster und Formen den einfachen vorziehen. Die visuellen Reize lassen sich erhöhen, indem man dem Kind beispielsweise in optimaler Entfernung Bilder und Spielzeug zur Betrachtung anbietet.

Körperkontakt ist für eine gesunde Entwicklung immens wichtig. Das Neugeborene ist an das Geräusch und das Gefühl des mütterlichen Herzschlags sowie an deren Gang gewöhnt. Babys, die am Körper getragen werden, sind häufig ausgeglichener als Kinder, die keinen so engen Körperkontakt haben.

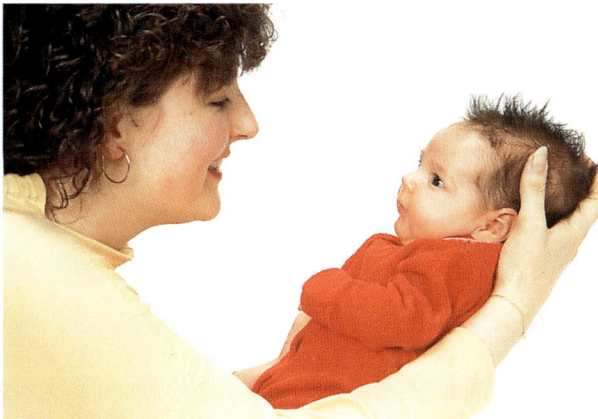

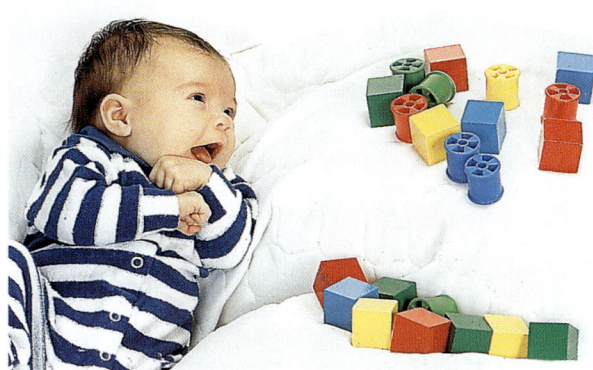

Frühe Kommunikation
Am Anfang wird es für Ihr Baby nichts Interessanteres als Ihr Gesicht geben. Der Augenkontakt ist für den sich entwickelnden Bindungsprozeß überaus wichtig. Er ist genauso unerläßlich wie die Stimulation für eine gesunde geistige und körperliche Entwicklung. Wenn Sie mit Ihrem Kind sprechen oder ihm etwas vorsingen, lösen Sie damit eine Reihe von Reaktionen aus, darunter Kopfbewegungen oder Herausstrecken der Zunge. Der Bindungsprozeß kann durch engen Körperkontakt noch verstärkt werden.

Eine stimulierende Umgebung
Das Neugeborene verschläft zwar den größten Teil des Tages, doch es gibt genügend Gelegenheit, es in seinen Wachphasen zu stimulieren: Ideal um seine Sehfähigkeit anzuregen, ist beispielsweise ein im Blickfeld aufgehängtes Mobile. Spieluhren beruhigen das Kind, wenn Sie selbst nicht in Sichtweite sind. Eine solche frühe Stimulation fördert die Entwicklung von Gehirn und Nervensystem.

MEILENSTEINE DER ENTWICKLUNG

Das Alter, in dem ein Kind bestimmte körperliche, geistige und soziale Fähigkeiten entwickelt, ist individuell unterschiedlich. Das Schaubild unten zeigt, wann die wichtigsten Fähigkeiten erlangt werden. Diese Wegmarken zeigen eine Reihenfolge, die vom Reifegrad des Nervensystems und dem Erwerb wegbereitender Fertigkeiten abhängig ist. Wird eine Fähigkeit nicht in der unten angegebenen Zeitspanne erlangt, ist dies allein noch kein Grund zur Sorge.

Das Schaubild unten hilft Ihnen, die Entwicklung Ihres Kindes zu beurteilen. Es läßt sich auf zweierlei Arten einsetzen. Zunächst einmal können Sie nachschauen, in welcher Altersspanne eine bestimmte Fähigkeit normalerweise erlernt wird. Suchen Sie dazu in der Grafik die Sie interessierende Fähigkeit heraus, die rote Linie gibt das Alter an, in

	0	3 Monate	6 Monate	9 Monate	1 Jahr

ENTWICKLUNGS-STADIEN

6–8 Wochen　　　　　　7–9 Monate

KÖRPERLICHE FÄHIGKEITEN

- Hebt Kopf in 45 Grad
- Geht ohne Hilfe
- Kann sein Gewicht mit den Beinen halten
- Krabbelt
- Geht und steht, gehalten oder gestützt
- Zieht sich selbst hoch
- Dreht sich auf andere Seite
- Steht frei
- Kann ohne Hilfe stehen

GESCHICKLICHKEIT

- Kann die Hände gegeneinanderdrücken
- Spielt mit seinen Füßen
- Nimmt Rassel von einer Hand in die andere
- Kann kleine Gegenstände aufheben
- Greift nach einer Rassel
- Greift Gegenstände mit Zeigefinger und Daumen (Pinzettengriff)
- Kritzelt gern

SEH-, HÖR- UND SPRECHVERMÖGEN

- Erschrickt durch laute Geräusche
- Wendet den Kopf Stimmen zu
- Nennt die Eltern Mama und Papa
- Schreit bei Unlust, Hunger oder Schmerzen
- Nennt jeden Mama und Papa
- Gibt Quietschlaute von sich

SOZIALES VERHALTEN UND SPIEL

- Lächelt spontan
- Ahmt Hausarbeiten
- Spielt Verstecken
- Ißt mit den Fingern
- Betrachtet die eigenen Hände
- Trinkt aus der Tasse

Alter (in Monaten)	0	1	2	3	4	5	6	7	8	9	10	11	12	13	14
Alter (in Jahren)	0												1		

dem diese Fähigkeit normalerweise erworben wird.

Alternativ dazu läßt sich mit dieser Grafik feststellen, welche Fähigkeiten insgesamt von einem Kind einer bestimmten Altersstufe zu erwarten sein dürften. Suchen Sie das Alter Ihres Kindes unten in der Grafik. Folgen Sie von dort der senkrechten Rasterlinie nach oben und schauen Sie, welche roten Linien links davon stehen bzw. die Linie durchkreuzen. Nehmen wir als Bei-

spiel die Rubrik körperliche Fähigkeiten – ein vier Monate altes Baby kann wahrscheinlich den Kopf heben, sich herumrollen und sein Körpergewicht mit den Beinen tragen. Zu den sprachlichen Fähigkeiten eines Zweijährigen zählt normalerweise, daß es Zwei-Wort-Sätze bilden und bestimmte Körperpartien durch Daraufzeigen identifizieren kann.

Obwohl alle Kinder diese Fähigkeiten in etwa derselben Reihenfolge entwickeln,

kann gelegentlich auch ein Stadium übersprungen werden. So lernen beispielsweise manche Kinder laufen, ohne vorher zu krabbeln. Bis zum Alter von etwa fünf Jahren sollten die regelmäßig angesetzten Vorsorgeuntersuchungen, U1 bis U9, durchgeführt werden. Sie dienen der Früherkennung von Krankheiten, die die Entwicklung des Kindes gefährden können, darunter Hör- und Sehstörungen, und sie kontrollieren die Entwicklung selbst.

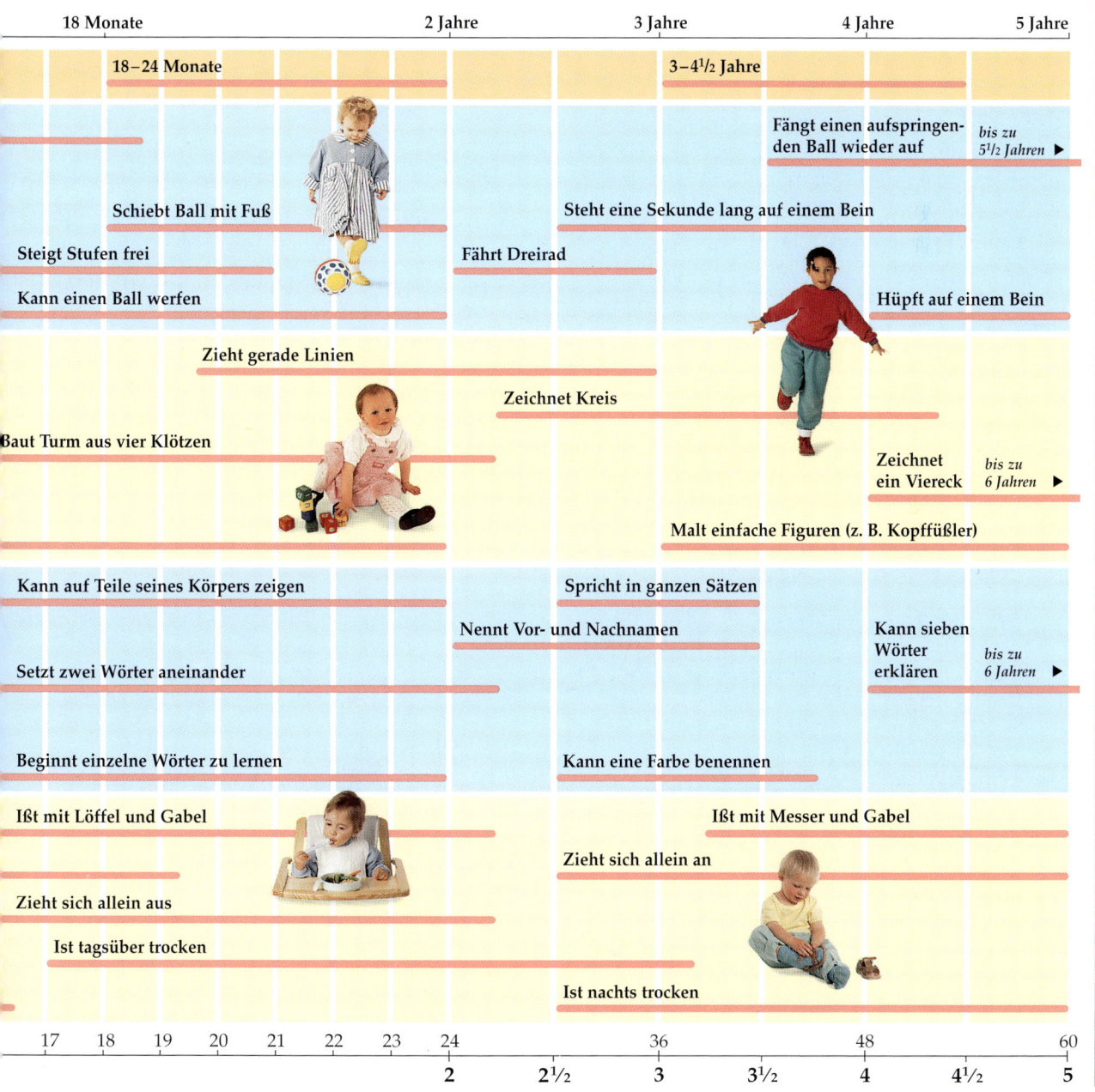

| 18 Monate | 2 Jahre | 3 Jahre | 4 Jahre | 5 Jahre |

18–24 Monate

3–4½ Jahre

Fängt einen aufspringenden Ball wieder auf — *bis zu 5½ Jahren* ▶

Schiebt Ball mit Fuß

Steht eine Sekunde lang auf einem Bein

Steigt Stufen frei

Fährt Dreirad

Kann einen Ball werfen

Hüpft auf einem Bein

Zieht gerade Linien

Zeichnet Kreis

Baut Turm aus vier Klötzen

Zeichnet ein Viereck — *bis zu 6 Jahren* ▶

Malt einfache Figuren (z. B. Kopffüßler)

Kann auf Teile seines Körpers zeigen

Spricht in ganzen Sätzen

Nennt Vor- und Nachnamen

Kann sieben Wörter erklären — *bis zu 6 Jahren* ▶

Setzt zwei Wörter aneinander

Beginnt einzelne Wörter zu lernen

Kann eine Farbe benennen

Ißt mit Löffel und Gabel

Ißt mit Messer und Gabel

Zieht sich allein an

Zieht sich allein aus

Ist tagsüber trocken

Ist nachts trocken

| 17 | 18 | 19 | 20 | 21 | 22 | 23 | 24 | | 36 | | 48 | | 60 |
| | | | | | | | 2 | 2½ | 3 | 3½ | 4 | 4½ | 5 |

DIE ENTWICKLUNG IN DER ADOLESZENZ

Die Adoleszenz stellt den Übergang von der Kindheit zum Erwachsenenalter dar, dessen Beginn normalerweise bei 18 angesetzt wird. Die körperlichen Veränderungen der Adoleszenz (die Pubertät) setzen beim Jungen im Durchschnitt mit zwölf Jahren ein, wenn die Hoden größer zu werden beginnen, beim Mädchen mit etwa elfeinhalb Jahren, wenn die Brüste zu wachsen beginnen. Der Beginn der Pubertät wird durch Hormone eingeleitet, die von der Hirnanhangdrüse und den Nebennierenrinden produziert werden und die beim Mädchen die Ausschüttung von Östrogen, beim Jungen die von Testosteron stimulieren. Diese Geschlechtshormone lösen die Wachstumsschübe, aber auch die emotionalen Veränderungen der Pubertät aus. Das individuelle Eintrittsalter der Pubertät liegt beim Mädchen zwischen 8 und 14 Jahren, beim Jungen zwischen 9 und 15 Jahren.

DIE EMOTIONALE ENTWICKLUNG

Die Adoleszenz kann eine recht schwierige Phase sein – für die Jugendlichen selbst wie auch für deren Eltern. Es ist eine Zeit des Ausprobierens, in der die Jugendlichen ihre eigene Identität neu zu definieren versuchen. Der junge, im Umbruch befindliche Mensch kann dann ein Unabhängigkeitsstreben und einen Anspruch auf Selbständigkeit haben, der, gemessen an seinem Alter, völlig unangemessen erscheint. Er kann sich plötzlich über alle bisher gültigen Werte und Richtlinien hinwegsetzen wollen und auf uns Erwachsene rebellisch und provokant wirken.

Die emotionale Entwicklung des jungen Menschen hält jedoch nicht mit dem Tempo seiner körperlichen Entwicklung Schritt. Sehen sie plötzlich auch noch so erwachsen aus und verlangen sie für sich auch Privilegien wie für Erwachsene – so sind sie doch oft emotional noch sehr unreif, verwirrt und unsicher. Wichtig ist deshalb, daß wir Erwachsene in dieser Zeit keine überhöhten Erwartungen an die Heranwachsenden stellen. Diese Reifezeit sollte nicht zu negativ gesehen werden, denn schließlich gehört sie zum Erwachsenwerden dazu.

KÖRPERLICHE VERÄNDERUNGEN BEIM MÄDCHEN

Es können Wachstumsschübe eintreten, bevor andere körperliche Entwicklungszeichen zu sehen sind. Während des Längenwachstums entwickeln sich Brustwarzen und Schambehaarung, die Achselbehaarung wächst, und die Schweißdrüsen werden aktiv. Die Menstruation setzt zwischen dem 12. und 15. Lebensjahr ein, der erste Eisprung findet zirka 18 Monate später statt.

KÖRPERLICHE VERÄNDERUNGEN BEIM JUNGEN

Beim Jungen setzen die Wachstumsschübe später als beim Mädchen ein. Das erste Pubertätszeichen sind eine Vergrößerung der Hoden, Dunklerfärbung des Hodensacks, Wachstum der Schambehaarung und Größerwerden des Penis. Als nächstes folgt die Körperbehaarung und, wenn der Wachstumsschub in vollem Gange ist, kommt es zum Stimmbruch.

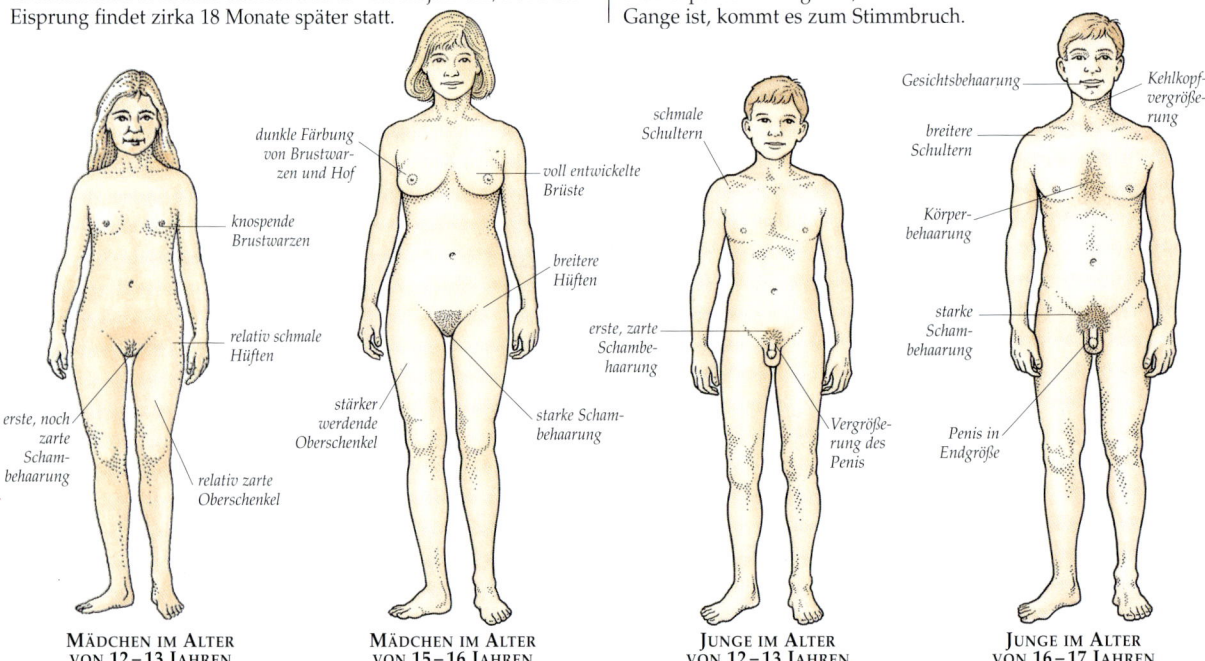

dunkle Färbung von Brustwarzen und Hof

voll entwickelte Brüste

knospende Brustwarzen

breitere Hüften

relativ schmale Hüften

erste, noch zarte Schambehaarung

stärker werdende Oberschenkel

starke Schambehaarung

relativ zarte Oberschenkel

schmale Schultern

Gesichtsbehaarung

Kehlkopfvergrößerung

breitere Schultern

Körperbehaarung

erste, zarte Schambehaarung

starke Schambehaarung

Vergrößerung des Penis

Penis in Endgröße

MÄDCHEN IM ALTER VON 12–13 JAHREN

MÄDCHEN IM ALTER VON 15–16 JAHREN

JUNGE IM ALTER VON 12–13 JAHREN

JUNGE IM ALTER VON 16–17 JAHREN

Die Entwicklungsstadien beim Mädchen
Die ersten Zeichen der Pubertät sind die knospenden Brustwarzen und die noch zarte Schambehaarung. Mit 15, 16 Jahren hat der Körper des Mädchens erwachsene Proportionen angenommen.

Die Entwicklungsstadien beim Jungen
In der Frühpubertät werden Hoden und Hodensack langsam größer. Im Alter von etwa 17 Jahren hat der Penis seine Endgröße erreicht, die Achsel-, Gesichts- und Körperbehaarung ist entwickelt. Wenn der Kehlkopf und die Stimmbänder wachsen, kommt es zum Stimmbruch.

GESUNDES LEBEN

DIE GRUNDLAGEN FÜR EIN GESUNDES LEBEN werden bereits in der Kindheit durch gesunde Ernährung, Impfungen und umsichtiges, das Unfallrisiko senkendes Verhalten gelegt. Ebenso wichtig ist eine angemessene geistige und körperliche Stimulation. Die Ernährung mit Muttermilch sorgt für eine hohe Nährstoffzufuhr und damit für einen guten Start ins Leben. Bei der sich anschließenden Umstellung auf feste Nahrung sollten frische Nahrungsmittel bevorzugt und die Zufuhr an Zucker, Salz und Gebratenem möglichst gering gehalten werden.

Um normal wachsen und sich normal entwickeln zu können, braucht Ihr Kind ein sicheres Umfeld. Sie selber können dazu beitragen, indem Sie mögliche Unfallgefahren beseitigen und Ihr Kind Gefahren erkennen und meiden lehren.

DIE SÄUGLINGSERNÄHRUNG

Stillen hat unumstritten viele Vorteile gegenüber der Flaschennahrung: Muttermilch enthält den für das Wachstum des Kindes richtigen Anteil an Nährstoffen und außerdem Antikörper, die das Immunsystem stärken. Für Frauen, die nicht stillen können, ist die industriell hergestellte Säuglingsnahrung eine annehmbare Alternative.

BRUSTERNÄHRUNG

Stillen bereitet dem Baby den besten Start ins Leben. Muttermilch enthält den für das frühe Wachstum und die kindliche Entwicklung richtigen Anteil an Nährstoffen. Außerdem hat man Muttermilch immer dabei, sie ist leicht verdaulich, praktisch steril, preiswert, stets richtig temperiert und enthält Antikörper, die einen gewissen Schutz vor Krankheiten bieten. Stillen kann für Mutter und Kind ein äußerst beglückendes Erlebnis sein.

Manche Frauen haben vor allem am Anfang Probleme mit dem Stillen. Mit etwas Geduld, der richtigen Hilfe und Praxis sind diese Anfangsschwierigkeiten aber gewöhnlich zu überwinden. Häufige Probleme beim Stillen sind das richtige Anlegen, Milchstau, wunde oder rissige Brustwarzen, Brustdrüsenentzündung und Störungen des Milchflusses (s. STILLPROBLEME, S. 32).

Die Milchmenge wird durch Angebot und Nachfrage reguliert, je mehr ein Baby an der Brust trinkt, desto mehr Milch wird produziert – Angebot und Nachfrage pendeln sich aufeinander ein. Es sollte nicht bzw. nur auf ärztliches Anraten mit Fertigmilch zugefüttert werden, da das empfindliche Gleichgewicht dadurch gestört werden kann: Wird der Hunger Ihres Kindes mit der Flasche gestillt, wird der Milchfluß nicht ausreichend angeregt, die Milchproduktion geht zurück.

Wichtig für eine ausreichende und qualitativ hochwertige Milchproduktion sind eine ausgewogene Ernährung sowie eine reichliche Flüssigkeitszufuhr. Achten Sie darauf, daß Sie die fürs Stillen gebrauchten zusätzlichen Kalorien durch gesunde Nahrungsmittel zuführen.

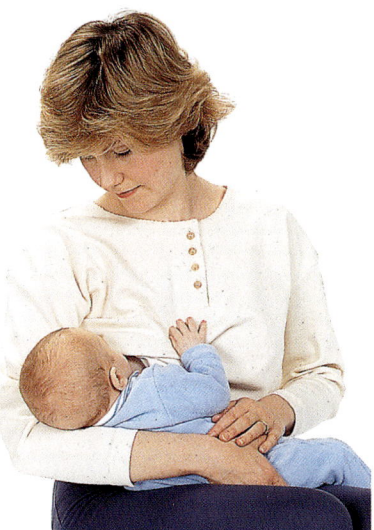

Das Anlegen
Setzen Sie sich bequem mit geradem, am besten abgestütztem Rücken hin und nehmen Sie Augenkontakt mit dem Kind auf.

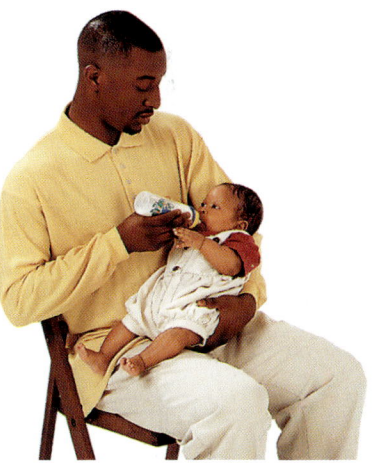

Das Reichen der Flasche
Halten Sie das Baby fest im Arm und halten Sie mit der anderen Hand die Flasche gerade so steil, daß keine Luftblasen in den Sauger gelangen und ein gleichmäßiger Milchfluß gewährleistet ist.

FLASCHENERNÄHRUNG

Das Kind mit der Flasche zu füttern ist für die Mutter körperlich wenig anstrengend. Doch auch bei dieser Form der Ernährung können spezielle Probleme (s. S. 32) auftreten, wie etwa eine allergische Reaktion auf das in der Kuhmilch enthaltene Protein (s. REAKTION AUF NAHRUNGSMITTEL, S. 182).

Die unterschiedlichen Produkte der Säuglingsanfangs- und -folgenahrung sind in ihrer Zusammensetzung ähnlich. Für Kinder, die auf Kuhmilcheiweiß allergisch reagieren, gibt es spezielle Produkte auf Sojabasis.

Die Flaschennahrung darf nur mit abgekochtem Wasser zubereitet werden, die Maßangaben des Herstellers müssen genau eingehalten werden. Alle Utensilien, die zur Zubereitung der Säuglingsnahrung dienen, sollten stets sorgfältig ausgekocht werden.

ENTWÖHNEN

Unter Entwöhnen versteht man den allmählichen Übergang bei der Säuglingsernährung von Milchnahrung zu fester Nahrung. Bis zum sechsten Lebensmonat liefert die Milch alle fürs Kind wichtigen Nährstoffe. Bis dahin hat sich das Verdauungssystem des Säuglings so weit entwickelt, daß er jetzt auch breiige Nahrung zu sich nehmen kann. Oft zeigt das Kind zu dieser Zeit auch selbst, daß die Zeit zum Entwöhnen gekommen ist, indem es nach der Milchmahlzeit noch hungrig ist oder häufiger gefüttert werden muß.

ERSTE BREIMAHLZEITEN

Der Übergang zu festen Mahlzeiten muß sich allmählich vollziehen und dauert drei, vier Monate oder länger. Manche Kinder nehmen die feste Nahrung problemlos an, andere reagieren unwillig und brauchen mehr Zeit zum Umgewöhnen. Es gibt keine festen Regeln zum »Wann«, »Wie« und »Wie lange«.

In den ersten Wochen des Entwöhnungsprozesses geht es im wesentlichen darum, das Baby mit dem Löffel und dem Gedanken, daß es noch etwas anderes als Milch gibt, vertraut zu machen.

Als Einstieg bietet sich die Mittagsmahlzeit an. Zu dieser Zeit ist das Baby meist weder zu hungrig noch zu müde und damit eher bereit, etwas Neues auszuprobieren. Beginnen Sie damit, mittags gedünstete, zermuste Karotten teelöffelweise zuzufüttern. Im Laufe des Monats können Sie dann die ganze Mittagsmahlzeit als Karotten-Kartoffel-Fleisch-Brei mit Fettzusatz füttern (90-100 g Karotten + 40–60 g püriertes Fleisch + 8-10 g Raps- oder Sojaöl + 30–45 g Orangensaft).

Lehnt das Kind ein Nahrungsmittel ab, erbricht es oder bekommt es Durchfall oder Hautausschlag, lassen Sie das Nahrungsmittel zunächst einmal für ein paar Wochen weg.

Reduzieren Sie nun allmählich die Milchzufuhr und ersetzen Sie immer eine Milchmahlzeit mehr durch eine feste Mahlzeit. Im 6. Monat eignet sich dafür ein ungesüßter Vollmilch-Getreide-Brei (200 ml Vollmilch + 20 g Vollkornflocken + 20 g Orangensaft), im 7. Monat ein Getreide-Obst-Brei (20 g Vollkornflocken + 90 g Wasser + 100 g frisches Obst + 5 g Butter).

ENTWÖHNEN MIT GESUNDER KOST

Wichtig ist, daß Sie in den Speiseplan jetzt die gesunden Nahrungsmittel einführen, die Ihr Kind auch später essen soll. Für selbst zubereitete Mahlzeiten sollten Sie nur frische Zutaten, möglichst aus ökologisch kontrolliertem Anbau, verwenden. Fügen Sie kein Salz hinzu und gehen Sie mit Gewürzen insgesamt sparsam um. Auf zuckerhaltige Nahrungsmittel sollten Sie möglichst verzichten, um späterer Fettleibigkeit und KARIES (S. 177) keine Chance zu geben.

EMPFEHLUNG FÜR EINE STUFENWEISE ENTWÖHNUNG					
ALTER	MORGENS	VORMITTAGS	MITTAGS	NACHMITTAGS	ABENDS
1.–4. Monat	Muttermilch oder Säuglingsmilch	Muttermilch oder Säuglingsmilch	Muttermilch oder Säuglingsmilch	Muttermilch oder Säuglingsmilch	Muttermilch oder Säuglingsmilch
5. Monat	Muttermilch oder Säuglingsmilch	Muttermilch oder Säuglingsmilch	Karotten-Kartoffel-Fleisch-Brei	Muttermilch oder Säuglingsmilch	Muttermilch oder Säuglingsmilch
6. Monat	Muttermilch oder Säuglingsmilch	Muttermilch oder Säuglingsmilch	Gemüse-Kartoffel-Fleisch-Brei	Muttermilch oder Säuglingsmilch	Vollmilch-Getreide-Brei
7.–9. Monat	Muttermilch oder Säuglingsmilch	Muttermilch oder Säuglingsmilch	Gemüse-Kartoffel-Fleisch-Brei	Getreide-Obst-Brei	Vollmilch-Getreide-Brei
10.–12. Monat	Brot und Milch mit Fettaufstrich + 50 g Obst oder Rohkost	1 Scheibe Brot mit Fettaufstrich und 50 g Obst oder Rohkost	Gemüse-Kartoffel-Fleisch-Brei	Zwischenmahlzeit, z.B. 10 g Vollkornflocken und 50 g Obst	Vollmilch-Getreide-Brei
ab 1 Jahr	Frühstück wie die Familie: Brot, Vollmilch (aus der Tasse)	Brot oder Getreideflocken, Obst, Gemüserohkost, Saft	Mittagessen wie die Familie	Brot oder Getreideflocken, Obst, Gemüserohkost, Saft	Abendessen wie die Familie

GESUNDE ERNÄHRUNG

Im ersten Lebensjahr braucht Ihr Kind noch keine Abwechslung im Speiseplan. Dann können Sie langsam verschiedene Nahrungsmittel ausprobieren. Schnell werden sich dann Abneigungen oder Vorlieben gegen bzw. für bestimmte Nahrungsmittel ausbilden. Sie selbst können ein gesundes Ernährungsverhalten fördern, indem Sie Mahlzeiten aus frischen Zutaten anbieten. Hin und wieder mal verarbeitete Nahrungsmittel oder Fertigprodukte sind nicht ungesund, Hauptsache sie kommen nicht immer auf den Tisch. Ein vernünftiges Ernährungsverhalten in der Kindheit ist die Basis für das spätere Leben Ihres Kindes.

NÄHRSTOFFBEDARF

Kinder brauchen im Verhältnis zu ihrer Körpergröße mehr Nahrungsenergie als Erwachsene, da sie aktiver sind und mitten im Wachstum stehen. Die Kalorienzufuhr erreicht in den Teenagerjahren – mit ihren Wachstumsschüben und körperlichen Veränderungen – ihren Spitzenwert. Nach dem 5. Lebensjahr sollte sich der tägliche Energiebedarf wie folgt zusammensetzen: Kohlenhydrate 50 Prozent, Fette 35 Prozent, Eiweiß 15 Prozent. Bei jüngeren Kindern sollte die Fettzufuhr höher sein, da Fette Energie in konzentrierterer Form als Kohlenhydrate liefern.

Energiebedarf
Die Grafik vergleicht den Energiebedarf für Jungen und Mädchen unterschiedlicher Altersstufen. Nach dem 5. Lebensjahr sollten stärkereiche Nahrungsmittel wie Brot, Reis und Teigwaren den größten Teil der Nahrungsenergie liefern.

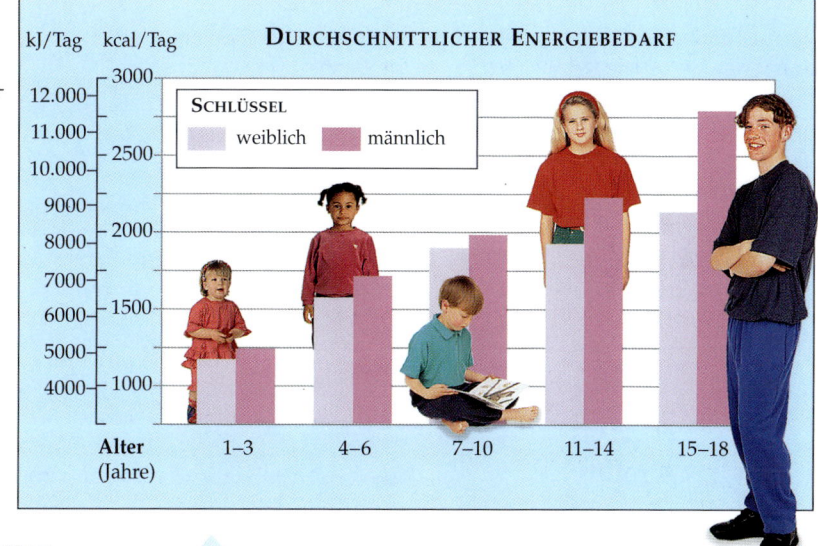

DURCHSCHNITTLICHER ENERGIEBEDARF

SCHLÜSSEL — weiblich — männlich

kJ/Tag	kcal/Tag
12.000	3000
11.000	2500
10.000	
9000	2000
8000	
7000	1500
6000	
5000	
4000	1000

Alter (Jahre): 1–3   4–6   7–10   11–14   15–18

EINE AUSGEWOGENE ERNÄHRUNG

Sie können Ihr Kind gesund ernähren und ein vernünftiges Eßverhalten fördern, indem Sie ein paar Grundregeln beherzigen. Bieten Sie Nahrungsmittel aus den vier Haupt-Nahrungsmittelgruppen im folgenden Mengenverhältnis an: täglich sechs Portionen stärkereiche Nahrungsmittel, fünf Portionen Obst oder Gemüse und vier Portionen eiweißreiche Nahrungsmittel – zwei in Form von Milchprodukten (einschließlich Milch) und zwei Nicht-Milchprodukte. Achten Sie innerhalb jeder Gruppe auf Vielfalt, z.B. verschiedene Gemüse- oder Obstsorten am Tag. Reduzieren Sie den Konsum an zuckerhaltigen oder gebratenen bzw. fettgebackenen Nahrungsmitteln auf ein Minimum.

Die Nahrungsmittelpyramide
Die Nahrungsmittelpyramide links veranschaulicht den täglichen Nährstoffbedarf anhand von Beispielen für jede Nahrungsmittelgruppe. Obwohl der Aktivitätsspiegel Ihres Kindes und sein wachstumsbedingter Nährstoffbedarf schwanken, sollte das Mengenverhältnis der einzelnen Nahrungsmittelgruppen untereinander in etwa gleich bleiben. Den Hauptbestandteil bilden kohlenhydrathaltige Nahrungsmittel sowie Obst und Gemüse. Außerdem sollte jede Mahlzeit durch eine kleine Portion Eiweiß – Milch oder Milchprodukte, Fisch, mageres Fleisch oder ein Ei – ergänzt werden. Zuckerhaltige, gebratene bzw. in Fett gebackene oder fritierte Nahrungsmittel sollte Ihr Kind möglichst selten essen.

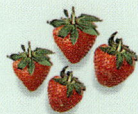

Zucker   Fett

ZUCKERHALTIGES UND GEBRATENES

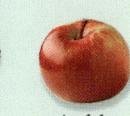

Eier   Käse   Fisch

MILCHPRODUKTE, EIWEISSREICHE NAHRUNGSMITTEL

Banane   Erdbeeren   Broccoli   Apfel   Zuckermais

OBST UND GEMÜSE

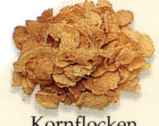
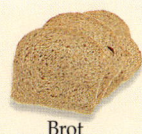
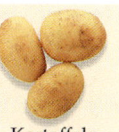
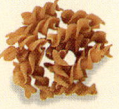
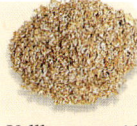

Kornflocken   Reis   Brot   Kartoffeln   Teigwaren   Vollkorngetreide

STÄRKEHALTIGE NAHRUNGSMITTEL

SICHERHEIT UND GESUNDHEIT

Natürlich können Sie Ihr Kind nicht vor jedem Unfall und allen Krankheiten schützen. Sie können aber Sicherheitsvorkehrungen treffen, um das Risiko möglichst gering zu halten. Mit den empfohlenen Impfungen läßt sich beispielsweise einer Reihe von Krankheiten vorbeugen. Ganz besonders wichtig ist in Zeiten starker Sonnenlichteinstrahlung der richtige Sonnenschutz, da die kindliche Haut sehr schnell verbrennt, was das Hautkrebsrisiko im Erwachsenenalter erhöht. Verwenden Sie im Sommer deshalb beim Kind Sonnencreme mit hohem Lichtschutzfaktor und schützen Sie besonders exponierte Körperpartien. Steigern Sie die tägliche Sonnenlichtexposition nur ganz allmählich. Erstickungsfälle beim Kleinkind lassen sich vermeiden, indem Sie ihm beispielsweise keine Nüsse und nur altersgerechtes Spielzeug geben. Bewahren Sie gefährliche Gegenstände wie Plastiktüten, Medikamente, Pflanzenschutzmittel und Haushaltschemikalien außer Reichweite von Kindern auf. Üben Sie mit Ihrem Kind, wie es sich bei Ausbruch eines Feuers verhalten soll, und treffen Sie die nötigen Feuerschutzmaßnahmen.

IMPFUNGEN

Einer Reihe von Infektionskrankheiten läßt sich mit Impfungen der Schrecken nehmen. Ernsthafte Impfreaktionen kommen zwar relativ selten vor, gehören aber auf jeden Fall in ärztliche Behandlung.

ALTER	IMPFUNG GEGEN
3. Lebensmonat	Diphtherie – Tetanus – Pertussis – Polio (IPV), Haemophilus influenzae b (HIB) – Hepatitis B
4. Lebensmonat	Diphtherie – Tetanus – Pertussis – Polio (IPV), Haemophilus influenzae b (HIB) – Hepatitis B
5. Lebensmonat	Diphtherie – Tetanus – Pertussis – Polio (IPV), Haemophilus influenzae b (HIB) – Hepatitis B
12. – 15. Monat	IPV – HIB – Hepatitis B, Masern – Mumps – Röteln (MMR)
15. – 20. Monat	Masern – Mumps – Röteln (MMR)
5. – 6. Lebensjahr	Diphtherie – Tetanus (TD)
11. –18. Jahr	TD – Auffrischung Pertussis und Polio Hepatitis B (wenn bisher nicht geimpft) MMR (wenn unvollständig oder nicht geimpft)

Haemophilus influenza Typ b, ein Bakterium, das u. a. Hirnhautentzündung hervorrufen kann

UNFALLVORBEUGUNG

Im Alter zwischen einem und 15 Jahren sterben mehr Kinder durch Unfälle als durch Krankheit. Viele Unfälle ließen sich jedoch durch Sicherheitsvorkehrungen vermeiden. So können Sie Ihrem Kind beispielsweise ein verkehrsgerechtes Verhalten beibringen, es über die Gefahren im Straßenverkehr und auf Spielplätzen aufklären und den eigenen häuslichen Bereich möglichst sicher gestalten.

Verkehrsunfälle sind die Todesursache Nummer eins. Um das Risiko von Verletzungen zu senken, gehören Kleinkinder im Auto grundsätzlich in spezielle Kinder-Sicherheitssitze.

Kinder sind von Natur aus neugierig, und selbst der häusliche Bereich hält viele mögliche Gefahrenquellen für sie bereit, so etwa Steckdosen, elektrische Kabel, Glastüren, offene Fenster, Badewannen, Gartenteiche und Schwimmbecken sowie Heimwerkerutensilien und Gartengeräte.

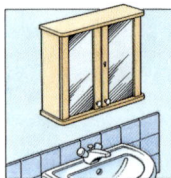

Aufbewahrung von Medikamenten
Medikamente sollten kindersicher, am besten in einem Arzneischrank mit Sicherheitsschloß aufbewahrt werden. Verschreibungspflichtige Medikamente sollten nach dem Ende der Behandlung und rezeptfreie Medikamente nach Ablauf des Verfalldatums weggeworfen werden – auch das an einer für Kinder unzugänglichen Stelle.

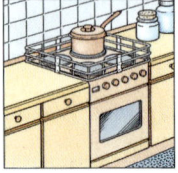

Sicherheit in der Küche
Verbrennungen und Verbrühungen sind eine bedeutende Ursache für tödliche Haushaltsunfälle. Bringen Sie einen Sicherheitsbügel am Herd an, und stellen Sie Pfannen und Töpfe mit dem Stiel nach innen oder zur Wand. Bewahren Sie alle Chemikalien fest verschlossen und kindersicher auf.

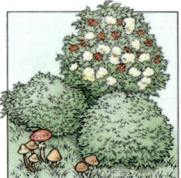

Sicherheit im Garten
Entfernen Sie giftige Pflanzen wie Eibe, Tollkirsche oder Goldregen aus Ihrem Garten. Bewahren Sie Gartenchemikalien kindersicher, z.B. in einem abgeschlossenen Geräteschuppen, auf. Schärfen Sie Ihrem Kind ein, keine Blätter oder Beeren zu essen. Kommt es doch zur Vergiftung, siehe ERSTE HILFE: VERGIFTUNGEN.

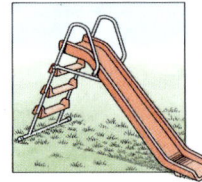

Sicherheit auf dem Spielplatz
Bringen Sie Ihrem Kind ein sicheres Spielverhalten bei. Lassen Sie es von Rutschen sausen, die auf weichem Untergrund wie einer Wiese stehen. Karussells sind eine potentielle Gefahrenquelle, an denen man sich mit Händen und Füßen verfangen kann. Schaukeln sollten immer nur von einem Kind benutzt werden.

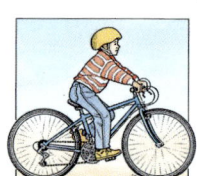

Radfahren
Lassen Sie Ihr Kind nur mit Schutzhelm, auch im Dunkeln sichtbarer Kleidung sowie vorschriftsmäßiger Beleuchtung radfahren. Kinder bis zum vollendeten achten Lebensjahr dürfen noch auf dem Fußgängerweg fahren. Überprüfen Sie regelmäßig die Verkehrssicherheit des Fahrrads.

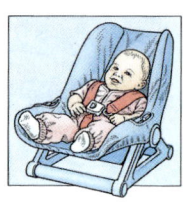

Sicherheit im Auto
Babys bis zu 10 kg sollten in einer Reboard-Schale befördert werden. Ist der Beifahrersitz mit Airbag ausgestattet, muß das Kind auf den Rücksitz. Ältere Babys und Kleinkinder bis zu 18 kg brauchen einen Kindersitz, der auf dem Rücksitz mit dem Sicherheitsgurt befestigt wird. Ältere bzw. schwerere Kinder brauchen eine Sitzerhöhung mit Dreipunktgurt.

PROBLEME BEIM SÄUGLING

VIELE SÄUGLINGE – NEUGEBORENE UND ÄLTERE BABYS – weisen Auffälligkeiten auf, die Eltern beunruhigen mögen. Ein Silberblick oder Hautveränderungen wie Geburtsmale kommen bei Neugeborenen recht häufig vor, verschwinden jedoch normaler-

weise von allein. Viele Probleme und Störungen, die beim älteren Säugling vorkommen, so Stillprobleme, Probleme bei der Flaschenfütterung oder Schlafstörungen, können die Eltern mit recht einfachen Maßnahmen selbst beheben.

DAS NEUGEBORENE

Ein neugeborenes Kind ist gezwungen, sich schnell an eine Umwelt anzupassen, die so ganz anders ist als die Gebärmutter, die es so lange beherbergt hat. Viele Körpersysteme, wie der Atem- und Verdauungstrakt, sind bei der Geburt des Kindes noch nicht voll funktionsfähig und brauchen noch einige Zeit – Minuten, Tage, Monate oder sogar Jahre –, bis sie ausgereift sind.

HAUTPROBLEME

Viele typische Neugeborenenprobleme haben mit der Haut zu tun. Zu den häufigsten Geburtsmalen zählen Feuermale und Blutschwämme. Feuermale, nicht erhabene hell- bis tiefrote Flecken, bilden sich zwar meist nicht wieder zurück, lassen sich oft aber mit wasserfester Schminke gut abdecken oder durch Laserbehandlung entfernen.

Blutschwämme entwickeln sich in den ersten Lebenswochen und wachsen meist bis zum Ende des 1. Lebensjahrs. Bis etwa zum

7. Lebensjahr sind die meisten weitgehend verschwunden – eine Behandlung ist nur erforderlich, wenn sie am Augenlid sitzen.

In den ersten Lebenstagen funktioniert die Ausscheidung von Stoffwechselendprodukten noch nicht optimal. Bei vielen Neugeborenen steigt im Blut der Gehalt des Gallenfarbstoffs Bilirubin an. Dadurch können sich Haut, Schleimhäute und die Augen gelb färben. Ist die Gelbfärbung sehr stark, wird mit Lichttherapie behandelt.

SONSTIGE STÖRUNGEN

Weitere geringfügige Störungen, die beim Neugeborenen auftreten können, sind sogenannte BRÜCHE (S. 187), wie der Nabelbruch, SCHIELEN (S. 166) oder Infektionen.

Ein Nabelbruch entsteht, wenn durch eine Pforte in den Muskeln der Bauchwand eine Darmschlinge in den Nabelbereich tritt. Die Nabelhernie bildet sich gewöhnlich bis zum 2. Lebensjahr spontan zurück.

Viele Babys schielen, weil sie ihre Augenmuskeln noch nicht kontrollieren können. Bleibt das bis nach dem 6. Lebensmonat bestehen, sollte ein Augenarzt die Augen kontrollieren.

Bei der Geburt kann das Neugeborene durch die Mutter infiziert werden und beispielsweise MUNDSOOR (S. 176) oder eine BINDEHAUTENTZÜNDUNG (S. 165) entwickeln.

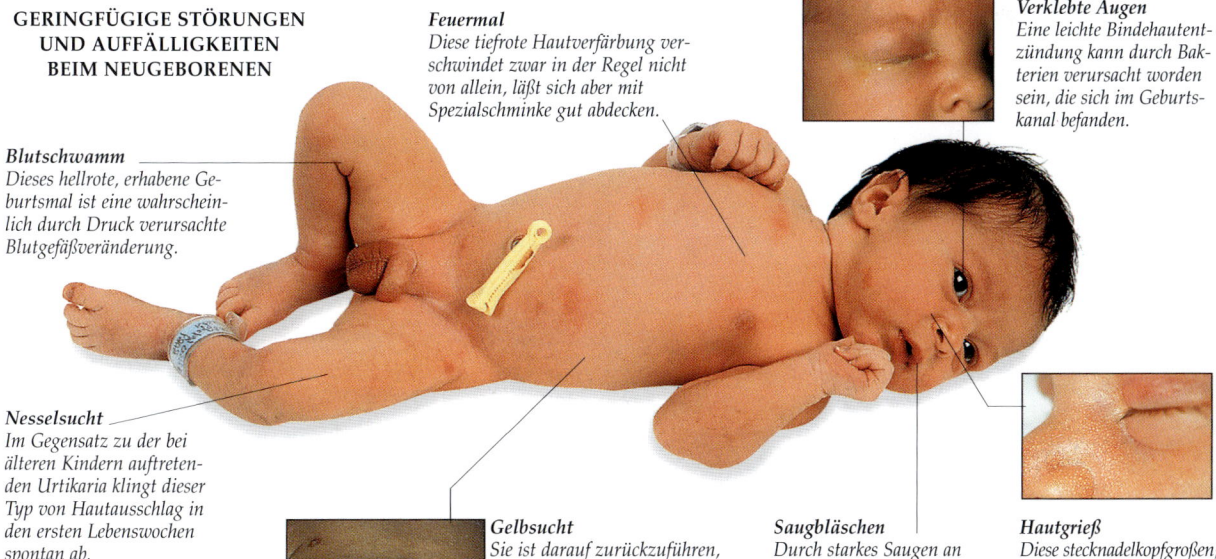

GERINGFÜGIGE STÖRUNGEN UND AUFFÄLLIGKEITEN BEIM NEUGEBORENEN

Feuermal
Diese tiefrote Hautverfärbung verschwindet zwar in der Regel nicht von allein, läßt sich aber mit Spezialschminke gut abdecken.

Verklebte Augen
Eine leichte Bindehautentzündung kann durch Bakterien verursacht worden sein, die sich im Geburtskanal befanden.

Blutschwamm
Dieses hellrote, erhabene Geburtsmal ist eine wahrscheinlich durch Druck verursachte Blutgefäßveränderung.

Nesselsucht
Im Gegensatz zu der bei älteren Kindern auftretenden Urtikaria klingt dieser Typ von Hautausschlag in den ersten Lebenswochen spontan ab.

Gelbsucht
Sie ist darauf zurückzuführen, daß die Leber Abbaustoffe der roten Blutkörperchen nicht schnell genug ausscheiden kann.

Saugbläschen
Durch starkes Saugen an der Brust oder an der Flasche können sich an der Oberlippe ein oder mehrere Saugbläschen bilden.

Hautgrieß
Diese stecknadelkopfgroßen, weißlichen Flecken, die vornehmlich um die Nase herum auftreten, bilden sich von allein wieder zurück.

DER ÄLTERE SÄUGLING

Bei Säuglingen treten immer mal wieder geringfügige Störungen oder Probleme auf, wie beispielsweise Zahnen, Blähungen oder Schlafstörungen. Die meisten lösen sich zwar mit zunehmendem Alter des Kindes in Wohlgefallen auf, doch bei einigen Eltern können sie dennoch Angst und Spannungen verursachen. Zumeist läßt sich jedoch bereits mit Selbsthilfemaßnahmen Linderung schaffen. Wenn das allein jedoch nicht ausreicht, sollte fachmännischer Rat gesucht werden, bevor sich Unzulänglichkeitsgefühle einstellen oder gar Unmut aufkommt.

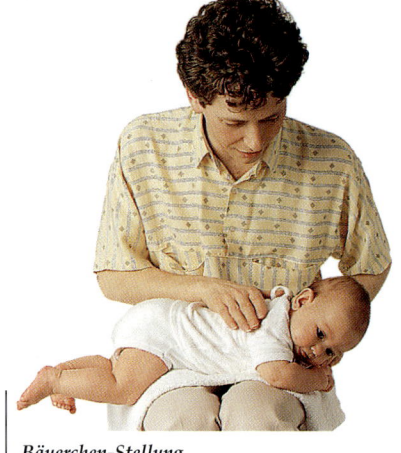

Bäuerchen-Stellung
Verändern Sie nach dem Füttern die Stellung des Kindes so, daß verschluckte Luft wieder aus dem Magen entweichen kann.

PROBLEME BEI DER SÄUGLINGSERNÄHRUNG

Bevor ein Baby entwöhnt wird (s.S.28), ist das häufigste Problem bei der Säuglingsernährung die Angst der Mutter, ihr Kind könne nicht genügend Milch bekommen. Bei der Flaschenernährung läßt sich leicht feststellen, wieviel Milch getrunken wurde. Beim Stillen ist das etwas schwieriger – einziger meßbarer Anhaltspunkt ist das Gewicht des Kindes. Sprechen Sie im Zweifelsfall mit Ihrer Hebamme oder Ihrem Kinderarzt über Ihre Angst.

Bei der Flaschenernährung ist es wichtig, sich genau an die Maßangaben der Hersteller zu halten, um eine Über- oder Unterernährung zu vermeiden. Kontrollieren Sie die Größe des Saugerlochs: Ist es zu groß, kann das Blähungen verursachen, ist es zu klein, muß sich das Baby beim Saugen zu sehr anstrengen. Das gesamte Zubehör für die Zubereitung der Flaschennahrung muß stets ausgekocht werden, um Infektionen von Magen und Darm vorzubeugen.

AUFGEBLÄHTER MAGEN

Ob Ihr Kind nun gestillt wird oder die Flasche bekommt, Blähungen sind in jedem Fall unangenehm und können die Nährstoffaufnahme beeinträchtigen, weil sie beim Baby ein Völlegefühl verursachen und damit seinen Appetit hemmen. Während und nach der Mahlzeit sollten Sie Ihrem Kind helfen, hinuntergeschluckte Luft wieder aufzustoßen. Die beste Haltung, um sein »Bäuerchen« zu machen, hat das Kind, wenn Sie es aufrecht gegen Ihre Schulter halten und den Rücken leicht reiben oder klopfen. Sie können es auch bäuchlings auf Ihren Schoß legen – es kann allerdings Milch mit hochkommen.

KOLIKEN

Im Alter von etwa zwei Wochen bis drei Monaten schreien viele Babys oft untröstlich. Sie leiden an den sogenannten Dreimonatskoliken. Hierbei zieht das Baby

STILLPROBLEME			
PROBLEM	**LÖSUNG**	**PROBLEM**	**LÖSUNG**
Mastitis Brustdrüsenentzündung	Stillen Sie weiter. Suchen Sie innerhalb von 24 Stunden den Arzt auf.	**Probleme beim Anlegen**	Achten Sie darauf, daß das Baby Warze und Warzenhof in den Mund nimmt.
Wunde Brustwarzen	Achten Sie darauf, daß das Kind Warze und Warzenhof in den Mund nimmt. Lassen Sie die Brüste nicht zu voll werden. Halten Sie die Brustwarzen trocken.	**»Abendkoliken«**	Legen Sie das Kind abends häufiger an. Versuchen Sie sich tagsüber auszuruhen und Schlaf nachzuholen.
Milchstau	Legen Sie das Kind häufig an. Drücken Sie gegebenenfalls zwischendurch Milch aus. Legen Sie warme Tücher auf.	**Unzureichende Milchproduktion**	Ernähren Sie sich gesund (täglich 800 kcal/ 3.345 kJ mehr als sonst). Achten Sie darauf, daß Sie genug Schlaf bekommen. Füttern Sie nach Bedarf.

FLASCHENERNÄHRUNG	
PROBLEM	**LÖSUNG**
Infektion	Kochen Sie alles Zubehör aus. Waschen Sie vor dem Füttern die Hände. Bewahren Sie Fertigmilch im Kühlschrank auf. Schütten Sie Milchreste nach dem Füttern weg.
Überfüttern	Nehmen Sie nie mehr Milchpulver oder weniger Wasser als angegeben. Fügen Sie der Milchzubereitung keine Getreideflocken hinzu.
Zu kleines Saugerloch	Vergrößern Sie das Saugloch mit einer heißen Nadel.

meist die Beine vor Schmerzen an den Körper und wird im Gesicht hochrot. Ursache ist häufig hinuntergeschluckte Luft, die in den Dünndarm gelangt und dort Schmerzen und starke Krämpfe verursacht.

Ein Baby mit »Abendkolik« ist dadurch zu erkennen, daß es am frühen Abend einige Stunden lang wie von starken Schmerzen gequält schreit. Diese Störung scheint vornehmlich bei Stillkindern vorzukommen, Mitursache kann hier auch Hunger sein. Legen Sie deshalb Ihr Kind einfach noch einmal an, auch wenn die letzte Brustmahlzeit noch nicht lange zurückliegt. Die normale abendliche Müdigkeit sowie Streß und Anspannung können nämlich zu Lasten der Milchproduktion gehen.

Das Kind in den Armen zu wiegen oder mit ihm umherzugehen, eine Runde im Auto mit ihm zu fahren oder einfach seinen Bauch sanft zu massieren – all dies kann auf das Kind beruhigend und tröstend wirken. Stillmütter sollten sich tagsüber hinzulegen versuchen, damit Sie abends genügend Milch haben.

GEDEIHSTÖRUNGEN

Nimmt ein Kind im Vergleich zu den standardisierten Wachstumstabellen (s. S. 17–21) nicht genug zu, spricht man von Gedeihstörungen. Die meisten Säuglinge, die nur langsam zunehmen, sind aber gesund. Oft hat die Mutter einfach überzogene Vorstellungen hinsichtlich des Gewichtszuwachses ihres Sprößlings.

Ob die Gewichtsentwicklung Ihres Kindes tatsächlich ungewöhnlich ist, erfahren Sie, wenn Sie regelmäßig zu den Vorsorgeuntersuchungen gehen, bei denen auch Größe und Gewicht Ihres Kindes kontrolliert und dokumentiert werden. In einem solchen Fall wird der Arzt nach möglichen Ursachen wie Fehlern bzw. Problemen bei der Säuglingsernährung oder RESORPTIONSSTÖRUNGEN (S. 183) oder Problemen im sozialen oder emotionalen Bereich suchen.

ZAHNEN

Der erste Zahn Ihres Kindes wird mit etwa sechs Monaten durchbrechen, der letzte Milchzahn mit zirka drei Jahren (s. ENTWICKLUNG DER ZÄHNE, S. 14). Die Schneidezähne kommen meist relativ problemlos heraus, die Eck- und Backenzähne dagegen können einige Beschwerden verursachen. Die ersten Zeichen des Zahnens sind vermehrtes Sabbern, gerötetes Zahnfleisch an der kommenden Durchbruchstelle und eine gerötete Wange. Das Kind ist dann häufig gereizt und unleidlich und hat wenig Appetit. Manchen Säuglingen hilft es, auf etwas Hartem wie einer Brotkruste oder einem Beißring zu kauen. Zur Schmerzlinderung kann auch Paracetamol als Säuglingszäpfchen oder Sirup gegeben werden.

Schreiben Sie Symptome, wie Fieber oder Durchfall, nicht dem Zahnen zu – einen medizinischen Zusammenhang gibt es hier nicht.

SCHLAFSTÖRUNGEN

Das Schlafbedürfnis von Säuglingen zeigt genau wie das der Erwachsenen eine große individuelle Schwankungsbreite. Deswegen hat es nichts zu sagen, wenn Ihr Kind mehr oder weniger als ein anderes, gleichaltriges Baby schläft. Wenn ein Kind nachts öfter aufwacht, abends nicht einschlafen will oder tagsüber nicht schläft, handelt es sich hierbei noch nicht um eine Schlafstörung. Hierzu wird ein bestimmtes Schlafverhalten erst dann, wenn es Eltern oder Kind unangemessen belastet.

Im Alter von drei bis vier Monaten müssen die meisten Säuglinge nachts nicht mehr so häufig gefüttert werden und schlafen vielleicht durch. Es empfiehlt sich, ein stets gleichbleibendes Zubettgeh-Zeremoniell einzuführen – dazu gehört eine feste Schlafenszeit und eine dem vorausgehende gleichbleibende Abfolge von Handlungen.

Vorübergehende Schlafstörungen stellen sich häufig im Gefolge einer Erkrankung ein oder wenn das abendliche Zubettgeh-Zeremoniell durchbrochen wird, z. B. am Wochenende.

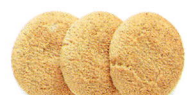

Zahnungshilfen
Die Schmerzen beim Zahnen lindern oft harte und kalte Gegenstände, wie eine Brotrinde oder ein Beißring.

FLEXIBLE BEISSRINGE

ZUCKERFREIE ZWIEBÄCKE

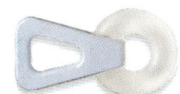

ZAHNUNGSKEKSE

GEKÜHLTE BEISSRINGE

DEM PLÖTZLICHEN KINDSTOD VORBEUGEN

Befolgen Sie die Empfehlungen zur Prävention des plötzlichen Kindstods:
- Legen Sie das Kind zum Schlafen auf den Rücken, nicht auf den Bauch.
- Rauchen Sie nicht, sorgen Sie für eine rauchfreie Umgebung.
- Achten Sie darauf, daß Ihr Kind nicht überhitzt (s. unten).
- Binden Sie die Zudecke Ihres Kindes so fest, daß das Kind sie sich nicht über den Kopf ziehen kann.
- Rufen Sie Ihren Arzt an, wenn Sie das Gefühl haben, dem Kind geht es nicht gut.

Raumtemperatur und Zudecke
Eine Raumtemperatur von etwa 18°C ist zum Schlafen gerade richtig. Dann genügt es, das Kind mit einer warmen Wolldecke oder einer leichten Daunendecke zuzudecken. Praktisch ist auch ein Babyschlafsack, in dem sich das Kind nicht bloßstrampeln kann. Ungeeignet sind große, schwere Federbetten.

°C RAUMTEMPERATUR

27	
24	zu heiß
21	
18	richtig
15	zu kalt
13	
10	

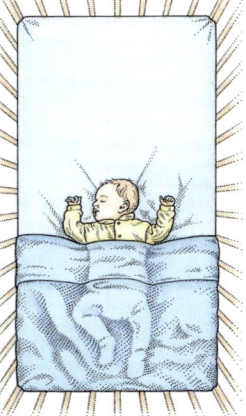

Korrekte Schlafposition
Ein Baby sollte auf dem Rücken schlafen mit den Füßen am Bettende.

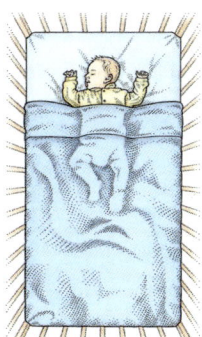

Falsche Schlafposition
Liegt das Baby am Kopfende, kann es unter die Decken rutschen und überhitzen oder ersticken.

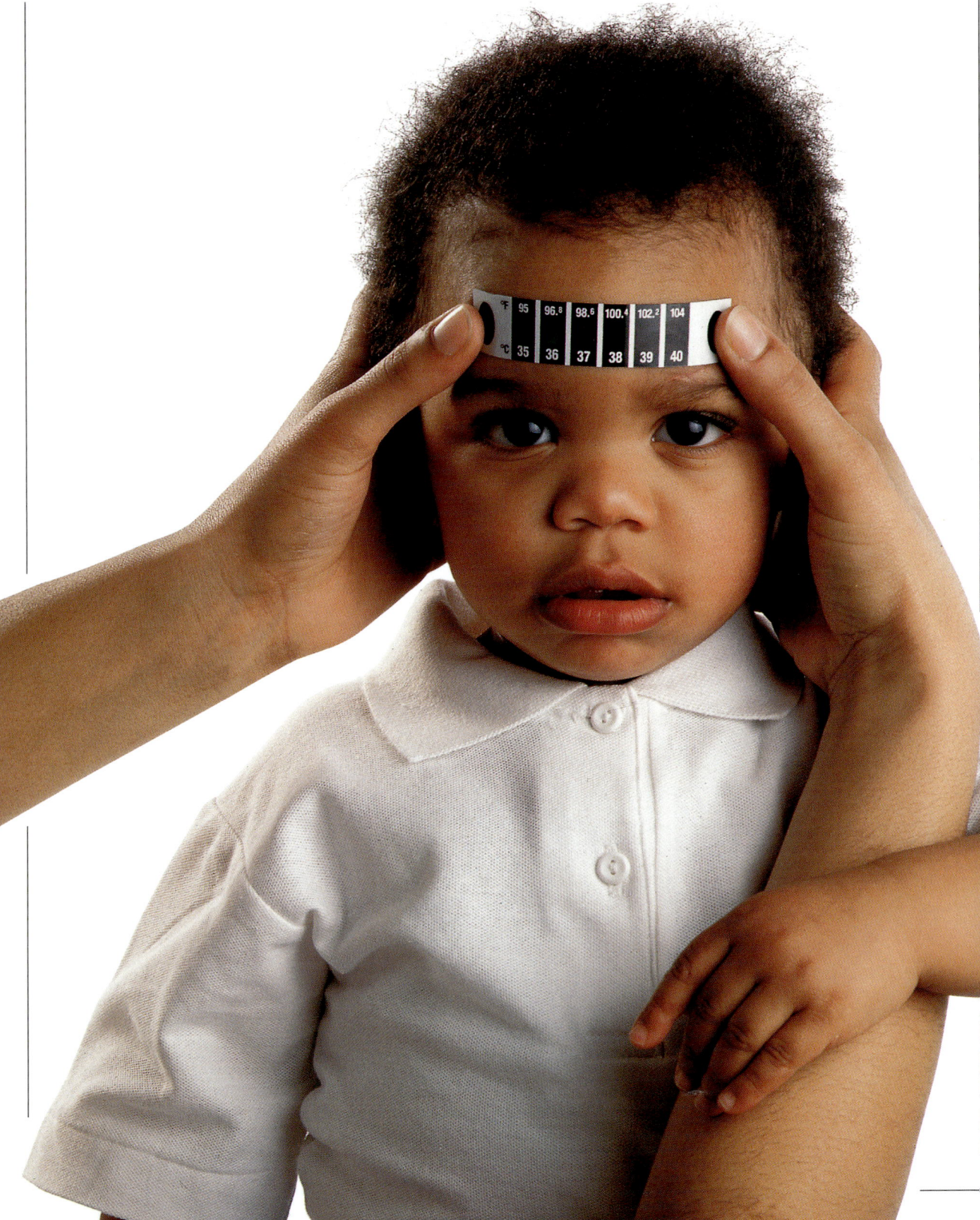

DIAGNOSE-TAFELN

FLASCHE GEBEN

KINDER HABEN IMMER WIEDER MAL KLEINERE WEHWEHCHEN, die meisten verschwinden innerhalb weniger Tage von allein. Manchmal kann ein bestimmtes Symptom aber Ausdruck einer ernsthaften Erkrankung sein. Die Diagnosetafeln in diesem Teil des Buches helfen Eltern und anderen Betreuern eines Kindes zu entscheiden, ob und wie schnell ein bestimmtes Symptom bzw. ein Symptomenkomplex ärztlicher Beurteilung bedarf. Die Fragen und Antworten in den Diagnosetafeln führen zu einer oder mehreren möglichen Ursachen für die Beschwerden des Kindes. Die Ursachen verweisen dann weiter auf Teil 3 des Buches, KRANKHEITEN UND GESUNDHEITSSTÖRUNGEN (S. 116). Ein weiterer wichtiger Bestandteil der Diagnosetafeln sind Selbsthilfemaßnahmen, mit denen Sie die Symptome lindern können. Weitere Informationen zum Umgang mit den Diagnosetafeln erhalten Sie in ZUM GEBRAUCH DER DIAGNOSETAFELN (S. 9).

KOPFSCHMERZEN LINDERN

1 FIEBER BEI BABYS

Für Kinder über 1 Jahr siehe Checkliste 8

Bei Fieber handelt es sich um erhöhte Temperatur, die gewöhnlich durch eine Infektion verursacht ist. Fühlt sich Ihr Kind heiß an oder wirkt es lustlos oder ungewöhnlich reizbar, sollten Sie seine Temperatur messen. Die normale Körpertemperatur liegt zwischen 36°C und 37°C, bei einer Temperatur von 38°C oder darüber spricht man von Fieber.

WARNSIGNALE

Rufen Sie bei Auftreten eines der nachfolgenden Symptome sofort den Arzt an:
- Ungewöhnlich schnelle Atmung
- Geräuschvolle und mühsame Atmung
- Ungewöhnliche Schläfrigkeit
- Ungewöhnliche Reizbarkeit
- Will seit mehr als 6 Stunden nicht trinken
- Temperatur über 39°C

START

Wie alt ist Ihr Baby?

- NOCH KEINE 6 MONATE
- 6 MONATE ODER ÄLTER

MÖGLICHE URSACHE

Bei Babys unter 6 Monaten kann Fieber auf eine ernsthafte Störung hinweisen.

WAS TUN

ÄRZTLICHE HILFE
✚ DRINGEND! Rufen Sie unverzüglich Ihren Arzt an!

SELBSTHILFE
Siehe Einschub gegenüber: *Fiebersenkende Maßnahmen*.

Hat Ihr Kind einen Hautausschlag?

- JA
- NEIN

Siehe Checkliste 22 HAUTAUSSCHLAG MIT FIEBER

Schreit Ihr Kind vor Schmerzen, faßt sich ans Ohr oder wacht schreiend auf?

- SCHREIT VOR SCHMERZEN UND FASST SICH ANS OHR
- WACHT NACHTS SCHREIEND AUF
- NICHTS DERGLEICHEN

MÖGLICHE URSACHEN

MITTELOHRENTZÜNDUNG (S. 162).

WAS TUN

ÄRZTLICHE HILFE
Holen Sie innerhalb von 24 Stunden ärztlichen Rat ein.

SELBSTHILFE
Siehe Einschübe: *Fiebersenkende Maßnahmen* (gegenüber) und *Ohrenschmerzen lindern* (S. 101).

MÖGLICHE URSACHEN

Eine ERKÄLTUNG (S. 148) oder möglicherweise GRIPPE (S. 151) oder MASERN (S. 118).

WAS TUN

ÄRZTLICHE HILFE
Stellt sich innerhalb von 48 Stunden keine Besserung ein, treten Atembeschwerden oder ein Hautausschlag auf, rufen Sie sofort den Arzt an.

MÖGLICHE URSACHEN

LUNGENENTZÜNDUNG (S. 155) oder BRONCHIOLITIS (S. 155).

WAS TUN

ÄRZTLICHE HILFE
✚ DRINGEND! Rufen Sie unverzüglich Ihren Arzt an!

SELBSTHILFE
Siehe Einschub gegenüber: *Fiebersenkende Maßnahmen*.

Atmet Ihr Kind normal (siehe Einschub: *Kontrollieren Sie die Atemfrequenz*, S. 90)?

- JA
- SCHNELLER ALS NORMAL

Hat Ihr Kind Husten oder Schnupfen?

- HUSTEN ODER SCHNUPFEN
- NICHTS DERGLEICHEN

MÖGLICHE URSACHEN

DREITAGEFIEBER (S. 121) oder
HIRNHAUTENTZÜNDUNG (S. 158).

WAS TUN

ÄRZTLICHE HILFE
✚ DRINGEND! Rufen Sie
unverzüglich Ihren Arzt an!

**Leidet Ihr Kind
an einem der
folgenden Symptome?**

- ERBRECHEN OHNE
  DURCHFALL
- ABNORME
  SCHLÄFRIGKEIT
- UNGEWÖHNLICHEE
  REIZBARKEIT
- NICHTS DERGLEICHEN

MÖGLICHE URSACHEN

Eine Halsinfektion wie eine Mandelentzündung (s. HALS- UND RA-
CHENENTZÜNDUNG, S. 151) oder eine Entzündung von ZAHNFLEISCH
UND MUNDSCHLEIMHAUT (S. 176).

WAS TUN

ÄRZTLICHE HILFE
Stellt sich innerhalb von 24 Stun-
den keine Besserung ein, rufen
Sie sofort den Arzt an.

SELBSTHILFE
Siehe Einschübe: *Schnelle Hilfe bei
Halsentzündung* (S. 91) und *Fieber-
senkende Maßnahmen* (unten).

**Hat Ihr Kind
eines der folgenden
Symptome?**

- VERWEIGERT
  FESTE NAHRUNG
- ERBRECHEN UND
  DURCHFALL
- NICHTS DERGLEICHEN

MÖGLICHE URSACHE

MAGEN-DARM-ENTZÜNDUNG (S. 180).

WAS TUN

ÄRZTLICHE HILFE
Holen Sie innerhalb von 24 Stunden ärztlichen Rat ein.

SELBSTHILFE
Siehe Einschub: *Das Baby vor dem
Austrocknen schützen* (S. 38).

MÖGLICHE URSACHE

Ihr Baby ist vielleicht überhitzt.

WAS TUN

SELBSTHILFE
Im Normalfall muß ein Baby
nicht wärmer angezogen werden
als ein Erwachsener in vergleich-
barer Umgebung. Könnte eine
Überhitzung die Ursache sein,
ziehen Sie dem Kind etwas aus
und sorgen Sie für eine niedrige-
re Raumtemperatur. Läßt sich
auch dadurch seine Temperatur
innerhalb einer Stunde nicht auf
einen normalen Wert senken,
halten Sie Rücksprache mit
Ihrem Arzt.

**Ist Ihr Kind
sehr warm angezogen
oder ist der Raum
zu warm?**

- WARM ANGEZOGEN
- HOHE RAUM-
  TEMPERATUR
- NICHTS DERGLEICHEN

SELBSTHILFE: FIEBERSENKENDE MASSNAHMEN

Um vor allem bei kleinen Kindern die
Gefahr von Fieberkrämpfen (S. 156) zu
senken, ist es wichtig, hohes Fieber
möglichst schnell zu senken. Die folgenden fiebersenkenden Maßnahmen
lassen sich bei Kindern aller Altersstufen einsetzen:

- Entkleiden Sie Ihr Kind bis auf die
  Unterwäsche und decken Sie es,
  wenn es im Bett liegt, zu.
- Reiben Sie es mit lauwarmem
  Wasser ab oder baden Sie es
  lauwarm.
- Machen Sie kalte Wadenwickel.
- Geben Sie Kindern über 3 Monaten
  Paracetamol als Zäpfchen oder
  Sirup.
- Sorgen Sie für eine Zimmertempera-
  tur von etwa 15°C.
- Fächeln Sie dem Kind kühle Luft zu.

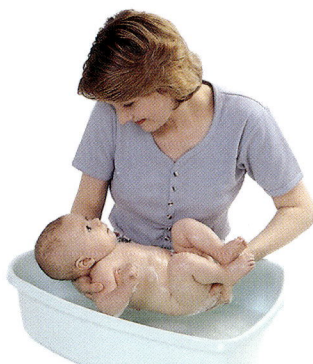

Die Temperatur senken
*Durch ein lauwarmes Bad läßt
sich die Körpertemperatur Ihres
Kindes senken.*

**Läßt sich die Ursache für die
Beschwerden Ihres Kindes anhand
dieser Checkliste nicht feststellen,
konsultieren Sie innerhalb von
48 Stunden Ihren Arzt.**

2 DURCHFALL BEI BABYS

Für Kinder über 1 Jahr siehe Checkliste 9

Von Durchfall spricht man bei ungewöhnlich häufigen und dünn-flüssigen Darmentleerungen. Doch Vorsicht, der halbflüssige Stuhl von Brustkindern darf nicht mit Durchfall verwechselt werden! Einem Baby mit Durchfall sollte reichlich Flüssigkeit zugeführt werden, um einer Austrocknung vorzubeugen.

START

Hat Ihr Baby Fieber, also eine Temperatur von 38°C oder darüber?

JA

NEIN

Wie lange dauert der Durchfall schon an?

2 WOCHEN ODER LÄNGER

NOCH KEINE 2 WOCHEN

MÖGLICHE URSACHE

MAGEN-DARM-ENTZÜNDUNG (S. 180).

WAS TUN

ÄRZTLICHE HILFE
Holen Sie innerhalb von 24 Stunden ärztlichen Rat ein.

SELBSTHILFE
Siehe Einschübe: *Das Baby vor dem Austrocknen schützen* (unten) und *Fiebersenkende Maßnahmen* (S. 37).

Wies Ihr Baby in den vergangenen Tagen eines der folgenden Symptome auf?

ERBRECHEN

APPETITLOSIGKEIT

TEILNAHMSLOSIGKEIT

NICHTS DERGLEICHEN

WARNSIGNALE
Rufen Sie bei Auftreten eines der nachfolgenden Symptome sofort den Arzt an:
• Erbrechen seit mehr als 6 Stunden
• Eingesunkene Fontanelle
• Ausscheidung sehr geringer Mengen dunklen, konzentrierten Urins
• Tief in den Höhlen liegende Augen
• Ungewöhnliche Schläfrigkeit oder Reizbarkeit

SELBSTHILFE: DAS BABY VOR DEM AUSTROCKNEN SCHÜTZEN

Besteht bei Ihrem Baby die Gefahr, daß es zu stark austrocknet – was bei anhaltendem Durchfall, Fieber oder Erbrechen durchaus geschehen kann –, ist es wichtig, zusätzlich Flüssigkeit zuzuführen. Diese Flüssigkeit kann beispielsweise eine spezielle Rehydratations-Lösung ein, die Sie als Pulver in der Apotheke kaufen können, und zu Hause portionsweise selbst auflösen müssen.

Alle Babys sollten grundsätzlich täglich – je nach Körpergewicht – zwischen 400 und 1.500 ml Flüssigkeit aufnehmen. Die Tabelle (rechts) enthält

Richtwerte für die tägliche Flüssigkeitszufuhr Ihres Kindes. Geben Sie Ihrem Kind, solange seine Symptome noch fortbestehen, alle zwei bis drei Stunden kleine Mengen der Rehydrations-Lösung zu trinken.

Erbricht Ihr Kind, dann geben Sie ihm lieber jede Stunde nur ein paar Schluck Flüssigkeit, da es größere Mengen wahrscheinlich sofort wieder erbricht.

GEWICHT DES BABYS	TÄGL. FLÜSSIGKEIT
kg	ml
Unter 4	500
4	600
5	750
6	900
7	1050
8	1200
9	1350
Über 10	1500

Täglicher Flüssigkeitsbedarf
Kontrollieren Sie in der Tabelle oben, wieviel Flüssigkeit Sie Ihrem Baby täglich zuführen müssen, um einer Dehydratation vorzubeugen.

MÖGLICHE URSACHEN

Die häufigsten Ursachen für chronische, lang anhaltende Durchfälle bei Säuglingen sind eine REAKTIONEN AUF NAHRUNGSMITTEL (S. 182) und eine GIARDIASIS (S. 187). Andere mögliche Ursachen sind ZÖLIAKIE (S. 183) und MUKOVISZIDOSE (S. 201).

WAS TUN

ÄRZTLICHE HILFE
Machen Sie einen Arzttermin aus.

SELBSTHILFE
Siehe Einschub gegenüber: *Das Baby vor dem Austrocknen schützen.*

Haben Sie Ihrem Kind mehr Orangen- bzw. Zitronensaft oder anderen Obstsaft als gewöhnlich gegeben?

> MEHR ALS GEWÖHNLICH

> WENIGER ALS GEWÖHNLICH

> WIE IMMER

MÖGLICHE URSACHE

In großen Mengen kann der in Obstsaft enthaltene Fruchtzucker Durchfall verursachen.

WAS TUN

SELBSTHILFE
Verdünnen Sie Fruchtsaft immer im selben Verhältnis mit abgekochtem und wieder abgekühltem Wasser. Bieten Sie Ihrem Kind anstelle von Fruchtsaft abgekochtes Wasser an. Geben Sie Ihrem Kind eine Zeitlang keinen Zitronen- oder Orangensaft.

MÖGLICHE URSACHE

Neue Nahrungsmittel können Durchfall verursachen.

WAS TUN

ÄRZTLICHE HILFE
Solche Episoden gehen normalerweise rasch wieder vorbei. Bleibt der Durchfall jedoch bestehen oder scheint er mit einem ganz bestimmten Nahrungsmittel in Verbindung zu stehen, machen Sie einen Arzttermin aus.

SELBSTHILFE
Achten Sie darauf, daß Ihr Kind nicht austrocknet (S. Einschub gegenüber: *Das Baby vor dem Austrocknen schützen*). Läßt sich ein bestimmtes Nahrungsmittel für den Durchfall verantwortlich machen, streichen Sie es, bis Sie mit Ihrem Arzt darüber gesprochen haben.

Wann wurde zuletzt ein neues festes Nahrungsmittel in den Speiseplan Ihres Kindes eingeführt?

> VOR WENIGER ALS 24 STUNDEN

> VOR MEHR ALS 24 STUNDEN

> DAS BABY BEKOMMT NOCH KEINE FESTE KOST

MÖGLICHE URSACHE

MAGEN-DARM-ENTZ. (S. 180).

WAS TUN

ÄRZTLICHE HILFE
Holen Sie innerhalb von 24 Stunden ärztlichen Rat ein.

SELBSTHILFE
Siehe Einschub gegenüber: *Das Baby vor dem Austrocknen schützen.*

Bekommt Ihr Kind irgendwelche Medikamente?

> NEIN

> JA

MÖGLICHE URSACHE

Der Durchfall Ihres Kindes könnte eine Nebenwirkung des verabreichten Medikamentes sein.

WAS TUN

ÄRZTLICHE HILFE
Klären Sie telefonisch mit Ihrem Arzt ab, ob das Medikament für die Symptome Ihres Kindes verantwortlich sein könnte und ob Sie es besser absetzen sollten.

MÖGLICHE URSACHEN

REAKTIONEN AUF NAHRUNGSMITTEL (S. 182), MAGEN-DARM-ENTZ. (S. 180).

WAS TUN

ÄRZTLICHE HILFE
Holen Sie innerhalb von 24 Stunden ärztlichen Rat ein.

SELBSTHILFE
Geben Sie dem Kind solange keine feste Nahrung mehr, bis Sie Rücksprache mit dem Arzt gehalten haben. Achten Sie aber auf eine ausreichende Flüssigkeitszufuhr, (siehe gegenüber: *Das Baby vor dem Austrocknen schützen*).

3 ERBRECHEN BEI BABYS

Für Kinder über 1 Jahr siehe Checkliste 10

Bei jüngeren Säuglingen darf man echtes Erbrechen, das Ausdruck einer
Erkrankung sein könnte, nicht mit dem harmlosen »Spucken«, d. h. dem
Wiederhochbringen kleiner Mengen Milch verwechseln. Aber auch
einmalige Erbrechens-Episoden kommen bei Babys häufiger vor und
haben nur selten eine wirklich ernsthafte Ursache.

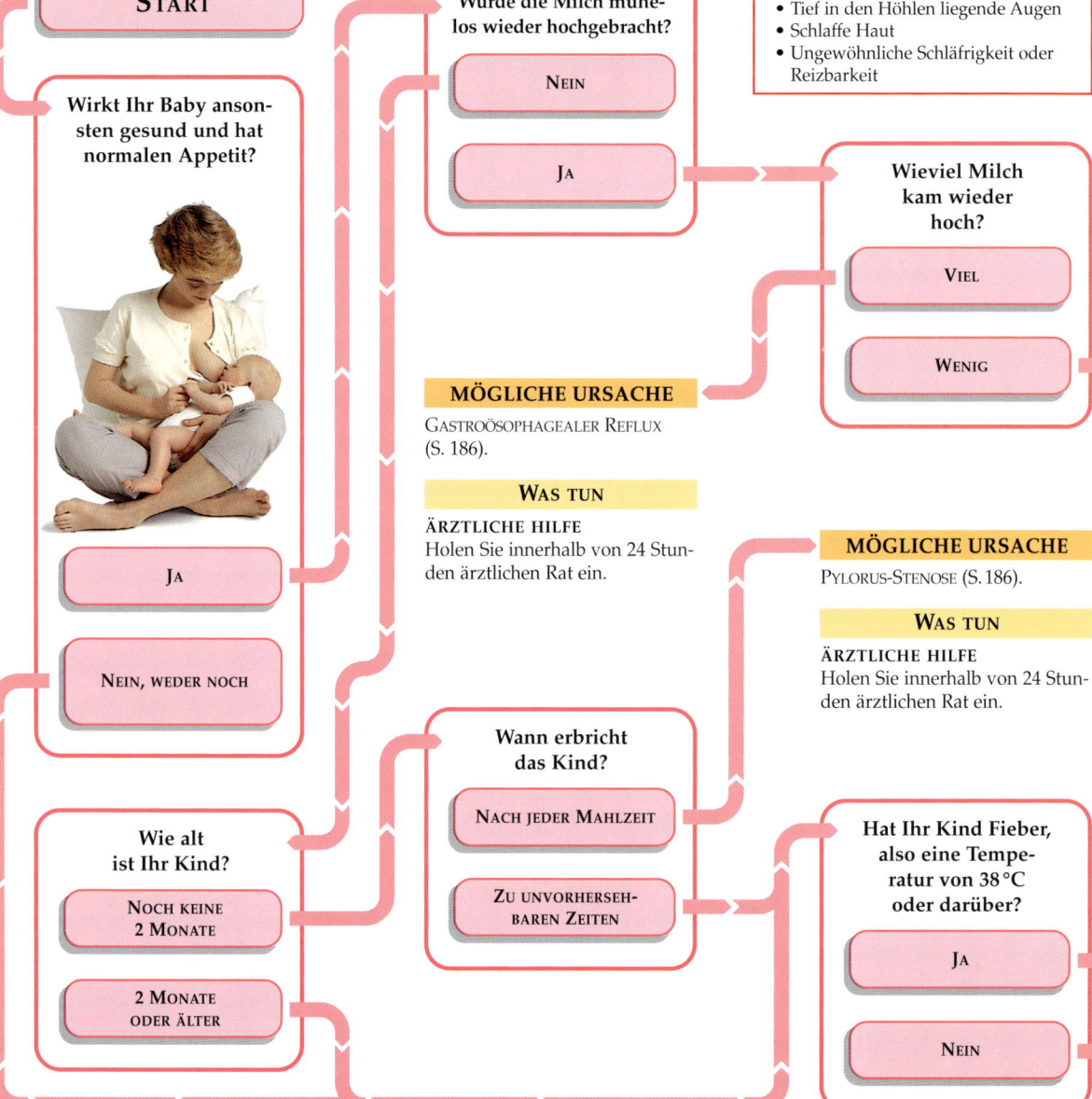

WARNSIGNALE

Rufen Sie bei Auftreten eines der nachfolgenden Symptome sofort den Arzt an:

- Erbrechen im Sechs-Stunden-
  Rhythmus
- Eingesunkene Fontanelle
- Ausscheiden sehr geringer Mengen
  dunklen, konzentrierten Urins
- Tief in den Höhlen liegende Augen
- Schlaffe Haut
- Ungewöhnliche Schläfrigkeit oder
  Reizbarkeit

START

**Wirkt Ihr Baby anson-
sten gesund und hat
normalen Appetit?**

JA

NEIN, WEDER NOCH

**Wie alt
ist Ihr Kind?**

**NOCH KEINE
2 MONATE**

**2 MONATE
ODER ÄLTER**

**Wurde die Milch mühe-
los wieder hochgebracht?**

NEIN

JA

MÖGLICHE URSACHE

GASTROÖSOPHAGEALER REFLUX
(S. 186).

WAS TUN

ÄRZTLICHE HILFE
Holen Sie innerhalb von 24 Stunden ärztlichen Rat ein.

**Wann erbricht
das Kind?**

NACH JEDER MAHLZEIT

**ZU UNVORHERSEH-
BAREN ZEITEN**

**Wieviel Milch
kam wieder
hoch?**

VIEL

WENIG

MÖGLICHE URSACHE

PYLORUS-STENOSE (S. 186).

WAS TUN

ÄRZTLICHE HILFE
Holen Sie innerhalb von 24 Stunden ärztlichen Rat ein.

**Hat Ihr Kind Fieber,
also eine Tempe-
ratur von 38 °C
oder darüber?**

JA

NEIN

MÖGLICHE URSACHE

Es handelt sich um harmloses »Spucken«, d.h. Wiederhochbringen der Nahrung aufgrund von verschluckter Luft.

WAS TUN

ÄRZTLICHE HILFE
Siehe Einschub: *Was tun bei aufgeblähtem Magen* (S. 47)?

MÖGLICHE URSACHEN

DREITAGEFIEBER (S. 121) oder HIRNHAUTENTZÜNDUNG (S. 158).

WAS TUN

ÄRZTLICHE HILFE
✚ DRINGEND! Rufen Sie unverzüglich Ihren Arzt an!

MÖGLICHE URSACHEN

BRONCHIOLITIS (S. 155) oder KEUCHHUSTEN (S. 123).

WAS TUN

ÄRZTLICHE HILFE
Holen Sie innerhalb von 24 Stunden ärztlichen Rat ein.

SELBSTHILFE
Siehe Einschübe: *Fiebersenkende Maßnahmen* (S. 37) und *Hustenlindernde Maßnahmen* (S. 90).

Hat Ihr Kind eines der folgenden Symptome?

- UNGEWÖHNLICHE SCHLÄFRIGKEIT
- VERWEIGERT ESSEN ODER TRINKEN
- DURCHFALL
- HUSTEN
- NICHTS DERGLEICHEN

Siehe Checkliste
1 FIEBER BEI BABYS

MÖGLICHE URSACHE

MAGEN-DARM-ENTZÜNDUNG (S. 180).

WAS TUN

ÄRZTLICHE HILFE
✚ DRINGEND! Rufen Sie unverzüglich Ihren Arzt an!

SELBSTHILFE
Siehe Einschub: *Das Baby vor dem Austrocknen schützen* (S. 38).

MÖGLICHE URSACHE

MAGEN-DARM-ENTZÜNDUNG (S. 180).

WAS TUN

ÄRZTLICHE HILFE
✚ DRINGEND! Rufen Sie unverzüglich Ihren Arzt an!

SELBSTHILFE
Siehe Einschub: *Das Baby vor dem Austrocknen schützen* (S. 38).

MÖGLICHE URSACHEN

BRONCHIOLITIS (S. 155) oder KEUCHHUSTEN (S. 123).

WAS TUN

ÄRZTLICHE HILFE
Holen Sie innerhalb von 24 Stunden ärztlichen Rat ein.

SELBSTHILFE
Siehe Einschübe: *Fiebersenkende Maßnahmen* (S. 37) und *Hustenlindernde Maßnahmen* (S. 90).

Hat Ihr Kind eines der folgenden Symptome?

- DURCHFALL
- HUSTEN
- GRÜNLICH-GELB ERBROCHENES
- NICHTS DERGLEICHEN

MÖGLICHE URSACHE

DARMVERSCHLUSS (S. 185).

WAS TUN

ÄRZTLICHE HILFE
✚ NOTFALL! Rufen Sie den Notarzt! Geben Sie Ihrem Kind in der Zwischenzeit weder zu essen noch zu trinken.

Hat sich Ihr Kind nur einmal erbrochen und wirkt ansonsten gesund, dürfte nichts Ernsthaftes vorliegen. Erbricht es dagegen wiederholt oder treten noch weitere Symptome auf, dann halten Sie mit Ihrem Arzt Rücksprache.

4 PROBLEME BEI DER ERNÄHRUNG

Für Kinder über 1 Jahr siehe Checkliste 11

Probleme bei der Säuglingsernährung können für Eltern und Kind recht belastend sein. Stillprobleme kommen vor allem in den ersten Wochen nach der Geburt häufig vor. Solange Ihr Kind aber genügend an Gewicht zunimmt und sich ansonsten wohl zu fühlen scheint, besteht normalerweise kein Grund zur Besorgnis.

START

Hat Ihr Baby Appetit und will auch essen?

JA

NEIN

Was bekommt Ihr Kind an Nahrung?

HAUPTSÄCHLICH MUTTERMILCH

HAUPTSÄCHLICH FLASCHENNAHRUNG

NEUERDINGS AUCH FESTE KOST

Braucht Ihr Kind mehr Mahlzeiten als andere Babys?

IN ETWA GENAUSO VIELE

MEHR

MÖGLICHE URSACHE

Für Stillkinder ist es vor allem in den ersten Lebenswochen ganz normal, wenn sie bis zu alle zwei Stunden gestillt werden müssen (siehe SÄUGLINGS-ERNÄHRUNG, S. 27).

WAS TUN

SELBSTHILFE
Dem Baby geht es wahrscheinlich gut, aber bei Ihnen zeigen sich vielleicht erste Erschöpfungszeichen. Pumpen Sie Milch ab, damit Ihr Partner zumindest nachts einspringen kann. Fühlen Sie sich deprimiert oder gereizt, sprechen Sie mit Ihrem Arzt darüber.

Ließ sich Ihr Kind vorher problemloser füttern?

JA

NEIN

MÖGLICHE URSACHEN

Plötzliche Nahrungsverweigerung kann durch eine ERKÄLTUNG (S. 148) verursacht sein, genausogut kann es aber auch Zeichen einer ernsthafteren Erkrankung sein.

WAS TUN

ÄRZTLICHE HILFE
✚ DRINGEND! Rufen Sie unverzüglich Ihren Arzt an!

Nimmt Ihr Kind normal an Gewicht zu (s. WACHSTUMS-DIAGRAMME S. 17–22)?

JA

NEIN

MÖGLICHE URSACHE

Manche Babys müssen mit viel Geduld zum Trinken »überredet« werden. Solange Ihr Kind ansonsten wohlauf wirkt, besteht kein Grund zur Besorgnis.

WAS TUN

ÄRZTLICHE HILFE
Kommen weitere Symptome hinzu, machen Sie einen Arzttermin aus.

MÖGLICHE URSACHE

GEDEIHSTÖRUNGEN (S. 133).

WAS TUN

ÄRZTLICHE HILFE
Machen Sie einen Arzttermin aus.

Haben Sie Angst, nicht genügend Milch für Ihr Baby zu haben?

JA

NEIN

Nimmt Ihr Kind normal zu (s. WACHSTUMSDIAGRAMME S. 17–21)?

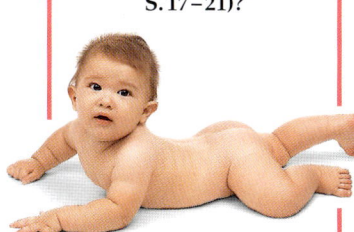

NEIN

JA

MÖGLICHE URSACHE

GEDEIHSTÖRUNGEN (S. 33).

WAS TUN

ÄRZTLICHE HILFE
Machen Sie einen Arzttermin aus.

MÖGLICHE URSACHE

Viele Mütter haben Angst, nicht genug Milch für ihr Kind zu haben, wenn dieses viel schreit oder nur schwer zufriedenzustellen scheint. Nimmt Ihr Kind jedoch genügend zu, können Sie davon ausgehen, daß es auch genügend Milch bekommt.

WAS TUN

ÄRZTLICHE HILFE
Wenn das Kind weiterhin viel schreit und Sie besorgt sind, konsultieren Sie Ihren Arzt. Siehe auch Checkliste 6, ÜBERMÄSSIGES SCHREIEN.

Schreit Ihr Kind häufig während oder nach der Mahlzeit?

SCHREIT ZU BEGINN DER MAHLZEIT

SCHREIT NACH DEM FÜTTERN

SCHREIT NICHT

Siehe Checkliste **6 ÜBERMÄSSIGES SCHREIEN**

MÖGLICHE URSACHE

Möglicherweise setzt der Milchfluß verzögert ein oder er ist zu stark.

WAS TUN

SELBSTHILFE
Setzt der Milchfluß nicht sofort ein, versuchen Sie sich vor dem Stillen zu entspannen. Ist der Milchfluß zu stark, drücken Sie vor dem Stillen ein wenig Milch aus.

Schreit Ihr Kind häufig nach dem Füttern?

NEIN

JA

Siehe Checkliste **6 ÜBERMÄSSIGES SCHREIEN**

Läßt sich die Ursache für die Beschwerden Ihres Kindes anhand dieser Checkliste nicht feststellen, konsultieren Sie innerhalb von 48 Stunden Ihren Arzt.

MÖGLICHE URSACHE

Kinder entwickeln schon früh Vorlieben oder Widerwillen für bzw. gegen bestimmte Nahrungsmittel. Unbekannte Nahrungsmittel oder solche mit ungewöhnlicher Beschaffenheit, können auf Ablehnung stoßen.

WAS TUN

SELBSTHILFE
Im ersten Lebensjahr sind Nahrungsmittel und Essen überhaupt eine gänzlich neue Erfahrung für das Kind. Verweigert es bestimmte Nahrungsmittel, scheint es nicht daran interessiert zu sein oder mag es lediglich Süßschmeckendes, bieten Sie unverzagt weiterhin eine vielseitige und nährstoffreiche Kost an (siehe ENTWÖHNEN, S. 28).

Verweigert Ihr Kind häufig bestimmte Nahrungsmittel?

VERWEIGERT BESTIMMTE NAHRUNGSMITTEL

ISST DIE MEISTEN NAHRUNGSMITTEL ANSTANDSLOS

Läßt sich die Ursache für die Beschwerden Ihres Kindes anhand dieser Checkliste nicht feststellen, konsultieren Sie innerhalb von 48 Stunden Ihren Arzt.

5 LANGSAME GEWICHTSZUNAHME

Für Wachstumsstörungen bei Kindern über 1 Jahr siehe Checkliste 12

Die Vorsorgeuntersuchungen beim Kinderarzt und die Wachstumsdiagramme auf S. 17–21 helfen Ihnen, die Gewichtsentwicklung Ihres
Kindes im Auge zu behalten. Nimmt Ihr Kind ohne ersichtlichen Grund
zu langsam an Gewicht zu und sind Sie deshalb in Sorge, kann Ihnen
diese Diagnosetafel vielleicht weiterhelfen.

START

**Welchen Gesamt-
eindruck macht Ihr Kind?**

> WIRKT ANGESCHLAGEN

> WIRKT MUNTER UND
> ISST NORMAL

MÖGLICHE URSACHE

Möglicherweise liegt der ungewöhnlich langsamen Gewichtszunahme Ihres Kindes eine
Gedeihstörung zugrunde (siehe
GEDEIHSTÖRUNGEN, S. 33).

WAS TUN

ÄRZTLICHE HILFE
Machen Sie einen Arzttermin
aus.

**Füttern Sie
nach einem
festen Schema?**

> NEIN, FÜTTERN
> NACH BEDARF

> JA, NACH EINEM
> FESTEN ZEITPLAN

MÖGLICHE URSACHE

Möglicherweise bekommt Ihr
Baby zuwenig Milch.

WAS TUN

ÄRZTLICHE HILFE
Legt Ihr Kind innerhalb der
nächsten zwei Wochen nicht
normal an Gewicht zu, machen
Sie einen Arzttermin.

SELBSTHILFE
Füttern Sie Ihr Kind nach seinen
Bedürfnissen und nicht nach
einem festen Zeitplan (siehe
SÄUGLINGSERNÄHRUNG, S. 27 und
PROBLEME BEI DER SÄUGLINGS-
ERNÄHRUNG, S. 32).

**Was bekommt
Ihr Kind an Nahrung?**

> HAUPTSÄCHLICH
> MUTTERMILCH

> HAUPTSÄCHLICH
> FLASCHENNAHRUNG

> NEUERDINGS
> AUCH FESTE KOST

MÖGLICHE URSACHE

Möglicherweise wird der Nährstoffbedarf des Kindes nicht
gedeckt.

WAS TUN

ÄRZTLICHE HILFE
Sprechen Sie mit Ihrem Kinderarzt – eventuell empfiehlt sich
eine Ernährungsumstellung
(siehe auch ENTWÖHNEN, S. 28).

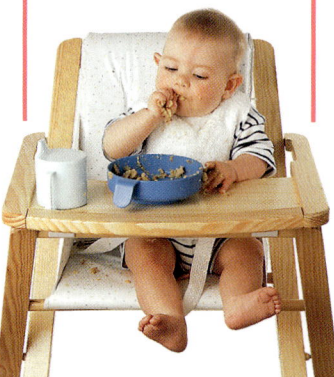

**Füttern Sie nach einem
festen Schema?**

> NEIN, FÜTTERN
> NACH BEDARF

> JA, NACH EINEM
> FESTEN ZEITPLAN

MÖGLICHE URSACHE

Möglicherweise reicht Ihre Milch nicht, um den kindlichen Nährstoffbedarf zu decken. Ist Ihr Kind älter als vier Monate, sollten Sie vielleicht mit dem Zufüttern beginnen.

WAS TUN

ÄRZTLICHE HILFE
Sprechen Sie mit Ihrem Kinderarzt, vielleicht müssen Sie dem Kind zusätzlich eine Flasche geben oder langsam feste Kost zufüttern (siehe ENTWÖHNEN, S. 28).

Trinkt Ihr Baby die Flasche immer bis zum letzten Tropfen aus?

JA, IMMER

LÄSST MANCHMAL ETWAS ÜBRIG

MÖGLICHE URSACHE

Ist die Milch zu stark verdünnt, bekommt das Baby vielleicht nicht genügend Nährstoffe.

WAS TUN

ÄRZTLICHE HILFE
Legt Ihr Kind innerhalb der nächsten zwei Wochen nicht normal an Gewicht zu, machen Sie einen Arzttermin aus.

SELBSTHILFE
Halten Sie sich bei der Flaschennahrung stets an die Dosierungsanweisung. Bei sehr warmem Wetter oder wenn das Kind Fieber hat, können Sie zusätzlich abgekochtes, abgekühltes Wasser anbieten.

MÖGLICHE URSACHE

Ihr Kind wird vielleicht nicht satt.

WAS TUN

ÄRZTLICHE HILFE
Legt Ihr Kind innerhalb der nächsten zwei Wochen nicht normal an Gewicht zu, machen Sie einen Arzttermin aus.

SELBSTHILFE
Geben Sie Ihrem Kind so viel Milch, wie es will. Ist es älter als vier Monate, sollten Sie vielleicht mit dem Zufüttern fester Kost beginnen (s. ENTWÖHNEN, S. 28).

Läßt sich die Ursache für die Beschwerden Ihres Kindes anhand dieser Checkliste nicht feststellen, konsultieren Sie innerhalb von 48 Stunden Ihren Arzt.

Halten Sie sich beim Zubereiten der Flasche vielleicht nicht an die Dosierungsanweisungen?

UNWAHRSCHEINLICH

WASSERANTEIL KÖNNTE ZU HOCH SEIN

VIELLEICHT ZUVIEL MILCHPULVER

KONTROLLE: KINDLICHE WACHSTUMSSCHEMATA

Es gibt Abweichungen von den Standard-Wachstumskurven, die irrtümlicherweise auf den ersten Blick auf eine Wachstumsstörung hindeuten:
- Ist ein Elternteil kleiner als der Durchschnitt, kann das Kind dies geerbt haben.
- Stillkinder können in den ersten Lebensmonaten enorm an Gewicht zulegen, was sich danach normalisiert.
- Kinder von Diabetikerinnen haben oft ein hohes Geburtsgewicht, nehmen dann aber langsamer zu.
- Frühgeborene sind zu leicht.

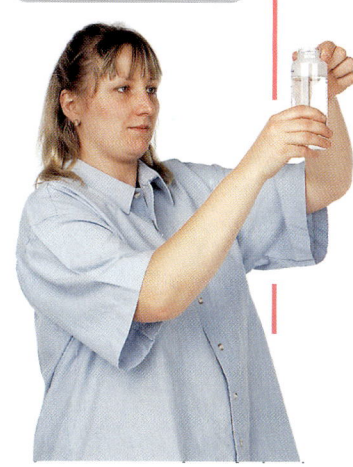

Ein kleines Baby
Diese Diagramme zeigen das hypothetische Wachstumsschema eines Babys mit überdurchschnittlich kleinen Eltern. Die Ausgangswerte – sowohl beim Kopfumfang als auch beim Körpergewicht – liegen im unteren Bereich der normalen Wachstumskurve. Diese Tendenz bleibt im weiteren Altersverlauf bestehen und läßt erkennen, daß sich der Kopfumfang, also das Größenwachstum, genau im Verhältnis zum Gewichtszuwachs entwickelt.

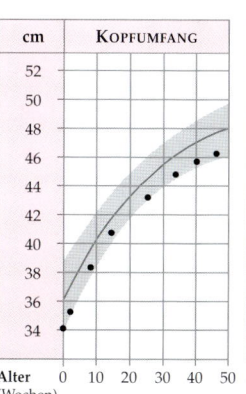

cm	KOPFUMFANG
52	
50	
48	
46	
44	
42	
40	
38	
36	
34	

Alter 0 10 20 30 40 50
(Wochen)

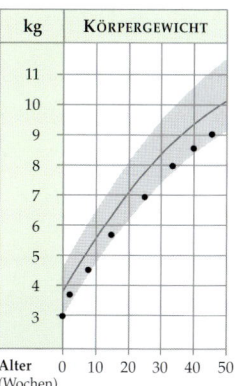

kg	KÖRPERGEWICHT
11	
10	
9	
8	
7	
6	
5	
4	
3	

Alter 0 10 20 30 40 50
(Wochen)

6 ÜBERMÄSSIGES SCHREIEN

Alle Babys schreien – schließlich können sie sich nur so verständlich machen. Schreit ein Baby, hat es gewöhnlich Hunger, Durst, ist müde oder fühlt sich unwohl. Läßt sich das Baby jedoch durch nichts trösten, schreit es länger als gewöhnlich oder hört sich das Schreien anders als sonst an, braucht es vielleicht ärztliche Hilfe.

START

Hört sich das Schreien Ihres Babys anders an als sonst?

JA

NEIN

Hört Ihr Kind mit dem Schreien auf, wenn es gestillt oder gefüttert wird?

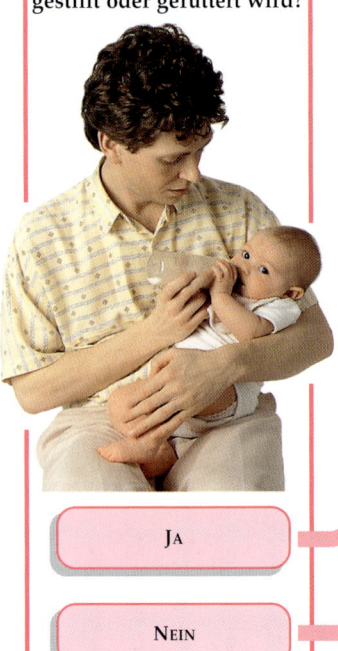

JA

NEIN

Hat Ihr Kind die letzte Mahlzeit verweigert?

JA

NEIN

MÖGLICHE URSACHE

Am häufigsten weinen Säuglinge vor Hunger.

WAS TUN

SELBSTHILFE
Hört Ihr Kind mit dem Schreien auf, wenn es zu essen bekommt, müssen Sie wahrscheinlich die Abstände zwischen den einzelnen Mahlzeiten verringern.

Beruhigt sich Ihr Kind, wenn es kühles, abgekochtes Wasser zu trinken bekommt?

NEIN

JA

MÖGLICHE URSACHE

Vielleicht hat Ihr Kind Schmerzen aufgrund einer Erkrankung, MITTELOHRENTZÜNDUNG (S. 162).

WAS TUN

ÄRZTLICHE HILFE
✚ DRINGEND! Rufen Sie unverzüglich Ihren Arzt an!

MÖGLICHE URSACHEN

SÄUGLINGSKOLIKEN (S. 32), ZAHNEN (S. 33), WINDELDERMATITIS (S. 136).

WAS TUN

ÄRZTLICHE HILFE
Entwickelt Ihr Kind weitere Symptome oder hat es sich nach 24 Stunden immer noch nicht beruhigt, machen Sie einen Arzttermin aus.

Hört Ihr Kind nach dem Aufstoßen zu schreien auf?

NEIN

JA

MÖGLICHE URSACHE

Vielleicht hat Ihr Kind Durst – das gilt vor allem, wenn Ihr Kind Flaschennahrung bekommt oder das Wetter besonders heiß ist.

WAS TUN

SELBSTHILFE
Bieten Sie Ihrem Kind zwischendurch abgekühltes, abgekochtes Wasser an.

**Wie alt
ist Ihr Baby?**

NOCH KEINE
3 MONATE

3 MONATE
ODER ÄLTER

**Wann schreit
das Baby?**

AM SPÄTNACHMITTAG
ODER FRÜHEN ABEND?

ZU ANDEREN ZEITEN

MÖGLICHE URSACHE

ABENDKOLIK (S. 32).

WAS TUN

SELBSTHILFE
Versuchen Sie es zunächst einmal
mit Stillen oder Füttern. Danach
können Sie Ihr Baby dann zu
beruhigen versuchen, indem Sie
es im Arm wiegen, ihm den
Rücken tätscheln oder den
Bauch massieren.

**Hört Ihr Baby
mit dem Schreien
auf, wenn Sie
es auf den Arm
nehmen?**

JA

NEIN

**Hat es eine Verände-
rung im Tagesablauf
oder häusliche
Spannungen gegeben?**

VERÄNDERUNGEN IM
TAGESABLAUF

HÄUSLICHE
SPANNUNGEN

NICHTS DERGLEICHEN

MÖGLICHE URSACHEN

Ihr Baby ist durch die Veränderungen oder Spannungen unruhig.

WAS TUN

SELBSTHILFE
Schenken Sie Ihrem Kind in Zeiten größerer Unruhe besonders
viel Aufmerksamkeit. Besteht
die Gefahr, daß sich Ihre eigene
Anspannung und Aufregung auf
das Kind überträgt, versuchen
Sie die Streßursache auszuschalten. Gönnen Sie sich selbst mehr
Zeit, wenden Sie Entspannungs-
techniken an oder sprechen Sie
mit Freunden oder Verwandten
über Ihre Probleme. Wenn Sie
merken, daß das Schreien Ihres
Kindes Aggressionen bei Ihnen
auslöst, sprechen Sie mit Ihrem
Arzt darüber.

**Läßt sich die Ursache für die
Beschwerden Ihres Kindes anhand
dieser Checkliste nicht feststellen,
konsultieren Sie innerhalb von
48 Stunden Ihren Arzt.**

MÖGLICHE URSACHE

Ihr Baby braucht vielleicht mehr
Zuwendung und Aufmerksam-
keit als andere Kinder in dem
Alter.

WAS TUN

SELBSTHILFE
Schmusen Sie so oft wie möglich
mit Ihrem Kind – und keine
Angst, ein Kind in diesem Alter
kann man nicht »verwöhnen«.

MÖGLICHE URSACHE

AUFGEBLÄHTER MAGEN (S. 32).

WAS TUN

SELBSTHILFE
Siehe Einschub rechts: *Was tun
bei aufgeblähtem Magen?*

SELBSTHILFE: WAS TUN BEI AUFGEBLÄHTEM MAGEN?

Schreit der Säugling zu Beginn der
Mahlzeit oder trinkt er sehr gierig, verschluckt er dabei wahrscheinlich Luft,
die Verdauungsstörungen verursacht.
Folgende Tips sollen verhindern, daß
das Kind Luft beim Füttern bzw. Stillen
verschluckt, bzw. sie sollen beim Aufstoßen von Luft helfen:

- Stellen Sie sicher, daß das Saugerloch
die richtige Größe hat und nicht verstopft ist.
- Füttern Sie Ihr Kind in halb-aufrech-
ter Stellung.
- Versuchen Sie das Kind nach jeder
Mahlzeit aufstoßen zu lassen, indem
sie es auf Ihrem Arm umhertragen.

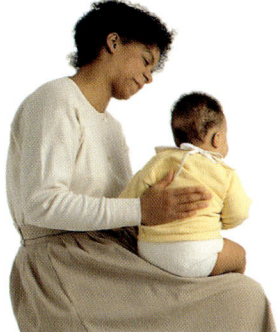

Bäuerchen-Stellung
*Bringen Sie Ihr Baby nach jeder Mahlzeit
zum Aufstoßen in die oben abgebildete
Stellung.*

7 HAUTPROBLEME BEI BABYS

Für andere Pickel und Hautausschläge siehe Checkliste 23

Säuglinge haben eine sehr empfindliche, leicht reizbare Haut. Hautausschläge im Windelbereich kommen besonders häufig vor und können starke Beschwerden verursachen. Hält die Hautreizung und -entzündung länger an und geht sie mit weiteren Symptomen einher, sollten Sie einen Kinderarzt aufsuchen.

START

Wie alt ist Ihr Baby?

NOCH KEINE 3 MONATE

3 MONATE ODER ÄLTER

Hat Ihr Kind schuppenden, juckenden Ausschlag an einer der folgenden Stellen?

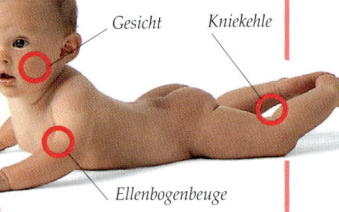

Gesicht

Kniekehle

Ellenbogenbeuge

Leidet Ihr Baby an einem der folgenden Hautprobleme?

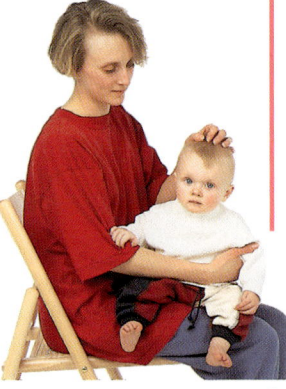

ENTZÜNDLICHER, JUCKENDER AUSSCHLAG

FETTIGE, VERKRUSTETE GELBLICHE SCHUPPUNG AUF DER KOPFHAUT

NICHTS DERGLEICHEN

GESICHT

ELLENBOGENBEUGE

KNIEKEHLE

AN KEINER DIESER STELLEN

MÖGLICHE URSACHE

NEURODERMITIS (S. 135).

WAS TUN

ÄRZTLICHE HILFE
Ist der Ausschlag sehr ausgedehnt, juckt oder näßt er stark, oder leidet das Baby stark unter dem Ausschlag, sollten Sie einen Arzttermin ausmachen.

SELBSTHILFE
Siehe Einschub gegenüberliegende Seite: *Juckreiz lindern.*

MÖGLICHE URSACHE

WINDELDERMATITIS (S. 136).

WAS TUN

ÄRZTLICHE HILFE
Bleibt der Ausschlag länger als zehn Tage bestehen, springt die Haut auf oder bilden sich gar Geschwüre, sollten Sie einen Arzttermin ausmachen.

Läßt sich die Ursache für die Beschwerden Ihres Kindes anhand dieser Checkliste nicht feststellen, konsultieren Sie innerhalb von 48 Stunden Ihren Arzt.

**Befindet sich der
Ausschlag an einer der
folgenden Stellen?**

HALS/NACKEN

HINTER DEN OHREN

GESICHT

LEISTE

ACHSELHÖHLEN

> AN ZWEI ODER MEHR
> STELLEN DAVON

> AN KEINER
> DIESER STELLEN

MÖGLICHE URSACHE

SEBORRHOISCHES EKZEM
(S. 134).

WAS TUN

ÄRZTLICHE HILFE
Klingt der Ausschlag nicht innerhalb weniger Wochen ab oder
ist er ausgedehnt und nässend,
machen Sie einen Arzttermin
aus.

**Wie ist der Allgemein-
zustand Ihres Babys?**

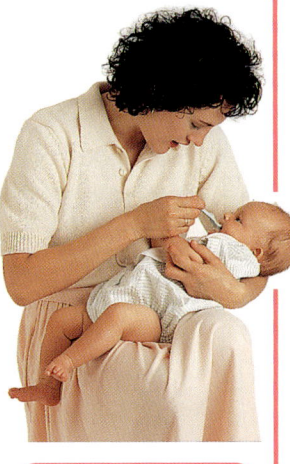

> FÜHLT SICH WOHL UND
> HAT NORMALEN APPETIT

> SCHEINT ANGESCHLA-
> GEN UND HAT FIEBER

> SCHEINT ANGESCHLA-
> GEN, DOCH OHNE FIEBER

MÖGLICHE URSACHE

Eine harmlose Hautreizung.

WAS TUN

ÄRZTLICHE HILFE
Bleibt der Ausschlag länger als
einen Tag bestehen oder verschlechtert sich der Gesundheitszustand des Kindes allgemein,
machen Sie einen Arzttermin
aus.

SELBSTHILFE
Siehe Einschub unten: *Juckreiz
lindern*.

> *Siehe Checkliste*
> **22 HAUTAUSSCHLAG
> MIT FIEBER**

> *Siehe Checkliste*
> **23 PICKEL, PUSTEL UND
> HAUTAUSSCHLÄGE**

MÖGLICHE URSACHE

Milchschorf (s. SEBORRHOISCHES
EKZEM, S. 134).

WAS TUN

ÄRZTLICHE HILFE
Ist die Schuppung besonders
stark oder entwickelt das Kind
noch weitere Symptome, machen
Sie einen Arzttermin aus.

**Hat Ihr Kind
eines der folgenden
Symptome?**

> ENTZÜNDETE STELLEN
> IM GENITAL- UND
> ANALBEREICH

> PICKEL, PUSTEL ODER
> FLECKEN ÜBERALL
> AM KÖRPER

> NICHTS DERGLEICHEN

SELBSTHILFE: JUCKREIZ LINDERN

Halten Sie Ihr Kind vom Kratzen ab.
Folgende Tips können hilfreich sein:
- Baden Sie Ihr Kind mit einer reiz-
  armen Waschsubstanz, am besten
  mit einer Waschcreme auf Wasserbasis oder Babyseife. Vorsicht, das
  Wasser darf nicht zu heiß sein!
- Je trockener die Haut, desto stärker
  kann der Juckreiz sein. Behandeln
  Sie die Haut mehrmals täglich mit
  einem feuchtigkeitsspendenden und
  hautberuhigenden Mittel oder einer
  Creme auf Wasserbasis.

Baden
*Nehmen Sie zum Baden Ihres Kindes eine
Babyseife oder wasserhaltige Creme oder ge-
ben Sie zum Badewasser ein medizinisches
Badeöl.*

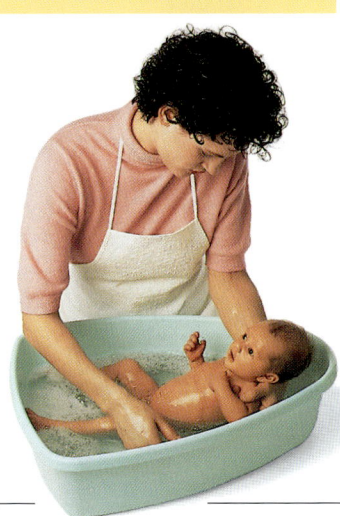

8 FIEBER BEI KINDERN

Für Babys unter 1 Jahr siehe Checkliste 1

Fieber, das heißt eine Temperatur von über 38 °C, deutet gewöhnlich auf eine bakterielle oder virale Infektion hin. Genausogut kann Fieber aber auch durch Überhitzung entstehen. Wirkt Ihr Kind angeschlagen, messen Sie seine Temperatur und notieren Sie alle Symptome, die für den Arzt wichtig sein könnten.

START

Hat Ihr Kind einen Hautausschlag?

JA

NEIN

Siehe Checkliste
22 HAUTAUSSCHLAG MIT FIEBER

Macht Ihr Kind einen kranken Eindruck oder hat es eines der folgenden Symptome?

STEIFER NACKEN

KOPFSCHMERZEN

UNGEWÖHNLICHE SCHLÄFRIGKEIT

UNGEWÖHNLICHE REIZBARKEIT

NICHTS DERGLEICHEN

MÖGLICHE URSACHE

HIRNHAUTENTZÜNDUNG (S. 158).

WAS TUN

ÄRZTLICHE HILFE
✚ **NOTFALL!** Rufen Sie den Notarzt!

Wie würden Sie die Atmung Ihres Kindes beschreiben?

ALS UNGEWÖHNLICH GERÄUSCHVOLL

ALS UNGEWÖHNLICH SCHNELL

ALS NORMAL

Hat Ihr Kind eines der folgenden Symptome?

HALSENTZÜNDUNG ODER VERWEIGERT FESTE NAHRUNG

HUSTEN

SCHNUPFEN

NICHTS DERGLEICHEN

MÖGLICHE URSACHE

MANDELENTZÜNDUNG (s. MANDEL- UND RACHENENTZÜNDUNG, S. 151).

WAS TUN

ÄRZTLICHE HILFE
Stellt sich innerhalb von 24 Stunden keine Besserung ein, konsultieren Sie Ihren Arzt.

SELBSTHILFE
Siehe Einschübe: *Fiebersenkende Maßnahmen* (S. 37) und *Schnelle Hilfe bei Halsentzündung* (S. 91).

MÖGLICHE URSACHE

ERKÄLTUNG (S. 148) oder GRIPPE (S. 151). MASERN (S. 118) wären ebenfalls eine Möglichkeit.

WAS TUN

ÄRZTLICHE HILFE
Stellt sich innerhalb von 48 Stunden keine Besserung ein, verschlimmern sich die Symptome oder entwickeln sich weitere, rufen Sie sofort Ihren Arzt an.

SELBSTHILFE
Siehe Einschübe: *Fiebersenkende Maßnahmen* (S. 37) und *Hustenlindernde Maßnahmen* (S. 90).

MÖGLICHE URSACHE

KRUPP (S. 150) oder ASTHMA (S. 153) oder BRONCHITIS (S. 154).

WAS TUN

ÄRZTLICHE HILFE
✛ DRINGEND! Rufen Sie unverzüglich Ihren Arzt an!

SELBSTHILFE
Siehe Einschub: *Atemnot lindern beim Asthmaanfall* (S. 87).

MÖGLICHE URSACHE

LUNGENENTZÜNDUNG (S. 155).

WAS TUN

ÄRZTLICHE HILFE
✛ DRINGEND! Rufen Sie unverzüglich Ihren Arzt an!

SELBSTHILFE
Siehe Einschübe: *Fiebersenkende Maßnahmen* (S. 37) und *Hustenlindernde Maßnahmen* (S. 90).

MÖGLICHE URSACHE

MUMPS (S. 122).

WAS TUN

ÄRZTLICHE HILFE
Machen Sie einen Arzttermin aus.

SELBSTHILFE
Siehe Einschub: *Fiebersenkende Maßnahmen* (S. 37).

Hat Ihr Kind auf einer oder beiden Seiten eine Schwellung unter und vor dem Ohr?

- JA
- NEIN

Hat Ihr Kind eines der folgenden Symptome?

- VERMEHRTES WASSERLASSEN
- SCHMERZEN ODER BRENNEN BEIM WASSERLASSEN
- ERBRECHEN MIT ODER OHNE DURCHFALL
- NICHTS DERGLEICHEN

Hat Ihr Kind eines der folgenden Symptome?

- OHRENSCHMERZEN
- WACHT NACHTS SCHREIEND AUF
- NICHTS DERGLEICHEN

Hat sich Ihr Kind stundenlang in der Sonne oder in einem überhitzten Raum aufgehalten?

- IN DER SONNE
- IN EINEM ÜBERHITZTEN RAUM
- NICHTS DERGLEICHEN

MÖGLICHE URSACHE

HARNWEGENTZÜNDUNG (S. 193).

WAS TUN

ÄRZTLICHE HILFE
Holen Sie innerhalb von 24 Stunden ärztlichen Rat ein.

SELBSTHILFE
Siehe Einschübe: *Fiebersenkende Maßnahmen* (S. 37).

MÖGLICHE URSACHE

MAGEN-DARM-ENTZÜNDUNG (S. 180).

WAS TUN

ÄRZTLICHE HILFE
Holen Sie innerhalb von 24 Stunden ärztlichen Rat ein.

SELBSTHILFE
Siehe Einschub: *Das Kind vor dem Austrocknen schützen* (S. 53).

MÖGLICHE URSACHE

MITTELOHRENTZÜNDUNG (S. 162).

WAS TUN

ÄRZTLICHE HILFE
Holen Sie innerhalb von 24 Stunden ärztlichen Rat ein.

SELBSTHILFE
Siehe Einschübe: *Fiebersenkende Maßnahmen* (S. 37) und *Ohrenschmerzen lindern* (S. 101).

MÖGLICHE URSACHE

Ihr Kind ist möglicherweise überhitzt.

WAS TUN

ÄRZTLICHE HILFE
Läßt sich die Temperatur mit den Selbsthilfemaßnahmen innerhalb einer Stunde nicht senken, rufen Sie sofort den Arzt an.

SELBSTHILFE
Siehe Einschub: *Fiebersenkende Maßnahmen* (S. 37).

Läßt sich die Ursache für die Beschwerden Ihres Kindes anhand dieser Checkliste nicht feststellen, rufen Sie unverzüglich Ihren Arzt an.

9 DURCHFALL BEI KINDERN

Für Kinder unter 1 Jahr siehe Checkliste 2

Häufige, dünnflüssige Stühle sind gewöhnlich durch eine Infektion verursacht und dauern normalerweise nur ein paar Tage. Wichtig ist die Zufuhr von viel Flüssigkeit während des Durchfalls. Kehren die Durchfälle immer wieder oder halten sie über eine Woche an, suchen Sie Ihren Arzt auf.

WARNSIGNALE

Rufen Sie bei Auftreten eines der nachfolgenden Symptome sofort den Arzt an:
- Bauchschmerzen seit mehr als drei Stunden
- Erbrechen seit zwölf Stunden
- Will seit sechs Stunden nicht trinken
- Tief in den Höhlen liegende Augen
- Ungewöhnliche Schläfrigkeit
- Läßt tagsüber über Phasen von mehr als sechs Stunden kein Wasser

START

Wann hat der Durchfall eingesetzt?

- INNERHALB DER LETZTEN DREI TAGE
- VOR MEHR ALS DREI TAGEN

Litt Ihr Kind gleichzeitig unter Verstopfung?

- JA
- NEIN

Hat Ihr Kind eines der folgenden Symptome?

- BAUCHSCHMERZEN
- ERBRECHEN
- FIEBER
- NICHTS DERGLEICHEN

MÖGLICHE URSACHE

MAGEN-DARM-ENTZÜNDUNG (S. 180).

WAS TUN

ÄRZTLICHE HILFE
Holen Sie innerhalb von 24 Stunden ärztlichen Rat ein.

SELBSTHILFE
Siehe Einschub gegenüber: *Das Kind vor dem Austrocknen schützen.*

MÖGLICHE URSACHE

Manche Medikamente können Durchfall verursachen.

WAS TUN

ÄRZTLICHE HILFE
Klären Sie telefonisch mit Ihrem Arzt ab, ob das Medikament für die Symptome Ihres Kindes verantwortlich sein könnte und ob Sie es besser absetzen sollten.

Nimmt Ihr Kind Medikamente ein?

- JA
- NEIN

MÖGLICHE URSACHE

Der Durchfall kann Ergebnis einer VERSTOPFUNG (S. 181) sein.

WAS TUN

ÄRZTLICHE HILFE
Machen Sie einen Arzttermin aus.

SELBSTHILFE
Siehe Einschub: *Verstopfung vorbeugen* (S. 109).

Steht der Durchfall in direktem Zusammenhang mit einem aufregenden oder stressigen Ereignis?

- MIT EINEM AUFREGENDEN EREIGNIS
- MIT EINEM STRESSIGEN EREIGNIS
- MIT NICHTS DERGLEICHEN

MÖGLICHE URSACHE

Kinder können auf Aufregung bzw. emotionalen Streß mit Durchfall reagieren. Er vergeht in der Regel schnell.

WAS TUN

ÄRZTLICHE HILFE
Bleibt der Durchfall länger bestehen oder leidet Ihr Kind darunter, konsultieren Sie den Arzt.

MÖGLICHE URSACHE

MAGEN-DARM-ENTZÜNDUNG (S. 180).

WAS TUN

ÄRZTLICHE HILFE
Holen Sie innerhalb von 24 Stunden ärztlichen Rat ein.

SELBSTHILFE
Siehe Einschub unten: *Das Kind vor dem Austrocknen schützen.*

MÖGLICHE URSACHE

KLEINKINDER-DURCHFALL (S. 181).

WAS TUN

ÄRZTLICHE HILFE
Machen Sie einen Arzttermin aus.

Wie alt ist Ihr Kind?

- NOCH KEINE 3 JAHRE
- 3 JAHRE ODER ÄLTER

Wie ist die Konsistenz des kindlichen Stuhls?

- ENTHÄLT UNVERDAUTE NAHRUNGS-BESTANDTEILE
- INSGESAMT DÜNNFLÜSSIG

SELBSTHILFE: DAS KIND VOR DEM AUSTROCKNEN SCHÜTZEN

Damit Ihr Kind nicht zu stark austrocknet – was bei anhaltendem Durchfall, Fieber oder Erbrechen durchaus passieren kann –, ist eine reichliche Flüssigkeitszufuhr wichtig. Gut geeignet ist eine spezielle Rehydrations-Lösung, die Sie als Pulver zum Auflösen in der Apotheke kaufen können. Sie können Ihrem Kind auch folgendes Getränk bereiten: In dem Saft von vier Orangen sieben Teelöffel Zucker und einen Teelöffel Salz auflösen, mit abgekochtem Wasser auf einen Liter auffüllen. Geben Sie dem Kind am ersten Tag keine Milch zu trinken!

Alle Kinder sollten grundsätzlich täglich zwischen einem und 1 1/2 Liter Flüssigkeit trinken. Geben Sie Ihrem Kind, solange seine Symptome noch fortbestehen, alle zwei bis drei Stunden kleine Mengen Flüssigkeit oder von der Rehydrations-Lösung zu trinken.

Erbricht Ihr Kind, dann geben Sie ihm so oft wie möglich nur ein paar Schluck Flüssigkeit.

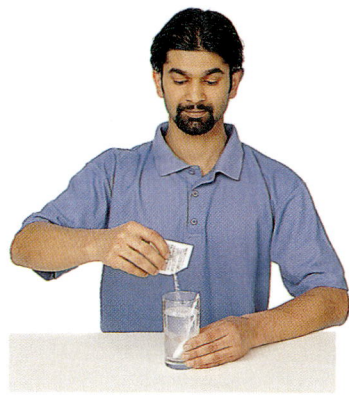

Rehydrations-Lösung
Mit einer Rehydrations-Lösung können Sie Ihr Kind vor dem Austrocknen schützen.

MÖGLICHE URSACHEN

Bei Kindern wird chronischer (lang anhaltender) Durchfall meist durch REAKTIONEN AUF NAHRUNGSMITTEL (S. 182) oder eine GIARDIASIS (S. 187) verursacht. Weitere mögliche Ursachen sind ZÖLIAKIE (S. 183) und MUKO-VISZIDOSE (S. 201). Morbus Crohn (siehe ENTZÜNDLICHE DARM-ERKRANKUNGEN, S. 184) kommt als Durchfallursache kaum in Frage, da Kinder unter sieben Jahren von dieser Erkrankung nur äußerst selten betroffen sind.

WAS TUN

ÄRZTLICHE HILFE
Machen Sie einen Arzttermin aus.

SELBSTHILFE
Siehe Einschub links: *Das Kind vor dem Austrocknen schützen.*

10 ERBRECHEN BEI KINDERN

Für Kinder unter 1 Jahr siehe Checkliste 3

Wenn Kinder einmal erbrechen, ohne daß weitere Symptome vorliegen, steckt nur selten eine Erkrankung dahinter. Häufig reagiert das Kind so einfach auf Überessen oder psychische Aufregung. Wiederholtes Erbrechen dagegen ist oft durch eine Magen-Darm-Infektion oder andere Infektionen verursacht.

WARNSIGNALE

Rufen Sie bei Auftreten eines der nachfolgenden Symptome sofort den Notarzt an:
- Gelblich-grün Erbrochenes
- Bauchschmerzen seit mehr als sechs Stunden
- Nicht erhabene, rosafarbene oder tiefrote Hautflecken, die auch beim Daraufdrücken nicht verblassen

Rufen Sie bei Auftreten eines der nachfolgenden Symptome sofort den Arzt an:
- Erbrechen seit zwölf Stunden
- Ungewöhnliche Schläfrigkeit
- Will seit sechs Stunden nicht trinken
- Tief in die Höhlen gesunkene Augen
- Trockene Zunge
- Muß tagsüber über Phasen von mehr als sechs Stunden kein Wasser lassen

---

START

Welche Farbe hat das Erbrochene?

- GELBLICH-GRÜN
- EINE ANDERE FARBE

Hat Ihr Kind eines der folgenden Symptome?

- DURCHFALL
- SEIT MINDESTENS SECHS STUNDEN ANHALTENDE BAUCHSCHMERZEN
- UNGEWÖHNLICHE SCHLÄFRIGKEIT
- FARBLOSER STUHL UND DUNKLER URIN
- NICHTS DERGLEICHEN

MÖGLICHE URSACHE
DARMVERSCHLUSS (S. 185).

WAS TUN
ÄRZTLICHE HILFE
✚ NOTFALL! Rufen Sie den Notarzt! Geben Sie Ihrem Kind in der Zwischenzeit weder zu essen noch zu trinken.

MÖGLICHE URSACHE
MAGEN-DARM-ENTZÜNDUNG (S. 180).

WAS TUN
ÄRZTLICHE HILFE
Holen Sie innerhalb von 24 Stunden ärztlichen Rat ein.

SELBSTHILFE
Siehe Einschub: *Das Kind vor dem Austrocknen schützen* (S. 53).

MÖGLICHE URSACHE
BLINDDARMENTZÜNDUNG (S. 179).

WAS TUN
ÄRZTLICHE HILFE
✚ NOTFALL! Rufen Sie den Notarzt! Geben Sie Ihrem Kind in der Zwischenzeit weder zu essen noch zu trinken.

MÖGLICHE URSACHE
LEBERENTZÜNDUNG (S. 188).

WAS TUN
ÄRZTLICHE HILFE
Holen Sie innerhalb von 24 Stunden ärztlichen Rat ein.

Hat sich Ihr Kind vor kurzem am Kopf verletzt?

- MÖGLICHERWEISE
- UNWAHRSCHEINLICH

Hat Ihr Kind eines der folgenden Symptome?

- FIEBER
- SCHMERZEN BEIM WASSERLASSEN
- BAUCHSCHMERZEN
- BETTNÄSSEN

- EINES ODER KEINS
- ZWEI ODER MEHR

MÖGLICHE URSACHE

KOPFVERLETZUNG (S. 159).

WAS TUN

ÄRZTLICHE HILFE
✚ **NOTFALL!** Rufen Sie den Notarzt! Geben Sie Ihrem Kind in der Zwischenzeit weder zu essen noch zu trinken.

SELBSTHILFE: WAS TUN BEI ERBRECHEN?

Wenn Ihr Kind erbricht, können folgende Maßnahmen hilfreich sein:
- Halten Sie dem Kind während des Erbrechens den Kopf. Tupfen Sie sein Gesicht danach mit frischem Wasser ab und geben Sie ihm Wasser in Schlucken zum Mundausspülen.
- Bleiben Sie dem Kind gegenüber ruhig und gelassen.
- Geben Sie Ihrem Kind, um den Flüssigkeitsverlust zu ersetzen, stündlich kleine Mengen Wasser oder Rehydratationslösung (30 ml) zu trinken.
- Sorgen Sie dafür, daß Ihr Kind liegen bleibt und sich ausruht. Stellen Sie ihm für den Fall der Fälle eine Schüssel oder einen Eimer ans Bett.

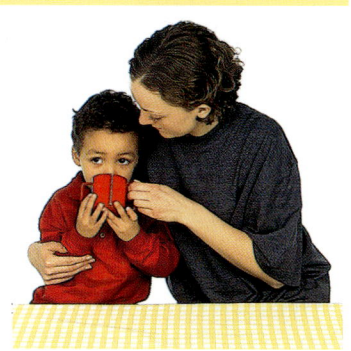

Schutz vor Austrocknung
Sorgen Sie dafür, daß Ihr Kind viel Wasser oder Rehydratationslösung trinkt.

Hat Ihr Kind eines der folgenden Symptome?

- **KOPFSCHMERZEN**
- **STEIFER NACKEN**
- **NICHT ERHABENE HAUTFLECKEN, DIE AUCH BEIM DARAUFDRÜCKEN NICHT VERBLASSEN**
- **NICHTS DERGLEICHEN**

Läßt sich die Ursache für die Beschwerden Ihres Kindes anhand dieser Checkliste nicht feststellen, konsultieren Sie innerhalb von 48 Stunden Ihren Arzt.

MÖGLICHE URSACHE

HIRNHAUTENTZÜNDUNG (S. 158).

WAS TUN

ÄRZTLICHE HILFE
✚ **NOTFALL!** Rufen Sie den Notarzt!

Kam es in einer der folgenden Situationen zum Erbrechen?

- **NACH EINEM HUSTENANFALL**
- **VOR ODER NACH EINEM AUFREGENDEN ODER STRESSIGEN EREIGNIS**
- **WÄHREND EINER REISE**
- **BEI NICHTS DERGLEICHEN**

Läßt sich die Ursache für die Beschwerden Ihres Kindes anhand dieser Checkliste nicht feststellen, konsultieren Sie innerhalb von 48 Stunden Ihren Arzt.

MÖGLICHE URSACHE

KEUCHHUSTEN (S. 123).

WAS TUN

ÄRZTLICHE HILFE
Holen Sie innerhalb von 24 Stunden ärztlichen Rat ein.

SELBSTHILFE
Siehe Einschübe: *Was tun bei Erbrechen* (oben) und *Hustenlindernde Maßnahmen* (S. 90).

MÖGLICHE URSACHE

Kinder reagieren oft auf psychischen Streß mit Erbrechen.

WAS TUN

ÄRZTLICHE HILFE
Erbricht das Kind weiter, konsultieren Sie Ihren Arzt.

MÖGLICHE URSACHE

Reisekrankheit.

WAS TUN

SELBSTHILFE
Sie können Ihrem Kind vor Reiseantritt spezielle Mittel gegen Reisekrankheit geben. Oft hilft es auch schon, wenn das Kind im Auto auf dem Vordersitz oder so hoch sitzt, daß es aus dem Fenster schauen kann.

MÖGLICHE URSACHE

HARNWEGENTZÜNDUNG (S. 193).

WAS TUN

ÄRZTLICHE HILFE
Holen Sie innerhalb von 24 Stunden ärztlichen Rat ein.

SELBSTHILFE
Siehe Einschub: *Fiebersenkende Maßnahmen* (S. 37).

11 APPETITLOSIGKEIT

Für Kinder unter 1 Jahr siehe Checkliste 4

Der Appetit eines Kindes hängt von seinem individuellen Energiebedarf und den einzelnen Wachstumsperioden ab. Zwischenzeitliche Phasen von Appetitlosigkeit, in denen keine weiteren Symptome oder auffallende Abweichungen von der normalen Wachstumskurve vorliegen (siehe WACHSTUMSDIAGRAMME S.17–21), sind kein Anlaß zur Sorge.

START

Wie lange hat Ihr Kind schon keinen Appetit mehr?

NOCH KEINE WOCHE

SEIT MEHR ALS EINER WOCHE

Siehe Checkliste **8 FIEBER BEI KINDERN**

Hat Ihr Kind Fieber, also eine Temperatur von 38 °C und darüber?

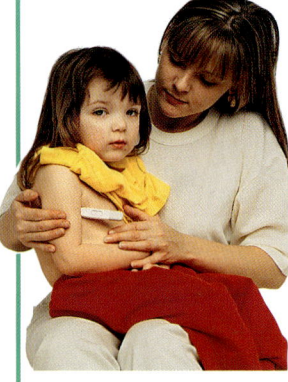

JA

NEIN

Nimmt Ihr Kind normal an Gewicht zu (siehe WACHSTUMS-DIAGRAMME S.17–21)?

NEIN

JA

MÖGLICHE URSACHE

GEDEIHSTÖRUNGEN (S.33).

WAS TUN

ÄRZTLICHE HILFE
Machen Sie einen Arzttermin aus.

Hat Ihr Kind eines der folgenden Symptome?

HALSENTZÜNDUNG

HAUTAUSSCHLAG

NICHTS DERGLEICHEN

Siehe Checkliste **23 PICKEL, PUSTELN UND HAUTAUSSCHLÄGE**

Hat Ihr Kind eines der folgenden Symptome?

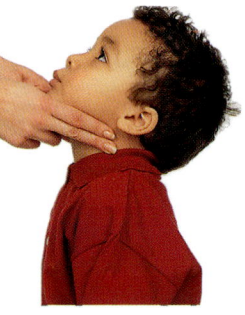

GESCHWOLLENE HALSDRÜSEN

FARBLOSER STUHL UND DUNKLER URIN

NICHTS DERGLEICHEN

Siehe Checkliste
28 HALSENTZÜNDUNG

SELBSTHILFE: WIE SIE DEN APPETIT IHRES KINDES ANREGEN KÖNNEN

Ein Kind, das nicht essen will oder plötzlich keinen Appetit mehr hat, braucht manchmal ein bißchen »Nachhilfe«.

- Ist die Appetitlosigkeit krankheitsbedingt, zwingen Sie Ihr Kind nicht zum Essen. Ein krankes Kind mag häufig nur trinken. Eiscreme und Joghurt lindern Halsschmerzen und liefern außerdem noch Nährstoffe und Kalorien.
- Ganz kleinen Kindern können Sie das Essen »schmackhafter« machen, indem Sie optisch ansprechende Gerichte wie Pizza mit »Gesichtern« zubereiten.
- Erwarten Sie von Ihrem Kind nicht, so viel wie Sie zu essen. Fünf oder sechs kleinere Mahlzeiten oder Zwischenmahlzeiten sind für das noch unausgereifte kindliche Verdauungssystem und seinen Stoffwechsel zuträglicher.

- Achten Sie auch bei einer gesunden Ernährung auf ein ausgewogenes Verhältnis zwischen den verschiedenen Nahrungsmittelgruppen (s. GESUNDE ERNÄHRUNG, S. 29).

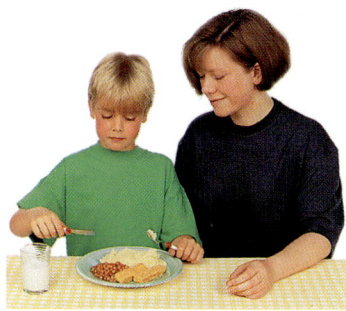

Schlechte Esser ködern
Einem schlechtem Esser bzw. einem Kind mit schlechtem Appetit kann man seine Lieblingsspeisen, vor allem die besonders nahrhaften, anbieten.

MÖGLICHE URSACHEN

Vielleicht ißt Ihr Kind zwischen den Mahlzeiten zuviel oder bewegt sich weniger als sonst. Solange Ihr Kind ansonsten gesund und munter wirkt, besteht kein Grund zur Sorge.

WAS TUN

ÄRZTLICHE HILFE
Klagt Ihr Kind über Unwohlsein, holen Sie innerhalb von 24 Stunden ärztlichen Rat ein.

SELBSTHILFE
Siehe GESUNDE ERNÄHRUNG (S. 29) und den Einschub rechts: *Wie Sie den Appetit Ihres Kindes anregen können.*

MÖGLICHE URSACHE

INFEKTIÖSE MONONUKLEOSE (S. 124).

WAS TUN

ÄRZTLICHE HILFE
Machen Sie einen Arzttermin aus.

MÖGLICHE URSACHE

LEBERENTZÜNDUNG (S. 188).

WAS TUN

ÄRZTLICHE HILFE
Machen Sie einen Arzttermin aus.

MÖGLICHE URSACHE

HARNWEGINFEKTION (S. 193).

WAS TUN

ÄRZTLICHE HILFE
Holen Sie innerhalb von 24 Stunden ärztlichen Rat ein.

MÖGLICHE URSACHE

Verschiedene Faktoren können für den vorübergehenden Appetitverlust Ihres Kindes verantwortlich sein. Möglicherweise nascht es zwischendurch viel oder bewegt sich weniger als sonst. Solange Ihr Kind ansonsten gesund und munter wirkt, besteht kein Grund zur Sorge.

WAS TUN

ÄRZTLICHE HILFE
Klagt Ihr Kind über Unwohlsein, holen Sie innerhalb von 24 Stunden ärztlichen Rat ein.

SELBSTHILFE
Siehe GESUNDE ERNÄHRUNG (S. 29) und den Einschub oben: *Wie Sie den Appetit Ihres Kindes anregen können.*

Hat Ihr Kind eines der folgenden Symptome?

HÄUFIGES WASSERLASSEN

BETTNÄSSEN (NACHDEM ES NACHTS SCHON TROCKEN WAR)

NICHTS DERGLEICHEN

12 WACHSTUMSSTÖRUNGEN

Für eine langsame Gewichtszunahme bei Kindern unter 1 Jahr siehe Checkliste 5

Manche Kinder sind von Natur aus kleiner oder größer als ihre Altersgenossen und die Bandbreite dessen, was an Körpergröße, -gewicht und Wachstumsrate normal ist, ist groß. Die meisten Kinder wachsen in unregelmäßigen Schüben. Haben Sie Zweifel an der normalen Wachstumsentwicklung Ihres Kindes, schlagen Sie in den Diagrammen auf S. 17–21 nach.

START

Inwiefern scheint Ihnen das Wachstum Ihres Kindes gestört zu sein?

- ZU LANGSAMER LÄNGENZUWACHS
- IM VERHÄLTNIS ZUM LÄNGENWACHSTUM ZU GERINGE GEWICHTSZUNAHME

Entspricht die Größe Ihres Kindes der normalen Altersentwicklung (s. WACHSTUMSDIAGRAMME S. 17–21)?

- JA, NORMAL
- NEIN, LIEGT DARUNTER

MÖGLICHE URSACHEN

Kleinwuchs ist normalerweise erblich. Weitere mögliche Ursachen sind WACHSTUMSHORMONMANGEL (S. 189) oder SCHILDDRÜSENUNTERFUNKTION (S. 189).

WAS TUN

ÄRZTLICHE HILFE
Machen Sie einen Arzttermin aus.

Welchen Gesamteindruck macht Ihr Kind?

- WIRKT ANGESCHLAGEN UND ISST NICHT NORMAL
- WIRKT MUNTER UND ISST NORMAL

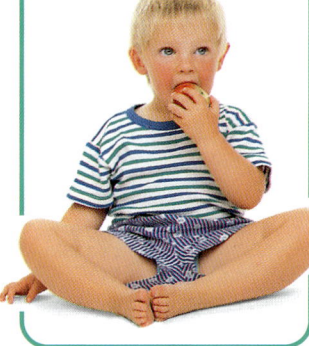

Um wieviel ist Ihr Kind in den letzten sechs Monaten gewachsen?

- KEINE 2,5 CM
- 2,5 CM ODER MEHR

MÖGLICHE URSACHEN

Plötzlich eintretende Appetitlosigkeit ist meist durch eine Erkrankung wie eine Infektion bedingt. Nur selten liegt die Ursache in einer Nährstoff-Verwertungsstörung wie ZÖLIAKIE (S. 183), MUKOVISZIDOSE (S. 201) oder MORBUS CROHN (s. ENTZÜNDLICHE DARMERKRANKUNGEN, S. 184).

WAS TUN

ÄRZTLICHE HILFE
Machen Sie einen Arzttermin aus.

MÖGLICHE URSACHE

Sechsmonatige Phasen verlangsamten Wachstums sind nicht weiter auffällig, solange Ihr Kind gesund wirkt und in den Folgemonaten normal wächst.

WAS TUN

ÄRZTLICHE HILFE
Wirkt Ihr Kind gesundheitlich angeschlagen und wächst es auch in den nächsten sechs Monaten keine 2,5 cm, machen Sie einen Arzttermin aus.

SELBSTHILFE
Siehe GESUNDE ERNÄHRUNG (S. 29) und den Einschub gegenüber: *Kindliche Wachstumsschemata.*

War Ihr Kind, nachdem es das letzte Mal gewogen und gemessen wurde, länger krank?

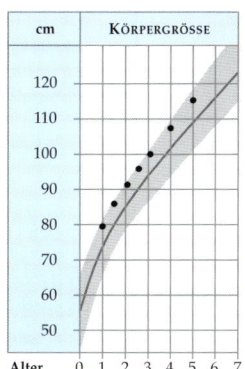

JA

NEIN

MÖGLICHE URSACHE

Eine längere Krankheitsphase, vor allem wenn diese mit Bettruhe oder gar einem längeren Krankenhausaufenthalt verbunden ist, kann das normale kindliche Wachstum unterbrechen.

WAS TUN

ÄRZTLICHE HILFE
Legt Ihr Kind auch in den nächsten vier Wochen nicht an Gewicht zu, machen Sie einen Arzttermin aus.

SELBSTHILFE
Siehe GESUNDE ERNÄHRUNG (S. 29) und den Einschub unten: *Kindliche Wachstumsschemata.*

MÖGLICHE URSACHE

Das kindliche Wachstum verläuft nicht linear, sondern ist durch Phasen schnellerer – hierzu zählt vor allem die Pubertät mit ihren enormen Wachstumsschüben – und langsamerer Entwicklungen gekennzeichnet. Solch unregelmäßiges Wachstum ist vollkommen normal.

WAS TUN

ÄRZTLICHE HILFE
Legt Ihr Kind auch innerhalb der nächsten vier Wochen nicht an Gewicht zu, machen Sie einen Arzttermin aus.

SELBSTHILFE
Siehe GESUNDE ERNÄHRUNG (S. 29) und den Einschub unten: *Kindliche Wachstumsschemata.*

MÖGLICHE URSACHE

Viele Kinder weisen unregelmäßige Wachstumsmuster auf, die aber nur selten krankheitsbedingt sind. Mal wachsen sie etwas langsamer, mal etwas schneller. In der Pubertät haben Jungen und Mädchen dann regelrechte Wachstumsschübe.

WAS TUN

ÄRZTLICHE HILFE
Scheint Ihr Kind insgesamt kränklich oder wächst es auch in den nächsten sechs Monaten keine 2,5 cm, machen Sie einen Arzttermin aus.

SELBSTHILFE
Siehe GESUNDE ERNÄHRUNG (S. 29) und den Einschub gegenüber: *Kindliche Wachstumsschemata.*

KINDLICHE WACHSTUMSSCHEMATA

Es gibt Abweichungen von den Standard-Wachstumskurven (S. 17–21), die irrtümlicherweise auf den ersten Blick auf eine Wachstumsstörung hinzudeuten scheinen:
- Ein von Natur aus zartes Kind scheint gemessen an seiner Körpergröße zu langsam zuzunehmen.
- Ein übergewichtiges Kind scheint gemessen an seinem Körpergewicht zu langsam zu wachsen.
- Kinder mit einem Elternteil, der kleiner als der Durchschnitt ist, scheinen im Vergleich zu ihren Altersgenossen zu klein oder zu leicht zu sein.
- Ein übergewichtiges Kleinkind wächst später schneller und nimmt nicht mehr so viel zu.
- Ein spät in die Pubertät kommendes Kind ist häufig kleiner und leichter als seine Altersgenossen. Diese sogenannten Spätentwickler holen den Rückstand jedoch meist recht schnell wieder auf.

Ein zartes Kind
Diese Diagramme zeigen das hypothetische Wachstum eines von Natur aus zarten Kindes. Die Werte für die Größe liegen im oberen Bereich der normalen Wachstumskurve, während das Gewicht im Durchschnittsbereich liegt (50%-Linie). Solange Größe und Gewicht weiterhin im selben Verhältnis zunehmen und der Gewichtszuwachs nur knapp unterhalb der erwarteten Werte liegt, besteht kein Grund zur Sorge.

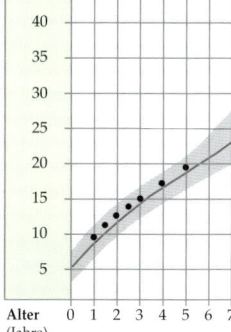

13 SPRACHSTÖRUNGEN

Stammelt und stottert ein Kind im fortgeschrittenen Verlauf der Sprachentwicklung und lernt neue Worte nur sehr langsam dazu, kann dem
eine organische Störung zugrundeliegen. Doch auch in der Sprachentwicklung gibt es große individuelle Unterschiede, und Jungen hinken in
ihrer Sprachentwicklung der der Mädchen im allgemeinen hinterher.

START

**Hat Ihr Kind
eine der folgenden
Sprach- oder
Sprechstörungen?**

SPRICHT WENIG ODER
GAR NICHT

LISPELT ODER HAT EINEN
ANDEREN SPRACHFEHLER

STOTTERT ODER
STAMMELT

NICHTS DERGLEICHEN

**Wie alt
ist Ihr Kind?**

2 JAHRE ODER ÄLTER

NOCH KEINE 2 JAHRE

**Wie würden Sie die
Entwicklung des Kindes
in anderen Bereichen
beschreiben (siehe
MEILENSTEINE DER ENT-
WICKLUNG, S. 24–25)?**

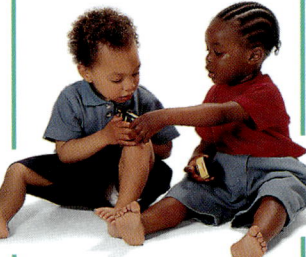

ALS NORMAL

ALS LANGSAMER
ALS GEWÖHNLICH

**Welche Konsequenz
hat die Sprachstörung
für das Kind selbst?**

ES IST IHM PEINLICH

ES HAT VERSTÄN-
DIGUNGSPROBLEME

KEINE

MÖGLICHE URSACHE

Stammeln und Stottern (siehe
SPRACHSTÖRUNGEN, S. 171) sind
bei kleineren Kindern normal –
meist gibt sich das nach ein paar
Jahren wieder.

WAS TUN

ÄRZTLICHE HILFE
Stottert und stammelt das Kind
nach dem 5. Lebensjahr immer
noch oder tritt dieser Sprachfehler dann erneut auf, machen Sie
einen Arzttermin aus.

**Läßt sich die Ursache
für die Beschwerden
Ihres Kindes anhand dieser
Checkliste nicht feststellen,
konsultieren Sie Ihren Arzt.**

MÖGLICHE URSACHE

Geringfügige Sprach- bzw.
Sprechstörungen (siehe SPRACH-
STÖRUNGEN, S. 171) kommen häu-
fig vor und wachsen sich aus.

WAS TUN

ÄRZTLICHE HILFE
Leidet die Kommunikations-
fähigkeit oder die Schulleistung
des Kindes unter seinem Sprachfehler, machen Sie einen Arzttermin aus.

MÖGLICHE URSACHE

Geringfügige Sprachfehler
(s. SPRACHSTÖRUNGEN, S. 171)
haben nur selten eine organische
Ursache. Anders ist es, wenn die
Sprache für Dritte kaum verständlich ist – in dem Fall kann
eine Hörstörung die Ursache
sein.

WAS TUN

ÄRZTLICHE HILFE
Machen Sie einen Arzttermin
aus.
Siehe auch Checkliste 34,
HÖRSTÖRUNGEN.

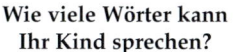

Wie viele Wörter kann Ihr Kind sprechen?

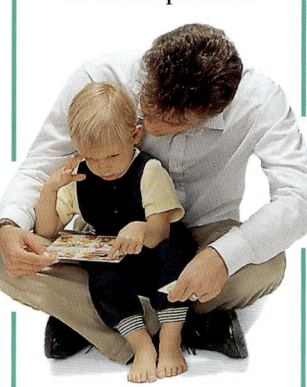

MEHR ALS FÜNF

FÜNF ODER WENIGER

MÖGLICHE URSACHE

Eine verzögerte Sprachentwicklung (s. SPRACHSTÖRUNGEN, S. 171) ist meist nicht besorgniserregend, wenn das Kind sich in den meisten anderen Entwicklungsbereichen normal entwickelt und normal hören kann.

WAS TUN

ÄRZTLICHE HILFE
Wenn Sie besorgt sind, machen Sie einen Arzttermin aus.

SELBSTHILFE
Sprechen Sie möglichst viel mit Ihrem Kind, und ermutigen Sie es zu antworten. Bringen Sie es außerdem möglichst viel mit anderen Kindern zusammen – auch das ist hilfreich.

MÖGLICHE URSACHE

Ein Kind, das zwar wortkarg, wohl aber in der Lage ist, Wörter richtig auszusprechen und sie in ihrer richtigen Bedeutung zu benutzen, hat nur selten eine organische, das Hör- oder Sprachvermögen beeinträchtigende Störung (s. SPRACHSTÖRUNGEN, S. 171). Weitaus häufiger ist Wortkargheit dagegen psychisch bedingt.

WAS TUN

ÄRZTLICHE HILFE
Machen Sie einen Arzttermin aus.

Wie klingt seine Sprache?

KLAR UND VERSTÄNDLICH

SCHWER VERSTÄNDLICH

MÖGLICHE URSACHE

Eine organische Störung oder eine verlangsamte geistige Entwicklung kann die Sprechentwicklung beeinträchtigen.

WAS TUN

ÄRZTLICHE HILFE
Machen Sie einen Arzttermin aus.

SELBSTHILFE
Sprechen Sie viel mit Ihrem Kind, und ermuntern Sie es zu antworten. Bringen Sie es außerdem viel mit anderen Kindern zusammen.

MÖGLICHE URSACHEN

Eine verzögerte Sprachentwicklung (s. SPRACHSTÖRUNGEN, S. 171) kann durch zahlreiche Faktoren verursacht sein. Diese Entwicklungsabweichung kann aber auch noch im individuellen Schwankungsbereich liegen.

WAS TUN

ÄRZTLICHE HILFE
Machen Sie einen Arzttermin aus.

SELBSTHILFE
Ermuntern Sie Ihr Kind zu sprechen, indem Sie viel mit ihm reden und es möglichst oft mit anderen Kindern zum Spielen zusammenbringen.

MÖGLICHE URSACHE

Eine unklare oder verwaschene Sprache ist häufig auf eine organische Störung, wie eine Hörstörung, zurückzuführen. Bei einem hörgeschädigten Kind, das sprechen lernt, kommen die neu zu erlernenden Wörter nur unklar an. Dementsprechend spricht das Kind selbst sie dann auch unklar aus.

WAS TUN

ÄRZTLICHE HILFE
Machen Sie einen Arzttermin aus. Siehe auch Checkliste 34, HÖRSTÖRUNGEN.

SELBSTHILFE
Bemühen Sie sich stets um eine klare Aussprache. Sprechen Sie neue Wörter ganz besonders deutlich und so aus, daß das Kind dabei die Bewegung Ihrer Lippen verfolgen kann.

14 SAUBERKEITSERZIEHUNG

Den meisten Kindern gelingt es zwischen dem 2. und dem 5. Lebensjahr, Blase und Darm zu kontrollieren, »Malheurs« passieren aber auch noch älteren Kindern. Sofern keine organische Störung vorliegt, wird das Kind von ganz allein sauber – äußerer Druck oder Zwang sind hier wenig sinnvoll.

START

Wie alt ist Ihr Kind?

- 2 JAHRE ODER ÄLTER
- NOCH KEINE 2 JAHRE

Kann Ihr Kind seine Darmfunktion kontrollieren?

- JA
- NEIN

Wie lange betreiben Sie das Toilettentraining schon?

- NOCH KEIN JAHR
- SEIT MEHR ALS EINEM JAHR

Konnte Ihr Kind bereits seine Darmfunktion kontrollieren?

- NOCH NIE
- JA

Wie ist der Stuhl Ihres Kindes beschaffen?

- DÜNNFLÜSSIG, BESCHMUTZT OFT DIE UNTERWÄSCHE DES KINDES
- NORMAL

MÖGLICHE URSACHE

In diesem Alter ist das Zentralnervensystem noch nicht so weit ausgereift, daß das Kind seine Urin- und Stuhlausscheidungen sicher kontrollieren kann.

WAS TUN

SELBSTHILFE
Solange das Kind körperlich noch nicht so weit entwickelt ist, hat Sauberkeitserziehung wenig Sinn. Warten Sie, bis das Kind etwas älter ist und erkennen läßt, daß es eine gewisse Kontrolle über seine Darm- und Blasenfunktion hat. Siehe Einschub gegenüber: *Tips zur Sauberkeitserziehung.*

MÖGLICHE URSACHE

Späte Darmkontrolle ist häufig eine Trotzreaktion des Kindes auf die elterliche Sauberkeitserziehung, nur sehr selten liegt eine organische Störung vor.

WAS TUN

ÄRZTLICHE HILFE
Machen Sie einen Arzttermin aus.

SELBSTHILFE
Siehe Einschub gegenüber: *Tips zur Sauberkeitserziehung.*

MÖGLICHE URSACHE

Verstopfungsdurchfall als Ergebnis von VERSTOPFUNG (S. 181).

WAS TUN

ÄRZTLICHE HILFE
Machen Sie einen Arzttermin aus.

SELBSTHILFE
Siehe Einschub gegenüber: *Tips zur Sauberkeitserziehung* (S. 109).

Kann Ihr Kind seine Bla-senfunktion kontrollieren?

> WEDER TAGSÜBER
> NOCH NACHTS

> TAGSÜBER JA,
> NACHTS NEIN

Wie alt ist Ihr Kind?

> ZWISCHEN
> 2 UND 3 JAHRE

> 3 JAHRE ODER ÄLTER

MÖGLICHE URSACHE

Nur wenige Kinder erreichen vor dem 3. Geburtstag volle Kontrolle über ihre Blasen- oder Darmfunktion. Das ist völlig normal und kein Grund zur Besorgnis.

WAS TUN

SELBSTHILFE
Siehe Einschub unten: *Tips zur Sauberkeitserziehung.*

Bedrückt oder ängstigt Ihr Kind irgend etwas?

> MÖGLICHERWEISE

> UNWAHRSCHEINLICH

War Ihr Kind jemals über einen Zeitraum von einer Woche oder länger nachts trocken?

> NEIN

> JA

MÖGLICHE URSACHE

Eine verzögerte Reifung des Ner-vensystems scheint hier die plau-sibelste Erklärung. Diese Verzö-gerung ist wahrscheinlich aber kein Zeichen einer organischen Störung (s. BETTNÄSSEN, S. 192).

WAS TUN

ÄRZTLICHE HILFE
Ist Ihr Kind über fünf Jahre alt, machen Sie einen Arzttermin aus.

MÖGLICHE URSACHE

HARNWEGINFEKTION
(S. 193).

WAS TUN

ÄRZTLICHE HILFE
Holen Sie innerhalb von 24 Stun-den ärztlichen Rat ein.

MÖGLICHE URSACHEN

Emotionaler Streß (s. ÄNGSTE, S. 170) kann beim Kind manch-mal zu einem vorübergehenden Verlust der Blasen- oder Darm-kontrolle führen.

WAS TUN

ÄRZTLICHE HILFE
Bleibt das Problem weiterhin be-stehen oder tritt es erneut auf, machen Sie einen Arzttermin aus.

SELBSTHILFE: TIPS ZUR SAUBERKEITSERZIEHUNG

Die Funktion von Blase und Darm kontrollieren zu lernen gehört genau wie das Laufenlernen zur natürlichen Entwicklung des Kindes. Die Darm-kontrolle wird normalerweise vor der Blasenkontrolle erreicht, das letzte Rei-festadium ist die nächtliche Blasenkon-trolle. Sauberkeitserziehung kann erst dann einsetzen, wenn das Kind die nötige körperliche und geistige Reife besitzt. Das ist in der Regel nicht vor dem 18. Lebensmonat. Folgende Tips können hier sinnvoll sein:

- Gewöhnen Sie das Kind ganz all-mählich an den Topf oder die Toilette.
- Helfen Sie dem Kind, auf den Topf oder die Toilette zu gehen – am be-sten mit einem speziellen Kinder-toilettenaufsatz. Ermutigen Sie es, ohne dabei Druck auszuüben.
- Setzen Sie Ihr Kind zu bestimmten, »erfolgsverdächtigen« Zeiten auf den Topf bzw. auf die Toilette.

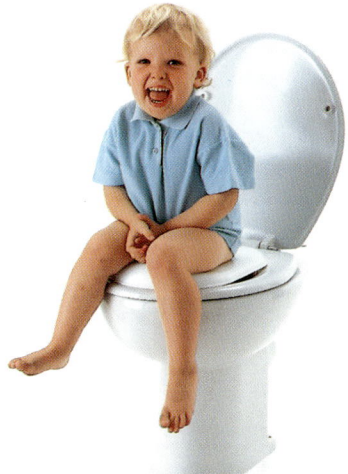

Gewöhnung an die Toilette
Die Gewöhnung an die Toilette gelingt am besten mit einem speziellen Babysitz und viel Geduld.

15 KOPFSCHMERZEN

Kopfschmerzen können Begleitsymptom akuter, fiebriger Infektionen sein, genauso gut aber auch isoliert oder zusammen mit einer Reihe anderer Symptome auftreten. Bei starken, anhaltenden oder stets wiederkehrenden Kopfschmerzen oder bei erstmaligem Auftreten eines bestimmten Kopfschmerztyps sollten Sie mit Ihrem Kind den Arzt aufsuchen.

START

Welchen Eindruck macht Ihr Kind?
- EINEN ALLGEMEIN GUTEN
- EINEN KRANKEN
- EINEN SEHR KRANKEN

Hat Ihr Kind eines der folgenden Symptome?
- SCHLÄFRIGKEIT
- STEIFER NACKEN
- FIEBER
- ERBRECHEN
- WILL NICHTS TRINKEN
- ROTE FLECKEN, DIE UNTER DRUCK NICHT VERBLASSEN
- ZWEI ODER MEHR DAVON
- EINES ODER KEINS

Läßt sich die Ursache für die Beschwerden Ihres Kindes anhand dieser Checkliste nicht feststellen oder sind die Kopfschmerzen stark, konsultieren Sie sofort Ihren Arzt.

Könnte Ihr Kind irgend etwas bedrücken oder ängstigen?
- MÖGLICHERWEISE
- UNWAHRSCHEINLICH

MÖGLICHE URSACHE

Angst und Spannung (s. STETS WIEDERKEHRENDE KOPFSCHMERZEN, S. 161)

WAS TUN

ÄRZTLICHE HILFE
Tritt diese Art Kopfschmerzen regelmäßig auf und belasten sie Ihr Kind stark, konsultieren Sie Ihren Arzt.

SELBSTHILFE
Siehe Einschub gegenüber: *Kopfschmerzen lindern.*

MÖGLICHE URSACHE

NASENNEBENHÖHLENENTZ. (S. 149).

WAS TUN

ÄRZTLICHE HILFE
Machen Sie einen Arzttermin aus.

Siehe Checkliste
8 FIEBER BEI KINDERN

MÖGLICHE URSACHE

HIRNHAUTENTZÜNDUNG (S. 158).

WAS TUN

ÄRZTLICHE HILFE
✚ NOTFALL! Rufen Sie den Notarzt!

MÖGLICHE URSACHE

Gehirnerschütterung (siehe KOPFVERLETZUNGEN, S. 159).

WAS TUN

ÄRZTLICHE HILFE
✚ DRINGEND! Rufen Sie unverzüglich Ihren Arzt an!

Trifft eine der folgenden Aussagen auf Ihr Kind zu?
- NEULICH EINEN SCHLAG AUF DEN KOPF BEKOMMEN
- HATTE NEULICH EINE ERKÄLTUNG
- HAT FIEBER
- HAT ERBROCHEN
- NICHTS DERGLEICHEN

Siehe Checkliste
10 ERBRECHEN BEI KINDERN

Wie oft hat Ihr Kind Kopfschmerzen?

> GELEGENTLICH

> HÄUFIG

Die meisten Kopfschmerzen lassen sich einfach und effektiv zu Hause behandeln. Halten die Kopfschmerzen jedoch länger als vier Stunden an, wirkt das Kind sehr leidend oder kommen weitere Symptome hinzu, halten Sie sofort telefonisch Rücksprache mit Ihrem Arzt. Folgende Maßnahmen wirken schmerzlindernd:

• Geben Sie dem Kind Paracetamol-Sirup.
• Lassen Sie Ihr Kind in einem kühlen, abgedunkelten Raum ruhen. Schlafen lindert oft die Kopfschmerzen.
• Hat Ihr Kind Hunger, geben Sie ihm ein Glas Milch oder einen trockenen Keks oder Zwieback.

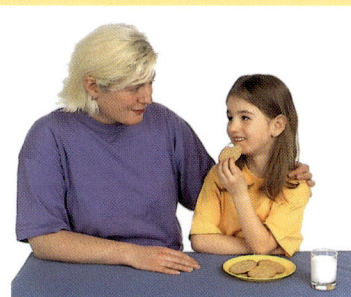

Eine leichte Zwischenmahlzeit
Beim sogenannten Hunger-Kopfschmerz hilft oft schon eine kleine, leichtverdauliche Zwischenmahlzeit wie ein Keks oder Zwieback.

Wann treten die Kopfschmerzen auf?

> TÄGLICH

> NACH DEM LESEN

> NACHDEM ES AM COMPUTER GESESSEN ODER FERNGESEHEN HAT

> NICHTS ZUTREFFEND

MÖGLICHE URSACHE

Gelegentliche Kopfschmerzen sind kein Anlaß zur Sorge.

WAS TUN

ÄRZTLICHE HILFE
Siehe Einschub oben: *Kopfschmerzen lindern.*

MÖGLICHE URSACHE

Häufige Kopfschmerzen (s. STETS WIEDERKEHRENDE KOPFSCHMERZEN, S.161) können, vor allem wenn sie nachts oder frühmorgens auftreten, auf eine Hirnfunktionsstörung zurückgehen.

WAS TUN

ÄRZTLICHE HILFE
Machen Sie einen Arzttermin aus.

MÖGLICHE URSACHEN

Migräne (s. STETS WIEDERKEHRENDE KOPFSCHMERZEN, S.161).

WAS TUN

ÄRZTLICHE HILFE
Ist es der erste – schwere und länger andauernde – Anfall dieser Art oder kommen solche Anfälle häufig vor, machen Sie einen Arzttermin aus.

MÖGLICHE URSACHE

Sehstörungen (s. BRECHUNGSFEHLER, S.167) können manchmal Kopfschmerzen verusachen.

WAS TUN

ÄRZTLICHE HILFE
Machen Sie einen Termin beim Arzt oder Augenarzt aus.

Gehen die Kopfschmerzen mit einem der folgenden Symptome einher?

> BAUCHSCHMERZEN

> ÜBELKEIT ODER ERBRECHEN

> LICHTERSCHEINUNGEN ODER ANDERE STÖRUNGEN

> MIT NICHTS DERGLEICHEN

Leidet ein weiteres Familienmitglied an stets wiederkehrenden Kopfschmerzen?

> EIN NAHER VERWANDTER WIE EIN ELTERNTEIL, BRUDER ODER SCHWESTER

> WEIT ENTFERNTE VERWANDTE ODER NIEMAND

Läßt sich die Ursache für die Beschwerden Ihres Kindes anhand dieser Checkliste nicht feststellen oder sind die Kopfschmerzen stark, konsultieren Sie sofort Ihren Arzt.

16 ZAHNSCHMERZEN

Die häufigste Ursache für Zahnschmerzen im Kindesalter ist Karies. Hat das Kind Schmerzen an den Zähnen oder am Zahnfleisch, sollte es schnellstmöglich den Zahnarzt aufsuchen. Das A und O jeder Karies- und Parodontoseprophylaxe sind eine gesunde Ernährung sowie gründliche und regelmäßige Zahnhygiene.

START

Hat Ihr Kind eines der folgenden Symptome?

- INTENSIVER DAUERSCHMERZ
- FIEBER
- NICHTS DERGLEICHEN

Wie würden Sie die Zahnschmerzen beschreiben?

- ALS ATTACKEN POCHENDER ZAHNSCHMERZEN
- ALS SCHARFEN MINUTENSCHMERZ, DER DURCH HEISS-/KALTEMPFINDUNGEN AUSGELÖST WIRD
- ALS NICHTS DERGLEICHEN

Ist der Zahn erst vor kurzem gefüllt worden?

- JA
- NEIN

Werden die Schmerzen durch Heißes, Kaltes und/oder Süßes ausgelöst und dauern sie nur einige Sekunden lang?

- JA
- NEIN

MÖGLICHE URSACHE

WURZELSPITZENABSZESS (S. 178).

WAS TUN

ZAHNÄRZTLICHE HILFE
✚ DRINGEND! Rufen Sie unverzüglich Ihren Zahnarzt an!

SELBSTHILFE
Siehe Einschub unten: *Zahnschmerzen lindern*.

MÖGLICHE URSACHEN

KARIES (S. 177), eine tiefe Füllung oder ein feiner Riß im Zahn kann eine Entzündung der Zahnpulpa verursacht haben.

WAS TUN

ZAHNÄRZTLICHE HILFE
Holen Sie innerhalb von 24 Stunden zahnärztlichen Rat ein.

SELBSTHILFE
Siehe Einschub unten: *Zahnschmerzen lindern*.

SELBSTHILFE: ZAHNSCHMERZEN LINDERN

Folgende Maßnahmen wirken schmerzlindernd:
- Geben Sie Ihrem Kind Paracetamol-Sirup. Geben Sie es nicht direkt auf den Zahn, da ein längerer Kontakt mit dem Zahnfleisch zu einer Verätzung führen kann.
- Einem jüngeren Kind hilft es oft schon, wenn man es mit ein paar Kissen im Rücken höher bettet.

Zahnschmerzen lindern
Eine mit einem Handtuch umwickelte Wärmflasche gegen die schmerzhafte Seite gehalten, wirkt oft schmerzlindernd.

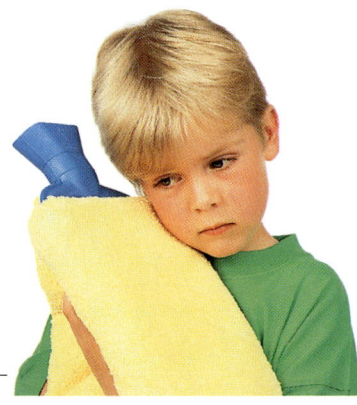

MÖGLICHE URSACHEN

Die Schmerzen können durch KARIES (S. 177), eine beschädigte Füllung oder einen Riß verursacht sein.

WAS TUN

ZAHNÄRZTLICHE HILFE
Machen Sie einen Zahnarzttermin aus.

SELBSTHILFE
Siehe Einschübe: *Zahnschmerzen lindern* (links) und *Karies wirksam vorbeugen* (S. 177).

Wann schmerzt der Zahn?

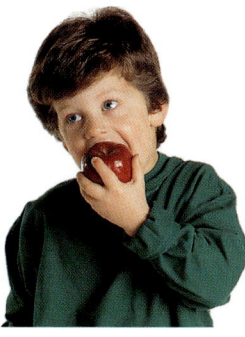

ZU UNTERSCHIED-LICHEN, NICHT VORHER-SAGBAREN ZEITEN

NUR BEIM DARAUF-BEISSEN ODER KAUEN

Hat Ihr Kind eines der folgenden Symptome?

SCHMERZHAFTES ZAHNFLEISCH HINTER DEN ZWEITEN BACKENZÄHNEN

ANHALTENDER, DUMPFER SCHMERZ IN VERSCHIEDENEN ZÄHNEN IM OBERKIEFER

NICHTS DERGLEICHEN

SELBSTHILFE: EIN AUSGESCHLAGENER ZAHN – WAS TUN?

Schlägt sich Ihr Kind einen Milchzahn aus, suchen Sie ihn, um sicherzugehen, daß er nicht inhaliert oder verschluckt wurde. Milchzähne werden nicht wieder eingesetzt, ein bleibender Zahn hingegen schon – allerdings nur unmittelbar nach dem Unfall.

- Reinigen Sie den Zahn nicht. Dadurch könnte die Zahnpulpa, das Nervengewebe, geschädigt werden. Legen Sie ihn in ein Glas Milch und gehen Sie mit Ihrem Kind sofort zum Zahnarzt.
- Ist ein Stück Zahnkrone abgebrochen, nehmen Sie es mit zum Zahnarzt. Er kann es vielleicht wieder ankitten.

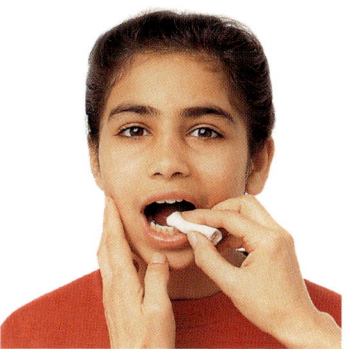

Wie man ein blutendes Zahnfach versorgt
Blutet das Zahnfleisch im Bereich des leeren Zahnfachs, legen Sie ein Mullkissen auf die Stelle und lassen das Kind fest darauf beißen.

MÖGLICHE URSACHE

Eine nicht glatt geschliffene Füllung oder eine Füllung, deren Oberfläche nicht exakt dem Gebißschluß angepaßt ist, kann Schmerzen verursachen.

WAS TUN

ZAHNÄRZTLICHE HILFE
Machen Sie einen Zahnarzttermin aus.

SELBSTHILFE
Geben Sie Ihrem Kind in der Zwischenzeit nur weiche oder flüssige Nahrung und weisen Sie es an, auf der schmerzfreien Seite zu kauen.

MÖGLICHE URSACHE

Möglicherweise will ein Weisheitszahn durchbrechen.

WAS TUN

ZAHNÄRZTLICHE HILFE
Machen Sie einen Zahnarzttermin aus.

SELBSTHILFE
Siehe Einschub: *Schnelle Hilfe bei Mundschleimhautentzündung* (S. 105).

MÖGLICHE URSACHE

Ein frisch gefüllter Zahn reagiert empfindlich, vor allem auf Kaltes – das gilt besonders für große bzw. tiefe Füllungen.

WAS TUN

ZAHNÄRZTLICHE HILFE
Reagiert der Zahn auch empfindlich auf Heißes, werden die Schmerzen schlimmer oder dauern sie länger als einige Sekunden an, suchen Sie noch einmal den Zahnarzt auf. Das kann auf eine Schädigung der Zahnpulpa hindeuten.

MÖGLICHE URSACHE

KARIES (S. 177).

WAS TUN

ZAHNÄRZTLICHE HILFE
Machen Sie einen Zahnarzttermin aus.

SELBSTHILFE
Siehe Einschübe: *Zahnschmerzen lindern* (gegenüber) und *Karies wirksam vorbeugen* (S. 177).

MÖGLICHE URSACHE

NASENNEBENHÖHLENENTZ. (S. 149).

WAS TUN

ZAHNÄRZTLICHE HILFE
Machen Sie einen Arzttermin aus.

17 ALLGEMEINES UNWOHLSEIN

Klagt Ihr Kind über Unwohlsein, sollten Sie seine Temperatur messen und
es auf einen Hautausschlag hin untersuchen. Ein Symptom wie Kopfschmerzen läßt sich vielleicht bereits gezielt mit Selbsthilfemaßnahmen
beseitigen, genauso gut kann es aber auch Zeichen einer Infektion sein.
Verschlechtert sich der Zustand Ihres Kindes, ziehen Sie einen Arzt hinzu.

WARNSIGNALE

Rufen Sie sofort den Arzt an:
- Ungewöhnliche Schläfrigkeit oder
  Teilnahmslosigkeit
- Temperatur von über 39 °C
- Erbrechen seit zwölf Stunden
- Schnelle oder geräuschvolle Atmung
- Will seit sechs Stunden nichts trinken
- Nicht erhabene, rosafarbene oder
  purpurne Pickel bzw. Hautflecken,
  die auch beim Daraufdrücken nicht
  verblassen

START

Hat Ihr Kind Fieber, also eine Temperatur von 38 °C oder darüber?

JA

NEIN

Hat Ihr Kind eines der folgenden Symptome?

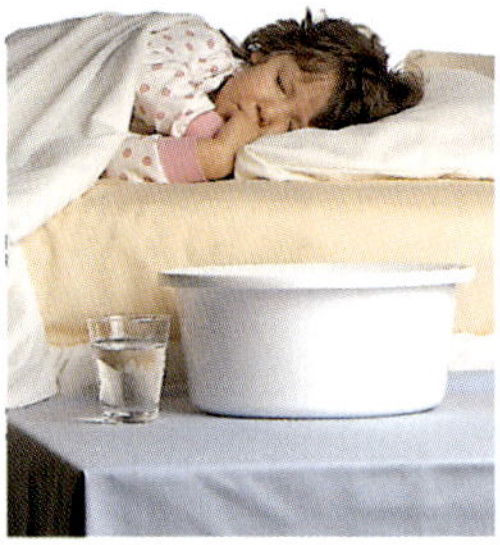

ERBRECHEN

DURCHFALL

HAUTAUSSCHLAG

BAUCHSCHMERZEN

NICHTS DERGLEICHEN

Siehe Checkliste
23 PICKEL, PUSTELN UND HAUTAUSSCHLÄGE

MÖGLICHE URSACHE

MAGEN-DARM-ENTZÜNDUNG (S. 180).

WAS TUN

ÄRZTLICHE HILFE
Holen Sie innerhalb von 24 Stunden ärztlichen Rat ein.

SELBSTHILFE
Siehe Einschub: *Das Baby vor dem
Austrocknen schützen* (S. 38) oder
*Das Kind vor dem Austrocknen
schützen* (S. 53).

Siehe Checkliste
36 BAUCHSCHMERZEN

Hat Ihr Kind einen Hautausschlag?

JA

NEIN

Wie alt ist Ihr Kind?

NOCH KEIN JAHR ALT

ÜBER EIN JAHR

Siehe Checkliste
1 FIEBER BEI BABYS

Siehe Checkliste
8 FIEBER BEI KINDERN

Siehe Checkliste
22 HAUTAUSSCHLAG MIT FIEBER

**Hat Ihr Kind
Hunger und Durst
wie sonst auch?**

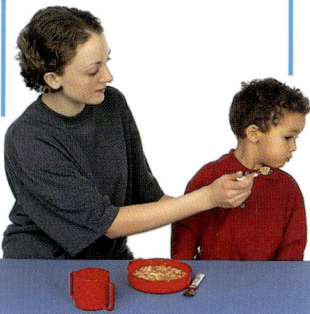

WILL WEDER ESSEN
NOCH TRINKEN

WILL NICHT ESSEN

ISST UND TRINKT
NORMAL

MÖGLICHE URSACHE

Möglicherweise brütet Ihr Kind
eine Infektion aus (s. S. 118–125),
das gilt vor allem, wenn es lustlos
oder reizbar ist oder noch weitere
Krankheitszeichen aufweist.

WAS TUN

ÄRZTLICHE HILFE
Stellt sich nach 24 Stunden keine
Besserung ein oder entwickeln
sich gar weitere Symptome,
machen Sie einen Arzttermin
aus.

SELBSTHILFE
Wichtig ist, daß Ihr Kind trinkt –
bieten Sie ihm sein Lieblings-
getränk an. Siehe Einschub: *Das
Baby vor dem Austrocknen schützen*
(S. 38) oder *Das Kind vor dem Austrocknen schützen* (S. 53).

Siehe Checkliste
28 HALSENTZÜNDUNG

**Könnte Ihr Kind
irgend etwas bedrücken
oder ängstigen?**

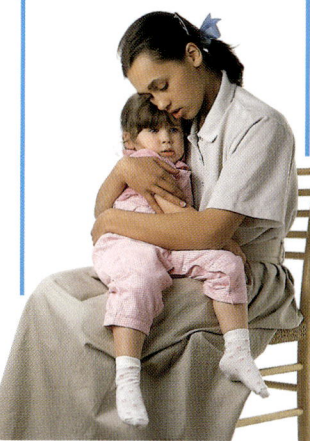

MÖGLICHERWEISE

UNWAHRSCHEINLICH

**Könnte sich Ihr Kind
in den letzten drei
Wochen mit einer
Infektionskrankheit
angesteckt haben?**

NEIN

JA

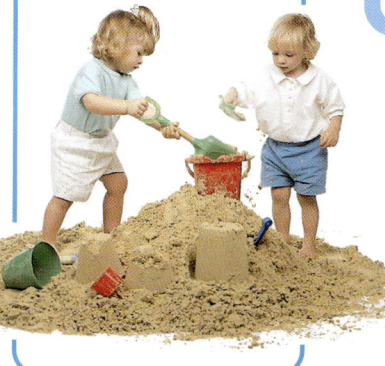

**Läßt sich die Ursache für die
Beschwerden Ihres Kindes anhand
dieser Checkliste nicht feststellen,
konsultieren Sie innerhalb von
48 Stunden Ihren Arzt.**

MÖGLICHE URSACHE

Möglicherweise liegt eine der
typischen infektiösen Kinderkrankheiten (siehe S. 118–125)
noch in der Inkubationszeit
vor.

WAS TUN

ÄRZTLICHE HILFE
Stellt sich auch nach 24 Stunden
noch keine Besserung ein oder
entwickeln sich gar weitere
Symptome, machen Sie einen
Arzttermin aus.

MÖGLICHE URSACHEN

Das Unwohlsein des Kindes
kann durch Angst oder Probleme
in der Schule ausgelöst sein
(s. ÄNGSTE, S. 170).

WAS TUN

ÄRZTLICHE HILFE
Fühlt sich Ihr Kind noch nicht
wohl, nachdem es einen Tag zu
Hause geblieben ist, oder sträubt
es sich anhaltend, zur Schule zu
gehen, machen Sie einen Arzttermin aus.

18 SCHWELLUNGEN ODER KNOTEN

Schwellungen oder Knoten – ob auf oder direkt unter der Haut – können durch Verletzungen, Stiche und Bisse verursacht sein. Bei Schwellungen kann es sich auch um vergrößerte Lymphknoten handeln. Dauerhafte oder schmerzende Schwellungen oder Knoten sollten vom Arzt untersucht werden.

START

Beschreiben Sie die Schwellung bzw. den Knoten Ihres Kindes:

- SCHMERZENDER ROTER KNOTEN
- LEICHT ERHABENER HELLROTER KNOTEN
- KNOTEN IN DER LEISTE ODER IM NABELBEREICH
- BERÜHRUNGSEMPFINDLICHE SCHWELLUNG IM BEREICH EINER WUNDE
- GROSSER, BERÜHRUNGSEMPFINDLICHER KNOTEN AUF DEM KOPF
- NICHTS DERGLEICHEN

MÖGLICHE URSACHEN

FURUNKEL (S. 137) oder Abszeß.

WAS TUN

ÄRZTLICHE HILFE
Schmerzt der Knoten stark oder bilden sich mehrere Knoten, machen Sie einen Arzttermin aus.

MÖGLICHE URSACHEN

Die Schwellung rührt wahrscheinlich von einem Lymphknoten her, der im Rahmen der Infektabwehr angeschwollen ist.

WAS TUN

ÄRZTLICHE HILFE
Bleiben die Schwellung oder die Schmerzen Ihres Kindes länger als eine Woche bestehen, machen Sie einen Arzttermin aus.

MÖGLICHE URSACHE

Ihr Kind ist vielleicht von einem Insekt, wie einer Biene oder Wespe, gestochen worden (s. INSEKTENSTICHE UND -BISSE, S. 138).

WAS TUN

ÄRZTLICHE HILFE
Hat Ihr Kind bereits einmal allergisch auf einen Insektenstich reagiert oder zeigt es Zeichen eines sogenannten ANAPHYLAKTISCHEN SCHOCKS (S. 154), rufen Sie den Notarzt oder fahren es selbst sofort ins Krankenhaus.

SELBSTHILFE
Wenn Ihr Kind auf Insektenstiche nicht allergisch reagiert, können Sie versuchen, den sichtbaren Stachel mit einer Pinzette oder den Fingernägeln zu entfernen. Kühlen Sie die Stelle anschließend mit einer Kompresse.

MÖGLICHE URSACHE

KOPFVERLETZUNG (S. 159).

WAS TUN

ÄRZTLICHE HILFE
✚ DRINGEND! Rufen Sie unverzüglich Ihren Arzt an!

Hatte Ihr Kind vor kurzem eine Kopfverletzung?

- JA
- NEIN

MÖGLICHE URSACHE

Nabel- oder Leistenbruch (s. BRÜCHE, S. 187).

WAS TUN

ÄRZTLICHE HILFE
Holen Sie innerhalb von 24 Stunden ärztlichen Rat ein.

Läßt sich die Ursache für die Beschwerden Ihres Kindes anhand dieser Checkliste nicht feststellen, konsultieren Sie innerhalb von 48 Stunden Ihren Arzt.

MÖGLICHE URSACHEN

NEURODERMITIS (S. 135) oder eine Virusinfektion wie RÖTELN (S. 119).

WAS TUN

ÄRZTLICHE HILFE
Machen Sie einen Arzttermin aus.

Hat Ihr Kind eines der folgenden Symptome?

HALSSCHMERZEN

WILL WEDER ESSEN NOCH TRINKEN

OHRENSCHMERZEN

NICHTS DERGLEICHEN

MÖGLICHE URSACHE

Mandelentzündung (s. MANDEL- UND RACHENENTZÜNDUNG, S. 151).

WAS TUN

ÄRZTLICHE HILFE
Stellt sich nach 24 Stunden keine Besserung ein, konsultieren Sie Ihren Arzt.

SELBSTHILFE
Siehe Einschub: *Schnelle Hilfe bei Halsentzündungen* (S. 91).

MÖGLICHE URSACHE

MITTELOHRENTZÜNDUNG (S. 162).

WAS TUN

ÄRZTLICHE HILFE
Holen Sie innerhalb von 24 Stunden ärztlichen Rat ein.

SELBSTHILFE
Siehe Einschub: *Ohrenschmerzen lindern* (S. 101).

Wo befindet sich die Schwellung bzw. der Knoten?

AM NACKEN

AUF BEIDEN HALSSEITEN

ZWISCHEN OHR UND KIEFERWINKEL

AM HALS, UNTER DEN ACHSELHÖHLEN UND/ ODER IN DER LEISTE

AN KEINER DIESER STELLEN

Läßt sich die Ursache für die Beschwerden Ihres Kindes anhand dieser Checkliste nicht feststellen, konsultieren Sie innerhalb von 48 Stunden Ihren Arzt.

MÖGLICHE URSACHE

MUMPS (S. 122).

WAS TUN

ÄRZTLICHE HILFE
Machen Sie einen Arzttermin aus.

MÖGLICHE URSACHE

INFEKTIÖSE MONONUKLEOSE (S. 124).

WAS TUN

ÄRZTLICHE HILFE
Machen Sie einen Arzttermin aus.

An welchem Körperteil befindet sich die Schwellung?

KNÖCHEL

FUSS

HODEN ODER PENIS

AN KEINEM DAVON

Siehe Checkliste
21 FUSSPROBLEME

Siehe Checkliste
40 BESCHWERDEN IM GENITALBEREICH BEI JUNGEN

MÖGLICHE URSACHEN

VERSTAUCHUNG ODER ZERRUNG (S. 127).

WAS TUN

ÄRZTLICHE HILFE
Bei starken Schmerzen oder wenn sich innerhalb von 24 Stunden keine Besserung einstellt.

SELBSTHILFE
Siehe: *Schnelle Hilfe bei Zerrungen und Verstauchungen* (S. 73).

Läßt sich die Ursache für die Beschwerden Ihres Kindes anhand dieser Checkliste nicht feststellen, konsultieren Sie innerhalb von 48 Stunden Ihren Arzt.

19 SCHMERZEN IN DEN GLIEDMASSEN

Schmerzen im Arm oder Bein sind bei Kindern häufig Folge eines harmloses Sturzes oder einer geringfügigen Verletzung und nur selten behandlungsbedürftig. Manchmal liegt jedoch auch ein Knochenbruch oder eine Verrenkung vor, das muß sofort ärztlich versorgt werden. Und auch unerklärliche oder anhaltende Schmerzen sollte der Arzt beurteilen.

START

Könnte Ihr Kind gefallen sein, oder hat es sich vor kurzem verletzt?

MÖGLICHERWEISE

UNWAHRSCHEINLICH

Konzentriert sich der Schmerz auf ein oder mehrere Gelenke oder sitzt er im Fuß?

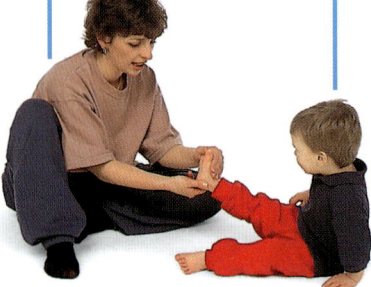

SITZT IM FUSS

UM DEN GELENKBEREICH HERUM LOKALISIERT

NICHTS DERGLEICHEN

Welches Hauptsymptom zeigt der schmerzende Körperteil?

BEWEGUNG SCHMERZT ODER IST EINGESCHRÄNKT

ES LIEGT EINE FEHLSTELLUNG VOR

GLIEDMASS IST GESCHWOLLEN

NICHTS DERGLEICHEN

Siehe Checkliste
21 FUSSPROBLEME

Siehe Checkliste
20 GELENKSCHMERZEN

MÖGLICHE URSACHEN

Ein Knochenbruch oder eine Verrenkung (s. BRÜCHE UND VERRENKUNGEN, S. 128).

WAS TUN

ÄRZTLICHE HILFE
✚ NOTFALL! Rufen Sie den Notarzt, wenn Bein oder Ellenbogen des Kindes von der Verletzung betroffen sind. Sind dagegen Arm oder Schulter betroffen, stellen Sie die entsprechenden Körperteile mit Notverbänden bzw. Schlingen ruhig und fahren Sie das Kind ins Krankenhaus.

SELBSTHILFE
Siehe ERSTE HILFE: *Beinbrüche* (S. 210) oder *Armbrüche* (S. 211).

MÖGLICHE URSACHEN

Schäden an Muskeln oder Bändern (s. VERSTAUCHUNGEN UND ZERRUNGEN, S. 127).

WAS TUN

ÄRZTLICHE HILFE
Sind die Schmerzen oder Schwellungen stark oder stellt sich innerhalb von 24 Stunden keine Besserung ein, konsultieren Sie Ihren Arzt.

SELBSTHILFE
Siehe Einschub gegenüber: *Schnelle Hilfe bei Zerrungen und Verstauchungen* (S. 73).

Hat Ihr Kind Fieber, also eine Temperatur von 38 °C oder darüber, oder fühlt es sich ansonsten unwohl?

FIEBER

FÜHLT SICH UNWOHL

NICHTS DERGLEICHEN

Hat Ihr Kind eines der folgenden Symptome?

KOPFSCHMERZEN

HUSTEN

HALSSCHMERZEN

ROTER ODER BERÜHRUNGSEMPFINDLICHER BEREICH ÜBER DEM KNOCHEN

NICHTS DERGLEICHEN

MÖGLICHE URSACHE

GRIPPE (S. 151).

WAS TUN

ÄRZTLICHE HILFE
Stellt sich nach 48 Stunden keine Besserung ein, entwickeln sich Atembeschwerden oder bildet sich ein Hautausschlag, rufen Sie unverzüglich den Arzt an.

SELBSTHILFE
Siehe Einschub: *Fiebersenkende Maßnahmen (S. 37).*

MÖGLICHE URSACHE

Knocheninfektion (s. KNOCHEN- UND GELENKINFEKTIONEN, S. 133).

WAS TUN

ÄRZTLICHE HILFE
✚ DRINGEND! Rufen Sie unverzüglich Ihren Arzt an!

Hat Ihr Kind minutenlang anhaltende Schmerzattacken im Unterschenkel?

JA

NEIN

MÖGLICHE URSACHE

MUSKELKRÄMPFE (S. 127).

WAS TUN

ÄRZTLICHE HILFE
Bleiben die Beschwerden bestehen, machen Sie einen Arzttermin aus.

SELBSTHILFE
Massieren und dehnen Sie das verletzte Bein sanft.

Läßt sich die Ursache für die Beschwerden Ihres Kindes anhand dieser Checkliste nicht feststellen, oder sind die Schmerzen Ihres Kindes nach 24 Stunden nicht abgeklungen, konsultieren Sie Ihren Arzt.

MÖGLICHE URSACHEN

Muskelprellungen, -stauchungen oder Bänderzerrungen durch eine Verletzung (s. VERSTAUCHUNGEN UND VERRENKUNGEN, S. 127).

WAS TUN

ÄRZTLICHE HILFE
Hat Ihr Kind starke Schmerzen oder scheut es sich, die verletzten Gliedmaßen zu benutzen, oder stellt sich innerhalb von 24 Stunden keine Besserung ein, konsultieren Sie Ihren Arzt.

SELBSTHILFE
Siehe rechts: *Schnelle Hilfe bei Zerrungen und Verstauchungen.*

SELBSTHILFE: SCHNELLE HILFE BEI ZERRUNGEN UND VERSTAUCHUNGEN

Bei Zerrungen oder Verstauchungen und auch bei schweren Prellungen sollte das **PECH**-Erste-Hilfe-Programm angewandt werden.

- Pause: Weisen Sie Ihr Kind an, den verletzten Körperteil ruhig zu halten.
- Eis: Legen Sie 10 bis 15 Minuten eine kalte Kompresse auf – z. B. eine Eispackung oder in einen Waschlappen gewickelte gefrorene Erbsen.
- Compression: Legen Sie mit einem Kissen aus Verbandwatte und elastischen Binden einen Kompressionsverband an.
- Hochlagern: Liegt der verletzte Bereich höher als der Rumpf, wirkt das der Schwellung entgegen.

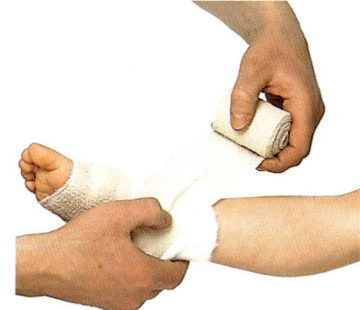

Kompressionsverband
Wickeln Sie ein Kissen aus Verbandwatte um den verletzten Bereich und fixieren Sie das Ganze mit elastischen Binden.

20 GELENKSCHMERZEN

Ernsthafte Gelenkerkrankungen kommen bei Kindern ausgesprochen selten vor. Gelenkschmerzen sind bei ihnen vielmehr gewöhnlich durch Muskel- oder Bänderzerrungen oder -stauchungen im Gelenkbereich verursacht. Bleiben die Schmerzen Ihres Kindes länger bestehen oder treten noch weitere Symptome wie Fieber hinzu, sollten Sie Ihren Arzt konsultieren.

START

Könnte Ihr Kind vor kurzem gestürzt sein oder sich irgendwie verletzt haben?

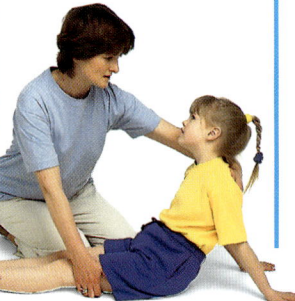

MÖGLICHERWEISE

UNWAHRSCHEINLICH

Wie viele Gelenke sind betroffen?

NUR EIN GELENK

MEHR ALS EIN GELENK

Welches ist das Hauptsymptom an dem betroffenen Gelenk?

EINGESCHRÄNKTE ODER SCHMERZHAFTE BEWEGUNG

FEHLHALTUNG DES GELENKS

GELENK IST GESCHWOLLEN

NICHTS DERGLEICHEN

Hat Ihr Kind eines der folgenden Symptome?

FIEBER

UNWOHLSEIN

ROTES, HEISSES ODER GESCHWOLLENES GELENK

NICHTS DERGLEICHEN

MÖGLICHE URSACHEN

Eine Verrenkung oder ein Knochenbruch in Gelenknähe (s. BRÜCHE UND VERRENKUNGEN, S. 128).

WAS TUN

ÄRZTLICHE HILFE
✚ **NOTFALL!** Rufen Sie den Notarzt, wenn Bein oder Ellenbogen des Kindes von der Verletzung betroffen sind. Sind dagegen Arm, Finger oder Schulter betroffen, fahren Sie mit dem Kind zum Krankenhaus.

SELBSTHILFE
Siehe ERSTE HILFE: *Beinbrüche* (S. 210) oder *Armbrüche* (S. 211).

MÖGLICHE URSACHE

Muskel- oder Bänderzerrungen in Gelenknähe (s. ZERRUNGEN UND VERSTAUCHUNGEN, S. 127).

WAS TUN

ÄRZTLICHE HILFE
Sind die Schmerzen oder Schwellungen stark oder stellt sich innerhalb von 24 Stunden keine Besserung ein, konsultieren Sie Ihren Arzt.

SELBSTHILFE
Siehe Einschub: *Schnelle Hilfe bei Zerrungen und Verstauchungen* (S. 73).

MÖGLICHE URSACHE

Gelenkinfektion (s. KNOCHEN- UND GELENKINFEKTIONEN, S. 133).

WAS TUN

ÄRZTLICHE HILFE
✚ **DRINGEND!** Rufen Sie unverzüglich Ihren Arzt an!

Hat Ihr Kind Schmerzen im Knie, im Hüftgelenk oder in einem Gliedmaß?

- GLIEDMASS
- HÜFTE
- KNIE
- NICHTS DERGLEICHEN

MÖGLICHE URSACHEN

Eine ANGEBORENE HÜFTGELENK-LUXATION (S. 130) könnte bei Kindern, die gerade laufen lernen, eine mögliche Ursache sein. Beim älteren Kind kommt eher die PERTHES-KRANKHEIT (S. 131) oder eine LÖSUNG DER FEMUREPIPHYSE (S. 131) in Frage. Knochen- oder Gelenkinfektionen (s. KNOCHEN- UND GELENKINFEKTIONEN, S. 133) oder FLÜCHTIGE KOXITIS (S. 130) sind weitere mögliche Ursachen. Siehe auch HINKEN (S. 126).

WAS TUN

ÄRZTLICHE HILFE
Holen Sie innerhalb von 24 Stunden ärztlichen Rat ein.

MÖGLICHE URSACHEN

Die häufigste Ursache ist eine VERSTAUCHUNG ODER ZERRUNG (S. 127). Knochen- oder Gelenkinfektionen (s. KNOCHEN- UND GELENKINFEKTIONEN, S. 133) kommen ebenfalls in Betracht. Ist das Kniegelenk betroffen, kann Ihr Kind an einer Knie-Krankheit (s. KNIEERKRANKUNGEN, S. 132) leiden. Siehe auch HINKEN (S. 126).

WAS TUN

ÄRZTLICHE HILFE
Sind die Schmerzen schwer oder stellt sich auch nach 24 Stunden noch keine Besserung ein, konsultieren Sie Ihren Arzt.

SELBSTHILFE
Siehe Einschub: *Schnelle Hilfe bei Zerrungen und Verstauchungen* (S. 73).

MÖGLICHE URSACHE

Eine kurzzeitige Gelenkentzündung, wie sie nach einer akuten Infektion auftreten kann, oder JUVENILE CHRON. ARTHRITIS (S. 132).

WAS TUN

ÄRZTLICHE HILFE
Holen Sie innerhalb von 24 Stunden ärztlichen Rat ein.

Hat Ihr Kind eines der folgenden Symptome?

- GERÖTETE ODER HEISSE GELENKE
- GESCHWOLLENE GELENKE
- NICHTS DERGLEICHEN

Läßt sich die Ursache für die Beschwerden Ihres Kindes anhand dieser Checkliste nicht feststellen oder sind die Schmerzen in dem betroffenen Gelenk nach 24 Stunden nicht abgeklungen, konsultieren Sie Ihren Arzt.

Hat Ihr Kind eines der folgenden Symptome?

- FIEBER
- ALLGEMEINES UNWOHLSEIN
- TIEFROTER HAUTAUSSCHLAG AN DEN EXTREMITÄTEN
- NICHTS DERGLEICHEN

MÖGLICHE URSACHE

SCHOENLEIN-HENOCH-SYNDROM (S. 147).

WAS TUN

ÄRZTLICHE HILFE
✚ DRINGEND! Rufen Sie unverzüglich Ihren Arzt an!

MÖGLICHE URSACHEN

Eine Gelenkentzündung nach einer akuten Infektion oder JUVENILE CHRONISCHE ARTHRITIS (S. 132).

WAS TUN

ÄRZTLICHE HILFE
Holen Sie innerhalb von 24 Stunden ärztlichen Rat ein.

21 FUSSPROBLEME

Die Mehrzahl der in der Kindheit auftretenden Fußprobleme sind harmlos. Die meisten sind sturzbedingt oder haben mit der Haut zu tun. Schlecht sitzendes Schuhwerk kann ebenfalls Fußprobleme verursachen. Schmerzt der Fuß sehr, ist er sehr geschwollen oder bereitet das Gehen Probleme, sollten Sie einen Arzt konsultieren.

START

Tut der Fuß weh oder sieht er fehlgebildet aus?

SCHMERZT

FEHLGEBILDET

Was ist an den Füßen Ihres Kindes auffällig?

PLATTFÜSSE

ANGEZOGENE ODER GEKRÜMMTE ZEHEN

Könnten die Schuhe oder Socken Ihres Kindes zu klein sein?

MÖGLICHERWEISE

UNWAHRSCHEINLICH

Könnte Ihr Kind vor kurzem gestürzt sein oder sich verletzt haben?

MÖGLICHERWEISE

UNWAHRSCHEINLICH

Wie alt ist Ihr Kind?

3 JAHRE ODER ÄLTER

NOCH KEINE 3 JAHRE

MÖGLICHE URSACHE

Zu kleine Schuhe oder Socken können dazu führen, daß Ihr Kind seine Zehen krümmt.

WAS TUN

SELBSTHILFE
Achten Sie stets auf gut sitzende Schuhe und Socken und ersetzen Sie zu eng bzw. zu klein gewordene Fußbekleidung sofort.

Läßt sich die Ursache für die Beschwerden Ihres Kindes anhand dieser Checkliste nicht feststellen, konsultieren Sie innerhalb von 48 Stunden Ihren Arzt.

Inwiefern wird Ihr Kind durch die Verletzung beim Gehen beeinträchtigt?

KANN NICHT AUF DEN VERLETZTEN FUSS AUFTRETEN

KANN ZWAR GEHEN, TUT ABER WEH

MÖGLICHE URSACHEN

Schäden an Muskeln oder Bändern (s. VERSTAUCHUNGEN UND ZERRUNGEN, S. 127).

WAS TUN

ÄRZTLICHE HILFE
Sind die Schmerzen oder die Schwellung stark, konsultieren Sie Ihren Arzt.

SELBSTHILFE
Siehe Einschub: *Schnelle Hilfe bei Zerrungen und Verstauchungen* (S. 73).

MÖGLICHE URSACHE

Unterentwickelte Muskeln und Bänder in der Fußsohle, was in diesem Alter allerdings kein Grund zur Besorgnis ist (s. GERINGFÜGIGE ORTHOPÄDISCHE PROBLEME, S. 129).

WAS TUN

ÄRZTLICHE HILFE
Haben Sie das Gefühl, die Füße Ihres Kindes entwickeln sich nicht richtig, machen Sie einen Arzttermin aus.

MÖGLICHE URSACHE

Plattfüße (s. GERINGFÜGIGE ORTHOPÄDISCHE PROBLEME, S. 129).

WAS TUN

ÄRZTLICHE HILFE
Tun Ihrem Kind die Füße weh oder sind Sie wegen seiner Füße in Sorge, machen Sie einen Arzttermin aus.

MÖGLICHE URSACHE

Möglicherweise hat sich Ihr Kind den Fuß, einen Zeh oder das Gelenk gebrochen (s. BRÜCHE UND VERRENKUNGEN, S. 128).

WAS TUN

ÄRZTLICHE HILFE
✚ **NOTFALL!** Bringen Sie Ihr Kind ins Krankenhaus. Ist Ihnen das selbst nicht möglich, rufen Sie den Notarzt.

SELBSTHILFE
Siehe Einschub gegenüber: *Fiebersenkende Maßnahmen.*

MÖGLICHE URSACHE

Möglicherweise passen die Schuhe nicht richtig oder das Innenfutter oder Fußbett ist abgetragen.

WAS TUN

SELBSTHILFE
Ersetzen Sie zu klein gewordene oder abgetragene Schuhe durch gut sitzende neue. Am besten Sie lassen sich von speziellen Kinderschuh-Fachverkäuferinnen beraten.

MÖGLICHE URSACHE

Dornwarze (s. WARZEN, S. 141).

WAS TUN

ÄRZTLICHE HILFE
Machen Sie einen Arzttermin aus.

MÖGLICHE URSACHE

Fußpilz (s. PILZINFEKTIONEN, S. 142).

WAS TUN

ÄRZTLICHE HILFE
Klingt der Hautbefall nach zweiwöchiger Selbstbehandlung nicht ab oder sind die Fußnägel des Kindes mitbefallen, machen Sie einen Arzttermin aus.

SELBSTHILFE
Tragen Sie ein pilztötendes Mittel auf den befallenen Bereich auf. Trocknen Sie die Zehenzwischenräume nach dem Waschen gut ab.

Wann treten die Schmerzen auf?

- NUR BEIM TRAGEN VON SCHUHEN
- NUR WENN DAS GEWICHT AUF DEN FUSS VERLAGERT WIRD
- IMMER

Fällt Ihnen etwas Ungewöhnliches an der Fußsohle auf?

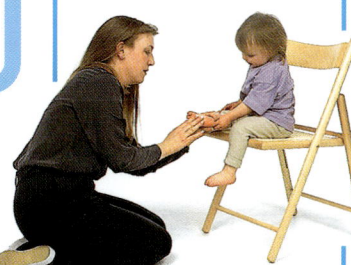

- EINE FLACHE, HARTE HAUTSCHWIELE
- JUCKENDER, SICH ABSCHÄLENDER AUSSCHLAG
- NICHTS DERGLEICHEN

Können Sie eine Rötung oder Schwellung am Fuß oder an den Zehen erkennen?

- JA
- NEIN

Läßt sich die Ursache für die Beschwerden Ihres Kindes anhand dieser Checkliste nicht feststellen, konsultieren Sie innerhalb von 48 Stunden Ihren Arzt.

MÖGLICHE URSACHE

Eine Schnittwunde oder eine Infektion durch einen Fremdkörper kann die Ursache sein.

WAS TUN

ÄRZTLICHE HILFE
Holen Sie innerhalb von 24 Stunden ärztlichen Rat ein.

SELBSTHILFE
Entfernen Sie den Fremdkörper mit einer Pinzette. Versorgen Sie den verletzten Bereich mit einem Verband, und lagern Sie den Fuß hoch.

22 HAUTAUSSCHLAG MIT FIEBER

Die Kombination von Hautausschlag und Fieber, d.h. einer Temperatur von 38 °C oder mehr, ist gewöhnlich durch eine Infektionskrankheit verursacht. Die meisten dieser Erkrankungen sind viral bedingt und klingen schnell wieder ab. Sie sollten aber auch in diesen Fällen den Arzt hinzuziehen, um die Diagnose abzuklären.

WARNSIGNALE

Rufen Sie sofort den Arzt an, wenn Ihr Kind eine der typischen Kinderkrankheiten hat und noch während der Erkrankung oder nach der vermeintlichen Ausheilung eines der folgenden Symptome auftritt:
- Ungewöhnliche Schläfrigkeit oder Schlappheit
- Krampfanfälle
- Temperatur über 40 °C
- Ungewöhnlich schnelle Atmung
- Geräuschvolle oder mühsame Atmung
- Starke Kopfschmerzen
- Will seit sechs Stunden nicht trinken

START

Durch welche Symptome ist der Ausschlag Ihres Kindes gekennzeichnet?

- NICHT ERHABENE PURPURNE FLECKEN, DIE BEIM DARAUFDRÜCKEN NICHT VERBLASSEN
- FEINER, ROTER AUSSCHLAG, DER BEIM DARAUFDRÜCKEN WEISS WIRD
- ERHABENER, ROTFLECKIGER AUSSCHLAG
- KLEINE ROTE FLECKEN, DIE IN BLÄSCHEN ÜBERGEHEN UND DANN UNTER KRUSTENBILDUNG EINTROCKNEN
- NICHT ERHABENE ROSAROTE FLECKEN, DIE SICH ZUERST IM GESICHT UND AM RUMPF ZEIGEN
- HELLROTER AUSSCHLAG AUF DEN WANGEN
- NICHTS DERGLEICHEN

Läßt sich die Ursache für die Beschwerden Ihres Kindes anhand dieser Checkliste nicht feststellen, konsultieren Sie innerhalb von 24 Stunden Ihren Arzt.

MÖGLICHE URSACHE

Eine bakterielle Infektion mit Meningokokken, dem Erreger der HIRNHAUTENTZÜNDUNG (S. 158).

WAS TUN

ÄRZTLICHE HILFE
✚ NOTFALL! Rufen Sie den Notarzt!

MÖGLICHE URSACHE

WINDPOCKEN (S. 158).

WAS TUN

ÄRZTLICHE HILFE
Machen Sie einen Arzttermin aus.

SELBSTHILFE
Siehe Einschub: *Fiebersenkende Maßnahmen* (S. 37).

MÖGLICHE URSACHE

RINGELRÖTELN (S. 119).

WAS TUN

ÄRZTLICHE HILFE
Machen Sie einen Arzttermin aus, um die Diagnose zu sichern, vor allem wenn Ihr Kind an SICHELZELLENANÄMIE (S. 199) leidet.

SELBSTHILFE
Siehe Einschub: *Fiebersenkende Maßnahmen* (S. 37).

Wie hoch war die Temperatur Ihres Kindes in den letzten drei, vier Tagen vor Ausbruch des Hautausschlages?

- 38,5 °C ODER DARÜBER
- UNTER 38,5 °C

MÖGLICHE URSACHE

RÖTELN (S. 119).

WAS TUN

ÄRZTLICHE HILFE
Machen Sie einen Arzttermin aus.

SELBSTHILFE
Siehe Einschub: *Fiebersenkende Maßnahmen* (S. 37).

MÖGLICHE URSACHE

MASERN (S. 118) oder, selten,
KAWASAKI-SYNDROM (S. 125).

WAS TUN

ÄRZTLICHE HILFE
Holen Sie innerhalb von
24 Stunden ärztlichen Rat ein.

SELBSTHILFE
Siehe Einschub: *Fiebersenkende
Maßnahmen* (S. 37).

HÄUFIGE KINDERKRANKHEITEN UND IHR AUSSEHEN

Diese Bilder sollen Ihnen helfen, die sechs wichtigsten Kinderkrankheiten voneinander zu unterscheiden. Da der Ausschlag jedoch individuell etwas anders geartet sein kann, sollten Sie die Diagnose in jedem Fall von Ihrem Arzt bestätigen lassen. Rufen Sie sofort den Notarzt, wenn Ihr Kind den für eine Hirnhautentzündung typischen Ausschlag hat.

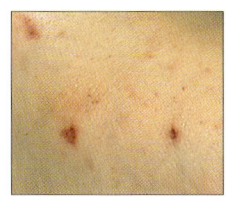
HIRNHAUTENTZÜNDUNG

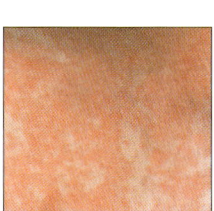
SCHARLACH

MASERN

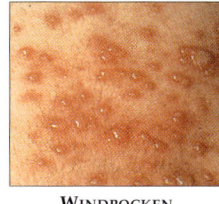
WINDPOCKEN

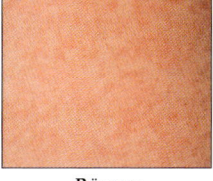
RÖTELN

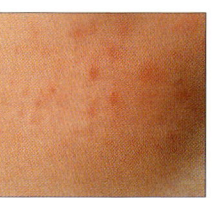
DREITAGEFIEBER

**Hatte Ihr Kind
vor Ausbruch des
Hautausschlags
eines der folgenden
Symptome?**

- SCHNUPFEN
- HUSTEN
- GERÖTETE AUGEN
- HALSSCHMERZEN
- ERBRECHEN
- NICHTS DERGLEICHEN

MÖGLICHE URSACHE

SCHARLACH (S. 121).

WAS TUN

ÄRZTLICHE HILFE
Holen Sie innerhalb von 24 Stunden ärztlichen Rat ein.

SELBSTHILFE
Siehe Einschübe: *Fiebersenkende
Maßnahmen* (S. 37) und *Schnelle
Hilfe bei Halsentzündungen* (S. 91).

Hat Ihr Kind in der vergangenen Woche Medikamente eingenommen?

- JA
- NEIN

MÖGLICHE URSACHE

Arzneimittelallergie (s. ALLERGIEN, S. 152).

WAS TUN

ÄRZTLICHE HILFE
✚ DRINGEND! Klären Sie telefonisch mit Ihrem Arzt ab, ob das Medikament für die Symptome Ihres Kindes verantwortlich sein könnte und ob Sie es besser absetzen sollten.

**Läßt sich die Ursache für die
Beschwerden Ihres Kindes anhand
dieser Checkliste nicht feststellen,
konsultieren Sie innerhalb von
24 Stunden Ihren Arzt.**

MÖGLICHE URSACHE

DREITAGEFIEBER (S. 121).

WAS TUN

ÄRZTLICHE HILFE
Sind Sie unsicher und besorgt wegen des Zustands Ihres Kindes, machen Sie einen Arzttermin aus.

SELBSTHILFE
Siehe Einschub: *Fiebersenkende
Maßnahmen* (S. 37).

23 PICKEL, PUSTELN, HAUTAUSSCHLÄGE

Für andere Hautprobleme bei Babys siehe Checkliste 7

Pickel, Pusteln und Hautausschläge sind meist eine Reaktion auf eine lokale oder allgemeine Infektion oder das Symptom einer allergischen Reaktion. Liegen ansonsten keine Krankheitszeichen vor, sind diese Hautveränderungen meist harmlos. Juckt die Haut jedoch stark, ist sie wund oder leidet das Kind sehr, konsultieren Sie Ihren Arzt.

WARNSIGNALE

Rufen Sie bei Auftreten eines der nachfolgenden Symptome sofort den Arzt an:
- Schwellung von Gesicht oder Mund
- Geräuschvolle oder mühsame Atmung
- Schluckbeschwerden
- Ungewöhnliche Schläfrigkeit

START

Hat Ihr Kind Fieber, d.h. eine Temperatur von 38°C oder darüber?

JA

NEIN

Siehe Checkliste **22 HAUTAUSSCHLAG MIT FIEBER**

Besteht Juckreiz?

NEIN

JA

Ist nur ein Hautbereich betroffen?

NEIN, AUCH ANDERE HAUTBEREICHE

JA

Wo ist der Ausschlag?

VORWIEGEND IM GESICHT UND IM GELENKBEREICH

AUF DER KOPFHAUT, AM RUMPF UND AN DEN GLIEDMASSEN

Wodurch ist der Hautausschlag gekennzeichnet?

ROTE, SCHUPPIGE ODER BLÄSCHENARTIGE FLECKEN

LEICHT ERHABENER, HELLROT GEFLECKTER AUSSCHLAG

KLEINE ENTZÜNDETE PUSTELN IN EINEM ÖRTLICH BEGRENZTEN BEREICH

NICHTS DERGLEICHEN

MÖGLICHE URSACHE

NEURODERMITIS (S. 135).

WAS TUN

ÄRZTLICHE HILFE
Juckt der Hautausschlag stark, erstreckt er sich über große Bereiche oder näßt er, machen Sie einen Arzttermin aus.

MÖGLICHE URSACHE

Ringelflechte (s. PILZINFEKTIONEN, S. 142).

WAS TUN

ÄRZTLICHE HILFE
Machen Sie einen Arzttermin aus.

MÖGLICHE URSACHE

Insektenstiche bzw. -bisse (s. INSEKTENSTICHE UND -BISSE, S. 138), möglicherweise von einer Mücke oder von Flöhen.

WAS TUN

SELBSTHILFE
Legen Sie eine kalte Kompresse auf und tragen Sie eine juckreizlindernde Salbe auf.

**Wie sieht der Aus-
schlag, die Pusteln aus?**

- GRUPPEN DERBER PAPELN, DIE AUF DER HÖHE EINE DELLE HABEN
- EITRIGE BEREICHE ODER GELBLICH-BRAUNE KRUSTEN, OFT IM GESICHT
- EINE ODER MEHRERE HARTE, RAUH-ZERKLÜFTETE VERHORNUNGEN
- EINE SCHMERZHAFTE, ROTE GESCHWULST MIT GELBER SPITZE
- WINZIGE, ROTE UND JUCKENDE PUSTELN ODER GEFÜLLTE BLÄSCHEN
- NICHTS DERGLEICHEN

MÖGLICHE URSACHEN

MOLLUSCUM CONTAGIOSUM (S. 141).

WAS TUN

ÄRZTLICHE HILFE
Machen Sie einen Arzttermin aus.

MÖGLICHE URSACHE

IMPETIGO (S. 139).

WAS TUN

ÄRZTLICHE HILFE
Holen Sie innerhalb von 24 Stunden ärztlichen Rat ein.

MÖGLICHE URSACHE

WARZEN (S. 141).

WAS TUN

ÄRZTLICHE HILFE
Bereiten die Warzen Beschwerden oder stören Sie, machen Sie einen Arzttermin aus.

Fortsetzung auf S. 82 oben

MÖGLICHE URSACHE

NESSELSUCHT (S. 138).

WAS TUN

ÄRZTLICHE HILFE
Ist der Ausschlag nach vier Wochen nicht abgeklungen oder treten neue Schübe auf, machen Sie einen Arzttermin aus.

SELBSTHILFE
Legen Sie zur Linderung des Juckreizes kalte Kompressen auf oder tragen Sie eine juckreizlindernde Salbe auf.

MÖGLICHE URSACHE

Ein FURUNKEL (S. 137).

WAS TUN

ÄRZTLICHE HILFE
Ist das Furunkel sehr schmerzhaft oder bilden sich mehrere Furunkel, machen Sie einen Arzttermin aus.

MÖGLICHE URSACHE

Durch starkes Schwitzen verursachter Ausschlag.

WAS TUN

SELBSTHILFE
Legen Sie so oft wie nötig kalte Kompressen auf, um den Juckreiz zu lindern. Den betroffenen Hautbereich nicht mit Seife waschen.

MÖGLICHE URSACHE

KRÄTZE (S. 143).

WAS TUN

ÄRZTLICHE HILFE
Machen Sie einen Arzttermin aus.

Schwellungen im Gesicht oder am Mund?

- NEIN
- JA

MÖGLICHE URSACHE

Allergische Reaktion, die durch Insektenstiche oder Erdnüsse ausgelöst sein und einen ANAPHYLAKTISCHEN SCHOCK (S. 154) zur Folge haben kann.

WAS TUN

ÄRZTLICHE HILFE
✚ NOTFALL! Rufen Sie den Notarzt!

Fortsetzung auf S. 82 unten

23 Pickel, Pusteln und Hautausschläge (Fortsetzung)

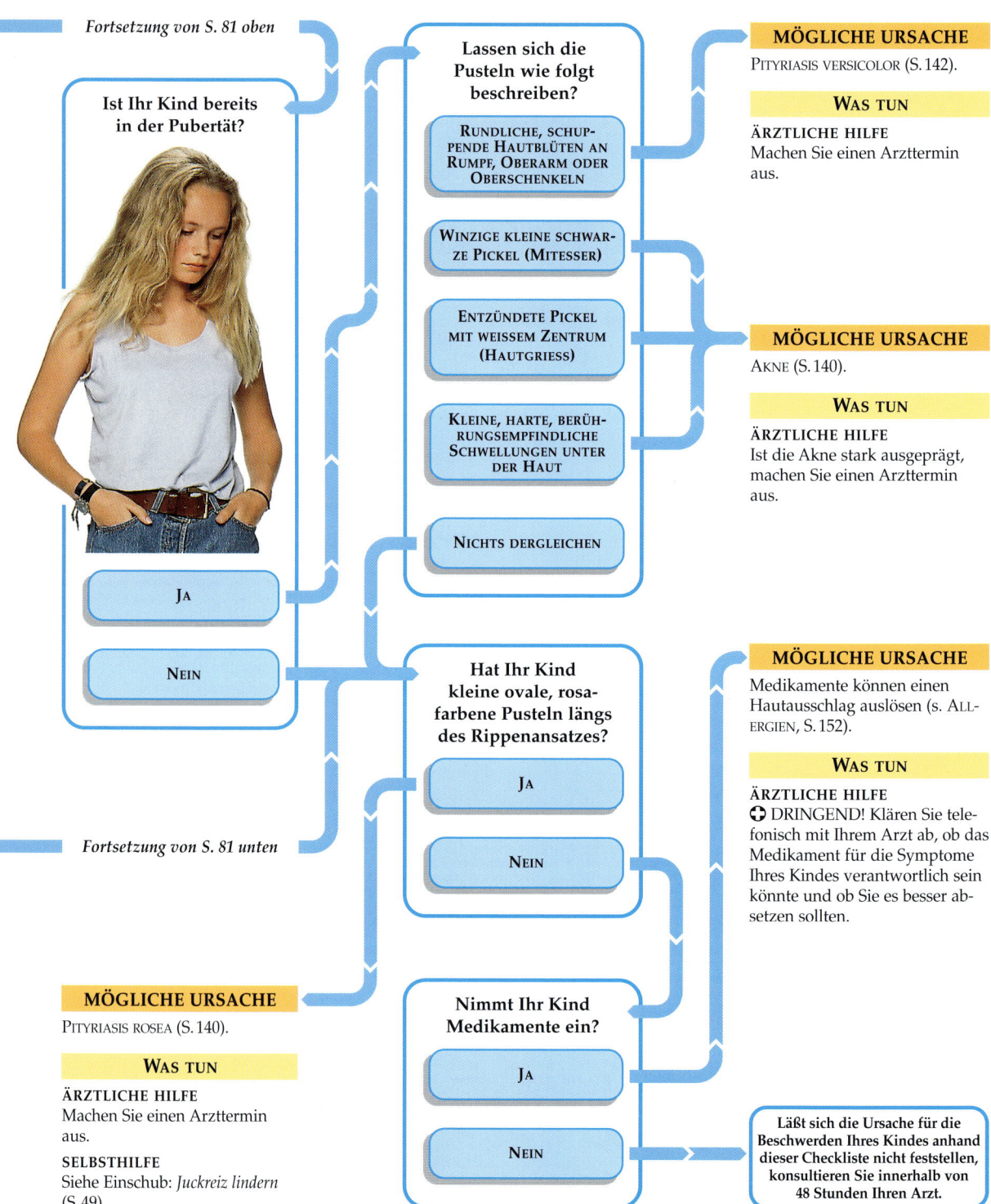

Fortsetzung von S. 81 oben

Ist Ihr Kind bereits in der Pubertät?

JA

NEIN

Lassen sich die Pusteln wie folgt beschreiben?

RUNDLICHE, SCHUPPENDE HAUTBLÜTEN AN RUMPF, OBERARM ODER OBERSCHENKELN

WINZIGE KLEINE SCHWARZE PICKEL (MITESSER)

ENTZÜNDETE PICKEL MIT WEISSEM ZENTRUM (HAUTGRIESS)

KLEINE, HARTE, BERÜHRUNGSEMPFINDLICHE SCHWELLUNGEN UNTER DER HAUT

NICHTS DERGLEICHEN

MÖGLICHE URSACHE

PITYRIASIS VERSICOLOR (S. 142).

WAS TUN

ÄRZTLICHE HILFE
Machen Sie einen Arzttermin aus.

MÖGLICHE URSACHE

AKNE (S. 140).

WAS TUN

ÄRZTLICHE HILFE
Ist die Akne stark ausgeprägt, machen Sie einen Arzttermin aus.

Hat Ihr Kind kleine ovale, rosafarbene Pusteln längs des Rippenansatzes?

JA

NEIN

Fortsetzung von S. 81 unten

MÖGLICHE URSACHE

Medikamente können einen Hautausschlag auslösen (s. ALLERGIEN, S. 152).

WAS TUN

ÄRZTLICHE HILFE
✚ DRINGEND! Klären Sie telefonisch mit Ihrem Arzt ab, ob das Medikament für die Symptome Ihres Kindes verantwortlich sein könnte und ob Sie es besser absetzen sollten.

MÖGLICHE URSACHE

PITYRIASIS ROSEA (S. 140).

WAS TUN

ÄRZTLICHE HILFE
Machen Sie einen Arzttermin aus.

SELBSTHILFE
Siehe Einschub: *Juckreiz lindern* (S. 49).

Nimmt Ihr Kind Medikamente ein?

JA

NEIN

Läßt sich die Ursache für die Beschwerden Ihres Kindes anhand dieser Checkliste nicht feststellen, konsultieren Sie innerhalb von 48 Stunden Ihren Arzt.

24 JUCKREIZ

Juckreiz kann lokal auf einen bestimmten Bereich beschränkt sein oder den gesamten Körper befallen. Es gibt viele Ursachen für Juckreiz, angefangen bei allergischen Reaktionen bis hin zu Parasitenbefall. Da starker Juckreiz sehr belastend sein und Kratzen eine Infektion verursachen kann, ist eine schnelle Behandlung der zugrundeliegenden Ursache wichtig.

START

Siehe Checkliste 23 PICKEL, PUSTELN, HAUTAUSSCHLÄGE

Hat Ihr Kind eine entzündete Haut oder juckende Pusteln?

- JUCKENDER HAUTAUSSCHLAG
- ENTZÜNDETER HAUTBEREICH
- NICHTS DERGLEICHEN

Wo ist der Juckreiz lokalisiert?

- ZWISCHEN DEN ZEHEN ODER AN DER FUSSOHLE
- ANALREGION
- KOPFHAUT
- GENITALBEREICH (BEIM MÄDCHEN)
- GROSSFLÄCHIGER KÖRPERBEREICH
- NICHTS DERGLEICHEN

Hat Ihr Kind eine der folgenden Textilien auf nackter Haut getragen?

- WOLLE
- SYNTHETISCHES MATERIAL
- NICHTS DERGLEICHEN

Hat Ihr Kind gräuliche Linien in den Fingerzwischenräumen, an Handgelenken, Handflächen?

- NEIN
- JA

MÖGLICHE URSACHE

Fußpilz (s. PILZINFEKTIONEN, S. 142).

WAS TUN

ÄRZTLICHE HILFE
Ist der Hautausschlag nach zwei Wochen nicht abgeklungen, oder sind die Fußnägel des Kindes mitbefallen, machen Sie einen Arzttermin aus.

SELBSTHILFE
Behandeln Sie die Füße mit einem pilztötenden Mittel.

MÖGLICHE URSACHE

FADENWÜRMER (S. 188).

WAS TUN

ÄRZTLICHE HILFE
Machen Sie einen Arzttermin aus.

Siehe Checkliste 25 HAAR- UND KOPFHAUTPROBLEME

Siehe Checkliste 41 BESCHWERDEN IM GENITALBEREICH BEI MÄDCHEN

Läßt sich die Ursache für die Beschwerden Ihres Kindes anhand dieser Checkliste nicht feststellen, konsultieren Sie innerhalb von 48 Stunden Ihren Arzt.

MÖGLICHE URSACHE

Empfindliche Haut

WAS TUN

SELBSTHILFE
Spülen Sie Waschpulver gründlich aus. Direkt auf der Haut sollte möglichst nur Baumwolle getragen werden.

MÖGLICHE URSACHE

KRÄTZE (S. 143).

WAS TUN

ÄRZTLICHE HILFE
Machen Sie einen Arzttermin aus.

25 HAAR- UND KOPFHAUTPROBLEME

Kinder haben zwar häufig Probleme mit dem Haar oder der Kopfhaut, doch meist sind diese Störungen harmlos. Hauterkrankungen, Infektionen oder Parasitenbefall sind die häufigsten Ursachen für Kopfhautprobleme. Haarausfall dagegen wird meist durch zu heftiges Ziehen am Haar oder zu straff nach hinten gebundenes Haar verursacht.

START

Hat Ihr Kind eines der folgenden Symptome?

- KAHLSTELLEN AUF DEM KOPF
- SCHUPPIGE KOPFHAUT
- JUCKENDE KOPFHAUT
- SCHÜTTER WERDENDES HAAR
- GELBLICH-SCHUPPIGE KRUSTEN AUF DER KOPFHAUT
- NICHTS DERGLEICHEN

Wie alt ist Ihr Kind?

- NOCH KEIN JAHR ALT
- 1 JAHR ODER ÄLTER

Läßt der Juckreiz nach einer gründlichen Kopfwäsche für ein paar Tage nach?

- JA
- NEIN

Wie alt ist Ihr Kind?

- 1 JAHR ODER ÄLTER
- NOCH KEIN JAHR ALT

MÖGLICHE URSACHE

Reibt Ihr Baby seinen Kopf häufig z. B. an der Liegefläche des Babysitzes, kann das Haar ausfallen, und es können sich Kahlstellen bilden. Dieser Haarausfall ist normal und wird schnell wieder durch neues, kräftigeres Haar ersetzt.

WAS TUN

ÄRZTLICHE HILFE
Hat Ihr Kind nur wenig oder gar keine Haare, sollten Sie seinen Kopf stets vor Sonne oder Kälte schützen.

MÖGLICHE URSACHE

Schuppen (s. SEBORRHOISCHES EKZEM, S. 134).

WAS TUN

SELBSTHILFE
Waschen Sie die Haare Ihres Kindes mit einem Anti-Schuppen-Shampoo. Bessern sich die Symptome nicht innerhalb von zwei Wochen, machen Sie einen Arzttermin aus.

MÖGLICHE URSACHE

KOPFLÄUSE (S. 143).

WAS TUN

SELBSTHILFE
Behandeln Sie die Haare Ihres Kindes mit einem in der Apotheke erhältlichen Mittel gegen Kopfläuse. Ist Ihr Kind noch keine zwei Jahre alt oder hat es eine Allergie, ziehen Sie vor Beginn der Behandlung einen Arzt zu Rate.

MÖGLICHE URSACHE

Milchschorf (s. SEBORRHOISCHES EKZEM, S. 134).

WAS TUN

ÄRZTLICHE HILFE
Machen Sie einen Arzttermin aus.

Läßt sich die Ursache für die Beschwerden Ihres Kindes anhand dieser Checkliste nicht feststellen, machen Sie einen Arzttermin aus.

Wie sieht die Kopfhaut an der kahlen Stelle aus?

NORMAL

SCHUPPIG UND ENTZÜNDET

MÖGLICHE URSACHE

Ein örtlich begrenzte Kahlheit, die oftmals keinen ersichtlichen Grund hat.

WAS TUN

ÄRZTLICHE HILFE
Machen Sie einen Arzttermin aus.

MÖGLICHE URSACHE

Ringelflechte (s. PILZINFEKTIONEN, S. 142).

WAS TUN

ÄRZTLICHE HILFE
Machen Sie einen Arzttermin aus.

Trifft eine der folgenden Aussagen auf Ihr Kind zu?

WAR VOR KURZEM ERST KRANK

NIMMT MEDIKAMENTE EIN

NICHTS DERGLEICHEN

MÖGLICHE URSACHE

Wird das Haar schütter, kann dies auf eine Erkrankung zurückgehen. In den nächsten Monaten sollte das Haar wieder so kräftig werden wie zuvor.

WAS TUN

ÄRZTLICHE HILFE
Sind Sie besorgt, konsultieren Sie Ihren Arzt.

MÖGLICHE URSACHE

Schütter werdendes Haar kann beim Kind eine Arzneimittelnebenwirkung sein.

WAS TUN

ÄRZTLICHE HILFE
Klären Sie telefonisch mit Ihrem Arzt ab, ob das Medikament für die Symptome Ihres Kindes verantwortlich sein könnte und ob Sie es besser absetzen sollten.

Spielt Ihr Kind gern mit seinem Haar oder ist es nach hinten zurückgebunden?

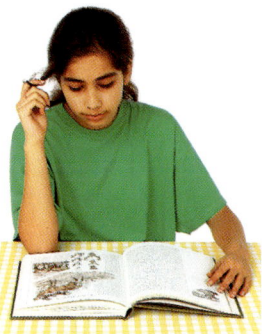

MÖGLICHE URSACHE

Wenn das Haar Ihres Kindes ausfällt, wirkt es deutlich schütterer, bis schließlich neues, kräftigeres Haar nachwächst. Dieser Prozeß ist normal und kein Grund zur Sorge.

WAS TUN

SELBSTHILFE
Schützen Sie den Kopf Ihres Babys vor Sonne und Kälte.

MÖGLICHE URSACHE

Ständiges Haareziehen kann auf eine psychische Störung hinweisen (s. VERHALTENSAUFFÄLLIGKEITEN, S. 169).

WAS TUN

ÄRZTLICHE HILFE
Gehen Ihrem Kind viele Haare aus oder hat es noch andere Verhaltensstörungen, machen Sie einen Arzttermin aus.

ZIEHT UND DREHT HÄUFIG SEIN HAAR

TRÄGT SEIN HAAR ZU EINEM FESTEN ZOPF GEBUNDEN ODER GEFLOCHTEN

NICHTS DERGLEICHEN

Läßt sich die Ursache für die Beschwerden Ihres Kindes anhand dieser Checkliste nicht feststellen, machen Sie einen Arzttermin aus.

MÖGLICHE URSACHE

Eine durch exzessives Haareziehen verursachte Haarwurzelschädigung kann zu vorübergehendem Haarausfall führen.

WAS TUN

SELBSTHILFE
Lassen Sie Ihrem Kind eine andere Frisur machen.

26 ATEMBESCHWERDEN

Es gibt bei Kindern eine ganze Reihe möglicher Atembeschwerden, angefangen bei geräuschvoller oder beschleunigter Atmung bis hin zur Atemnot. Viele Kinder reagieren auf eine banale Atemwegsinfektion mit einer keuchenden Atmung. Atembeschwerden aber, die von Warnsignalen begleitet sind (s. re.), stellen einen medizinischen Notfall dar.

> **WARNSIGNALE**
> Werden die Atembeschwerden Ihres Kindes von einem der folgenden Symptome begleitet, rufen Sie sofort den Notarzt:
> - Bläulich gefärbte Lippen oder Zunge
> - Ungewöhnliche Schläfrigkeit
> - Unfähigkeit, normal zu reden oder Laute zu bilden

START

Wie lange hat Ihr Kind schon die Atembeschwerden?

- ERST SEIT EIN PAAR MINUTEN
- SEIT MEHR ALS EIN PAAR MINUTEN

Liegt eines der folgenden Warnzeichen vor?

- BLÄULICH GEFÄRBTE LIPPEN ODER ZUNGE
- UNGEWÖHNLICHE SCHLÄFRIGKEIT
- UNFÄHIGKEIT, NORMAL ZU SPRECHEN ODER LAUTE HERVORZUBRINGEN
- NICHTS DERGLEICHEN

Wie alt ist Ihr Kind?

- 18 MONATE ODER ÄLTER
- NOCH KEINE 18 MONATE

Könnte Ihr Kind einen kleineren Gegenstand verschluckt haben?

- MÖGLICHERWEISE
- UNWAHRSCHEINLICH

Hatte Ihr Kind bereits einmal einen Asthmaanfall oder ist es wegen Asthma in Behandlung?

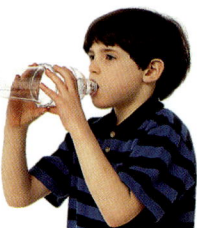

- HATTE EINEN ASTHMAANFALL
- IST WEGEN ASTHMA IN BEHANDLUNG
- NICHTS DERGLEICHEN

MÖGLICHE URSACHE
EIN SCHWERER ASTHMAANFALL (S. 153).

WAS TUN
ÄRZTLICHE HILFE
✚ **NOTFALL!** Rufen Sie den Notarzt!

SELBSTHILFE
Geben Sie dem Kind seine verordneten Medikamente. Siehe Einschub: *Atemnot lindern beim Asthmaanfall* (gegenüber) und ERSTE HILFE: *Künstliche Beatmung* (S. 205).

MÖGLICHE URSACHE
BRONCHIOLITIS (S. 155), LUNGENENTZÜNDUNG (S. 155), schwerer KRUPP (S. 150) oder ASTHMA (S. 153).

WAS TUN
ÄRZTLICHE HILFE
✚ **NOTFALL!** Rufen Sie den Notarzt!

SELBSTHILFE
Siehe ERSTE HILFE: *Künstliche Beatmung* (S. 205).

MÖGLICHE URSACHE
Verschlucken eines Fremdkörpers.

WAS TUN
ÄRZTLICHE HILFE
✚ **NOTFALL!** Rufen Sie den Notarzt!

SELBSTHILFE
Siehe ERSTE HILFE: *Verschlucken* (S. 204)

Leidet Ihr Kind an wiederholten Episoden eines der folgenden Symptome?

> GIEMENDE, D.H. PFEIFENDE ATMUNG

> KURZATMIGKEIT

> NÄCHTLICHER HUSTEN

> NICHTS DERGLEICHEN

SELBSTHILFE: ATEMNOT LINDERN BEIM ASTHMAANFALL

Die folgenden Maßnahmen können die Atemnot Ihres Kindes lindern helfen:

- Setzen Sie Ihr Kind auf. Beugen Sie es über einen Tisch oder eine Stuhllehne.
- Verabreichen Sie sofort bei Auftreten der ersten Atembeschwerden alle für diesen Fall verschriebenen Medikamente.
- Sorgen Sie dafür, daß Ihr Kind in Ruhe gelassen wird. Jede Aufregung macht die Atmung noch beschwerlicher.

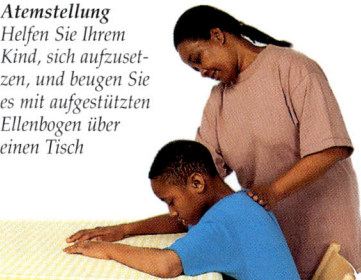

Atemstellung
Helfen Sie Ihrem Kind, sich aufzusetzen, und beugen Sie es mit aufgestützten Ellenbogen über einen Tisch

MÖGLICHE URSACHE

ASTHMA (S. 153).

WAS TUN

ÄRZTLICHE HILFE
Wenn es Ihrem Kind offensichtlich sehr schlecht geht oder sich Atembeschwerden entwickeln, rufen Sie sofort Ihren Arzt an.

SELBSTHILFE
Siehe Einschub oben: *Atemnot lindern beim Asthmaanfall.*

MÖGLICHE URSACHE

LUNGENENTZÜNDUNG (S. 155) oder BRONCHIOLITIS (S. 155).

WAS TUN

ÄRZTLICHE HILFE
✚ DRINGEND! Rufen Sie unverzüglich Ihren Arzt an!

SELBSTHILFE
Siehe Einschübe: *Atemnot lindern beim Asthmaanfall* (oben) und *Die Atemfrequenz überprüfen* (S. 90).

Hat Ihr Kind von Geburt an eine geräuschvolle Krupp-Atmung, ist ansonsten aber gesund?

> NEIN

> JA

Trifft eines der folgenden Symptome auf Ihr Kind zu?

> SCHNELLE ATMUNG, FIEBER UND HUSTEN

> HEISERE STIMME, GERÄUSCHVOLLE ATMUNG UND BELLENDER HUSTEN

> NICHTS DERGLEICHEN

MÖGLICHE URSACHE

KRUPP (S. 150).

WAS TUN

ÄRZTLICHE HILFE
✚ DRINGEND! Rufen Sie unverzüglich Ihren Arzt an!

Hat sich die Atmung Ihres Kindes vor kurzem verändert?

> JA

> NEIN

MÖGLICHE URSACHE

Stridor connatus, eine harmlose Störung, die sich in der Regel später zurückbildet.

WAS TUN

ÄRZTLICHE HILFE
Stellt sich nach dem zweiten Lebensmonat noch keine Besserung ein, machen Sie einen Arzttermin aus.

MÖGLICHE URSACHE

ASTHMA (S. 153) oder BRONCHITIS (S. 154).

WAS TUN

ÄRZTLICHE HILFE
Holen Sie innerhalb von 24 Stunden ärztlichen Rat ein.

SELBSTHILFE
Siehe Einschub oben: *Atemnot lindern beim Asthmaanfall.*

27 HUSTEN

Bei sehr jungen Säuglingen kommt Husten nur selten vor. Bei älteren Kindern wird Husten dagegen meist durch harmlose Atemwegsinfektionen wie eine Erkältung verursacht. Ganz plötzlich auftretender Husten bei einem ansonsten gesunden Kind kann dadurch verursacht sein, daß die Atemwege verlegt sind.

WARNSIGNALE

Rufen Sie bei Auftreten eines der nachfolgenden Symptome sofort den Notarzt an:
- Bläulich gefärbte Lippen oder Zunge
- Ungewöhnliche Schläfrigkeit
- Unfähigkeit, normal zu reden oder Laute zu bilden

Rufen Sie bei Auftreten des nachfolgenden Symptom den Arzt an:
- Eingesunkener Zwischenrippenraum beim Einatmen

START

Wie alt ist Ihr Kind?

- NOCH KEIN JAHR ALT
- 1 JAHR ODER ÄLTER

Ist die Atmung Ihres Kindes ungewöhnlich schnell oder geräuschvoll (siehe Einschub S. 90)?

- UNGEWÖHNLICH SCHNELL
- GERÄUSCHVOLL
- NICHTS DERGLEICHEN

Hat Ihr Kind Fieber, d.h. eine Temperatur von 38°C oder darüber?

- JA
- NEIN

MÖGLICHE URSACHE

ERKÄLTUNG (S. 148), BRONCHIOLITIS (S. 155) oder LUNGENENTZÜNDUNG (S. 155).

WAS TUN

ÄRZTLICHE HILFE
Geht es Ihrem Kind offensichtlich sehr schlecht oder entwickeln sich Atembeschwerden, rufen Sie sofort Ihren Arzt an.

SELBSTHILFE
Siehe Einschub: *Hustenlindernde Maßnahmen* (S. 90).

Siehe Checkliste **26 ATEMBESCHWERDEN**

MÖGLICHE URSACHEN

KEUCHHUSTEN (S. 123) oder ASTHMA (S. 153).

WAS TUN

ÄRZTLICHE HILFE
Holen Sie innerhalb von 24 Stunden ärztlichen Rat ein.

SELBSTHILFE
Siehe Einschub: *Hustenlindernde Maßnahmen* (S. 90).

Wann hustet Ihr Kind?

- VORNEHMLICH NACHTS
- IMMER

Wann hustet Ihr Kind?

- IMMER
- VORNEHMLICH NACHTS

MÖGLICHE URSACHEN

KEUCHHUSTEN (S. 123) oder ASTHMA (S. 153).

WAS TUN

ÄRZTLICHE HILFE
Holen Sie innerhalb von 24 Stunden ärztlichen Rat ein.

SELBSTHILFE
Siehe Einschub: *Hustenlindernde Maßnahmen* (S. 90).

Ist der Husten durch eine der folgenden Eigenschaften gekennzeichnet?

- KOMMT ANFALLARTIG UND HÖRT MIT KEUCHENDER ATMUNG AUF
- GEHT MIT ERBRECHEN EINHER
- NICHTS DERGLEICHEN

Trifft eine der folgenden Aussagen auf Ihr Kind zu?

- HAT EINEN HAUTAUSSCHLAG
- HATTE KÜRZLICH KONTAKT MIT MASERNKRANKEN
- NICHTS DERGLEICHEN

Hat Ihr Kind Nasensymptome?

- VERSTOPFTE NASE
- LAUFENDE NASE
- NICHTS DERGLEICHEN

MÖGLICHE URSACHE

MASERN (S. 118).

WAS TUN

ÄRZTLICHE HILFE
Holen Sie innerhalb von 24 Stunden ärztlichen Rat ein.

SELBSTHILFE
Siehe Einschub: *Fiebersenkende Maßnahmen* (S. 37).

MÖGLICHE URSACHE

 ERKÄLTUNG (S. 148).

WAS TUN

ÄRZTLICHE HILFE
Leidet Ihr Kind stark unter den Symptomen, konsultieren Sie einen Arzt.

SELBSTHILFE
Siehe Einschub: *Hustenlindernde Maßnahmen* (S. 90).

MÖGLICHE URSACHE

ERKÄLTUNG (S. 148) oder GRIPPE (S. 151).

WAS TUN

ÄRZTLICHE HILFE
Entwickeln sich Atembeschwerden, rufen Sie Ihren Arzt an. Tritt ein Hautausschlag auf, holen Sie innerhalb von 24 Stunden ärztlichen Rat ein.

SELBSTHILFE
Siehe Einschübe: *Hustenlindernde Maßnahmen* (S. 90) und *Fiebersenkende Maßnahmen* (S. 37).

Wie lange hustet Ihr Kind schon?

- SEIT WENIGER ALS 24 STUNDEN
- SEIT 24 STUNDEN ODER LÄNGER

MÖGLICHE URSACHE

Inhalierter Fremdkörper

WAS TUN

ÄRZTLICHE HILFE
✚ DRINGEND! Rufen Sie unverzüglich Ihren Arzt an!

SELBSTHILFE
Siehe ERSTE HILFE: *Verschlucken* (S. 204).

MÖGLICHE URSACHE

POLYPEN (S. 149).

WAS TUN

ÄRZTLICHE HILFE
Machen Sie einen Arzttermin aus.

SELBSTHILFE
Verursachen die Ohrinfektionen Schmerzen, siehe Einschub: *Ohrenschmerzen lindern* (S. 101).

Hat Ihr Kind eine laufende Nase?

- JA
- NEIN

Hat Ihr Kind eines der folgenden Symptome?

- HÄUFIGE OHRINFEKTIONEN
- NÄSELNDE AUSSPRACHE
- NICHTS DERGLEICHEN

MÖGLICHE URSACHE

Stets wiederkehrende Erkältungen (s. ERKÄLTUNG, S. 148).

WAS TUN

ÄRZTLICHE HILFE
Scheint sich Ihr Kind insgesamt nicht wohl zu fühlen oder regt es der Husten stark auf, konsultieren Sie Ihren Arzt.

SELBSTHILFE
Siehe Einschub: *Hustenlindernde Maßnahmen* (S. 90).

Fortsetzung S. 90 oben

27 Husten (Fortsetzung)

Fortsetzung von S. 89 unten

Trifft eine der folgenden Aussagen auf Ihr Kind zu?

- HATTE INNERHALB DER LETZTEN MONATE KEUCHHUSTEN
- HATTE ASTHMA
- NICHTS DERGLEICHEN

KONTROLLE: DIE ATEMFREQUENZ ÜBERPRÜFEN

Ein Kind mit ungewöhnlich schneller Atmung braucht möglicherweise ärztliche Behandlung. Achten Sie bei der Kontrolle darauf, daß das Kind ruhig ist, und zählen Sie dann eine Minute lang die Zahl seiner Atemzüge.

Normale Atemfrequenz
Mit zunehmendem Alter reift auch der Atemapparat des Kindes aus, und damit nimmt die normale Atemfrequenz (im Ruhezustand gemessen, und nicht, wenn das Kind aktiv ist oder weint) ab. Ein Säugling atmet wesentlich schneller als ein Kind von über fünf Jahren.

ALTER	NORMALE FREQUENZ
Unter 2 Monaten	Weniger als 60 Atemzüge pro Minute
2 bis 11 Monate	Weniger als 50 Atemzüge pro Minute
1 bis 5 Jahre	Weniger als 40 Atemzüge pro Minute
Über 5 Jahre	Weniger als 30 Atemzüge pro Minute

MÖGLICHE URSACHE

ASTHMA (S. 153).

WAS TUN

ÄRZTLICHE HILFE
Stellt sich auch nach 24 Stunden noch keine Besserung ein, konsultieren Sie Ihren Arzt.

SELBSTHILFE
Sorgen Sie dafür, daß Ihr Kind vorschriftsmäßig seine verordneten Asthmamedikamente nimmt. Siehe Einschübe: *Atemnot lindern beim Asthmaanfall* (S. 87) und *Hustenlindernde Maßnahmen* (S. 90).

MÖGLICHE URSACHE

Nach KEUCHHUSTEN (S. 123) noch weiterbestehender Husten.

WAS TUN

ÄRZTLICHE HILFE
Strengt der Husten das Kind sehr an oder fühlt es sich unwohl, oder hält der Husten mehr als drei Monate an, machen Sie einen Arzttermin aus.

SELBSTHILFE
Siehe Einschub unten: *Hustenlindernde Maßnahmen* (S. 90).

MÖGLICHE URSACHE

Reizung der Rachenschleimhaut und der Lungen durch Zigarettenrauch.

WAS TUN

SELBSTHILFE
Achten Sie darauf, daß niemand im Umfeld des Kindes raucht. Raucht Ihr Kind selbst, motivieren Sie es, mit dem Rauchen aufzuhören (s. SUCHTMITTELMISSBRAUCH, S. 174).

Läßt sich die Ursache für die Beschwerden Ihres Kindes anhand dieser Checkliste nicht feststellen, konsultieren Sie innerhalb von 48 Stunden Ihren Arzt.

Leben in Ihrem Haushalt Raucher, oder könnte Ihr Kind selbst schon geraucht haben?

- RAUCHER IM HAUSHALT
- KIND KÖNNTE GERAUCHT HABEN
- NICHTS DERGLEICHEN

SELBSTHILFE: HUSTENLINDERNDE MASSNAHMEN

Die folgenden Maßnahmen wirken hustenlindernd:
- Geben Sie Ihrem Kind warmes Wasser mit Honig (nur für Kinder über 1 Jahr) und andere warme oder kühle Getränke.
- Sorgen Sie für eine hohe Luftfeuchtigkeit, indem Sie ein feuchtes Handtuch über die Heizung hängen.
- Überheizen Sie das Kinderzimmer nicht – die so verursachte trockene Luft würde den Hustenreiz noch steigern.

Einen Hustenanfall lindern
Nehmen Sie kleinere Kinder auf den Schoß, beugen Sie sie leicht vor und klopfen Sie ihnen zur Schleimlockerung sanft den Rücken.

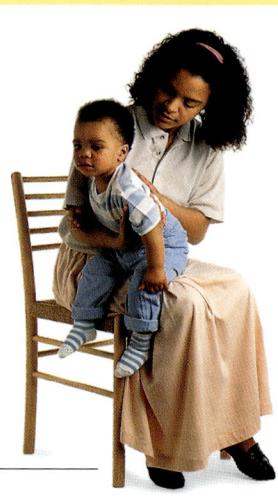

28 HALSENTZÜNDUNG

Halsentzündungen bei Kindern sind meist durch Virusinfektionen verursacht, die recht schnell auch ohne Behandlung wieder abklingen. Manchmal kann eine Halsentzündung aber auch Symptom einer Mandelentzündung sein. Sehr kleine Kinder verweigern bei einer Halsentzündung meist die Nahrung.

START

Hat Ihr Kind eines der folgenden Symptome?

- FIEBER
- ALLGEMEINES UNWOHLSEIN
- NIESEN
- LAUFENDE NASE
- HUSTEN
- NICHTS DERGLEICHEN

Leidet Ihr Kind an einem der folgenden Symptome?

- ERBRECHEN
- HAUTAUSSCHLAG
- ROTE ZUNGE
- SCHMERZEN BEIM SCHLUCKEN ODER VERWEIGERUNG FESTER NAHRUNG

MÖGLICHE URSACHE

SCHARLACH (S. 121).

WAS TUN

ÄRZTLICHE HILFE
Holen Sie innerhalb von 24 Stunden ärztlichen Rat ein.

SELBSTHILFE
Siehe Einschub: *Fiebersenkende Maßnahmen (S. 37)*.

MÖGLICHE URSACHE

Mandelentzündung (s. MANDEL- UND RACHENENTZÜNDUNG, S. 151).

WAS TUN

ÄRZTLICHE HILFE
Stellt sich nach 24 Stunden keine Besserung ein, konsultieren Sie den Arzt.

SELBSTHILFE
Siehe Einschub: *Fiebersenkende Maßnahmen (S. 37)*.

MÖGLICHE URSACHE

ERKÄLTUNG (S. 148) oder ALLERGISCHE RHINITIS (S. 152).

WAS TUN

ÄRZTLICHE HILFE
Sind die Symptome nach einer Woche nicht abgeklungen, machen Sie einen Arzttermin aus.

SELBSTHILFE
Siehe Einschub gegenüber: *Hustenlindernde Maßnahmen*.

MÖGLICHE URSACHE

Eine Entzündung der Halsschleimhaut aufgrund einer harmlosen Infektion oder Reizung.

WAS TUN

ÄRZTLICHE HILFE
Ist die Halsentzündung nach 48 Stunden nicht abgeklungen, machen Sie einen Arzttermin aus.

SELBSTHILFE: SCHNELLE HILFE BEI HALSENTZÜNDUNGEN

Mit den folgenden Selbsthilfemaßnahmen können Sie die Beschwerden Ihres Kindes lindern:

- Geben Sie Ihrem Kind so viele kalte, säurearme Getränke und Eiscreme zu trinken bzw. essen, wie es will.
- Geben Sie ihm regelmäßig Paracetamol-Sirup.
- Lassen Sie es, wenn es dazu alt genug ist, Pastillen lutschen.
- Ist Ihr Kind bereits älter als acht Jahre, kann es mit einer speziellen Abkochung aus Salbeiblättern mehrmals täglich gurgeln.

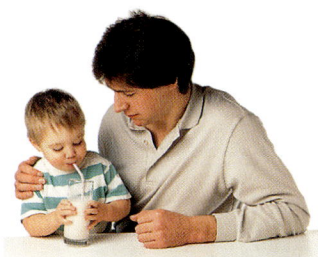

Linderung bei Halsschmerzen
Kalte, säurearme Getränke wie Milch können Halsschmerzen lindern. Mit dem Strohhalm geht das Trinken leichter.

29 UNGEWÖHNLICHE SCHLÄFRIGKEIT ODER VERWIRRTHEIT

Schläfrigkeit kann einfach durch Schlafmangel bedingt sein oder im Gefolge einer harmlosen Erkrankung auftreten. Sie kann aber auch Symptom einer ernsthaften Erkrankung wie der Hirnhautentzündung sein. Verwirrtheit ist immer ein ernstzunehmendes Symptom, bei dem Sie sofort den Arzt einschalten sollten.

WARNSIGNALE

Rufen Sie bei Auftreten eines der nachfolgenden Symptome sofort den Notarzt an:
- Dreiminütige Bewußtlosigkeit
- Teilnahmslosigkeit oder das Kind ist nur schwer wach zu bekommen
- Austritt von Blut oder Flüssigkeit aus Nase oder Ohren
- Unregelmäßige, langsame oder schnelle Atmung

START

Hat sich Ihr Kind vor kurzem eine Kopfverletzung zugezogen?

JA

NEIN

Könnte Ihr Kind giftige Pflanzen oder Pilze, Haushaltsreiniger, Alkohol oder andere giftige Substanzen verschluckt haben?

UNWAHRSCHEINLICH

MÖGLICH

Hat Ihr Kind eines der folgenden Symptome?

FIEBER

DURCHFALL MIT ODER OHNE ERBRECHEN

KOPFSCHMERZEN

ERBRECHEN MIT DURCHFALL

NACKENSTEIFIGKEIT

NICHT ERHABENE FLECKEN AUF DER HAUT, DIE BEIM DARAUFDRÜCKEN NICHT VERBLASSEN

NICHTS DERGLEICHEN

MÖGLICHE URSACHE

KOPFVERLETZUNG (S. 159).

WAS TUN

ÄRZTLICHE HILFE
✚ NOTFALL! Rufen Sie den Notarzt! Geben Sie Ihrem Kind in der Zwischenzeit weder zu essen noch zu trinken.

MÖGLICHE URSACHE

Hat Ihr Kind giftige Substanzen geschluckt, kann dies zu ungewöhnlicher Schläfrigkeit oder Verwirrtheit und sogar zu Bewußtlosigkeit führen.

WAS TUN

ÄRZTLICHE HILFE
✚ NOTFALL! Rufen Sie den Notarzt!

SELBSTHILFE
Siehe ERSTE HILFE: *Vergiftungen* (S. 211).

MÖGLICHE URSACHE

HIRNHAUTENTZÜNDUNG (S. 158).

WAS TUN

ÄRZTLICHE HILFE
✚ NOTFALL! Rufen Sie den Notarzt!

MÖGLICHE URSACHE

DIABETES (S. 190).

WAS TUN

ÄRZTLICHE HILFE
✚ DRINGEND! Rufen Sie unverzüglich Ihren Arzt an!

MÖGLICHE URSACHEN

Hohes Fieber, das durch eine Infektion, vor allem aber eine HIRNHAUTENTZÜNDUNG (S. 158) oder eine Nieren- oder Leberentzündung verursacht ist, kann – vor allem bei Fieber von mehr als 39 °C – zum Delirium führen.

WAS TUN

ÄRZTLICHE HILFE
✚ DRINGEND! Rufen Sie unverzüglich Ihren Arzt an!

SELBSTHILFE
Siehe Einschub: *Fiebersenkende Maßnahmen* (S. 37).

MÖGLICHE URSACHE

Austrocknung bei MAGEN-DARM-ENTZÜNDUNG (S. 180).

WAS TUN

ÄRZTLICHE HILFE
✚ DRINGEND! Rufen Sie unverzüglich Ihren Arzt an!

SELBSTHILFE
Siehe Einschübe: *Das Baby vor dem Austrocknen schützen* (S. 38) oder *Das Kind vor dem Austrocknen schützen* (S. 53).

MÖGLICHE URSACHE

DIABETES (S. 190).

WAS TUN

ÄRZTLICHE HILFE
✚ DRINGEND! Rufen Sie unverzüglich Ihren Arzt an!

MÖGLICHE URSACHE

Bestimmte Medikamente wie beispielsweise Antihistaminika, die gegen ALLERGIEN (S. 152) gegeben werden, können bei manchen Kindern Verwirrtheit auslösen oder müde machen.

WAS TUN

ÄRZTLICHE HILFE
Klären Sie telefonisch mit Ihrem Arzt ab, ob die Medikamente für die Symptome Ihres Kindes verantwortlich sein könnten und ob Sie sie besser absetzen sollten.

MÖGLICHE URSACHE

SUCHTMITTELMISSBRAUCH (S. 174).

WAS TUN

ÄRZTLICHE HILFE
Machen Sie einen Arzttermin aus.

Hat Ihr Kind ungewöhnlich große Mengen Urin ausgeschieden?

- JA
- NEIN, NORMAL VIEL

Haben Sie eine der folgenden Veränderungen im Aussehen oder Verhalten Ihres Kindes wahrgenommen?

- ROTE AUGEN
- APPETITLOSIGKEIT
- STIMMUNGSSCHWANKUNGEN
- ENTZUGSERSCHEINUNGEN
- AGGRESSIVITÄT
- NICHTS DERGLEICHEN

Hat Ihr Kind eines der folgenden Symptome?

- EXTREMER DURST
- GEWICHTSVERLUST
- SEIT EIN PAAR WOCHEN EINE UNCHARAKTERISTISCHE MÜDIGKEIT
- NICHTS DERGLEICHEN

Nimmt Ihr Kind irgendwelche Medikamente ein?

- JA
- NEIN

Läßt sich die Ursache für die Beschwerden Ihres Kindes anhand dieser Checkliste nicht feststellen, holen Sie sofort ärztlichen Rat ein.

30 SCHWINDEL, OHNMACHT UND KRAMPFANFÄLLE

Ein Drehschwindel kann mit einem Ohnmachtsanfall oder mit Benommenheit einhergehen. Eine Ohnmacht ist ein kurzer Bewußtseinsverlust, der durch einen Blutdruckabfall verursacht sein kann. Auch Krampfanfälle können von Bewußtlosigkeit begleitet sein, die allerdings dann auf eine ungewöhnliche elektrische Aktivität im Gehirn zurückgehen.

WARNSIGNALE

Rufen Sie sofort den Notarzt, wenn Ihr Kind bewußtlos ist und:
- Es erlangt das Bewußtsein nicht innerhalb von drei Minuten zurück
- Die Atmung wird langsamer
- Die Atmung ist unregelmäßig oder geräuschvoll

START

Hat Ihr Kind eines der folgenden Symptome?

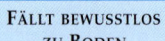

FÄLLT BEWUSSTLOS ZU BODEN

FÜHLT SICH, ALS OB SICH ALLES UM ES HERUM DREHT

SCHEINT SEINE UMGEBUNG SEKUNDENLANG NICHT WAHRZUNEHMEN

FÜHLT SICH SCHWACH ODER WACKELIG AUF DEN BEINEN

NICHTS DERGLEICHEN

Läßt sich die Ursache für die Beschwerden Ihres Kindes anhand dieser Checkliste nicht feststellen, konsultieren Sie innerhalb von 48 Stunden Ihren Arzt.

MÖGLICHE URSACHE

INNENOHRENTZÜNDUNG (S. 164).

WAS TUN

ÄRZTLICHE HILFE
Machen Sie einen Arzttermin aus.

MÖGLICHE URSACHE

Absence-Epilepsie (s. EPILEPSIE, S. 157).

WAS TUN

ÄRZTLICHE HILFE
Machen Sie einen Arzttermin aus.

SELBSTHILFE
Setzen Sie Ihr Kind ruhig hin und warten, bis es sich wieder völlig erholt hat.

Ist Ihr Kind wegen Diabetes in Behandlung?

JA

NEIN

Ist während der Bewußtlosigkeit Ihres Kindes eines der folgenden Phänomene zu beobachten?

GESICHTS- ODER GLIEDERZUCKEN

ABGANG VON URIN

KIND VERLETZT SICH, z. B. DURCH ZUNGENBISS

NICHTS DERGLEICHEN

MÖGLICHE URSACHE

Niedriger Blutzuckerspiegel (Hypoglykämie) durch die Behandlung von DIABETES (S. 190).

WAS TUN

ÄRZTLICHE HILFE
Wird Ihr Kind oft ohnmächtig, machen Sie einen Arzttermin aus.

SELBSTHILFE
Geben Sie Ihrem Kind, wenn es einen Schwächeanfall hat, Traubenzuckertabletten oder ein glukose- oder zuckerhaltiges Getränk. Siehe Einschub gegenüber: *Was tun bei Schwächegefühl und Ohnmachtsanfällen.*

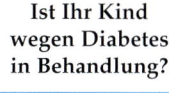

Ist Ihr Kind wegen Diabetes in Behandlung?

JA

NEIN

Wie alt ist Ihr Kind?

NOCH KEINE 5 JAHRE ALT

5 JAHRE ODER ÄLTER

Hat Ihr Kind Fieber, d.h. eine Temperatur von 38 °C oder darüber?

NEIN

JA

MÖGLICHE URSACHEN

Ein durch die Diabetesbehandlung (S. 190) extrem niedriger Blutzuckerspiegel kann einen Ohnmachtsanfall und auch einen Krampfanfall zur Folge haben.

WAS TUN

ÄRZTLICHE HILFE
✚ **NOTFALL!** Rufen Sie den Notarzt! Geben Sie in der Zwischenzeit eine Glukagoninjektion.

MÖGLICHE URSACHE

Krampfanfall (s. EPILEPSIE, S. 157).

WAS TUN

ÄRZTLICHE HILFE
✚ DRINGEND! Rufen Sie unverzüglich Ihren Arzt an!

MÖGLICHE URSACHE

FIEBERKRÄMPFE (S. 156).

WAS TUN

ÄRZTLICHE HILFE
✚ DRINGEND! Rufen Sie unverzüglich Ihren Arzt an!

SELBSTHILFE
Siehe Einschub: *Fiebersenkende Maßnahmen* (S. 37).

MÖGLICHE URSACHEN

Wahrscheinlich handelt es sich bei der Bewußtlosigkeit Ihres Kindes um einen Schwächeanfall. Eine Ohnmacht kann durch einen Blutdruckabfall bedingt sein, durch einen zu niedrigen Blutzuckerspiegel oder durch zu langen Aufenthalt in einem überfüllten oder stickigen Raum.

WAS TUN

ÄRZTLICHE HILFE
Wird Ihr Kind häufig ohnmächtig, machen Sie einen Arzttermin aus.

SELBSTHILFE
Siehe Einschub unten: *Was tun bei Schwächegefühl und Ohnmachtsanfällen.*

MÖGLICHE URSACHEN

Hunger, Angst oder der Aufenthalt in stickigen Räumen. Wer eine Ohnmacht nahen fühlt, empfindet Übelkeit sowie ein Schwindel- und Schwächegefühl. Das Gesicht ist dann meist sehr blaß.

WAS TUN

ÄRZTLICHE HILFE
Erholt sich Ihr Kind nicht innerhalb von 30 Minuten, rufen Sie sofort Ihren Arzt an.

SELBSTHILFE
Siehe Einschub rechts: *Was tun bei Schwächegefühl und Ohnmachtsanfällen.*

SELBSTHILFE: WAS TUN BEI SCHWÄCHEGEFÜHL UND OHNMACHTSANFÄLLEN

Legen Sie ein Kind mit einem Schwächeanfall mit hochgelagerten Beinen auf den Rücken und tun Sie folgendes:
• Lockern Sie eng sitzende Kleidung und sorgen Sie für reichlich frische Luft.
• Beruhigen Sie das Kind und sprechen Sie ihm gut zu.
• Ein Schwächeanfall kann durch einen zu niedrigen Blutzuckerspiegel ver-

ursacht sein. Hier hilft oft schon ein süßes Getränk. Geben Sie dem Kind weder zu essen noch zu trinken, wenn es nicht voll bei Bewußtsein ist.
• Verliert Ihr Kind das Bewußtsein, kontrollieren Sie seine Vitalfunktionen mit Hilfe des ABCs der Wiederbelebung (S. 202–203). Bringen Sie es in die stabile Seitenlage (S. 203).

Erste Hilfe beim Schwächeanfall
Legen Sie das Kind mit hochgelagerten Beinen auf den Rücken, um so die Blutversorgung des Gehirns zu verbessern.

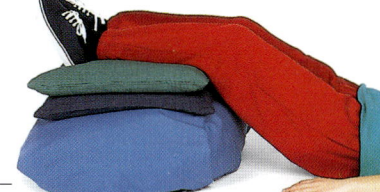

31 AUGENBESCHWERDEN

Ein Kind mit einer Augenverletzung oder einem Fremdkörper im Auge, der sich mit Selbsthilfemaßnahmen (gegenüber) nicht entfernen läßt, sollte sofort ärztlich behandelt werden. Die meisten anderen Augenbeschwerden, wie juckende, gerötete oder tränende Augen oder Augenabsonderungen, sind durch Infektionen oder Reizungen verursacht.

Hat Ihr Kind eines der folgenden Symptome?

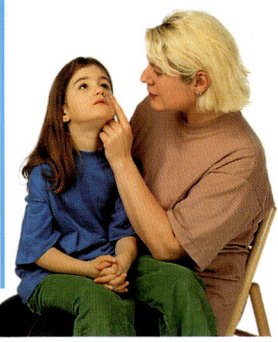

START

Hat das Auge Ihres Kindes eine sichtbare Verletzung?

JA

NEIN

Sind Fremdkörper, wie Schmutzpartikel, im Auge Ihres Kindes erkennbar?

NEIN

JA

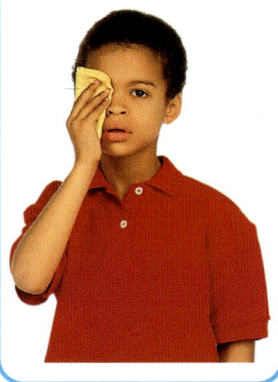

EINEN KLEINEN ROTEN KNOTEN AUF DEM AUGENLID

TRÄNENDE AUGEN

ROT UNTERLAUFENES AUGE

ROTE, JUCKENDE AUGENLIDER

NICHTS DERGLEICHEN

Läßt sich die Ursache für die Beschwerden Ihres Kindes anhand dieser Checkliste nicht feststellen, konsultieren Sie innerhalb von 48 Stunden Ihren Arzt.

MÖGLICHE URSACHE

Augenverletzung.

WAS TUN

ÄRZTLICHE HILFE
✚ **NOTFALL!** Rufen Sie den Notarzt oder fahren Sie Ihr Kind ins Krankenhaus!

SELBSTHILFE
Siehe ERSTE HILFE: *Augenverletzungen* (S. 209).

MÖGLICHE URSACHE

Ein Fremdkörper im Auge.

WAS TUN

ÄRZTLICHE HILFE
Können Sie den Fremdkörper selbst nicht entfernen oder hat Ihr Kind Schmerzen, rufen Sie sofort Ihren Arzt an.

SELBSTHILFE
Siehe Einschub gegenüber: *Einen Fremdkörper aus dem Auge entfernen.*

MÖGLICHE URSACHEN

Augenlidentzündung (s. AUGEN-LIDERKRANKUNGEN, S. 166) oder BINDEHAUTENTZÜNDUNG (S. 165).

WAS TUN

ÄRZTLICHE HILFE
Machen Sie einen Arzttermin aus.

Ein Fremdkörper läßt sich normalerweise wie rechts abgebildet aus dem Auge entfernen. Versuchen Sie jedoch auf keinen Fall, metallene oder im Auge feststeckende Fremdkörper selbst zu entfernen. Siehe ERSTE HILFE: *Augenverletzungen* (S. 209), und fahren Sie Ihr Kind sofort ins Krankenhaus.

- Fremdkörper, die am Unterlid oder auf dem Weißen des Auges sitzen, lassen sich mit dem angefeuchteten Zipfel eines sauberen Tuches entfernen.
- Kann Ihr Kind den Fremdkörper nicht selbst entfernen, ziehen Sie sein Oberlid an den Wimpern nach außen und klappen es über ein Wattestäbchen. Jetzt können Sie den Fremdkörper mit einem Tuchzipfel entfernen.
- Ist der Fremdkörper nicht auffindbar, suchen Sie einen Augenarzt auf.

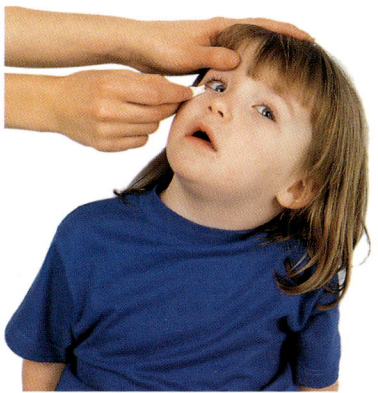

Fremdkörper am Unterlid
Entfernen Sie den Fremdkörper mit dem leicht angefeuchteten Zipfel eines sauberen Tuchs.

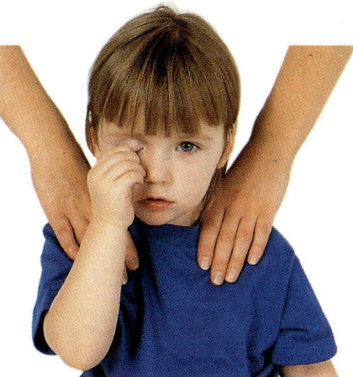

Fremdkörper am Oberlid
Lassen Sie Ihr Kind das Oberlid über das Unterlid ziehen – meist bleibt der Fremdkörper so an den Wimpern des Unterlides hängen.

MÖGLICHE URSACHE
Gerstenkorn (s. AUGENLIDERKRANKUNGEN, S. 166).

WAS TUN
ÄRZTLICHE HILFE
Wird das Auge rot oder beginnt es zu schmerzen, heilt das Gerstenkorn nicht innerhalb einer Woche ab oder tritt es wieder auf, machen Sie einen Arzttermin aus.

Wie alt ist Ihr Kind?

> NOCH KEIN JAHR ALT

> 1 JAHR ODER ÄLTER

MÖGLICHE URSACHE
VERLEGTER TRÄNENGANG (S. 165).

WAS TUN
ÄRZTLICHE HILFE
Machen Sie einen Arzttermin aus.

Läßt sich die Ursache für die Beschwerden Ihres Kindes anhand dieser Checkliste nicht feststellen, konsultieren Sie innerhalb von 48 Stunden Ihren Arzt.

MÖGLICHE URSACHEN
Dämpfe, Rauch oder eine virale, allergische oder bakterielle BINDEHAUTENTZÜNDUNG (S. 165). Eine weitere mögliche Ursache ist eine ENTZÜNDUNG DER REGENBOGENHAUT (S. 164).

WAS TUN
ÄRZTLICHE HILFE
✚ DRINGEND! Rufen Sie unverzüglich Ihren Arzt an, wenn Ihr Kind Schmerzen hat. Hat es zwar keine Schmerzen, klingt die Rötung aber nach 24 Stunden nicht ab, machen Sie einen Arzttermin aus.

SELBSTHILFE
Siehe ERSTE HILFE: *Chemische Substanzen im Auge* (S. 209).

Sondern die Augen etwas Schleimiges ab?

> JA

> NEIN

MÖGLICHE URSACHE
BINDEHAUTENTZÜNDUNG (S. 165).

WAS TUN
ÄRZTLICHE HILFE
Holen Sie innerhalb von 24 Stunden ärztlichen Rat ein.

32 SEHSTÖRUNGEN

Jede Veränderung des kindlichen Sehvermögens sollte sofort untersucht werden. Die meisten Sehfehler werden bei den routinemäßigen Vorsorgeuntersuchungen oder im Rahmen des Schulreifetests festgestellt. Oft erkennen auch die Eltern selbst oder der Lehrer des Kindes die Sehstörungen.

START

Welche Art Sehstörung hat Ihr Kind?

DOPPELT- ODER SCHLEIERSEHEN

VÖLLIGER ODER TEILWEISER GESICHTSFELD-AUSFALL

PROBLEME MIT DER FERN- ODER NAHSICHT

NICHTS DERGLEICHEN

Schielt Ihr Kind?

SELTEN

OFT

MÖGLICHE URSACHE

Möglicherweise eine Verletzung des Auges oder des Gehirns.

WAS TUN

ÄRZTLICHE HILFE
✚ NOTFALL! Fahren Sie Ihr Kind ins Krankenhaus!
SELBSTHILFE
Siehe ERSTE HILFE: *Augenverletzungen* (S. 209).

MÖGLICHE URSACHE

Ein BRECHUNGSFEHLER (S. 167) wie Kurz- oder Weitsichtigkeit.

WAS TUN

ÄRZTLICHE HILFE
Machen Sie einen Arzttermin aus.

MÖGLICHE URSACHE

SCHIELEN (S. 166).

WAS TUN

ÄRZTLICHE HILFE
Ist Ihr Kind älter als vier Monate, machen Sie einen Arzttermin aus.

Trifft eine der folgenden Aussagen auf Ihr Kind zu?

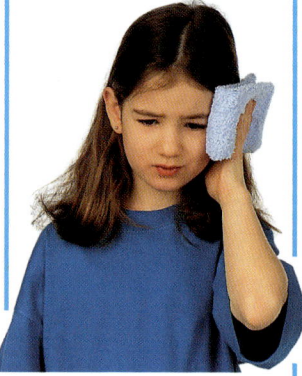

HATTE KÜRZLICH EINE KOPFVERLETZUNG

SEHSTÖRUNGEN, DIE MIT KOPFSCHMERZEN EINHERGEHEN

NICHTS DERGLEICHEN

Hat Ihr Kind stets wiederkehrende Attacken von Lichterscheinungen oder »fliegenden Mücken«, auf die starke Kopfschmerzen folgen?

JA

NEIN

MÖGLICHE URSACHE

Blutung im Schädel (s. KOPF-VERLETZUNGEN, S. 159).

WAS TUN

ÄRZTLICHE HILFE
✚ NOTFALL! Rufen Sie den Notarzt!

Ist eines oder sind beide Augen Ihres Kindes gerötet oder schmerzhaft?

NEIN

JA

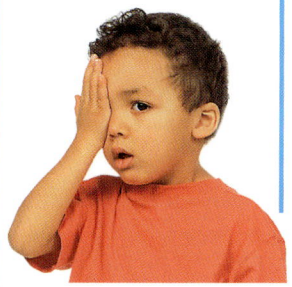

Nimmt Ihr Kind ein Medikament ein oder könnte es Medikamente eines anderen eingenommen haben?

NIMMT EIN MEDIKAMENT

HAT VIELLEICHT MEDIKAMENTE EINES ANDEREN GENOMMEN

NICHTS DERGLEICHEN

MÖGLICHE URSACHEN

Ein BRECHUNGSFEHLER (S. 167), wie Kurz- oder Weitsichtigkeit oder SCHIELEN (S. 166), sind mögliche Ursachen.

WAS TUN

ÄRZTLICHE HILFE
Machen Sie einen Arzt- oder Augenarzttermin aus.

MÖGLICHE URSACHE

Manche Medikamente können Schleiersehen verursachen.

WAS TUN

ÄRZTLICHE HILFE
Klären Sie telefonisch mit Ihrem Arzt ab, ob das Medikament für die Symptome Ihres Kindes verantwortlich sein könnte und ob Sie es besser absetzen sollten.

MÖGLICHE URSACHE

Eine Vergiftung mit Medikamenten, vor allem bestimmten Antidepressiva, kann Schleiersehen verursachen.

WAS TUN

ÄRZTLICHE HILFE
✚ DRINGEND! Rufen Sie unverzüglich Ihren Arzt an!

SELBSTHILFE
Siehe ERSTE HILFE: *Vergiftungen* (S. 211).

MÖGLICHE URSACHE

REGENBOGENHAUTENTZÜNDUNG (S. 164).

WAS TUN

ÄRZTLICHE HILFE
✚ DRINGEND! Rufen Sie unverzüglich Ihren Arzt an!

MÖGLICHE URSACHE

Migräne (s. STETS WIEDERKEHRENDE KOPFSCHMERZEN, S. 161).

WAS TUN

ÄRZTLICHE HILFE
Ist dies der erste Anfall Ihres Kindes, rufen Sie den Arzt an. Kommen solche Anfälle häufig vor, machen Sie einen Arzttermin aus.

SELBSTHILFE
Siehe Einschub: *Kopfschmerzen lindern* (S. 65).

Läßt sich die Ursache für die Beschwerden Ihres Kindes anhand dieser Checkliste nicht feststellen, konsultieren Sie innerhalb von 48 Stunden Ihren Arzt.

KONTROLLE: PRÜFEN SIE DAS SEHVERMÖGEN IHRES BABYS

Mit dieser Methode können Sie das Sehvermögen eines mindestens sechs Monate alten Babys überprüfen.
- Setzen Sie das Baby auf den Schoß einer dem Kind vertrauten Person.
- Begeben Sie sich auf Augenhöhe mit Ihrem Kind – auf Armlänge von ihm entfernt – und stellen Sie Blickkontakt her.
- Bewegen Sie nun Ihren Kopf immer wieder hin und her – Ihr Kind sollte Ihrem Blick folgen.

Eine andere Methode
Setzen Sie das Baby auf den Schoß eines Dritten und halten Sie ein Spielzeug eine Armlänge von ihm entfernt. Fixiert Ihr Kind das Spielzeug mit den Augen?

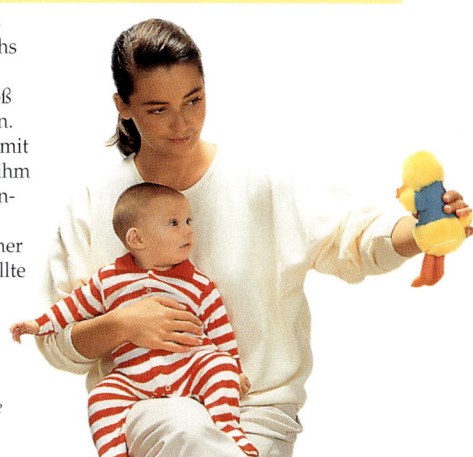

33 SCHMERZENDE ODER JUCKENDE OHREN

Ohrenschmerzen werden gewöhnlich durch eine Infektion verursacht. Kleine Kinder sind besonders anfällig für Mittelohrinfektionen, da die Gänge, die die Ohren und die Nase miteinander verbinden, nur kurz sind und bei Infektionen leicht zuschwellen. Im äußeren Ohr können Symptome wie Juckreiz oder Ohrausfluß auftreten.

START

Würden Sie die Ohrenschmerzen Ihres Kindes als stark beschreiben?

NEIN

JA

Könnte ein Fremdkörper im Ohr Ihres Kindes stecken?

MÖGLICHERWEISE

UNWAHRSCHEINLICH

MÖGLICHE URSACHE

Ein Fremdkörper wie ein Insekt oder eine Perle im Ohr.

WAS TUN

ÄRZTLICHE HILFE
Holen Sie innerhalb von 24 Stunden ärztlichen Rat ein.

SELBSTHILFE
Können Sie einen Fremdkörper erkennen und sitzt dieser nicht fest, können Sie ihn selbst entfernen. Aber Vorsicht, daß Sie ihn dabei nicht noch tiefer in den Gehörgang manipulieren. Ein Insekt läßt sich aus dem Ohr ausschwemmen, indem man das Ohr mit lauwarmem Wasser ausspült.

Fühlt sich Ihr Kind auch ansonsten unwohl?

HAT FIEBER

HAT EINE ERKÄLTUNG

FÜHLT SICH INSGESAMT UNWOHL

FÜHLT SICH ANSONSTEN WOHL

MÖGLICHE URSACHE

MITTELOHRENTZÜNDUNG (S. 162).

WAS TUN

ÄRZTLICHE HILFE
Holen Sie innerhalb von 24 Stunden ärztlichen Rat ein.

SELBSTHILFE
Siehe Einschübe: *Ohrenschmerzen lindern* (gegenüber) und *Fiebersenkende Maßnahmen* (S. 37).

MÖGLICHE URSACHE

Ein FURUNKEL (S. 137) im äußeren Gehörgang.

WAS TUN

ÄRZTLICHE HILFE
Holen Sie innerhalb von 24 Stunden ärztlichen Rat ein.

SELBSTHILFE
Siehe Einschub gegenüber: *Ohrenschmerzen lindern.*

Können Sie eine rote Schwellung im Ohr Ihres Kindes erkennen?

JA

NEIN

MÖGLICHE URSACHE

MITTELOHRENTZÜNDUNG (S. 163).

WAS TUN

ÄRZTLICHE HILFE
Holen Sie innerhalb von 24 Stunden ärztlichen Rat ein.

SELBSTHILFE
Siehe Einschub gegenüber: *Ohrenschmerzen lindern.*

Gibt es noch andere Symptome?

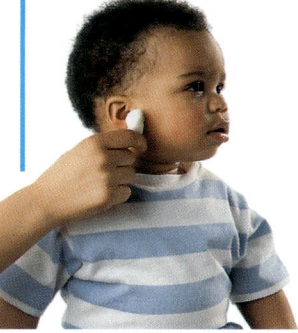

AUSFLUSS AUS DEM OHR

OHRJUCKEN

NICHTS DERGLEICHEN

Was passiert, wenn man zart am Ohrläppchen Ihres Kindes zupft?

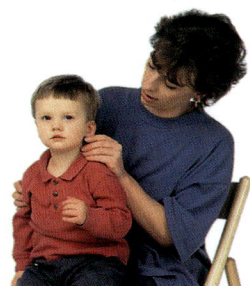

SCHMERZEN WERDEN SCHLIMMER

NICHTS

MÖGLICHE URSACHEN

NEURODERMITIS (S. 135) oder MITTELOHRENTZÜNDUNG (S. 163).

WAS TUN

ÄRZTLICHE HILFE
Holen Sie innerhalb von 24 Stunden ärztlichen Rat ein.

SELBSTHILFE
Siehe Einschub unten:
Ohrenschmerzen lindern.

MÖGLICHE URSACHE

MITTELOHRENTZÜNDUNG (S. 162).

WAS TUN

ÄRZTLICHE HILFE
Holen Sie innerhalb von 24 Stunden ärztlichen Rat ein.

SELBSTHILFE
Siehe Einschub unten:
Ohrenschmerzen lindern.

MÖGLICHE URSACHEN

NEURODERMITIS (S. 135) oder MITTELOHRENTZÜNDUNG (S. 163).

WAS TUN

ÄRZTLICHE HILFE
Holen Sie innerhalb von 24 Stunden ärztlichen Rat ein.

SELBSTHILFE
Siehe Einschub unten:
Ohrenschmerzen lindern.

Begannen die Schmerzen während oder kurz nach einer Flugreise?

JA

NEIN

MÖGLICHE URSACHEN

DRUCKVERLETZUNG (S. 164).

WAS TUN

ÄRZTLICHE HILFE
Bleiben die Ohrenschmerzen bestehen oder fühlt sich Ihr Kind unwohl, machen Sie einen Arzttermin aus.

SELBSTHILFE
Siehe Einschub rechts:
Ohrenschmerzen lindern.

SELBSTHILFE: OHRENSCHMERZEN LINDERN

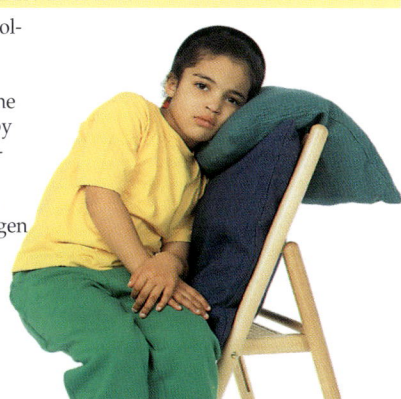

- Geben Sie Ihrem Kind Paracetamol-Saft.
- Lassen Sie Ihr Kind eine in ein Handtuch gewickelte Wärmflasche gegen das Ohr pressen. Beim Baby nehmen Sie statt dessen ein angewärmtes, weiches Tuch.
- Lassen Sie Ihr Kind sich hinlegen oder helfen Sie ihm, sich mit einigen Kissen im Rücken aufzusetzen.
- Geben Sie weder Ohrentropfen noch Öl in das Ohr Ihres Kindes.

Ohrenschmerzen lindern
Werden die Ohrenschmerzen im Liegen schlimmer, setzen Sie Ihr Kind mit einigen Kissen im Rücken auf.

34 HÖRSTÖRUNGEN

Das erste Zeichen für Schwerhörigkeit beim Baby ist häufig, daß es auf Laute nicht reagiert. Beim älteren Kind können Hörstörungen die schulischen Leistungen verschlechtern. Auch wenn die Verschlechterung des Hörvermögens nur vorübergehend ist, sollte in jedem Fall doch ein Arzt hinzugezogen werden.

START

Hat Ihr Kind die Hörstörungen schon lange?

ERST SEIT KURZEM

SCHON LÄNGER

Hatte Ihr Kind vor kurzem eine der unten aufgeführten Infektionskrankheiten?

MUMPS

MASERN

HIRNHAUTENTZÜNDUNG

GEHIRNENTZÜNDUNG

NICHTS DERGLEICHEN

Gingen der Hörstörung Ohrenschmerzen voraus?

JA

NEIN

Könnten die Hörstörungen Ihres Kindes schon von Geburt an bestehen?

MÖGLICHERWEISE

UNWAHRSCHEINLICH

MÖGLICHE URSACHEN

In seltenen Fällen können Infektionskrankheiten, wie MUMPS (S. 122), MASERN (S. 118), HIRNHAUTENTZÜNDUNG (S. 158) und GEHIRNENTZÜNDUNG (S. 159), für die Hörfunktion zuständige Teile des Nervensystems und damit das Gehör dauerhaft schädigen.

WAS TUN

ÄRZTLICHE HILFE
Treten nach einer dieser Erkrankungen Hörstörungen bei Ihrem Kind auf, machen Sie einen Arzttermin aus.

MÖGLICHE URSACHE

Kommt in Ihrer Familie Schwerhörigkeit gehäuft vor oder war Ihr Kind während der Schwangerschaft RÖTELN (S. 119) ausgesetzt, könnte es sich möglicherweise um einen angeborenen Gehörschaden handeln.

WAS TUN

ÄRZTLICHE HILFE
Machen Sie wegen eines Hörtests einen Arzttermin aus.

MÖGLICHE URSACHE

MITTELOHRENTZÜNDUNG (S. 163).

WAS TUN

ÄRZTLICHE HILFE
Machen Sie einen Arzttermin aus.

Läßt sich die Ursache für die Beschwerden Ihres Kindes anhand dieser Checkliste nicht feststellen, konsultieren Sie innerhalb von 48 Stunden Ihren Arzt.

Hat Ihr Kind momentan oder hatte es vor kurzem Ohrenschmerzen?

> MOMENTAN

> VOR KURZEM

> NICHTS DERGLEICHEN

Tauchten die Hörstörungen während oder kurz nach einer Flugreise auf?

> JA

> NEIN

MÖGLICHE URSACHE

DRUCKVERLETZUNG (S. 164).

WAS TUN

ÄRZTLICHE HILFE
Bleiben die Hörstörungen weiter bestehen, machen Sie einen Arzttermin aus.

SELBSTHILFE
Siehe Einschub: *Ohrenschmerzen lindern* (S. 101).

MÖGLICHE URSACHE

MITTELOHRENTZÜNDUNG (S. 162).

WAS TUN

ÄRZTLICHE HILFE
Holen Sie innerhalb von 24 Stunden ärztlichen Rat ein.

SELBSTHILFE
Siehe Einschub: *Ohrenschmerzen lindern* (S. 101).

MÖGLICHE URSACHEN

Eine ERKÄLTUNG (S. 148) oder ALLERGISCHE RHINITIS (S. 152) kann die Ohren und die Gänge verlegt haben, die Ohren und Rachen verbinden.

WAS TUN

ÄRZTLICHE HILFE
Machen Sie einen Arzttermin aus.

Trifft eine der folgenden Aussagen auf Ihr Kind zu?

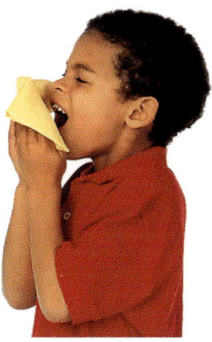

> HAT GENIEST

> HATTE NEULICH EINE ERKÄLTUNG

> NICHTS DERGLEICHEN

MÖGLICHE URSACHE

Ohrschmalzpfropf (s. ENTZÜNDUNG DES ÄUSSEREN GEHÖRGANGES, S. 163).

WAS TUN

ÄRZTLICHE HILFE
Machen Sie einen Arzttermin aus.

KONTROLLE: PRÜFEN SIE DAS HÖRVERMÖGEN IHRES BABYS

Eine exakte Bestimmung des kindlichen Hörvermögens läßt sich nur mit professionellen Hörtests erreichen, doch eine grobe Einschätzung ist bereits mit den folgenden Beobachtungen möglich. Eine negative Antwort kann auf eine Störung hinweisen.
- Kurz nach der Geburt sollte Ihr Kind auf ein plötzliches lautes Geräusch, wie Händeklatschen, mit Blinzeln oder Öffnen der Augen reagieren.
- Im Alter von einem Monat sollte Ihr Baby auf plötzlich einsetzende Dauergeräusche wie einen eingeschalteten Staubsauger reagieren.
- Mit vier Monaten sollte Ihr Baby auf Ihre Stimme reagieren, auch wenn Sie selbst außer Sichtweite sind.
- Mit zwölf Monaten sollte Ihr Baby auf seinen eigenen Namen oder bekannte Worte wie »Mama« und »nein« reagieren.

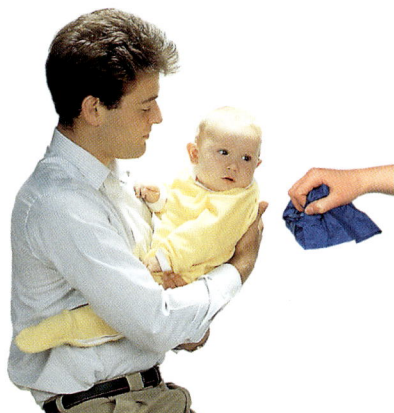

Die Entwicklung des Gehörs
Mit sieben Monaten sollte sich Ihr Baby einem leisen Geräusch, das hinter seinem Rücken gemacht wird, wie z. B. Papierrascheln, zuwenden.

35 BESCHWERDEN IM MUNDRAUM

Die meisten Beschwerden, die an Lippen, Zunge, Zahnfleisch und im Mundinnern auftreten, sind harmlos. Bei einer Mundschleimhaut-entzündung kann sich das Kind jedoch elend fühlen, Essen und Trinken sind nur unter Schmerzen möglich. Mundschmerzen beim Säugling werden meist durchs Zahnen verursacht.

START

Hat Ihr Kind eines der folgenden Symptome?

- WUNDE BEREICHE AUF DEN ODER UM DIE LIPPEN HERUM
- SCHMERZEN UND WUNDSEIN DER ZUNGE
- ROTER, GESCHWOLLE-NER GAUMEN
- SCHMERZHAFTE HAUT-VERÄNDERUNGEN AUF DER MUNDSCHLEIMHAUT
- SCHMERZHAFTE HAUTVERÄNDERUNGEN AUF DER ZUNGE
- NICHTS DERGLEICHEN

MÖGLICHE URSACHE

Eine Zungenreizung aufgrund einer Unebenheit im Zahn.

WAS TUN

ZAHNÄRZTLICHE HILFE
Machen Sie einen Zahnarzt-termin aus.

Könnte es sein, daß Ihr Kind zahnt?

- MÖGLICHERWEISE
- UNWAHRSCHEINLICH

Wie sehen die Haut-veränderungen aus?

- WEISSGELBLICHE FLECKEN
- GELBLICHE FLECKEN, LASSEN SICH WEGKRATZEN
- NICHTS DERGLEICHEN

Läßt sich die Ursache für die Beschwerden Ihres Kindes anhand dieser Checkliste nicht feststellen, konsultieren Sie innerhalb von 48 Stunden Ihren Arzt.

MÖGLICHE URSACHE

ZAHNEN (S. 133).

WAS TUN

SELBSTHILFE
Geben Sie Ihrem Kind einen harten Gegenstand, wie bei-spielsweise einen Beißring, zum Daraufbeißen. Als schmerzlin-dernde Zahnungshilfen gibt es eine Reihe rezeptfreier Pasten und Gels.

MÖGLICHE URSACHE

ZAHNFLEISCHENTZÜNDUNG (S. 176).

WAS TUN

ZAHNÄRZTLICHE HILFE
Machen Sie einen Zahnarzt-termin aus.

SELBSTHILFE
Wichtig ist, daß sich Ihr Kind weiterhin die Zähne gründlich putzt. Mundspülungen mit einem antibakteriellen Mund-wasser wirken entzündungs-hemmend. Siehe *Kariesprophylaxe* (S. 177).

MÖGLICHE URSACHE

MUNDSOOR (S. 176).

WAS TUN

ÄRZTLICHE HILFE
Machen Sie einen Arzttermin aus.

Läßt sich die Ursache für die Beschwerden Ihres Kindes anhand dieser Checkliste nicht feststellen, konsultieren Sie innerhalb von 48 Stunden Ihren Arzt.

Wodurch sind die befallenen Bereiche gekennzeichnet?

- KLEINE BLÄSCHEN AUF DEN LIPPEN UND UM SIE HERUM
- RÖTUNG IM MUNDBEREICH
- EINGERISSENE MUNDWINKEL
- HONIGGELBE BORKEN
- NICHTS DERGLEICHEN

MÖGLICHE URSACHE
LECK-EKZEM (S. 136).

WAS TUN

SELBSTHILFE
Tragen Sie alle paar Stunden Heilsalbe auf den entzündeten Bereich auf. Behandeln Sie die Lippen selbst mit einer feuchtigkeitsspendenden Lippensalbe.

Läßt sich die Ursache für die Beschwerden Ihres Kindes anhand dieser Checkliste nicht feststellen, konsultieren Sie innerhalb von 48 Stunden Ihren Arzt.

MÖGLICHE URSACHE
HERPES (S. 139).

WAS TUN

ÄRZTLICHE HILFE
Sind diese sogenannten Fieberblasen stark ausgeprägt, nach zwei Wochen nicht abgeklungen oder verursachen Sie starke Beschwerden, machen Sie einen Arzttermin aus.

SELBSTHILFE
Tragen Sie, bis die Bläschen verschwunden sind, mehrmals am Tag eine spezielle, in der Apotheke erhältliche Creme oder ein Gel auf.

MÖGLICHE URSACHE
IMPETIGO (S. 139).

WAS TUN

ÄRZTLICHE HILFE
Holen Sie innerhalb von 24 Stunden ärztlichen Rat ein.

Hat Ihr Kind eines der folgenden Symptome?

- ALLGEMEINES UNWOHLSEIN
- FIEBER
- FLECKEN AUF HÄNDEN UND FÜSSEN
- NICHTS DERGLEICHEN

MÖGLICHE URSACHE
ENTZÜNDUNG (S. 176).

WAS TUN

ÄRZTLICHE HILFE
Machen Sie einen Arzttermin aus.

SELBSTHILFE
Siehe Einschübe: *Schnelle Hilfe bei Mundschleimhautentzündung* (unten) und *Fiebersenkende Maßnahmen* (S. 37).

MÖGLICHE URSACHE
HAND-, FUSS-, MUND-KRANKHEIT (S. 120).

WAS TUN

SELBSTHILFE
Siehe Einschub (unten): *Schnelle Hilfe bei Mundschleimhautentzündung.*

MÖGLICHE URSACHE
MUNDGESCHWÜRE (S. 175).

WAS TUN

ÄRZTLICHE HILFE
Sind die Mundgeschwüre nach zehn Tagen immer noch nicht abgeheilt, machen Sie einen Arzttermin aus.

SELBSTHILFE
Siehe Einschub rechts: *Schnelle Hilfe bei Mundschleimhautentzündung.*

SELBSTHILFE: SCHNELLE HILFE BEI MUNDSCHLEIMHAUTENTZÜNDUNG

Folgende Maßnahmen helfen, die Beschwerden zu bessern:
- Lassen Sie Ihr Kind stündlich den Mund mit einer Lösung aus $1/4$ Teelöffel Natriumbikarbonat, aufgelöst in 100 ml warmem Wasser, ausspülen.
- Geben Sie bei Schmerzen Paracetamol-Saft.
- Solange die Entzündung noch nicht abgeklungen ist, ißt Ihr Kind vielleicht lieber weiche oder flüssige Kost.
- Geben Sie keine säurehaltigen Getränke wie Fruchtsäfte. Trinken mit dem Strohhalm verhindert, daß die offenen Stellen im Mund durch die Flüssigkeit gereizt werden.

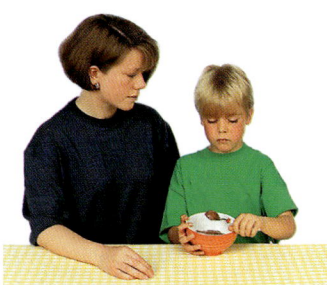

Geeignete Kost
Geben Sie Ihrem Kind viel Flüssigkeit zu trinken und weiche Nahrungsmittel wie Joghurt und Suppe zu essen.

36 BAUCHSCHMERZEN

Kinder leiden immer wieder mal an Bauchschmerzen, manche Kinder haben sogar immer wiederkehrende Schmerzattacken. Normalerweise ist die Ursache harmlos, und die Schmerzen verschwinden ohne Behandlung. In seltenen Fällen kann den Bauchschmerzen jedoch eine ernste und behandlungsbedürftige Störung zugrundeliegen.

START

Wodurch sind die Schmerzen gekennzeichnet?

- SCHMERZHAFTE SCHWELLUNG IN DER LEISTE ODER IM HODEN
- DIE SCHMERZEN WERDEN DURCH DRÜCKEN AUF DEN BAUCH SCHLIMMER
- SEIT SECHS STUNDEN ANHALTENDE SCHMERZEN
- NICHTS DERGLEICHEN

MÖGLICHE URSACHEN

Ein eingeklemmter Leistenbruch (s. BRÜCHE, S. 187) oder eine Hodentorsion (s. PENIS- UND HODENERKRANKUNGEN, S. 197).

WAS TUN

ÄRZTLICHE HILFE
✚ NOTFALL! Rufen Sie den Notarzt! Geben Sie Ihrem Kind in der Zwischenzeit weder zu essen noch zu trinken.

MÖGLICHE URSACHE

BLINDDARMENTZÜNDUNG (S. 179).

WAS TUN

ÄRZTLICHE HILFE
✚ NOTFALL! Rufen Sie den Notarzt! Geben Sie Ihrem Kind in der Zwischenzeit weder zu essen noch zu trinken.

MÖGLICHE URSACHE

BLINDDARMENTZÜNDUNG (S. 179).

WAS TUN

ÄRZTLICHE HILFE
Halten die Schmerzen länger als drei Stunden an, rufen Sie sofort den Arzt an.

SELBSTHILFE
Siehe Einschub gegenüber: *Bauchschmerzen lindern.*

MÖGLICHE URSACHE

Invagination (siehe DARMVERSCHLUSS, S. 185)

WAS TUN

ÄRZTLICHE HILFE
✚ NOTFALL! Rufen Sie den Notarzt! Geben Sie Ihrem Kind in der Zwischenzeit weder zu essen noch zu trinken.

Hat Ihr Kind eines der folgenden Symptome?

- ERBRECHEN
- SCHMERZEN BESSERN SICH DURCH STUHLGANG ODER ERBRECHEN
- DURCHFALL MIT ODER OHNE ERBRECHEN
- BLUTIGER STUHL
- NICHTS DERGLEICHEN

MÖGLICHE URSACHE

BLINDDARMENTZÜNDUNG (S. 179).

WAS TUN

ÄRZTLICHE HILFE
✚ DRINGEND! Rufen Sie unverzüglich Ihren Arzt an!

SELBSTHILFE
Siehe Einschub gegenüber: *Bauchschmerzen lindern.*

Hat Ihr Kind eines der folgenden Symptome?

- SEIT DREI STUNDEN ANHALTENDE SCHMERZEN
- GRÜNLICHGELB ERBROCHENES
- NICHTS DERGLEICHEN

MÖGLICHE URSACHE

MAGEN-DARM-ENTZÜNDUNG (S. 180).

WAS TUN

ÄRZTLICHE HILFE
Holen Sie innerhalb von 24 Stunden ärztlichen Rat ein.

SELBSTHILFE
Siehe Einschub: *Das Kind vor dem Austrocknen schützen* (S. 53).

MÖGLICHE URSACHE

DARMVERSCHLUSS
(S. 185).

WAS TUN

ÄRZTLICHE HILFE
✛ **NOTFALL!** Rufen Sie den
Notarzt! Geben Sie Ihrem Kind
in der Zwischenzeit weder zu
essen noch zu trinken.

MÖGLICHE URSACHE

Eine Infektion der oberen
Atemwege wie eine ERKÄL-
TUNG (S. 148).

WAS TUN

ÄRZTLICHE HILFE
Leidet Ihr Kind stark unter
seinen Symptomen, konsultieren
Sie den Arzt.

SELBSTHILFE
Siehe Einschübe: *Hustenlindernde
Maßnahmen* (S. 90), *Schnelle Hilfe
bei Mundschleimhautentzündung*
(S. 91) und *Bauchschmerzen lindern*
(oben).

SELBSTHILFE: BAUCHSCHMERZEN LINDERN

Die folgenden Maßnahmen helfen,
Bauchschmerzen zu lindern:
- Legen Sie Ihrem Kind eine in ein
Handtuch gewickelte und mit war-
mem Wasser gefüllte Wärmflasche
auf den Bauch.
- Solange Ihr Kind Schmerzen hat,
sollte es nichts essen und nur klares
Wasser trinken. Besteht Verdacht auf
eine Blinddarmentzündung oder

eine andere ernsthafte und behandlungsbedürftige Erkrankung, geben
Sie Ihrem Kind, solange der Arzt
nichts anderes gesagt hat, weder zu
essen noch zu trinken.

Bauchschmerzen lindern
*Eine mit einem Handtuch umwickelte und
mit warmem Wasser gefüllte Wärmflasche
auf dem Bauch wirkt schmerzlindernd.*

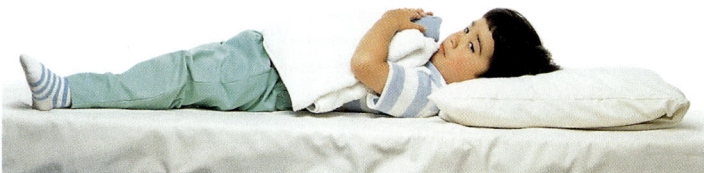

MÖGLICHE URSACHE

HARNWEGINFEKTION
(S. 193).

WAS TUN

ÄRZTLICHE HILFE
Holen Sie innerhalb von 24 Stunden ärztlichen Rat ein.

SELBSTHILFE
Hat Ihr Kind auch Fieber, siehe
Einschub: *Fiebersenkende Maß-
nahmen* (S. 37).

**Hat Ihr Kind eines der
folgenden Symptome?**

FIEBER

**SCHMERZEN BEIM
WASSERLASSEN**

**BETTNÄSSEN
(NACHDEM ES NACHTS
SCHON TROCKEN WAR)**

> ZWEI ODER MEHR
> DAVON

> EINES ODER KEINS
> DAVON

**Hat Ihr Kind oft
Bauchschmerzen
bei ansonsten guter
Gesundheit?**

> JA

> NEIN

MÖGLICHE URSACHEN

Wiederkehrende Bauchschmerzen
können durch Angst (s. ÄNGSTE,
S. 170) oder Nahrungsmittelunver-
träglichkeit (siehe REAKTIONEN auf
NAHRUNGSMITTEL, S. 182) verursacht bzw. psychisch bedingt sein.

WAS TUN

ÄRZTLICHE HILFE
Machen Sie einen Arzttermin aus.

SELBSTHILFE
Versuchen Sie, Ihrem Kind die
Angst zu nehmen. Bei Verdacht
auf eine Nahrungsmittelunver-
träglichkeit versuchen Sie, den
Auslöser zu identifizieren und
zu meiden. Siehe Einschub oben:
Bauchschmerzen lindern.

**Hat Ihr Kind
eines der folgenden
Symptome?**

> HALSENTZÜNDUNG

> HUSTEN

> VERSTOPFTE ODER
> LAUFENDE NASE

> NICHTS DERGLEICHEN

> Läßt sich die Ursache für die
> Beschwerden Ihres Kindes anhand
> dieser Checkliste nicht feststellen,
> konsultieren Sie innerhalb von
> 48 Stunden Ihren Arzt.

37 VERSTOPFUNG

Kinder können viermal am Tag, genauso gut aber auch nur jeden vierten Tag Stuhlgang haben – all das ist normal, solange der Stuhl nicht dünnflüssig oder hart oder die Entleerung schmerzhaft ist. Veränderungen der kindlichen Ernährung, harmlose Erkrankungen oder psychischer Streß können den Stuhlgang vorübergehend beeinflussen.

START

Hat Ihr Kind in den letzten 24 Stunden Stuhlgang gehabt?
- JA
- NEIN

Hat Ihr Kind eines der folgenden Probleme?
- SCHMERZEN BEIM STUHLGANG
- BLUT IM STUHL
- HARTER KOT IN KUGELFORM

MÖGLICHE URSACHE

Analfissuren (s. VERSTOPFUNG, S. 181).

WAS TUN

ÄRZTLICHE HILFE
Machen Sie einen Arzttermin aus.

SELBSTHILFE
Siehe Einschub gegenüber:
Verstopfung vorbeugen.

MÖGLICHE URSACHE

Vielleicht nicht genügend Ballaststoffe oder Flüssigkeit.

WAS TUN

SELBSTHILFE
Siehe Einschub gegenüber:
Verstopfung vorbeugen.

Hat Ihr Kind Bauchschmerzen?
- JA
- NEIN

Wie oft hat Ihr Kind normalerweise Stuhlgang?
- TÄGLICH
- ALLE ZWEI BIS VIER TAGE
- SELTENER ALS ALLE VIER TAGE

Hat Ihr Kind Fieber, d. h. eine Temperatur von 38 °C oder darüber, oder hat es erbrochen?
- FIEBER
- ERBROCHEN
- NICHTS DERGLEICHEN

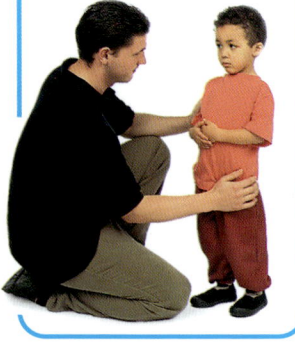

Siehe Checkliste
36 BAUCHSCHMERZEN

MÖGLICHE URSACHE

VERSTOPFUNG (S. 181).

WAS TUN

ÄRZTLICHE HILFE
Machen Sie einen Arzttermin aus.

SELBSTHILFE
Siehe Einschub gegenüber:
Verstopfung vorbeugen.

MÖGLICHE URSACHE

Für manche Kinder ist es ganz normal, nur alle paar Tage Stuhlgang zu haben.

WAS TUN

ÄRZTLICHE HILFE
Fühlt sich Ihr Kind in seinem Wohlbefinden beeinträchtigt, machen Sie einen Arzttermin aus.

MÖGLICHE URSACHE

Ein Flüssigkeitsverlust kann die Darmbewegungen verlangsamen; sobald sich das Kind wieder erholt hat, normalisiert sich das wieder.

WAS TUN

SELBSTHILFE
Achten Sie darauf, daß Ihr Kind viel Flüssigkeit zu sich nimmt. Siehe auch Einschübe: *Fiebersenkende Maßnahmen* (S.37) und *Das Baby vor dem Austrocknen schützen* (S.38) oder *Das Kind vor dem Austrocknen schützen* (S.53).

MÖGLICHE URSACHE

Analfissuren (s. VERSTOPFUNG, S.181).

WAS TUN

ÄRZTLICHE HILFE
Machen Sie einen Arzttermin aus.

SELBSTHILFE
Siehe Einschub unten: *Verstopfung vorbeugen.*

MÖGLICHE URSACHE

Ihr Kind bekommt vielleicht nicht genügend Ballaststoffe und Flüssigkeit.

WAS TUN

SELBSTHILFE
Siehe Einschub unten: *Verstopfung vorbeugen.*

Hatte Ihr Kind in den letzten Tagen eines der folgenden Symptome?

- SCHMERZEN BEIM STUHLGANG
- BLUT IM STUHL
- NICHTS DERGLEICHEN

Wann begann die Sauberkeitserziehung?

- NOCH GAR NICHT
- SCHON VOR GERAUMER ZEIT
- WIR SIND GERADE DABEI
- ERST NEULICH

Haben Sie vor kurzem die Ernährung Ihres Kindes umgestellt?

- JA
- NEIN

Läßt sich die Ursache für die Beschwerden Ihres Kindes anhand dieser Checkliste nicht feststellen, konsultieren Sie innerhalb von 48 Stunden Ihren Arzt.

SELBSTHILFE: VERSTOPFUNG VORBEUGEN

Folgende Maßnahmen helfen, Verstopfung zu lindern bzw. ihr vorzubeugen:
- Erhöhen Sie die Zufuhr an Flüssigkeit (mit Ausnahme von Milch, die Verstopfung verursachen kann), Obst und Gemüse sowie anderen ballaststoffreichen Nahrungsmitteln, wie Vollkornprodukten.
- Achten Sie im Sinne fester Stuhlgewohnheiten darauf, daß sich Ihr Kind jeden Tag etwa zur selben Zeit auf die Toilette oder den Topf setzt.
- Abführmittel sind, sofern nicht ärztlich verordnet, nichts für Kinder.

Eine ballaststoffreiche Ernährung
Geben Sie Ihrem Kind möglichst zu jeder Mahlzeit viele ballaststoffreiche Nahrungsmittel, wie Vollkornbrot und Salat oder Obst und Gemüse.

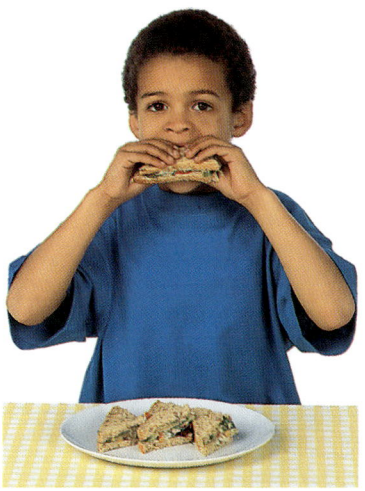

MÖGLICHE URSACHE

Zu Beginn der Sauberkeitserziehung können verunsicherte Kinder den Stuhl verhalten.

WAS TUN

ÄRZTLICHE HILFE
Hat Ihr Kind auch nach vier Tagen noch keinen Stuhlgang, machen Sie einen Arzttermin aus.

SELBSTHILFE
Vielleicht sollten Sie die Sauberkeitserziehung Ihres Kindes etwas lockerer angehen. Siehe auch Checkliste 14, SAUBERKEITSERZIEHUNG.

38 VERÄNDERTER STUHL

Plötzliche Veränderungen in der Farbe, bei Geruch, Konsistenz und Art des Stuhls sind meist ernährungsbedingt. Derartige Veränderungen geben sich meist nach einigen Tagen wieder. Liegen jedoch noch weitere Symptome vor oder bleiben die Stuhlveränderungen länger bestehen, sollten Sie mit Ihrem Kind zum Arzt gehen.

START

Wie alt ist Ihr Kind?

- NOCH KEIN JAHR ALT
- 1 JAHR ODER ÄLTER

Wie sieht der Stuhl Ihres Kindes aus?

- ROT UND SCHLEIMIG
- GRÜN, VIELLEICHT AUCH DÜNNFLÜSSIG
- NICHTS DERGLEICHEN

MÖGLICHE URSACHE

Invagination (s. DARMVERSCHLUSS, S. 185).

WAS TUN

ÄRZTLICHE HILFE
✚ **NOTFALL!** Rufen Sie den Notarzt! Geben Sie in der Zwischenzeit Ihrem Kind weder zu essen noch zu trinken.

Wie wird Ihr Baby ernährt?

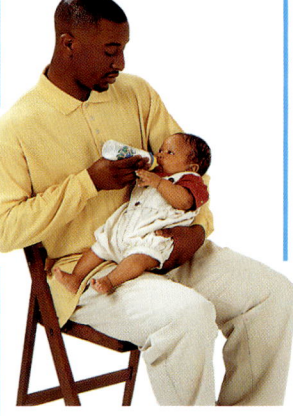

- MUTTERMILCH UND FLASCHENNAHRUNG
- NUR FLASCHENNAHRUNG
- NUR MUTTERMILCH

Nimmt Ihr Kind Medikamente ein?

- JA
- NEIN

MÖGLICHE URSACHEN

Manche Säuglingsnahrung kann den Stuhl grünlich verfärben. Ist der Stuhl außerdem noch dünnflüssig, siehe Magen-Darm-Entzündung (S. 180).

WAS TUN

ÄRZTLICHE HILFE
Bei Verdacht auf eine Magen-Darm-Entzündung sollte innerhalb von 24 Stunden ärztlicher Rat eingeholt werden.

SELBSTHILFE
Wenn Sie glauben, die Säuglingsmilch könne für die Stuhlveränderungen verantwortlich sein, probieren Sie eine andere Marke aus. Glauben Sie, Ihr Baby könnte eine Magen-Darm-Entzündung haben, siehe Einschub: *Das Baby vor dem Austrocknen schützen* (S. 38).

MÖGLICHE URSACHE

Viele Medikamente können das Aussehen des Stuhles verändern.

WAS TUN

ÄRZTLICHE HILFE
Klären Sie telefonisch mit Ihrem Arzt ab, ob das Medikament für die Symptome Ihres Kindes verantwortlich sein könnte und ob Sie es besser absetzen sollten.

MÖGLICHE URSACHE

Grünliche, dünnflüssige Stühle sind bei Stillkindern normal und kein Grund zur Sorge.

WAS TUN

ÄRZTLICHE HILFE
Geht es Ihrem Baby nicht gut oder hat es noch weitere Symptome, machen Sie einen Arzttermin aus.

Hatte Ihr Kind erst kürzlich Durchfall oder Erbrechen?

- DURCHFALL
- ERBRECHEN
- NICHTS DERGLEICHEN

MÖGLICHE URSACHE

Eine MAGEN-DARM-ENTZÜNDUNG (S. 180) kann den Stuhl manchmal tagelang blaß aussehen lassen.

WAS TUN

ÄRZTLICHE HILFE
Geht es Ihrem Kind nicht gut oder sieht der Stuhl nach ein paar Tagen immer noch nicht normal aus, machen Sie einen Arzttermin aus.

SELBSTHILFE
Siehe Einschübe: *Das Baby vor dem Austrocknen schützen* (S. 38) oder *Das Kind vor dem Austrocknen schützen* (S. 53).

Wie sieht der Stuhl Ihres Kindes aus?

- FARBLOS
- FARBLOS, FLÜSSIG UND FAULIG RIECHEND
- BLUTIG
- DÜNNFLÜSSIG

MÖGLICHE URSACHE

Eine MALABSORPTION (S. 183), wie sie beispielsweise durch REAKTIONEN AUF NAHRUNGSMITTEL (S. 182) verursacht wird.

WAS TUN

ÄRZTLICHE HILFE
Machen Sie einen Arzttermin aus.

Hat Ihr Kind eines der folgenden Symptome?

- GELBLICHER TEINT
- GELBLICH GEFÄRBTES AUGENWEISS
- DUNKLER URIN
- NICHTS DERGLEICHEN

MÖGLICHE URSACHEN

MAGEN-DARM-ENTZÜNDUNG (S. 180), Analfissuren (s. VERSTOPFUNG, S. 181) oder ENTZÜNDLICHE DARMERKRANKUNGEN (S. 184).

WAS TUN

ÄRZTLICHE HILFE
Holen Sie innerhalb von 24 Stunden ärztlichen Rat ein.

Siehe Checkliste
9 DURCHFALL BEI KINDERN

MÖGLICHE URSACHE

LEBERENTZÜNDUNG (S. 188), die Gelbsucht verursachen kann.

WAS TUN

ÄRZTLICHE HILFE
Holen Sie innerhalb von 24 Stunden ärztlichen Rat ein.

Läßt sich die Ursache für die Beschwerden Ihres Kindes anhand dieser Checkliste nicht feststellen, konsultieren Sie innerhalb von 48 Stunden Ihren Arzt.

39 HARNWEGERKRANKUNGEN

Für Probleme bei der Sauberkeitserziehung siehe Checkliste 14

Harnwegerkrankungen können durch zahlreiche Störungen verursacht sein, angefangen bei banalen Infektionen bis hin zu Diabetes. Schmerzen beim Wasserlassen deuten normalerweise auf eine Störung hin, wohingegen Veränderungen in der Häufigkeit des Wasserlassens oder in der Farbe des Urins nicht zwangsläufig Krankheitssymptome sein müssen.

Fühlt sich Ihr Kind insgesamt unwohl oder hat es Fieber, d. h. eine Temperatur von 38 °C oder darüber?

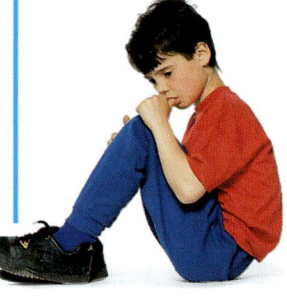

START

Hat Ihr Kind eines der folgenden Symptome?

- HÄUFIGES WASSERLASSEN
- SCHMERZEN BEIM WASSERLASSEN
- NICHTS DERGLEICHEN

Läßt Ihr Kind mehr Urin als sonst üblich?

- JA
- NEIN

- FÜHLT SICH UNWOHL
- HAT FIEBER
- NICHTS DERGLEICHEN

Hat Ihr Kind eines der folgenden Symptome?

- GEWICHTSVERLUST
- UNGEWÖHNLICHE MÜDIGKEIT
- NICHTS DERGLEICHEN

MÖGLICHE URSACHE

HARNWEGINFEKTION (S. 193).

WAS TUN

ÄRZTLICHE HILFE
Holen Sie innerhalb von 24 Stunden ärztlichen Rat ein.

MÖGLICHE URSACHE

DIABETES (S. 190).

WAS TUN

ÄRZTLICHE HILFE
Holen Sie innerhalb von 24 Stunden ärztlichen Rat ein.

MÖGLICHE URSACHE

HARNWEGINFEKTION (S. 193).

WAS TUN

ÄRZTLICHE HILFE
Holen Sie innerhalb von 24 Stunden ärztlichen Rat ein.

SELBSTHILFE
Siehe Einschub: *Fiebersenkende Maßnahmen* (S. 37).

Hat Ihr Kind in letzter Zeit Medikamente eingenommen?

JA

NEIN

Könnte Ihr Kind Anlaß für psychischen Streß haben?

SCHULSCHWIERIGKEITEN

FAMILIÄRE VERÄNDERUNGEN, z. B. ANKUNFT EINES GESCHWISTERS

VERÄNDERTER TAGESABLAUF

NICHTS DERGLEICHEN

MÖGLICHE URSACHEN

Angst (s. ÄNGSTE, S. 170) oder Streß können beim Kind harntreibend wirken.

WAS TUN

ÄRZTLICHE HILFE
Normalisiert sich das Ganze nicht innerhalb von ein paar Tagen, rufen Sie Ihren Arzt an.

SELBSTHILFE
Versuchen Sie die Ursache für die psychische Belastung Ihres Kindes festzustellen und sie soweit wie möglich zu beheben.

MÖGLICHE URSACHE

Manche Medikamente können harntreibend wirken.

WAS TUN

ÄRZTLICHE HILFE
Klären Sie telefonisch mit Ihrem Arzt ab, ob das Medikament für die Symptome Ihres Kindes verantwortlich sein könnte und ob Sie es besser absetzen sollten.

MÖGLICHE URSACHEN

GLOMERULONEPHRITIS (S. 194) oder HARNWEGINFEKTION (S. 193).

WAS TUN

ÄRZTLICHE HILFE
✚ DRINGEND! Rufen Sie unverzüglich Ihren Arzt an!

Läßt sich die Ursache für die Beschwerden Ihres Kindes anhand dieser Checkliste nicht feststellen, konsultieren Sie innerhalb von 48 Stunden Ihren Arzt.

MÖGLICHE URSACHE

LEBERENTZÜNDUNG (S. 188).

WAS TUN

ÄRZTLICHE HILFE
Holen Sie innerhalb von 24 Stunden ärztlichen Rat ein.

Welche Farbe hat der Urin?

ROSA, ROT ODER ROTBRAUN

DUNKELBRAUN UND KLAR

HELLGELB ODER BLAU

GRÜN ODER BLAU

NICHTS DERGLEICHEN

Hat sein Stuhl eine normale Farbe?

NEIN, FARBLOS

JA

MÖGLICHE URSACHEN

Der Urin hat sich vielleicht dunkel verfärbt, weil er durch zu geringe Flüssigkeitszufuhr ungewöhnlich konzentriert ist.

MÖGLICHE URSACHE

Für die Verfärbung sind meist Farbstoffe in Lebensmitteln oder Getränken oder aber Medikamente verantwortlich.

WAS TUN

Hier heißt es nur abzuwarten. Innerhalb kurzer Zeit werden die künstlichen Farbstoffe folgenlos aus dem Organismus Ihres Kindes ausgeschieden sein.

WAS TUN

SELBSTHILFE
Achten Sie darauf, daß Ihr Kind ausreichend trinkt und sich die Farbe seines Urins rasch wieder normalisiert. War Ihr Kind krank mit Fieber, Durchfall oder Erbrechen, lesen Sie die Einschübe: *Das Baby vor dem Austrocknen schützen* (S. 38) oder *Das Kind vor dem Austrocknen schützen* (S. 53).

Läßt sich die Ursache für die Beschwerden Ihres Kindes anhand dieser Checkliste nicht feststellen, konsultieren Sie innerhalb von 48 Stunden Ihren Arzt.

40 JUNGEN: GENITALBEREICH

Schmerzen oder Schwellungen an Penis oder Hoden, Ausfluß aus dem Penis oder Schmerzen beim Wasserlassen können bei Jungen jeden Alters vorkommen. Verletzungen im Genitalbereich kommen dagegen häufiger bei Schulkindern vor. Starke oder anhaltende Schmerzen im Genitalbereich bedürfen in jedem Fall ärztlicher Abklärung.

START

Hat Ihr Sohn eines der folgenden Probleme?

- SCHMERZLOSE SCHWELLUNG IN LEISTE ODER HODEN
- SCHMERZHAFTE SCHWELLUNG IN LEISTE ODER HODEN
- SCHMERZEN ODER BRENNEN BEIM WASSERLASSEN
- SCHWELLUNG DER PENISSPITZE ODER AUS DER VORHAUT AUSTRETENDER AUSFLUSS
- GRAUGELBER AUSFLUSS AUS DEM PENIS
- NICHTS DERGLEICHEN

MÖGLICHE URSACHEN

Leistenbruch (s. BRÜCHE, S. 187) oder Wasserbruch (s. HODEN- UND PENISERKRANKUNGEN, S. 197).

WAS TUN

ÄRZTLICHE HILFE
Holen Sie innerhalb von 24 Stunden ärztlichen Rat ein.

MÖGLICHE URSACHE

HARNWEGINFEKTIONEN (S. 193).

WAS TUN

ÄRZTLICHE HILFE
Holen Sie innerhalb von 24 Stunden ärztlichen Rat ein.

MÖGLICHE URSACHE

Eichelentzündung (s. HODEN- UND PENISERKRANKUNGEN, S. 196).

WAS TUN

ÄRZTLICHE HILFE
Holen Sie innerhalb von 24 Stunden ärztlichen Rat ein.

MÖGLICHE URSACHE

Ein Fremdkörper in der Harnröhre.

WAS TUN

ÄRZTLICHE HILFE
Machen Sie einen Arzttermin aus.

Läßt sich die Ursache für die Beschwerden Ihres Kindes anhand dieser Checkliste nicht feststellen, konsultieren Sie innerhalb von 48 Stunden Ihren Arzt.

MÖGLICHE URSACHE

Hodenentzündung (s. HODEN- UND PENISERKRANKUNGEN, S. 197).

WAS TUN

ÄRZTLICHE HILFE
Holen Sie innerhalb von 24 Stunden ärztlichen Rat ein.

MÖGLICHE URSACHE

Verletzungsbedingte Schmerzen können auf eine Schädigung der Hoden hindeuten.

WAS TUN

ÄRZTLICHE HILFE
✚ DRINGEND! Rufen Sie unverzüglich Ihren Arzt an!

Könnte sich Ihr Sohn im Genitalbereich verletzt haben?

- MÖGLICHERWEISE
- UNWAHRSCHEINLICH

Hatte Ihr Sohn in den letzten zwei Wochen Mumps?

- JA
- NEIN

MÖGLICHE URSACHEN

Hodentorsion (s. Hoden- und PENISERKRANKUNGEN, S. 197) oder eingeklemmter Leistenbruch (s. BRÜCHE, S. 187).

WAS TUN

ÄRZTLICHE HILFE
✚ NOTFALL! Rufen Sie den Notarzt! Geben Sie Ihrem Sohn in der Zwischenzeit weder zu essen noch zu trinken.

41 BESCHWERDEN IM GENITALBEREICH BEI MÄDCHEN

Die häufigsten Symptome im Genitalbereich bei Mädchen sind Juckreiz oder eine Entzündung, die Schmerzen beim Wasserlassen oder einen ungewöhnlichen Scheidenausfluß verursachen kann. Ursache für diese Symptome kann eine Infektion oder Reizung durch die Verwendung parfümierter Seifen oder Badezusätze sowie von Intimsprays sein.

START

Klagt Ihre Tochter über Juckreiz und Wundheitsgefühl im Genitalbereich?

JUCKREIZ

WUNDHEITSGEFÜHL

NICHTS DERGLEICHEN

Hat sie dünnflüssigen, weißlichen Ausfluß?

JA

NEIN

Wie alt ist Ihre Tochter?

10 JAHRE ODER JÜNGER

ÜBER 10 JAHRE

Hat Ihre Tochter Scheidenausfluß?

GRÄULICHGELBEN ODER GRÜNLICHEN AUSFLUSS

DICKEN WEISSLICHEN AUSFLUSS

KEIN AUSFLUSS

MÖGLICHE URSACHE

Eine Scheideninfektion (s. VULVOVAGINITIS, S. 195), die bei jüngeren Mädchen durch einen Fremdkörper, bei älteren Mädchen z. B. durch einen vergessenen Tampon verursacht sein kann.

WAS TUN

ÄRZTLICHE HILFE
Holen Sie innerhalb von 24 Stunden ärztlichen Rat ein.

MÖGLICHE URSACHE

Vaginale Candida-Mykose (siehe VULVOVAGINITIS, S. 195).

WAS TUN

ÄRZTLICHE HILFE
Holen Sie innerhalb von 24 Stunden ärztlichen Rat ein.

MÖGLICHE URSACHE

Mangelnde Hygiene, VULVOVAGINITIS (S. 195) oder MADENWÜRMER (S. 188).

WAS TUN

ÄRZTLICHE HILFE
Holen Sie innerhalb von 24 Stunden ärztlichen Rat ein.

SELBSTHILFE
Achten Sie darauf, daß Ihre Tochter täglich die Unterwäsche wechselt, sich sorgfältig im Intimbereich wäscht und keine parfümierten Badezusätze verwendet.

Läßt sich die Ursache für die Beschwerden Ihres Kindes anhand dieser Checkliste nicht feststellen, konsultieren Sie innerhalb von 48 Stunden Ihren Arzt.

MÖGLICHE URSACHE

Produktion weiblicher Geschlechtshormone in der Pubertät.

WAS TUN

ÄRZTLICHE HILFE
Geht der Ausfluß mit einer Scheidenreizung einher, machen Sie einen Arzttermin aus.

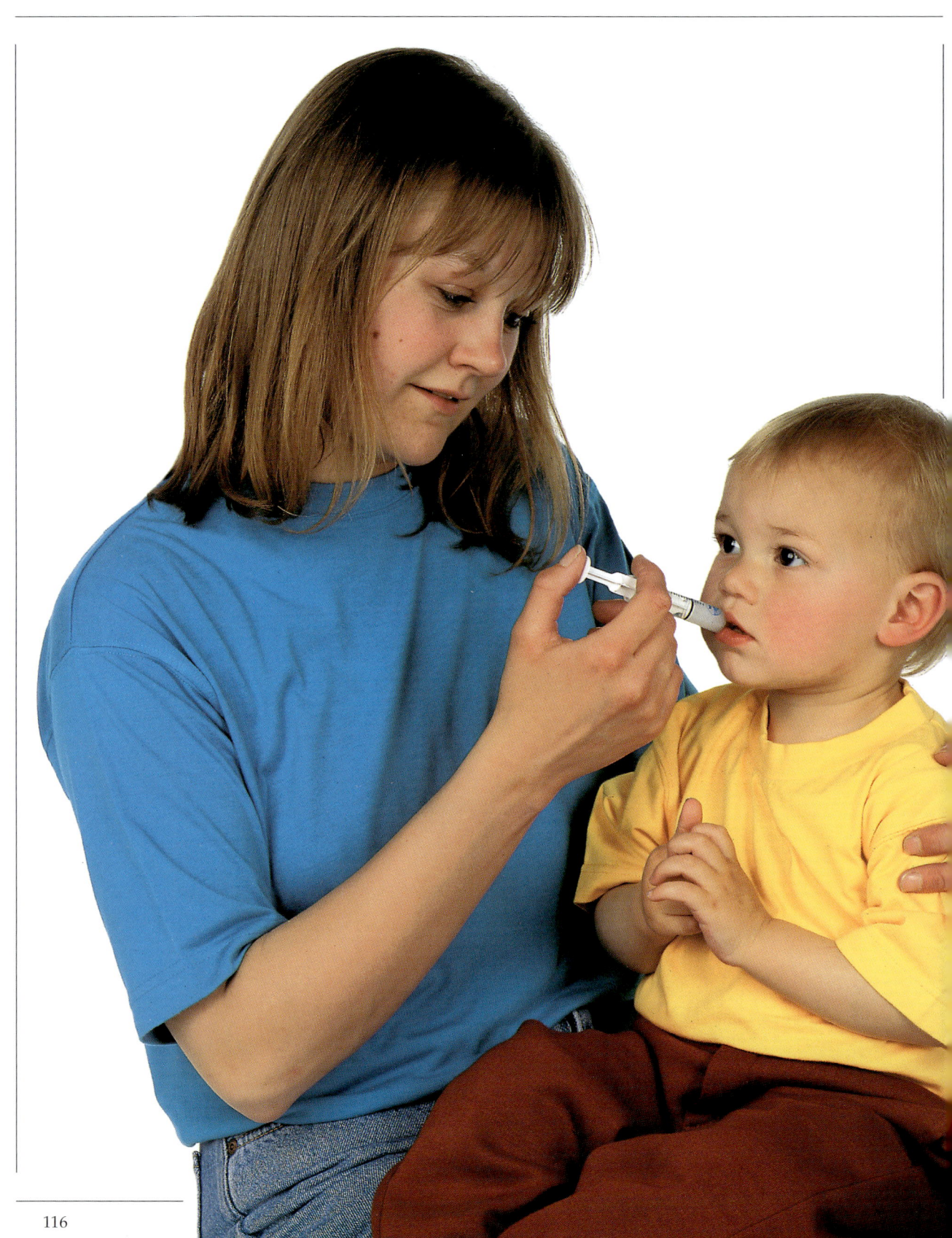

KRANKHEITEN & GESUNDHEITS-STÖRUNGEN

IN DIESEM TEIL DES BUCHES werden die häufigsten Kinderkrankheiten und bei Kindern vorkommenden Störungen sowie deren Ursachen behandelt, wie sie bereits in den Diagnosetafeln aufgezeigt wurden. Jeder Artikel gibt einen detaillierten Überblick über eine bestimmte Erkrankung bzw. Störung – über die möglichen Symptome und Ursachen, die Notwendigkeit, Dringlichkeit und Möglichkeiten ärztlicher Hilfe, über Selbsthilfemaßnahmen sowie die Krankheitsprognose. Zahlreiche Fotos und Illustrationen stellen die Erscheinungsform der Krankheit oder ihre Erreger dar und geben Anleitungen zur Selbsthilfe.

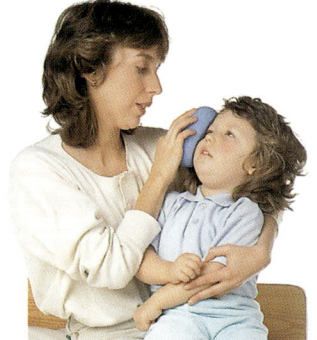

FIEBERSENKENDE
MASSNAHMEN

INFEKTIONSKRANKHEITEN

KINDER SIND FÜR INFEKTIONSKRANKHEITEN anfälliger als Erwachsene, weil ihr Immunsystem noch nicht ausgereift ist. Die meisten Kinderkrankheiten sind harmlos, es gibt aber auch einige wenige wirklich gefährliche. Durch die heute üblichen Impfungen kommen verschiedene, früher sehr häufige Virusinfektionen, wie Masern, Mumps oder Röteln, seltener vor. Bakterielle Infektionen lassen sich normalerweise schnell und vollständig mit Antibiotika ausheilen.

MASERN

Diese Virusinfektion verursacht Fieber und einen charakteristischen Hautausschlag. Die Krankheit selbst ist in der Regel harmlos, ein Masernkrankes Kind fühlt sich jedoch gewöhnlich sehr unwohl. Außerdem besteht eine, wenn auch nur geringe, Gefahr ernsthafter Komplikationen – vor allem bei Kindern mit chronischer Herz- oder Lungenerkrankung oder geschwächtem Immunsystem. Masern sind zwar ausgesprochen ansteckend, doch durch die heute empfohlene Impfung sind sie nicht mehr so verbreitet wie früher.

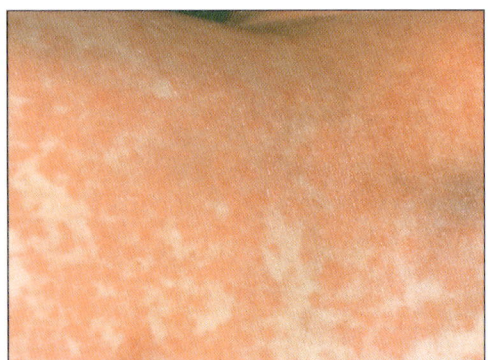

Masernausschlag
Er tritt 3 bis 4 Tage nach den ersten Krankheitszeichen auf. Die erst hinter den Ohren isoliert auftretenden Flecken laufen später zusammen, um sich dann über den gesamten Körper auszubreiten.

Symptome
Das Masernvirus verursacht nach einer Inkubationszeit von 10 bis 14 Tagen die typischen Erstsymptome:
- Fieber
- Blutunterlaufene, tränende Augen
- Schnupfen
- Trockener Husten

Danach tritt der typische Masernausschlag auf:
- Drei bis vier Tage nach Ausbruch der Krankheit entwickelt sich ein nicht erhabener, fleckigroter Hautausschlag. Er beginnt typischerweise hinter den Ohren und breitet sich dann allmählich über den gesamten Körper aus.
- Auf der Wangenschleimhaut kleine weißliche Stippen mit leicht gerötetem Hof (Koplik-Flecken), die manchmal ein paar Tage nach Auftreten der ersten Symptome zu sehen sind.

Nach drei bis vier Tagen bildet sich der Ausschlag zurück. Gleichzeitig klingt auch das Fieber ab, und das Kind beginnt, sich besser zu fühlen. Bei den meisten Kindern ist der Masernausschlag innerhalb einer Woche komplett abgeklungen.

Mögliche Komplikationen
MITTELOHRENTZÜNDUNG (S. 162) und LUNGENENTZÜNDUNG (S. 155) sind die häufigsten Komplikationen. Bei etwa einem von 1.000 Masernkranken breitet sich die Infektion in das Gehirn aus, oder es kommt durch eine übermäßige Immunreaktion zu einer GEHIRNHAUTENTZÜNDUNG (S. 159).

Wann zum Arzt?
Bei Verdacht auf Masern sollte das Kind innerhalb von 24 Stunden dem Arzt vorgestellt werden. Rufen Sie bei Auftreten folgender Symptome sofort den Arzt an: Ohrenschmerzen, ungewöhnlich schneller Herzschlag, Schläfrigkeit, Krampfanfälle, starke Kopfschmerzen oder Erbrechen.

Was der Arzt tun kann
Er wird das Kind untersuchen. Liegt eine Mittelohr- oder Lungenentzündung vor, werden Antibiotika verschrieben. Bei Verdacht auf eine Gehirnentzündung wird das Kind ins Krankenhaus eingewiesen.

Selbsthilfe
Lassen Sie Ihr Kind selbst entscheiden, ob es aufstehen oder im Bett bleiben will. Bei wirklich hohem Fieber geben Sie ihm Paracetamol, achten Sie auf eine reichliche Flüssigkeitszufuhr.

Masern sind bereits zwei Tage vor Ausbruch des Ausschlags bis fünf Tage nach dessen Abklingen ansteckend. Halten Sie Ihr Kind in der Zeit von ansteckungsgefährdeten Personen fern. Geschwister stecken sich meist schon in einem Stadium an, als die Erkrankung noch unerkannt war.

Aussichten
Die meisten Kinder werden innerhalb von zehn Tagen wieder gesund. Eine durchgemachte Masernerkrankung schützt normalerweise ein Leben lang.

RÖTELN

Diese harmlose, durch die heute durchgeführte Impfung (S. 30) seltener geworden Viruserkrankung kann einen Hautausschlag und Lymphknotenschwellungen hervorrufen. Etwa ein Viertel der Kinder entwickelt jedoch keinen Ausschlag, und die Infektion bleibt oft unbemerkt – spezielle Bluttests können jedoch eine durchgemachte Rötelninfektion nachweisen. Eine Rötelninfektion in der Frühschwangerschaft kann zu schweren Fehlbildungen beim ungeborenen Kind führen.

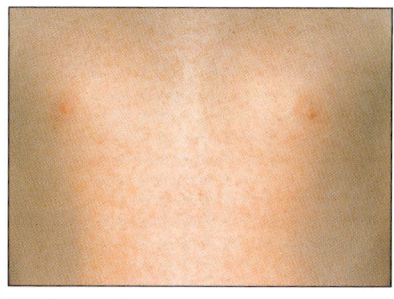

Rötelnausschlag
Der typische Rötelnausschlag, linsengroße, hellrote Flecken, zeigt sich zuerst im Gesicht und breitet sich dann schnell über den gesamten Körper aus.

Symptome
Nach einer Inkubationszeit von zwei bis drei Wochen kann das Röteln-Virus folgende Symptome verursachen:
- Leichtes Fieber
- Lymphknotenschwellungen am Nacken und hinter den Ohren. Manchmal schwellen sämtliche Lymphknoten des gesamten Körpers an.
- Ein nicht juckender (s. Foto re.) Hautausschlag, der sich am zweiten oder dritten Krankheitstag entwickelt und innerhalb von drei Tagen normalerweise wieder abklingt.
- Bei manchen Kindern treten Gelenkschmerzen als Zeichen einer Gelenkbeteiligung auf.

Seltene Komplikationen sind eine GEHIRNHAUTENTZÜNDUNG (S. 159) und ein BLUTPLÄTTCHENMANGEL (S. 147).

Wann zum Arzt?
Bei Verdacht auf Röteln sollten Sie den Arzt anrufen. An Röteln erkrankte Kinder müssen unbedingt von Schwangeren ferngehalten werden.

Sie sollten sofort den Arzt anrufen, wenn Gelenkschmerzen auftreten oder eines der nachfolgenden Symptome, das auf eine mögliche Komplikation hinweist: nicht erhabener, tiefroter Hautausschlag, der beim Daraufdrücken nicht verblaßt, starke Kopfschmerzen, Erbrechen, Energielosigkeit oder ungewöhnliche Schläfrigkeit.

Was der Arzt tun kann
Er wird das Kind untersuchen und eventuell eine Blutprobe entnehmen, um die gegen das Virus gebildeten Antikörper nachzuweisen. Eine spezielle Behandlung gibt es bei Röteln nicht.

Selbsthilfe
Bei wirklich hohem Fieber kann Paracetamol gegeben werden, wichtig ist eine ausreichende Flüssigkeitszufuhr. Halten Sie das Kind von schwangeren Frauen fern. Ansteckend sind Röteln etwa fünf Tage vor Beginn des Ausschlags bis eine Woche danach.

Aussichten
Die meisten Kinder werden innerhalb von zehn Tagen nach Ausbruch der Symptome wieder gesund. Eine durchgemachte Rötelninfektion schützt ein Leben lang.

RINGELRÖTELN

Diese harmlose, auch Erythema infectiosum oder Ohrfeigenkrankheit genannte Viruserkrankung ist nur wenig ansteckend. Sie tritt im Frühjahr und Herbst meist bei jungen Schulkindern auf. Ihr auffälligstes Kennzeichen ist eine schmetterlingsförmige Gesichtsröte.

Symptome
Nach einer Inkubationszeit von vier bis 14 Tagen treten folgende Symptome auf:
- Schmetterlingsförmige Gesichtsröte, die Umgebung des Mundes bleibt frei.
- Fieber
- Ein intensiv roter Hautausschlag, der sich ein bis vier Tage nach der Wangenröte an Beinen und Armen entwickelt und dann auf den Rumpf übergeht. Der Ausschlag ist zunächst fleckig, später ring- und girlandenförmig. Die Hauterscheinungen verschwinden gewöhnlich nach sieben bis zehn Tagen wieder.
- In seltenen Fällen Gelenkschmerzen.

Mögliche Komplikationen
Bei Kindern mit bestimmten, seltenen Blutkrankheiten wie SICHELZELLENANÄMIE (S. 199) oder THALASSÄMIE (S. 200) können Komplikationen auftreten. Eine Infektion während der Schwangerschaft kann, wenn auch selten, eine Fehlgeburt verursachen.

Deutlich rote Wangen
Die Ringelröteln bekamen den Spitznamen »Ohrfeigenkrankheit« wegen der typischen schmetterlingsförmigen Gesichts- bzw. Wangenröte. Bei diesem Kind hat sich der Ausschlag schon auf die Extremitäten ausgedehnt.

Wann zum Arzt?
Gegebenenfalls wird ein Bluttest durchgeführt, um die Diagnose zu bestätigen. Eine spezielle Behandlung gibt es nicht.

Selbsthilfe
Bei wirklich hohem Fieber können Sie Ihrem Kind Paracetamol geben, sorgen Sie für eine ausreichende Flüssigkeitszufuhr. Nach dem Auftreten des Hautausschlags besteht normalerweise keine Ansteckungsgefahr mehr, vorsichtshalber sollte das Kind aber dennoch bis der Ausschlag verschwunden ist von schwangeren Frauen ferngehalten werden.

Aussichten
Nach einigen Wochen oder Monaten kann der Hautausschlag erneut auftreten und je nach Außentemperatur oder Sonnenlichtintensität unterschiedlich stark ausgeprägt sein.

Eine durchgemachte Ringelröteln-Infektion gewährt normalerweise lebenslange Immunität.

WINDPOCKEN

Bei dieser auch Varizellen genannten Erkrankung handelt es sich um eine meist mild verlaufende Virusinfektion. Sie ist durch einen charakteristischen, juckenden Ausschlag und leichtes Fieber gekennzeichnet. Windpocken gehören zu den häufigsten Kinderkrankheiten. Die höchste Erkrankungsrate ist im späten Winter und Frühling zu verzeichnen.

Symptome
Nach einer Inkubationszeit von zwei bis drei Wochen zeigen sich folgende Symptome:
- Einige Stunden vor Ausbruch des Ausschlags leichtes Fieber oder Kopfschmerzen.
- Linsengroße rötliche Flecken, vornehmlich am Rumpf, die sich in juckende Knötchen und dann in mit Flüssigkeit gefüllte Blasen umwandeln. Die Blasen trocknen aus, verkrusten und fallen ab. Typisch ist, daß mehrere Entwicklungsstadien der Blasen gleichzeitig vorliegen.
- Bei gleichzeitigem Mundschleimhaut-Befall Schmerzen beim Essen.
- Manchmal starker Husten.

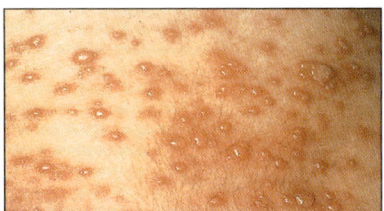

Windpockenausschlag
Die anfangs roten Flecken verwandeln sich schnell in juckende Knoten und dann in mit Flüssigkeit gefüllte Blasen mit rotem Grund.

Mögliche Komplikationen
Besonders gefährdet sind Kinder mit atopischem Ekzem (siehe NEURODERMITIS, S. 135). Weitere mögliche Komplikationen sind LUNGENENTZÜNDUNG (S. 155) und, allerdings selten, GEHIRNENTZÜNDUNG (S. 159). Besonders gefährdet sind Kinder mit geschwächtem Immunsystem (z. B. weil sie das Medikament Kortison einnehmen müssen) und Neugeborene, deren Mutter sich in der Spätschwangerschaft mit Windpocken infiziert hat. Eine Infektion in der Frühschwangerschaft kann, wenn auch selten, zu fetalen Fehlbildungen führen.

Wann zum Arzt?
Wenn sehr junge oder immungeschwächte Kinder mit Windpocken in Kontakt gekommen sind oder wenn bei ihnen entsprechende Krankheitszeichen auftreten, sollten Sie sofort den Arzt anrufen. Dasselbe gilt, wenn folgende Symptome auftreten: Husten, Krampfanfälle, schnelle Atmung, ungewöhnliche Schläfrigkeit, anhaltendes oder stets wiederkehrendes Fieber oder schwankender Gang.

Eitern die Blasen oder entzündet sich die umliegende Haut, sollte der Arzt zu Rate gezogen werden.

Was der Arzt tun kann
Gegen eine bakterielle Sekundärinfektion kann der Arzt Antibiotika verschreiben, die das Kind einnehmen muß. Kindern mit atopischem Ekzem kann das Virusmittel Aciclovir oral verabreicht werden. Bei hohem Komplikationsrisiko kann Aciclovir intravenös über einen Zeitraum von fünf Tage im Krankenhaus oder Varicella-Zoster-Immunglobulin gegeben werden.

Selbsthilfe
Den Juckreiz lindern juckreizstillende Salben und Puder sowie orale Antihistaminika. Auch ein lauwarmes Bad hilft, dem Sie eine Tasse Natriumbikarbonat zusetzen. Bei wirklich hohem Fieber können Sie Paracetamol geben. Achten Sie auf reichliche Flüssigkeitszufuhr.

Schneiden Sie die Fingernägel Ihres Kindes kurz, damit es sich die Pusteln nicht aufkratzt. Damit vermeiden Sie auch eine Infektion.

Ansteckungsgefahr besteht zwei Tage vor Auftreten des Hautausschlags bis zum Verkrusten der Bläschen.

Aussichten
Die meisten Kinder werden innerhalb von sieben bis zehn Tagen nach Auftreten der ersten Symptome wieder gesund. An Windpocken erkrankt man nur einmal. Die Viren bleiben jedoch »schlafend« im Körper. Wenn sie zu einem späteren Zeitpunkt wieder aktiv werden, verursachen sie eine Gürtelrose.

HAND-, FUSS-, MUND-KRANKHEIT

Diese mild verlaufende Virusinfektion verursacht kleine Blasen im Mund, an den Händen und Füßen. Die Krankheit tritt meist epidemieartig im Sommer und Frühherbst auf und befällt in erster Linie Kinder unter vier Jahren.

Symptome
Nach einer Inkubationszeit von drei bis fünf Tagen verursacht die Hand-Fuß-Mund-Krankheit:
- Leichtes Fieber.
- Kleine Blasen an der Mundschleimhaut, die sich manchmal zu aphthenartigen Geschwüren entwickeln.
- Nahrungsverweigerung.
- Ein bis zwei Tage nach den Mundsymptomen entwickeln sich Blasen an Händen und Füßen, die in der Regel nicht jucken und nicht schmerzhaft sind.

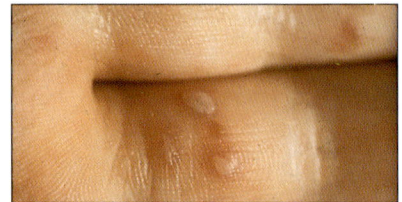

Blasen an den Fingern
Bei der Hand-Fuß-Mund-Krankheit bilden sich Blasen an den Händen und Füßen, und zwar in erster Linie an Fingern und Handrücken sowie am Fußrücken.

Behandlung
Gegen die schmerzhaften Mundgeschwüre können Sie dem Kind Paracetamol in Saftform geben. Mundspülungen mit Salzwasser wirken ebenfalls schmerzlindernd (s. Einschub: *Schnelle Hilfe bei Mundschleimhautentzündung*, S. 105).

Bieten Sie dem Kind reizarme Getränke wie Wasser oder Milch an.

Aussichten
Die Blasen an den Händen und Füßen sowie das Fieber verschwinden meist nach drei bis vier Tagen. Die Mundgeschwüre dagegen können bis zu vier Wochen bestehenbleiben.

Die Erkrankung hinterläßt gewöhnlich lebenslange Immunität.

DREITAGEFIEBER

An dieser harmlosen Virusinfektion erkranken fast ausschließlich Kinder vom sechsten Monat bis zum vierten Lebensjahr. Die auch Exanthema subitum genannte Erkrankung tritt mit plötzlichem hohem Fieber auf, das etwa vier Tage anhält, und auf das ein Ausschlag mit feinen roten Stippen folgt.

Symptome

Die Erkrankung verläuft in zwei Stadien. Nach einer Inkubationszeit von fünf bis 15 Tagen treten die ersten Symptome auf:

- Hohes Fieber von 39 bis 40 °C, das Kind wirkt ansonsten gesund.
- Manchmal FIEBERKRÄMPFE (S. 156)

Bei manchen Kindern sind ebenfalls zu beobachten:

- Leichter Durchfall
- Husten
- Lymphknotenschwellungen am Hals
- Ohrenschmerzen

Nach etwa vier Tagen setzt das zweite Krankheitsstadium ein:

- Die Temperatur klingt plötzlich ab.
- Es tritt ein Hautausschlag auf – feine, rote Stippen, die vorwiegend den Rumpf, weniger das Gesicht befallen. Der Ausschlag bildet sich nach etwa vier Tagen zurück.

Mögliche Komplikationen

Bei geschwächtem Immunsystem kann sich eine LEBERENTZÜNDUNG (S. 188) oder LUNGENENTZÜNDUNG (S. 155) entwickeln. Bei ansonsten gesunden Kindern sind Komplikationen selten.

Wann zum Arzt?

Rufen Sie sofort den Arzt an, wenn das Kind 39 °C oder mehr Fieber hat, ungewöhnlich schläfrig oder reizbar ist oder wenn Fieberkrämpfe auftreten. Versuchen Sie bis zum Eintreffen des Arztes das Fieber zu senken (s. Foto re. und Einschub *Fiebersenkende Maßnahmen*, S. 37).

Was der Arzt tun kann

Er wird nach anderen Fieberursachen suchen und eine Blut- und Urinuntersuchung vornehmen, um eine bakterielle Infektion auszuschließen. Bei Verdacht auf HIRNHAUTENTZÜNDUNG (S. 158) wird er eine Lumbalpunktion anordnen, da deren Symptome denen des Dreitagefiebers ähneln können.

Aussichten

Normalerweise erholen sich Kinder schnell vom Dreitagefieber. Wenn der Hautausschlag verschwunden ist, sollte sich das Kind auch wieder gesund fühlen.

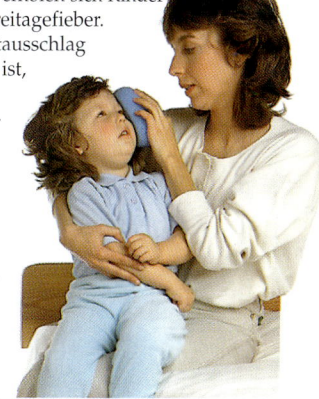

Fieber senken
Reiben Sie das Kind mit lauwarmem Wasser ab, oder bereiten Sie ihm ein lauwarmes Bad.

SCHARLACH

Diese Kinderkrankheit wird durch Streptokokken, eine Bakterienart, verursacht. Sie ist an dem typischen Hautausschlag zu erkennen, bei dem die winzigen roten Stippen so eng beieinander stehen, daß die Haut wie Sandpapier wirkt. Charakteristisch ist außerdem die »Erdbeerzunge«.

Symptome

Nach einer Inkubationszeit von zwei bis vier Tagen treten die Scharlachsymptome auf:

- Erbrechen
- Fieber
- Hals- und Kopfschmerzen
- Hautausschlag (s. Foto rechts), der sich innerhalb von zwölf Stunden nach Auftreten der ersten Symptome zeigt: Er beginnt am Dekolleté, in der Leisten- und Achselbeuge und breitet sich dann schnell über den gesamten Körper aus. Der Ausschlag verblaßt nach zirka sechs Tagen, die Haut schuppt sich ab.
- Intensive Wangenröte mit typisch blassem Munddreieck, an dem die Röte ausgespart ist.
- Die Zunge ist im frühen Krankheitsstadium weiß belegt mit kleinen roten Stippen. Am dritten bis vierten Tag wird sie knallrot zur sogenannten »Erdbeerzunge« mit kleinen Punkten.

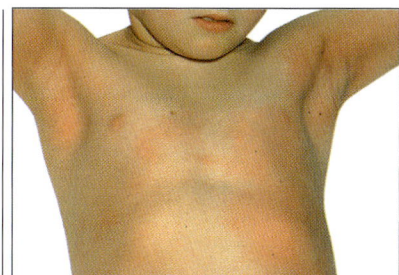

Scharlachausschlag
Er besteht aus vielen dicht nebeneinanderliegenden, roten, rauhen Flecken, die wie roter Samt aussehen und beim Draufdrücken verblassen.

Mögliche Komplikationen

Mögliche Komplikationen sind rheumatisches Fieber, das zu einer dauerhaften Herzschädigung führen kann, Mittelohrentzündung und GLOMERULONEPHRITIS (S. 194). Sie sind jedoch selten geworden, seitdem Scharlach mit Antibiotika behandelt wird.

Wann zum Arzt?

Konsultieren Sie innerhalb von 24 Stunden Ihren Arzt. Rufen Sie den Arzt sofort an, wenn der Urin des Kindes rot, rosa oder trüb wird, da dies eine Glomerulonephritis anzeigen kann (siehe GLOMERULONEPHRITIS, S. 194), oder bei Fieber, das bereits seit fünf Tagen besteht (siehe KAWASAKI-SYNDROM, S. 125).

Was der Arzt tun kann

Nach der Untersuchung wird zum Bakteriennachweis eventuell noch ein Rachenabstrich entnommen. Scharlach wird gewöhnlich mit zehntägiger Antibiotikaeinnahme behandelt.

Selbsthilfe

Fiebersenkung und Schmerzlinderung mit Paracetamol. Die Antibiotika müssen unbedingt so lange wie verordnet eingenommen werden. Halten Sie das Kind in dieser Zeit von anderen Kindern fern.

Aussichten

Etwa eine Woche nach Auftreten der ersten Symptome sollte sich Ihr Kind besser fühlen, andernfalls sollte es auf rheumatisches Fieber hin untersucht werden. Da es verschiedene Typen von Scharlacherregern gibt, kann ein Kind auch mehrmals an Scharlach erkranken.

MUMPS

Diese harmlose Virusinfektion verursacht Fieber und eine charakteristische Schwellung der Ohrspeicheldrüsen, die zwischen dem aufsteigenden Unterkieferast und dem äußeren Gehörgang liegen.

Drüsenschwellungen
Das typische Kennzeichen für Mumps sind geschwollene Ohrspeicheldrüsen und die dadurch verursachten »Hamsterbacken«. Die Drüsenschwellung kann schmerzhaft sein.

Symptome

Nach einer Inkubationszeit von 14 bis 24 Tagen treten folgende Symptome auf:
- Fieber.
- Der Mund läßt sich kaum öffnen.
- Kau- und Schluckbeschwerden.
- Etwa ein bis zwei Tage nach Ausbruch des Fiebers schwellen beide Ohrspeicheldrüsen schmerzhaft an. Die »dicke Backe« bleibt gewöhnlich vier bis acht Tage bestehen.

Mögliche Komplikationen

Selten entwickelt sich bei Jungen eine Hodenentzündung (s. HODEN- UND PENISERKRANKUNGEN, S. 197); noch seltener ist eine Eierstockentzündung bei Mädchen. Die Hodenentzündung tritt häufiger auf, wenn die Jungen schon die Pubertät hinter sich haben, wenn sie erkranken. Ebenfalls selten kann sich eine GEHIRNHAUTENTZÜNDUNG (S. 159) oder HIRNHAUTENTZÜNDUNG (S. 158) oder eine Bauchspeicheldrüsen-Entzündung entwickeln.

Wann zum Arzt?

Bei Verdacht auf Mumps sollte der Arzt eingeschaltet werden. Rufen Sie sofort den Arzt an, wenn starke Kopf- oder Bauchschmerzen auftreten.

Was der Arzt tun kann

Bei starken Kopfschmerzen muß im Krankenhaus nach Zeichen einer Gehirn- oder Hirnhautentzündung gesucht werden.

Selbsthilfe

Fiebersenkung und Schmerzlinderung mit Paracetamol. Das Kind muß viel trinken – aber keine Fruchtsäfte, da diese den Speichelfluß anregen und so die Drüsenschmerzen noch verstärken können.

Aussichten

Nach zehn Tagen ist Mumps meist ausgeheilt. Auch die Entzündung von Hoden, Eierstöcken oder Bauchspeicheldrüse klingt meist folgenlos wieder ab. Grundsätzlich besteht aber die Gefahr, daß diese Entzündungen Unfruchtbarkeit bzw. einen Diabetes zur Folge haben können. Eine Gehirn- oder Hirnhautentzündung kann einen dauerhaften Hörschaden verursachen. Mumps hinterläßt lebenslange Immunität.

TETANUS

Diese gefährliche Erkrankung befällt das Zentralnervensystem und wird durch eine Infektion mit einem Bakterium verursacht, das über offene Wunden in den Körper gelangt. Dank der heute üblichen Tetanusimpfung (S. 30) kommt diese Krankheit in den Industriestaaten nur noch selten vor.

Symptome

Nach einer Inkubationszeit von drei bis 21 Tagen treten folgende Symptome auf:
- Der Mund läßt sich nicht mehr öffnen (Kiefersperre).
- Schluckbeschwerden.
- Die Gesichtsmuskulatur zieht sich krampfhaft zusammen.
- Muskelkrämpfe im Nacken, Rücken, Bauch und in den Gliedmaßen, die Atembeschwerden verursachen können.

Wann zum Arzt?

Ein Wundstarrkrampf ist ein medizinischer Notfall. Treten die ersten Symptome auf, ist sofort der Arzt einzuschalten.

Behandlung

Bei Verdacht auf Tetanus wird das Kind sofort ins Krankenhaus eingewiesen. Ist die Infektion nur gering ausgeprägt, reichen häufig schon eine Diät und Beruhigungsmittel aus. Bei schwereren Fällen kann es erforderlich sein, die Atmung mit einem Luftröhrenschnitt zu erleichtern und sogar mechanisch zu beatmen; Muskelrelaxantien und Beruhigungsmittel müssen dann die Krämpfe lindern.

Aussichten

Es sterben zwar immer noch Menschen an Tetanus, doch das läßt sich bei einer schnellen Krankenhauseinweisung meist verhindern. Wie schnell jemand nach einer Tetanusinfektion wieder gesund wird, hängt vom Schweregrad der Erkrankung ab. Meist dauert es nicht mehr als drei Wochen. Nach einer Tetanuserkrankung gibt es keine Immunität.

Vorbeugung

Kinder erhalten mit der dreimaligen Tetanusimpfung eine Grundimmunisierung, die vor einer Infektion schützt. Bei tiefen oder verschmutzten Wunden sollten Sie Ihr Kind sofort zum nächsten Arzt bringen – es müssen alle Fremdkörper und abgestorbenes Gewebe aus der Wunde entfernt werden. Wenn die letzte Tetanusimpfung mehr als fünf Jahre zurückliegt, wird außerdem noch einmal nachgeimpft.

Tetanus-Impfung
Kleine Kinder erhalten durch die dreimalige Impfung gegen Tetanus eine Grundimmunisierung, die im 6. und 11. bis 15. Lebensjahr und danach alle zehn Jahre aufgefrischt wird.

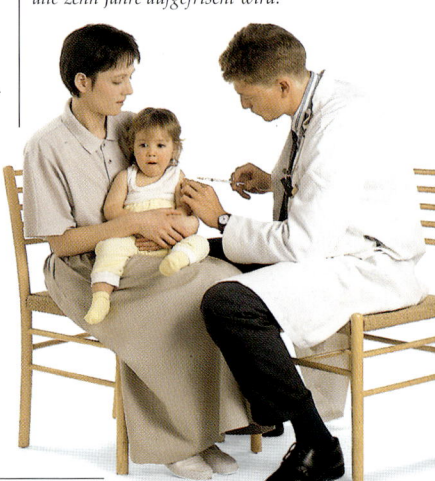

KEUCHHUSTEN

Diese langwierige Erkrankung wird durch eine bakterielle Infektion verursacht. An ihr erkranken vor allem Kleinkinder, besonders gefährdet sind Säuglinge. Die typischen Hustenanfälle enden meist mit einer tiefen, pfeifenden Einatmung. Oft muß sich das Kind nach dem Hustenanfall übergeben.

Symptome

Nach einer Inkubationszeit von ungefähr einer Woche treten die ersten Symptome auf. Hauptsymptome der ersten sieben bis zehn Tage sind:
- Ein kurzer, trockener Husten, der meist nur nachts auftritt.
- Schnupfen.
- Leichtes Fieber.

Im darauffolgenden acht- bis zwölfwöchigen Krankheitsstadium sind die Symptome leichter zu erkennen:
- 10 bis 20 Anfälle eines trockenen Hustens – tagsüber und nachts.
- Lange, heftige Hustenattacken, die meist mit einer tiefen, pfeifenden Einatmung und einem abschließenden »Juchzen« enden (beim Säugling nicht immer).
- Durch das Husten verursachtes Erbrechen.

- Atemaussetzer (mehr als 10 Sekunden).
- Manchmal zerebrale Krampfanfälle.

In seltenen Fällen kann es durch eine Verlegung der Atemwege mit Schleim zum Zusammenbruch eines Lungenabschnittes oder zur Lungenentzündung kommen.

Wann zum Arzt?

Konsultieren Sie sofort einen Arzt, wenn das hustende Kind noch kein halbes Jahr alt ist, der Husten Erbrechen verursacht oder sich der Husten nach einer Woche nicht bessert. Rufen Sie sofort einen Arzt an, wenn sich die Zunge oder die Lippen des Kindes während eines Hustenanfalls blau färben oder ein Krampfanfall auftritt.

Um die Diagnose zu bestätigen, macht der Arzt eventuell einen Rachenabstrich. Häufig sollen das Kind und eventuell auch seine Geschwister für zehn Tage Antibiotika ein-

nehmen. Doch nur wenn sie im frühen Krankheitsstadium eingenommen werden, können sie die Krankheitsdauer verkürzen.

Läuft das Kind blau an oder treten Krampfanfälle auf, kann eine Krankenhauseinweisung notwendig werden, das gilt vor allem für Kinder unter sechs Monaten.

Bessert sich der Husten auch nach sechs Wochen nicht oder wirkt das Kind insgesamt krank, empfiehlt sich eventuell eine Röntgenaufnahme der Brust.

Selbsthilfe

Bieten Sie Ihrem Kind weiche Kost (aber nichts Krümeliges) und viel zu trinken an.

Um eine Hustenattacke zu verkürzen, können Sie dem Kind sanft auf den Rücken klopfen. Mit einfachen physiotherapeutischen Maßnahmen lassen sich die Lungen von Sekret befreien.

Aussichten

Der Husten kann mehrere Monate andauern. Bei manchen Kindern kann der Husten im Folgejahr durch eine Virusinfektion wieder aufleben. Eine dauerhafte Lungenschädigung ist selten.

MALARIA

Diese in den Tropen und Subtropen weit verbreitete gefährliche Krankheit kommt durch den zunehmenden Tourismus in Malariagebiete auch in anderen Breitengraden häufiger vor. Verursacht wird sie durch Parasiten, die durch den Stich der Anophelesmücke in das Blut des Gestochenen gelangen.

Symptome

Die ersten Malariasymptome treten normalerweise 6 bis 30 Tage nach der Infektion auf. Wurden Malariamittel eingenommen, die nur teilweise angeschlagen haben, kann es sogar bis zu einem Jahr dauern. Die Hauptsymptome sind:
- Abwechselnd Fieber- und Schüttelfrostschübe.
- Kopfschmerzen.

Ebenfalls vorliegen können:
- Übelkeit und Erbrechen.
- Bauch- und Rückenschmerzen.
- Gelenkschmerzen.

Malaria vom Plasmodium-falsiparum-Typ kann gefährliche Komplikationen nach sich ziehen, die Nieren, Leber, Gehirn und Blut schädigen.

Wann zum Arzt?

Rufen Sie bei Malariaverdacht sofort den Arzt an. Bringen Sie Ihr Kind zur nächsten

Notaufnahme, wenn folgende Symptome auftreten: Krampfanfälle, Schläfrigkeit, Gelbfärbung der Haut oder extreme Hautblässe.

Was der Arzt tun kann

Im Krankenhaus werden Blutuntersuchungen durchgeführt, um die Malariaparasiten nachzuweisen. Die Behandlung stützt sich in erster Linie auf Malariamittel. Treten Komplikationen auf, kann eine intensivmedizinische Behandlung notwendig werden.

Malariaprophylaxe

Schützen Sie sich so gut wie möglich vor dem Stich der Anophelesmücke: Schlafen Sie unter einem Moskitonetz, bedecken Sie Ihre Haut möglichst komplett mit Kleidung und tragen Sie ein insektenabweisendes Mittel auf. Vor der Reise in ein malariaverseuchtes Gebiet sollten Sie und Ihre Familie Tabletten zur Malariavorbeugung einnehmen.

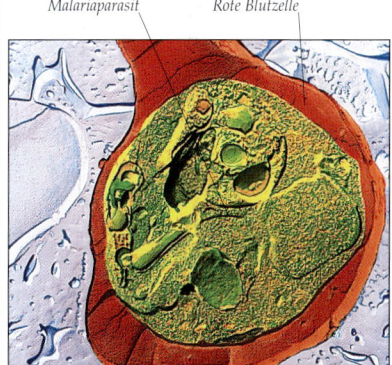

Malariaparasit   *Rote Blutzelle*

Ein infiziertes rotes Blutkörperchen
Malariaparasiten reifen und vermehren sich im Innern der roten Blutkörperchen. Wenn diese platzen, werden weitere Blutzellen infiziert. Die geplatzten Blutzellen können kleine Blutgefäße verschließen.

Aussichten

Bei prompter Behandlung gesundet der Kranke meist innerhalb weniger Tage bis zu zwei Wochen, je nach Schweregrad der Erkrankung. Malaria vom Plasmodium-falsiparum-Typ kann jedoch lebensbedrohlich sein, wenn Nieren oder Gehirn beteiligt sind.

TYPHUS

Diese gefährliche Infektionskrankheit wird durch den Erreger Salmonella typhi verursacht und gewöhnlich durch verunreinigtes Trinkwasser und Nahrungsmittel übertragen. Gelangen die Bakterien in das Blut, entwickeln sich Fieber und andere Symptome einer Blutvergiftung. Vor der Reise in ein Entwicklungsland empfiehlt sich eine Schutzimpfung.

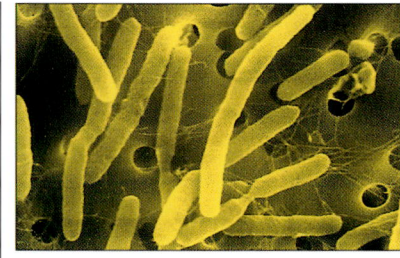

Typhus-Salmonellen
Typhus-Salmonellen gelangen mit verseuchter Nahrung und Trinkwasser in den Körper. Sie befallen die Dünndarmwand und erreichen das Blut.

Symptome
Nach einer Inkubationszeit von sieben bis 14 Tagen können folgende Symptome auftreten:
- Langsam auf 39 bis 40 °C ansteigendes Fieber, das dann bis zu vier Wochen lang unverändert hoch bleibt.
- Kopfschmerzen.
- Energielosigkeit.
- Bauchschmerzen.
- Verstopfung oder Durchfall.
- In der zweiten Krankheitswoche ein eintägiger Hautausschlag – kleine rosa Flecken auf Bauch und Brust.

Wenn der Typhus nicht behandelt wird, können sich in der zweiten oder dritten Erkrankungswoche Darmblutungen, ein Darmdurchbruch oder andere Komplikationen entwickeln.

Wann zum Arzt?
Innerhalb von 24 Stunden nach Auftreten möglicher Typhussymptome sollte das Kind dem Arzt vorgestellt werden.

Bleibt der Verdacht auf Typhus bestehen, wird das Kind wahrscheinlich ins Krankenhaus eingewiesen. Durch Blut- oder Urinproben wird die Diagnose bestätigt. Die Behandlung erfolgt vornehmlich mit Antibiotika, die bei einer schweren Infektion im Krankenhaus intravenös verabreicht werden müssen.

Aussichten
Durch die Antibiotika klingen die Symptome normalerweise sofort ab. Innerhalb von zwei bis drei Wochen sind die meisten Kinder komplett genesen. Bei rechtzeitiger Behandlung sind Komplikationen unwahrscheinlich.

INFEKTIÖSE MONONUKLEOSE

Diese auch Pfeiffersches Drüsenfieber genannte Virusinfektion verursacht hohes Fieber, Energielosigkeit und Lymphdrüsenschwellungen. Verursacht wird sie durch das Epstein-Barr-Virus. Die Infektiöse Mononukleose kommt am häufigsten bei Heranwachsenden und jungen Erwachsenen vor.

Symptome
Die Infektiöse Mononukleose verursacht nach einer Inkubationszeit von etwa zehn Tagen folgende Symptome:
- Hohes Fieber (39–40 °C), das tage- oder sogar wochenlang bestehen bleiben kann.
- Appetitlosigkeit und Gewichtsverlust.
- Energielosigkeit.
- Zum Teil starke Halsschmerzen.
- Geschwollene Lymphknoten im Hals- und Nackenbereich oder an anderen Stellen.
- Kopfschmerzen.
- Manchmal Muskelschmerzen.
- Manchmal einen den Röteln ähnlicher Ausschlag.
- Bauchschmerzen

Komplikationen
Eine LEBERENTZÜNDUNG (S. 188) ist die häufigste Komplikation. Seltener sind LUNGEN-ENTZÜNDUNG (S. 155), Milzriß sowie Störungen des Nervensystems, Blut- und Atemwegserkrankungen.

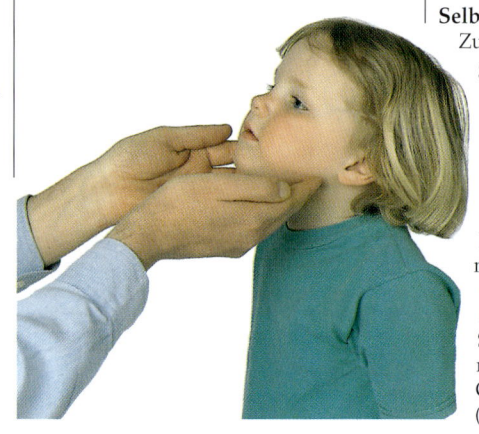

Ein typisches Symptom
An Infektiöser Mononukleose erkrankte Kinder haben normalerweise geschwollene Halslymphknoten – fühlbar direkt unter dem Kiefer.

Wann zum Arzt?
Bei Verdacht auf eine Infektiöse Mononukleose sollte das Kind dem Arzt vorgestellt werden.

Um die Diagnose zu bestätigen bzw. anderere Störungen auszuschließen, wird das Blut auf EBV-Antikörper untersucht. Eine spezielle Behandlung gibt es bei Mononukleose nicht. Antibiotika helfen nicht, sondern können im Gegenteil den Hautausschlag sogar zum Ausbruch bringen bzw. verschlimmern.

Selbsthilfe
Zur Fiebersenkung kann Paracetamol gegeben werden, außerdem soll das Kind viel Flüssigkeit zu sich nehmen und viel ruhen.

Aussichten
Die meisten Kinder können nach ein paar Wochen wieder zur Schule gehen, sollten sich dann aber noch schonen. Bis zu einem Monat nach der Genesung sollten sie auf anstrengende körperliche Betätigung verzichten. Selten kann sich zusätzlich zur Mononukleose oder in deren Folge das CHRONISCHE MÜDIGKEITSSYNDROM (S. 161) entwickeln.

KAWASAKI-SYNDROM

Diese erstmals in den 60er Jahren in Japan beobachtete Erkrankung nimmt heute auch in Europa und in den USA an Häufigkeit zu. Sie kommt vornehmlich bei Kindern unter fünf Jahren vor. Die Krankheitsursache ist noch unklar, diskutiert wird eine bakterielle Infektion. Die Krankheit verursacht Fieber, Lymphknotenschwellungen sowie Haut- und Schleimhautsymptome. Einige wenige Kinder mit Kawasaki-Syndrom entwickeln eine Herzerkrankung.

Symptome
Typische Krankheitssymptome sind:
- Länger als fünf Tage andauerndes Fieber
- BINDEHAUTENTZÜNDUNG (S. 165)
- Trockene, rissige, geschwollene Lippen
- Halsentzündung
- Geschwollene Halslymphknoten
- Fleckiger, roter Ausschlag am ganzen Körper
- Rötung von Hand- und Fußflächen
- Hautabschälung an Finger- und Fußspitzen (in der zweiten Krankheitswoche)

Mögliche Komplikationen
Mögliche Komplikationen sind Arthritis, Herzmuskelentzündung, Herzinfarkt und Herzgefäßerkrankung.

Wann zum Arzt?
Wenn Sie den Verdacht haben, das Kind könnte am Kawasaki-Syndrom erkrankt sein, sollten Sie es innerhalb von 24 Stunden dem Arzt vorstellen.

Ist die Erkrankung schwer, wird das Kind ins Krankenhaus eingewiesen, wo Komplikationen schnell behandelt werden können. Um die Gefahr von Herzkomplikationen zu senken, werden häufig Acetylsalicylsäure und Gammaglobuline gegeben.

Aussichten
Die meisten Kinder sind nach etwa drei Wochen wieder gesund. Eine Herzmuskelentzündung oder Arthritis kann sechs bis acht Wochen lang bestehen bleiben. Bei Herzkranzgefäßerkrankung stellt sich innerhalb eines Jahres eine graduelle Besserung ein. Bei etwa ein bis zwei von hundert Kindern können ernsthafte Herzkomplikationen auftreten.

HIV-INFEKTION UND AIDS

Die meisten HIV (human immunodeficiency virus)-infizierten Kinder haben sich während der Schwangerschaft bei ihrer infizierten Mutter angesteckt. Eine Behandlung der Mutter während der Schwangerschaft senkt das HIV-Übertragungsrisiko. Eine HIV-Infektion allein verursacht kaum Symptome, schädigt das Immunsystem aber schleichend, bis schließlich die eigentliche Aids-Erkrankung (acquired immune deficiency syndrome) ausbricht. Bei Aids ist das Immunsystem so stark geschwächt, daß sich u. a. Infektionen wie eine LUNGENENTZÜNDUNG (S. 155) ungehindert ausbreiten können.

Symptome
Die meisten Kinder, die sich vor oder während der Geburt mit dem HI-Virus infiziert haben, entwickeln noch vor dem 3. Lebensjahr Symptome. Bei manchen jedoch zeigen sich erst nach dem sechsten Lebensjahr erste Symptome, bei einigen wenigen sogar erst im Alter von zwölf Jahren. Typische Symptome bei Kindern sind:
- Gedeihstörungen
- Stets wiederkehrende Durchfallattacken
- Lymphdrüsenschwellungen
- Häufige Infektionen
- Schübe von Lungenentzündungen
- Entwicklungsverzögerungen

Wann zum Arzt?
HIV-infizierte oder Aids-kranke Kinder bedürfen der engmaschigen ärztlichen Überwachung.

Was der Arzt tun kann
Besteht bei einem Baby der Verdacht auf eine HIV-Infektion, wird den Eltern ein umfassendes Beratungsgespräch angeboten. Im Anschluß daran können die Eltern entscheiden, ob sie ihr Einverständnis für eine Blutuntersuchung geben. Zwar kann das kindliche Blut auch noch mindestens ein Jahr lang mütterliche HIV-Antikörper enthalten, mit einem anderen Bluttest läßt sich jedoch in den ersten vier Lebensmonaten eine Infektion nachweisen bzw. ausschließen.

Eventuell werden Medikamente wie AZT (Retrovir) und verschiedene andere, neuere Substanzen verschrieben, um den Krankheitsverlauf zu verzögern. Mit Hilfe regelmäßiger Gammaglobulin-Injektionen und antibakteriell wirksamer Medikamente wie Cotrimoxazol wird versucht, den sogenannten opportunistischen Infektionen, wie speziellen Lungenentzündungen, vorzubeugen bzw. sie zu bekämpfen.

Selbsthilfe
HIV-positive Mütter dürfen ihr Baby nicht stillen. Ist Ihr Kind HIV-infiziert oder Aids-krank, erhalten Sie eine spezielle Beratung zum Umgang mit der Krankheit.

Aussichten
Einige wenige HIV-infizierte Kinder scheinen komplett gesundet zu sein. Solange es aber in der Behandlung von Aids keine durchschlagenden Erfolge gibt, werden auch weiterhin die meisten HIV-infizierten Kinder innerhalb weniger Jahre nach Ausbruch der Symptome an Aids sterben.

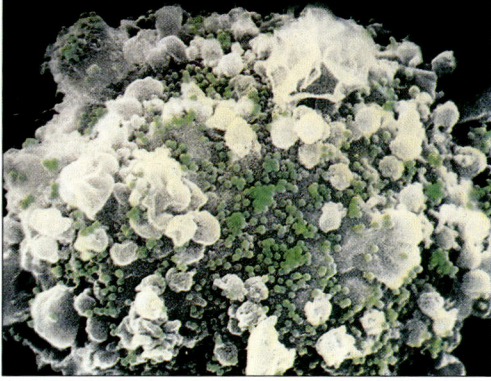

Eine infizierte weiße Blutzelle
Hier sind auf der Oberfläche einer weißen Blutzelle HIV-Partikel (grüner Bereich) zu sehen. Die weißen Blutzellen spielen bei der körpereigenen Infektabwehr eine entscheidende Rolle. Der HIV-Virus zerstört diese Zellen und schwächt damit das Immunsystem.

STÖRUNGEN DES BEWEGUNGSAPPARATS

KINDER SIND BESONDERS ANFÄLLIG für Muskel-, Knochen- und Gelenkstörungen und das im wesentlichen aus zwei Gründen: zum einen sind sie sehr aktiv, zum anderen befinden sich ihre Knochen und Gelenke noch im Wachstums- und Reifeprozeß. Manche Störungen sind genetisch bedingt oder gehen auf fetale Fehlbildungen zurück. Um die Korrektur bzw. Behandlung dieser Störungen kümmern sich die Orthopäden. Die Aussichten sind im allgemeinen gut, da der kindliche Bewegungsapparat ein großes Heilungspotential besitzt.

HINKEN

Ein Kind, das hinkt, hat vielleicht nur eine harmlose Verletzung, die sich von allein wieder bessert. Es kann dem aber auch eine ernsthafte Störung zugrundeliegen, die rasch behandelt werden muß, damit keine dauerhafte Behinderung entsteht.

Mögliche Ursachen
Wer hinkt, hat meist Schmerzen – einige mögliche Ursachen dafür sind rechts dargestellt.

Hinken kann auch durch unterschiedlich lange Beine verursacht werden. Ein Knochen kann von Geburt an zu kurz sein oder aufgrund einer Rückenmarkstörung oder einer ZEREBRALPARESE (S. 160), die mit einseitiger Muskelschwäche einhergeht, nicht normal wachsen. Hinken kann auch auf eine deutliche Beinverkürzung aufgrund einer zu spät erkannten ANGEBORENEN HÜFTGELENKLUXATION (S. 130) oder einer Wirbelsäulenverkrümmung (s. SKOLIOSE, S. 128) zurückgehen.

Kinder mit Muskel- und/oder Nervenerkrankungen wie der MUSKELDYSTROPHIE (S. 133) oder Zerebralparese können an Muskelschwäche oder Koordinationsstörungen leiden, die sich unter anderem in einem gestörten, dem Hinken ähnlichen Bewegungsmuster äußern.

Wann zum Arzt?
Sie sollten Ihr Kind dem Arzt vorstellen, wenn es hinkt oder nicht gehen will, obwohl es alt genug dazu wäre, und kein er-

Schmerzbedingtes Hinken
Gelenk-, Muskel- oder Knochenstörungen im Hüftbereich können zu schmerzbedingtem Hinken führen. Wo es schmerzt, kann in die Irre führen, denn eine Hüftfehlbildung kann zum Beispiel Schmerzen im Oberschenkel oder Knie verursachen.

FLÜCHTIGE KOXITIS (S. 130) PERTHES-KRANKHEIT (S. 131) LÖSUNG DER FEMUREPIPHYSE (S. 131)

Muskelzerrung (s. ZERRUNGEN UND VERSTAUCHUNGEN, gegenüber)

Knocheninfektion (s. KNOCHEN- UND GELENKINFEKTION, S. 133)

KNIEERKRANKUNGEN (S. 132)

Knochenbruch (s. BRÜCHE UND VERRENKUNGEN, S. 128)

JUVENILE CHRONISCHE ARTHRITIS (S. 132)

sichtlicher Grund, wie ein Splitter im Fuß, dafür auszumachen ist. Bei Fieber, einem Hautausschlag oder einem heißen, geschwollenen Gelenk sollten Sie den Arzt sofort anrufen, da eine Knochen- oder Gelenkinfektion vorliegen könnte.

Was der Arzt tun kann
Nach der körperlichen Untersuchung wird der Arzt wahrscheinlich Blutuntersuchungen, Ultraschall- und Röntgenaufnahmen durchführen lassen. Häufig ist die Überweisung an einen Kinderarzt oder Orthopäden notwendig, eventuell auch ins Krankenhaus zur weiteren Abklärung. Die Behandlung richtet sich nach der jeweils zugrundeliegenden Störung.

Aussichten
Durch eine kleine Verletzung verursachtes Hinken müßte eigentlich innerhalb weniger Tage wieder verschwunden sein. Auch wenn das Hinken auf anderen Ursachen beruht, vergeht es in der Regel, wenn die zugrundeliegende Störung erfolgreich behandelt wurde. Nur wenn dieses nicht möglich ist, z.B. bei ungleich langen Beinen oder Muskelschwäche, bleibt die Gehstörung ein Leben lang bestehen.

Gelenkinfektion (s. KNOCHEN- UND GELENKINFEKTION, S. 133)

Eine Warze (s. WARZEN, S. 141) oder ein spitzer Gegenstand wie ein Splitter in der Fußsohle

ZERRUNGEN UND VERSTAUCHUNGEN

Zur Muskelzerrung kommt es, wenn ein Muskel überdehnt wird und dabei Muskelfasern geschädigt werden. Eine Verstauchung entsteht, wenn ein oder mehrere Gelenkbänder (die bindegewebigen Gebilde, die die Knochen mit dem Gelenk verbinden) überdehnt werden. Zerrungen und Verstauchungen werden oft durch Sturz oder falsche Bewegung verursacht. Beide Verletzungsarten lassen sich normalerweise selbst behandeln, nur in schweren Fällen ist eine ärztliche Behandlung nötig.

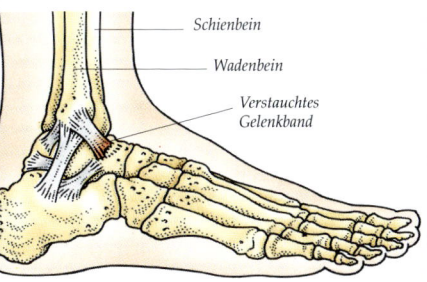

Schienbein
Wadenbein
Verstauchtes Gelenkband

Verstauchter Knöchel
Verstauchungen kommen meist am Knöchel vor. Sie werden häufig durch einen Sturz oder eine Verdrehung des Fußes auf der Außenkante verursacht.

Symptome
Wie heftig die Symptome sind, hängt vom Grad der Muskel- bzw. Bänderschädigung ab. Mögliche Symptome sind:
- Schmerzen und Druckempfindlichkeit, die durch Bewegung schlimmer werden.
- Schwellung an der Verletzungsstelle.

- Muskelkrämpfe durch unwillkürliche Kontraktionen.
- Hinken – bei Verletzung des Beins.
- Blutergüsse, die einige Tage nach der Verletzung sichtbar werden können.

Selbsthilfe
In den ersten 48 Stunden nach der Verletzung behandelt man Zerrungen und Verstauchungen am besten mit dem PECH-Erste-Hilfe-Programm – **P**ause, **E**is, **C**(K)ompression und **H**ochlagern (s. Einschub: *Schnelle Hilfe bei Zerrungen und Verstauchungen*, S.73). Wärmeanwendungen sollten Sie in den ersten 48 Stunden meiden. Paracetamol wirkt schmerzlindernd.

Nach ein bis zwei Tagen Ruhe gehen Schmerzen und Schwellung langsam zurück, der gezerrte Muskel oder das gestauchte Gelenk kann langsam wieder belastet werden.

Wann zum Arzt?
Wenn Schmerzen und Schwellung wirklich stark sind oder die Symptome anhalten, sollten Sie den Arzt einschalten.

Was der Arzt tun kann
Neben der körperlichen Untersuchung ist eventuell eine Röntgenaufnahme nötig, um zu erkennen, ob der Knochen gebrochen ist. Der verletzte Körperteil wird gegebenenfalls mit einem Kompressionsverband versorgt. Bei Beinverletzungen muß Ihr Kind vielleicht Krücken tragen, bei Armverletzungen eine Armschlinge.

Bei einer schweren Verletzung kann Ihr Arzt nicht-steroidale Entzündungshemmer (NSAID) verordnen, die die Schmerzen lindern, abschwellend wirken und den Heilungsprozeß beschleunigen. Bei schweren Verstauchungen kann eine Schiene oder ein Gips nötig werden.

Vorbeugung
Vor jeder sportlichen oder anstrengenden körperlichen Betätigung sind Aufwärmübungen wichtig, dazu gehören Bewegungen, die die Gelenke mobilisieren und die Muskeln warm machen. Darauf sollten leichte Dehnübungen folgen.

Aussichten
Eine Zerrung oder Verstauchung sollte innerhalb von zwei Wochen ausgeheilt sein. Richtig ausgeheilte Gelenkbänder bzw. Muskeln, die danach langsam wieder trainiert werden, erlangen ihre volle Beweglichkeit und Kraft wieder zurück.

MUSKELKRÄMPFE

Der Muskelkrampf, eine schmerzhafte Muskelkontraktion, setzt meist plötzlich und heftig ein. Nach einigen Minuten ist der Spuk im allgemeinen wieder vorbei. Der betroffene Muskel schmerzt, fühlt sich hart und angespannt an und kann knotig oder verzerrt aussehen. Am häufigsten sind Wadenkrämpfe.

Mögliche Ursachen
Krämpfe können durch Überanstrengung, stets gleichbleibende Bewegungen oder unbequemes Sitzen oder Liegen ausgelöst werden. Sind die Muskelkrämpfe durch körperliche Betätigung ausgelöst, kann die Ursache in einem Mineralsalzverlust durch Schwitzen liegen. Nur selten sind stets wiederkehrende Krämpfe oder länger andauernde Krämpfe durch einen Kalziummangel verursacht. Auch Magnesiummangel ist nicht die Ursache, auch wenn seine Einnahme die Krämpfe manchmal bessert.

Selbsthilfe
Durch sanftes Massieren und Dehnen des betroffenen Muskels können Sie den Krampf zu lösen versuchen. Zeigen Sie Ihrem Kind, wie es seine Wadenmuskulatur mit Hilfe der rechts abgebildeten Methode dehnen kann. Sollte der Muskel immer noch schmerzen, legen Sie eine in ein Handtuch eingeschlagene heiße Wärmflasche auf oder lassen Sie Ihr Kind heiß baden oder duschen. Gegebenenfalls können Sie auch Paracetamol oder

Ibuprofen geben. Um Krämpfen vorzubeugen, achten Sie auf eine ausreichende Flüssigkeitszufuhr – das gilt vor allem während anstrengender körperlicher Betätigung und bei heißem Wetter.

Halten die Krämpfe ohne ersichtlichen Grund an, sollten Sie einen Arzt aufsuchen.

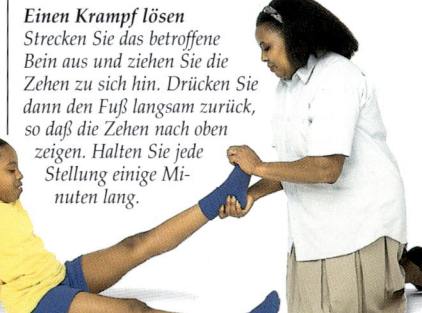

Einen Krampf lösen
Strecken Sie das betroffene Bein aus und ziehen Sie die Zehen zu sich hin. Drücken Sie dann den Fuß langsam zurück, so daß die Zehen nach oben zeigen. Halten Sie jede Stellung einige Minuten lang.

BRÜCHE UND VERRENKUNGEN

Am häufigsten kommen bei Kindern Arm-, Bein- und Schlüsselbeinbrüche vor. Zu einer Verrenkung bzw. Luxation kommt es, wenn die Bänder, die die Knochen mit dem Gelenk verbinden, so sehr überdehnt werden oder reißen, daß sich die Knochenenden verschieben. Am häufigsten sind Ellenbogenluxationen. Brüche und Verrenkungen sind meist das Ergebnis von Stürzen, Sportverletzungen oder Verkehrsunfällen.

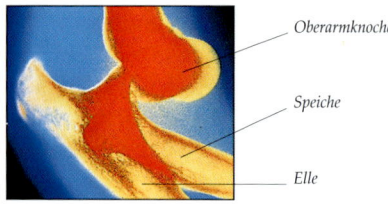

Oberarmknochen

Speiche

Elle

Ellenbogenluxation
Diese Röntgenaufnahme zeigt eine deutliche Verlagerung des kugelförmigen Oberarmknochenendes aus seiner normalen Position im Kugelgelenk der Elle.

Symptome
Kleinere Brüche können leichte Symptome, die fälschlich auf eine ZERRUNG ODER VERSTAUCHUNG (S. 127) schließen lassen, verursachen. Mögliche Symptome bei schwereren Brüchen oder Verrenkungen sind:
• Starke Schmerzen mit Schonhaltung
• Extreme Druckempfindlichkeit über der Verletzungsstelle
• Schwellungen und Hautverfärbungen am Verletzungsort
• Sichtbare Verformungen
Bei einem Bruch oder einer Verrenkung können umliegendes Gewebe, Nerven und Blutgefäße mit beschädigt werden. Bei einem offenen Bruch mit Hautverletzung besteht Infektionsgefahr.

Wann zum Arzt?
Bei Rücken- oder Nackenverletzungen darf das Kind auf keinen Fall bewegt werden, rufen Sie sofort den Notarzt. Scheint an einer anderen Körperstelle ein Bruch oder eine Verrenkung vorzuliegen, bringen Sie Ihr Kind sofort zur nächsten Unfallambulanz oder rufen Sie den Notarzt. Stellen Sie in der Zwischenzeit den verletzten Körperteil ruhig (s. ARMBRÜCHE, S. 211, SCHLÜSSELBEINBRÜCHE, S. 210, BEINBRÜCHE, S. 210).

Was der Arzt tun kann
Eine Röntgenaufnahme des Verletzungsbereichs verschafft Klarheit, ob wirklich ein Bruch oder eine Verrenkung vorliegt. Unter örtlicher Betäubung oder Vollnarkose wird der Bruch gerichtet, d. h. die Knochenenden werden in die richtige Position gebracht. Bei komplizierten Verletzungen werden diese Reposition und die Versorgung der umliegenden verletzten Gewebe operativ vorgenommen. Der verletzte Körperteil wird ruhiggestellt, damit der Knochen wieder in der richtigen Position zusammenwächst. Manche Brüche werden gegipst oder geschient, oder es wird mit Gewichten und Zugkraft gearbeitet. Manchmal werden die Bruchstücke mit Schrauben, Nägeln,

Grünholzbruch
Da die kindlichen Knochen noch weich sind, biegen sich bei ihnen die langen Röhrenknochen meist zu einer Seite hin, der Knochen reißt nur an.

Platten oder Drähten miteinander verbunden.
Ein kleinerer Knochen, der nicht stark belastet wird, wie ein Fingerknochen, kann bereits nach ein bis zwei Wochen komplett geheilt sein. Große, stark belastete Knochen, wie der Oberschenkelknochen, brauchen dafür meist einige Monate. Verrenkungen heilen meist innerhalb von ein bis zwei Wochen aus.
Sobald der Knochen wieder belastet werden darf, wird mit Bewegungstherapie einer Muskel- und Gelenksteifigkeit und -schwäche vorgebeugt.

Aussichten
Bei richtiger Behandlung müßte der Bruch oder die Verrenkung komplett ausheilen. Doch es kann einige Wochen oder Monate dauern, bis sich eine gewisse Reststeifigkeit verliert. Die Arthrosegefahr im Alter ist leicht erhöht, da ernsthaft verletzte Gelenke sich leichter abnutzen.

SKOLIOSE

Eine ungewöhnliche Krümmung der Wirbelsäule zur Seite und nach vorne bezeichnet man als Skoliose. Die Ursache ist meist unbekannt. Nur selten wird eine Skoliose durch eine Strukturabweichung der Wirbelkörper oder eine Muskelschwäche verursacht. Mädchen mitten im Wachstum sind häufiger betroffen als Jungen.

Symptome
Die Hauptsymptome sind:
• Seitwärtskrümmung der Wirbelsäule
• Eine höher stehende Schulter

Skoliose – so sieht sie aus
Bei der Skoliose ist die Wirbelsäule seitwärts, meist nach rechts, und nach vorne verkrümmt, eine Schulter steht höher als die andere.

• Eine Brustseite wölbt sich stärker vor als die andere.
Meist verstärkt sich die Seitwärtsverkrümmung, wenn sich das Kind vorbeugt, um mit durchgedrückten Knien die Fußspitzen zu berühren.

Behandlung
Bei Verdacht auf Skoliose sollte der Arzt konsultiert werden, der das Kind wahrscheinlich an einen Orthopäden überweist. Eine nur leichte Wirbelsäulenverkrümmung, die nicht weiter fortschreitet, bedarf keiner weiteren Behandlung. Bei einer schweren und fortschreitenden Skoliose muß das Kind ein Stützkorsett tragen, das den Krankheitsprozeß stoppen soll.

Aussichten
Wird die Skoliose rechtzeitig erkannt und behandelt, bleibt die Wirbelsäule in einem Zustand, mit dem man zurechtkommen kann. Eine unbehandelt fortschreitende Skoliose kann zu einer starken Wirbelsäulen- und Brustkorbverformung führen, die wiederum Atembeschwerden und stets wiederkehrende Infektionen der unteren Atemwege verursachen können.

GERINGFÜGIGE ORTHOPÄDISCHE STÖRUNGEN

Wenn ein Kind erstmals allein zu stehen und zu gehen beginnt, machen sich Eltern oft Sorgen über seine Fuß- oder Beinstellung. Am häufigsten sind eine Einwärts- oder Auswärtsstellung der Fußspitzen, O-Beine, X-Beine und Plattfüße. Meist handelt es sich dabei nicht um Störungen, sondern um eine normale Variation. Nur selten liegt dem Ganzen eine Störung zugrunde.

EINWÄRTS-, AUSWÄRTS-STELLUNG DER FUSSSPITZEN

Am häufigsten stehen die Fußspitzen einwärts, weil das gesamte Bein von der Hüfte einwärts gedreht ist. Andere Ursachen sind eine Krümmung des Vorfußes (s. Abb. u.) und O-Beine (s.re.). Eine Auswärtsstellung der Fußspitzen wird durch eine Auswärtsdrehung des gesamten Beines aus dem Hüftgelenk heraus verursacht.

Fuß-Einwärtsstellung
Eine Einwärtskrümmung des Vorfußes ist häufig Ursache für eine Fuß-Einwärtsstellung. Häufig ist gleichzeitig der Zwischenraum zwischen Großzehe und zweiter Zehe vergrößert.

Wann zum Arzt?

Eine Einwärtskrümmung der Füße reguliert sich normalerweise im Alter von drei bis vier Jahren von allein. Bleibt die Fehlstellung bestehen, läßt sie sich meist durch Krankengymnastik oder eine Gipsbehandlung beheben. Nur selten ist ein operativer Eingriff erforderlich. Eine Hüftdrehung korrigiert sich gewöhnlich im Alter von etwa acht Jahren von allein. Nur selten geschieht dieses nicht, so daß eine Operation erforderlich ist.

Eine Auswärtsstellung der Fußspitzen korrigiert sich fast immer innerhalb eines Jahres, nachdem das Kind laufen gelernt hat, von allein. Und selbst wenn diese Fehlstellung bestehenbleibt, bereitet sie keine Probleme.

O-BEINE, X-BEINE

Eine leichte Auswärtskrümmung der Beine ist bei Kleinkindern normal, bei richtigen O-Beinen ist sie jedoch überstark ausgeprägt und das Schienbein ist einwärts gedreht. Bei X-Beinen sind die Beine im Gegenteil dazu einwärts gebogen. O-Beine verschwinden im allgemeinen im Alter von drei bis vier Jahren von allein, X-Beine haben sich in der Regel mit etwa elf Jahren ausgewachsen.

Wann zum Arzt?

Nur in Ausnahmefällen ist eine Operation

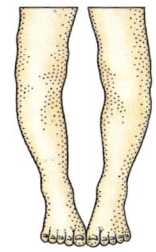 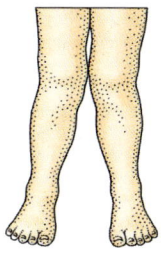

O-Beine
Auswärtsgekrümmte Beine, bei denen der Kniebereich auseinanderweicht, das Schienbein ist einwärts gedreht.

X-Beine
Einwärts gebeugte Beine, bei denen sich die Knie berühren und die Füße auseinanderstehen.

notwendig, um eine schwere oder dauerhafte Fehlbildung bzw. -stellung zu korrigieren.

PLATTFÜSSE

Bis zum Alter von zwei bis drei Jahren sind Plattfüße beim Kind völlig normal. Bei manchen Kindern bleiben sie auch danach noch bestehen, ohne jedoch Beschwerden zu bereiten. Nur selten können Plattfüße durch eine Knochen- oder Gelenkfehlbildung verursacht sein, die eine Fußversteifung und -schwäche sowie Schmerzen verursacht.

Wann zum Arzt?

Liegt der Fehlstellung eine Störung zugrunde, ist vielleicht eine Gipsbehandlung oder in seltenen Fällen auch eine Operation notwendig.

KLUMPFUSS

Bei dieser angeborenen Fehlbildung ist der Fuß einwärts gerollt. Bei der Hälfte der Kinder sind beide Füße betroffen. Ob ein Kind mit einem Klumpfuß geboren wird, läßt sich bereits bei einer Ultraschalluntersuchung während der Schwangerschaft feststellen.

Mögliche Ursachen
Der Klumpfuß kann durch eine Zwangshaltung des Fußes in der Gebärmutter (Klumpfußhaltung) oder durch eine Fußknochenfehlbildung (echter Klumpfuß) verursacht sein.

Was der Arzt tun kann
Ist der Fuß normal beweglich, handelt es sich um eine reine Klumpfußhaltung, eine spezielle Behandlung ist nicht erforderlich. Eine eingeschränkte Beweglichkeit deutet auf einen echten Klumpfuß mit Knochenfehlbildung hin. Der Arzt wird die Stellung der Knochen zueinander manuell korrigieren und einen Gipsverband anlegen. Behebt das die Verformung nicht, wird etwa im vierten Lebensmonat operiert – der Fuß bleibt bis zur völligen Korrektur im Gipsverband.

Aussichten
Eine Klumpfußhaltung korrigiert sich in den ersten Lebenswochen von allein. Bei etwa

Aussehen des Klumpfußes
Die Ferse ist einwärts gekehrt, der restliche Fuß nach unten und innen abgewinkelt. Manchmal ist auch das Schienbein nach innen gedreht, und die Beinmuskulatur ist unterentwickelt.

der Hälfte der Kinder mit echtem Klumpfuß läßt sich die Verformung durch manuelle Manipulation und Gipsverbände, die zwei bis drei Monate angelegt bleiben müssen, korrigieren. Beim Großteil der anderen Kinder wird der Klumpfuß operativ korrigiert. Nur einige wenige Kinder müssen mehrmals operiert werden, um die Funktion und das Aussehen des Fußes zu verbessern.

ANGEBORENE HÜFTGELENKLUXATION

Zwei bis vier von hundert Kindern haben eine angeborene Hüftfehlbildung, bei der der Oberschenkelkopf und die Hüftpfanne nicht stabil ineinanderliegen (Hüftdysplasie). Wenn der Kopf aus der Pfanne herauszugleiten droht, spricht man von einer Luxation. Bei den ersten Vorsorgeuntersuchungen werden Babys routinemäßig auf eine Hüftfehlbildung hin untersucht. Eine Ultraschalluntersuchung sichert dann den Befund. Die angeborene Hüftgelenkluxation kommt familiär gehäuft vor, Mädchen sind von ihr häufiger betroffen als Jungen.

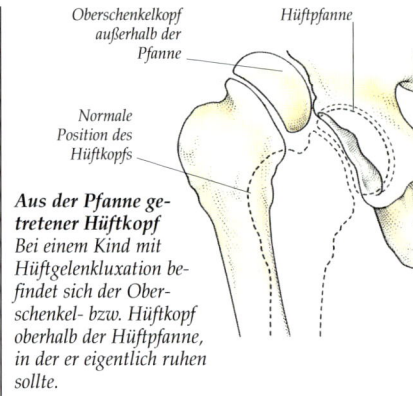

Oberschenkelkopf außerhalb der Pfanne

Hüftpfanne

Normale Position des Hüftkopfs

Aus der Pfanne getretener Hüftkopf
Bei einem Kind mit Hüftgelenkluxation befindet sich der Oberschenkel- bzw. Hüftkopf oberhalb der Hüftpfanne, in der er eigentlich ruhen sollte.

Mögliche Ursachen
Die genaue Ursache ist nicht bekannt. Beim Säugling ist der Kontakt zwischen Hüftpfanne- und Oberschenkelknochen dann zu gering, wenn die fibröse Hüftgelenkkapsel zu schwach oder die Hüftgelenkpfanne sehr flach ist.

Symptome
Eine Hüftgelenkluxation wird normalerweise schon kurz nach der Geburt oder bei einer späteren Vorsorgeuntersuchung mit Hilfe der unten dargestellten Prüfung oder per Ultraschall diagnostiziert. Nur selten wird die Störung erst festgestellt, wenn das Kind laufen lernt. Verdächtige Zeichen sind hier:
- Hinken
- Die Falten an der Rückseite des Oberschenkels des betroffenen Beins und die des anderen Beins sind nicht seitengleich.

Bei Verdacht auf eine Hüftgelenkluxation sollten Sie mit dem Kind zum Arzt gehen.

Hüftgelenkuntersuchung beim Säugling
Der Arzt untersucht Hüfte und Oberschenkel des Babys auf eine Hüftgelenkluxation. Wenn sie vorliegt, erkennt er das an dem typischen Schnapp-Phänomen: einem fühlbaren und sichtbaren Einschnappen des luxierten Oberschenkelkopfes in seine Gelenkpfanne.

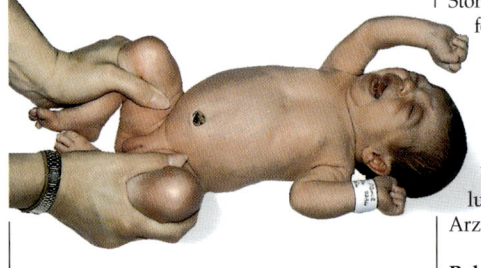

Behandlung
Eine instabile Hüfte korrigiert sich häufig einige Zeit nach der Geburt von allein. Ist dies bis zur dritten Lebenswoche nicht geschehen, wird zunächst versucht, den Kontakt der Gelenkteile mittels Spreizhose oder -schiene, Bandage oder Gipsverband zu verstärken, so daß sie sich in ihrer Ausformung gegenseitig besser unterstützen.

Wird die Störung erst erkannt, wenn das Kind bereits laufen lernt, ist meist eine operative Behandlung erforderlich.

Aussichten
Wird die Fehlbildung kurz nach der Geburt erkannt und richtig behandelt, wird sich die Hüfte normal ausbilden. Setzt die Behandlung jedoch erst spät ein oder bleibt sie sogar ganz aus, besteht die Gefahr, daß das Kind auf Dauer hinken wird und sich bereits früh eine Arthrose in der betroffenen Hüfte entwickelt.

FLÜCHTIGE KOXITIS

Zu dieser Störung kommt es, wenn sich die Innenschicht der Hüftgelenkkapsel entzündet und sich im Gelenk Flüssigkeit ansammelt. Die Ursache ist unbekannt. Die Störung entwickelt sich etwa zwei Wochen nach einer leichteren Infektion der oberen Atemwege, z. B. einer Erkältung. Am häufigsten sind Kinder im Alter zwischen zwei und zwölf Jahren betroffen.

Symptome
Die Symptome treten plötzlich auf:
- Hinken ohne ersichtlichen Grund
- Schmerzen in Hüfte, Leiste, Oberschenkel oder Knie
- Manchmal leichtes Fieber

Bemerken Sie eines dieser Symptome, sollten Sie das Kind innerhalb von 24 Stunden einem Arzt vorstellen.

Behandlung
Der Arzt wird wahrscheinlich Paracetamol gegen die Schmerzen verschreiben und Bettruhe verordnen, bis die Schmerzen nach ein bis sieben Tagen verschwunden sind.

Bei sehr starken Schmerzen kann es erforderlich sein, das Kind im Krankenhaus auf spezielle Infektionen untersuchen zu lassen. Um die Krankheit von anderen wie der PERTHES-KRANKHEIT (gegenüber) oder einer Gelenkinfektion (s. KNOCHEN- UND GELENKINFEKTIONEN, S. 133) abzugrenzen, können auch Röntgen- und Ultraschalluntersuchungen der Hüfte notwendig werden. Um Schmerzen zu lindern, kann mit Zugkraft gearbeitet werden.

Aussichten
Sobald die Schmerzen verschwunden sind, kann das Kind seinen üblichen Aktivitäten nachgehen. Geschieht dies zu früh, können die Symptome erneut auftreten und nichtsteroidale Entzündungshemmer (NSAID) oder eine Punktion des Gelenks erforderlich werden. Bei chronisch auftretenden Schmerzen in der Hüfte kann es sich um die Perthes-Krankheit oder eine JUVENILE CHRONISCHE ARTHRITIS (S. 132) handeln.

LÖSUNG DER FEMUREPIPHYSE

Die langen Röhrenknochen wachsen an ihren Enden, und zwar in den knorpeligen Wachstumsplatten (Epiphysenfugen), die diesen Bereich von dem Gelenkende (Epiphyse) abgrenzen. Von einer Lösung der Femurepiphyse spricht man dann, wenn das Gelenkende des Oberschenkelknochens, das mit zum Hüftgelenk gehört, aus seiner normalen Position herausgleitet. Diese seltene Störung tritt meist zwischen dem 9. Lebensjahr bis zum Wachstumsabschluß auf und betrifft in erster Linie Jungen. Besonders anfällig sind übergewichtige oder sehr schnell wachsende Kinder.

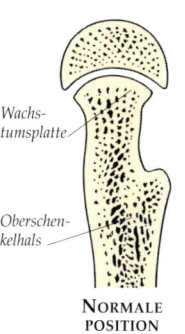
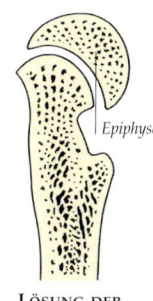

Wachs-
tumsplatte

Epiphyse

Oberschen-
kelhals

NORMALE
POSITION

LÖSUNG DER
FEMUREPIPHYSE

Lösung der Femurepiphyse
Hierbei schert sich die Wachstumsplatte ab, und die obere Epiphyse (das Endstück) des Oberschenkelknochens gleitet in Richtung unterhalb und hinter seiner normalen Position ab, wodurch sich das Bein auswärts dreht.

Mögliche Ursachen

Beim Heranwachsenden wächst der Oberschenkel in erster Linie am oberen Ende. Die Wachstumsplatten, in deren Bereich neuer Knochen gebildet wird, bestehen aus Knorpel und sind relativ weich. Damit ist diese Stelle auch relativ anfällig für Verlagerungen (s. Abb. oben rechts). Bei der akuten Form dieser Störung kann die Oberschenkelepiphyse durch eine Verletzung, die die Wachstumsplatten abschert, plötzlich aus ihrer normalen Position gleiten. Bei der häufigeren Lenta-Form geschieht dies ganz allmählich.

Symptome

Mögliche Symptome sind:
• Schmerzen in Hüfte, Knie oder Oberschenkel.
• Mangelnde Belastbarkeit des betroffenen Beins.

• Durch die Auswärtsdrehung des Beins Hinken oder spreizfüßiger Gang.
• Bewegungseinschränkung der Hüfte.
Bei Schmerzen in Hüfte, Oberschenkel oder Knie und/oder einem Gliedmaß sollte das Kind innerhalb von 24 Stunden einem Arzt vorgestellt werden.

Behandlung

An die körperliche Untersuchung schließt sich häufig eine Röntgenaufnahme der Hüfte an. Wird hierbei eine Epiphysenlösung festgestellt, ist eine Operation erforderlich. Ist die Epiphyse nur leicht abgerutscht, wird sie durch Drahtstifte stabilisiert und so ein weiteres Abrutschen verhindert. Vorbeugend wird häufig auch das andere Hüftgelenk operativ stabilisiert. Bei stärker ausgeprägten Formen wird unterhalb der oberen Epiphyse ein Knochenkeil entfernt, so daß die Epiphyse

wieder in ihre normale Position in der Gelenkpfanne zurückgleiten kann.

Aussichten

Wird die Störung früh behandelt, ist das Ergebnis auf lange Zeit gut. Vor allem wenn das Wachstum zu Ende ist, ist es unwahrscheinlich, daß sie erneut auftritt. Nur selten wird die Hüfte steif und schmerzt. Dann ist das Gelenk anfällig für eine Arthrose.

PERTHES-KRANKHEIT

Als Perthes-Krankheit bezeichnet man es, wenn das Knochengewebe am Oberschenkelkopf nach und nach abstirbt und sich anschließend neuer Knochen bildet. Ursache ist eine Durchblutungsstörung im Oberschenkelkopf. Betroffen sind vor allem Knaben im Alter von vier bis acht Jahren. Die Krankheit bessert sich zwar spontan im Laufe von zwei bis vier Jahren, doch eine rechtzeitige Behandlung ist wichtig, um einer Verformung des Hüftgelenks vorzubeugen.

Symptome

Hauptsymptome dieser Krankheit sind:
• Hinken
• Schmerzen in Hüfte oder Knie
• Bewegungseinschränkung der Hüfte
Hat Ihr Kind Schmerzen in Hüfte oder Knie und/oder hinkt es, sollte es innerhalb von 24 Stunden dem Arzt vorgestellt werden.

Behandlung

Nach der körperlichen Untersuchung wird eventuell die Hüfte geröntgt. Ist die Erkrankung nur leicht, muß das Kind oft nur ein

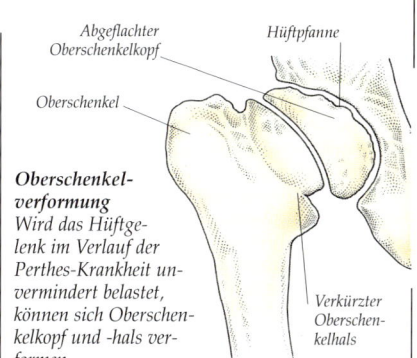

Abgeflachter
Oberschenkelkopf

Hüftpfanne

Oberschenkel

Oberschenkelverformung
Wird das Hüftgelenk im Verlauf der Perthes-Krankheit unvermindert belastet, können sich Oberschenkelkopf und -hals verformen.

Verkürzter
Oberschenkelhals

bis zwei Wochen im Bett bleiben. Eine medikamentöse oder sonstige Behandlungsmöglichkeit gibt es bei der Perthes-Krankheit nicht. Man kann lediglich versuchen, die Schäden am Hüftgelenk so gering wie möglich zu halten. Besteht die Gefahr, daß sich der Hüftkopf verformt, sind zur Entlastung wahrscheinlich spezielle Schienen oder ein Teleskopgipsverband erforderlich. Bei einer sehr ausgeprägten Erkrankung wird der Oberschenkelkopf operativ in der Gelenkpfanne fixiert.

Aussichten

Je früher die Perthes-Krankheit diagnostiziert und behandelt wird und je weniger stark sie ausgeprägt ist, desto günstiger sind die Aussichten. Normalerweise läßt sich eine Verformung der Hüfte verhindern und die normale Gelenkfunktion erhalten. Nur wenn sich eine Gelenkverformung nicht verhindern läßt, besteht in späteren Jahren ein erhöhtes Arthroserisiko.

KNIEERKRANKUNGEN

Die häufigsten Knieerkrankungen beim Kind bzw. Jugendlichen sind die Chondromalacia patellae und Morbus Osgood-Schlatter. Beide Erkrankungen können durch eine Gelenküberbelastung entstehen. Es können beide Knie betroffen sein.

Schenkelstreckersehne

Kniescheibe

Schienbein

Ansatzstelle

Morbus Osgood-Schlatter
Die große Quadrizepssehne des Oberschenkels zieht sich über die Kniescheibe und dann zu ihrem Ansatzpunkt, dem Schienbein. Körperliche Betätigung kann zu einer Sehnenentzündung an dieser Ansatzstelle führen.

CHONDROMALACIA PATELLAE

Bei dieser auch Büdinger-Ludloff-Läwen-Syndrom genannten Störung wird die Rückseite der Kniescheibe weich, sie schwillt an und wird rauh. Davon betroffen sind in erster Linie Mädchen im Alter zwischen 15 und 18 Jahren.

Hauptsymptome sind Schmerzen unter der Kniescheibe, die sich durch körperliche Betätigung (vor allem Treppensteigen) verschlimmern, durch Ruhe bessern.

Behandlung
Die Behandlung besteht in erster Linie in Schonung. Ihr Kind sollte alle Aktivitäten, bei denen es das Knie wiederholt beugen muß, meiden. Sind die Schmerzen stark oder bessern sie sich nicht innerhalb von 24 Stunden, sollten Sie Ihr Kind dem Arzt vorstellen, um eine ernsthafte Störung auszuschließen.

Aussichten
Die Schmerzattacken hinter der Kniescheibe können während der gesamten Jugendzeit immer wieder auftreten. Ein Jahr, nachdem das Wachstum abgeschlossen ist, sind die meisten Kinder beschwerdefrei. Nur selten kann sich eine frühe Arthrose entwickeln.

MORBUS-OSGOOD-SCHLATTER

Bei dieser Störung ist das Schienbein direkt unterhalb des Kniegelenks, wo die großen Sehnenfasern (s. Abb. o.re.) ansetzen, entzündet. Von der Krankheit sind in erster Linie Jungen im Alter zwischen 10 und 14 Jahren betroffen.

Hauptsymptome sind Berührungsempfindlichkeit, Schmerzen und Schwellungen direkt unterhalb des Kniegelenks, die sich durch körperliche Betätigung, bei der das Knie Beuge- und Streckbewegungen ausgesetzt ist, gewöhnlich verschlimmern.

Behandlung
Wahrscheinlich empfiehlt der Orthopäde Ihrem Kind, ein paar Monate lang auf anstrengende körperliche Aktivitäten, wie Fußballspielen, zu verzichten. Bei starken und mehrere Monate andauernden Schmerzen muß das Kniegelenk eventuell sechs bis acht Wochen lang mit Gips ruhiggestellt werden, wodurch fast immer eine komplette Heilung erzielt wird.

Daß die Krankheit noch einmal auftritt, ist unwahrscheinlich, wenn bis zum Alter von 15 Jahren nur in Maßen Sport getrieben wird.

JUVENILE CHRONISCHE ARTHRITIS

Man unterscheidet drei Arten entzündlich-rheumatischer Erkrankungen vor dem 16. Lebensjahr. Bei der Oligoarthritis sind vier oder weniger große Gelenke betroffen, bei der Polyarthritis fünf oder mehr kleine Gelenke, z. B. in Händen und Füßen. Die systemische Form befällt auch Körperorgane und verursacht Allgemeinsymptome.

Mögliche Ursachen
Die genaue Ursache ist unbekannt. In jedem Fall ist die Arthritis eine Erkrankung des Immunsystems. Die anfängliche Gelenkentzündung kann auf eine Virusinfektion – mit unbekanntem Erreger – zurückgehen.

Symptome
• Schmerzen, Rötung, Schwellung und Steifigkeit von Gelenken
• Hinken, sofern Füße oder Beine betroffen sind
• Bei der polyarthritischen Form leichtes Fieber
Bei der systemischen Form können Wochen oder Monate vor den Gelenkbeschwerden folgende Symptome auftreten:
• Fieber über 39 °C
• Geschwollene Lymphknoten am gesamten Körper

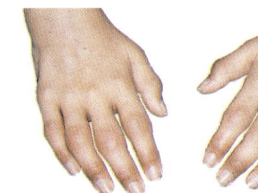

Von Arthritis befallene Hände
Die Fingergelenke sind durch die Arthritis rot und geschwollen. Auch die Nacken- und Kiefergelenke können betroffen sein.

• Ein nicht-juckender Ausschlag. Jedes fünfte bis zehnte rheumakranke Kind hat eine REGENBOGENHAUTENTZÜNDUNG (S. 164).

Wann zum Arzt?
Sie sollten Ihr Kind spätestens 24 Stunden nachdem Symptome aufgetreten sind dem Arzt vorstellen. Neben der Untersuchung wird er Blutuntersuchungen veranlassen.

Behandlung
Um die Muskelkraft und Beweglichkeit zu erhalten, wird Physiotherapie eingesetzt.

Acetylsalicylsäure und nicht-steroidale Antirheumatika (NSAR), wie Ibuprofen oder Diclofenac, lindern die Schmerzen und dämmen die Entzündung ein. Wirken sie nicht ausreichend, sollten Kinder möglichst bald sogenannte Basismedikamente, wie das Immunsuppressivum Methotrexat, erhalten. Erst wenn auch diese Medikation die Verformung der Gelenke nicht stoppen kann, sollten Kortisone eingesetzt werden.

Bei rheumakranken Kindern müssen die Augen regelmäßig auf eine Regenbogenhautentzündung hin untersucht werden.

Aussichten
Sind nur wenige Gelenke betroffen, heilt die Krankheit bei vielen Kindern folgenlos aus. Die Polyarthritis und die systemische Form des Rheumas beeinträchtigen jedoch fast immer das Knochenwachstum und hinterlassen vielfach verformte Gelenke.

KNOCHEN- UND GELENKINFEKTION

Knochen- oder Gelenkinfektionen entstehen meist, wenn das Blut Bakterien von einem Infektionsort, wie einer Wunde oder einem FURUNKEL (S. 137), verschleppt. Manchmal breitet sich auch die Infektion eines nahegelegenen Gewebes aus.

KNOCHENINFEKTION

Sie trifft besonders oft Kinder, vor allem Knaben, im Alter zwischen drei und 14 Jahren. Am häufigsten sind die langen Röhrenknochen an Armen und Beinen betroffen. Wird die Knocheninfektion nicht rechtzeitig behandelt, kann sie chronisch werden und läßt sich dann nur noch schwer heilen.

Symptome

Mögliche Symptome sind:
- Starke Schmerzen in dem betroffenen Körperteil
- Fieber
- Wird nicht unverzüglich behandelt, schwillt die Haut über dem infizierten Knochenbereich an und entzündet sich.

Rufen Sie bei Verdacht auf eine Knocheninfektion unverzüglich einen Arzt an.

Was der Arzt tun kann

Im Krankenhaus werden verschiedene Untersuchungen, z. B. eine Knochenszintigraphie, durchgeführt. Behandelt wird mit Antibiotika, nur selten müssen die infizierten Knochenanteile operativ entfernt werden. Bei rechtzeitiger Behandlung heilt die Infektion folgenlos aus.

GELENKINFEKTION

Sie kommt am häufigsten bei Kindern bis zu zwei Jahren sowie bei Heranwachsenden vor. Die Gelenke entzünden sich, in ihnen sammelt sich Flüssigkeit an. Wird zu spät behandelt, kann der Knorpel, der die Gelenkinnenseite auskleidet, geschädigt werden. Dann wird das Gelenk steif und verformt sich.

Symptome

Die Symptome ähneln der einer Knocheninfektion, nur sind die Gelenke immer geschwollen und heiß. Rufen Sie bei Verdacht auf eine Gelenkinfektion sofort Ihren Arzt an. Er muß u. a. ein entzündliches Rheuma ausschließen.

Was der Arzt tun kann

Nach der körperlichen Untersuchung wird im Krankenhaus vielleicht noch eine Ultraschallaufnahme gemacht. Um die Diagnose zu bestätigen, wird etwas Gelenkflüssigkeit entnommen (s. Abb. u.). Möglicherweise wird auch das Blut untersucht. Behandelt wird mit Antibiotika und gegebenenfalls chirurgisch. Ist die Infektion ausgeheilt, wird mittels Physiotherapie die Beweglichkeit trainiert. Bei rechtzeitiger Behandlung heilt die Infektion in der Regel folgenlos aus.

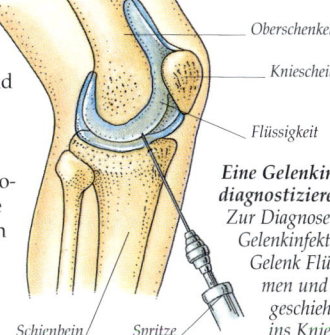

Oberschenkel

Kniescheibe

Flüssigkeit

Schienbein   *Spritze*

Eine Gelenkinfektion diagnostizieren

Zur Diagnose einer bakteriellen Gelenkinfektion wird aus dem Gelenk Flüssigkeit entnommen und untersucht. Dies geschieht mit einer seitlich ins Knie gesetzten Spritze.

MUSKELDYSTROPHIE

Diese Muskelerkrankung ist in erster Linie durch einen fortschreitenden Muskelschwund gekennzeichnet. Die häufigste und schwerste Form ist der Duchenne-Typ, der nur bei Jungen bis zum Alter von fünf Jahren auftritt.

Mögliche Ursachen

Die Duchenne-Muskeldystrophie ist genetisch bedingt. Ein Junge, dessen Mutter das Gen mit der Anlage zu dieser Krankheit hat, hat ein Erkrankungsrisiko von 50 Prozent. Seine Schwestern werden mit 50prozentiger Wahrscheinlichkeit ebenfalls Trägerinnen dieses Gens werden, sie erkranken aber selbst nicht.

Symptome

Das erste Symptom ist Muskelschwäche in den Beinen, durch die das Kind:
- erst spät laufen lernt (mit mehr als 18 Monaten) und einen Watschelgang hat.
- Probleme mit dem Treppensteigen hat.
- leicht stürzt und sich auf die Vorderseite rollt, um sich dann über die sogenannte Vierfüßlerstellung aufzurichten.

Weitere mögliche Symptome:
- Vergrößerte Wadenmuskulatur
- Einwärtskrümmung des unteren Wirbelsäulenabschnitts

Bei Verdacht auf Muskeldystrophie sollte Ihr Kind dem Arzt vorgestellt werden.

Was der Arzt tun kann

Nach der körperlichen Untersuchung und der Überweisung an einen Neurologen kann im Krankenhaus die Diagnose

Schwache Beinmuskulatur

Ein Kind mit Muskelschwäche in den Beinen richtet sich auf, indem es an sich selbst hochklettert.

durch spezielle Untersuchungen bestätigt werden. Aussicht auf Heilung gibt es bei der Duchenne-Muskeldystrophie derzeit nicht. Mit krankengymnastischen Maßnahmen wird versucht, die Muskelfunktion möglichst lange zu erhalten.

Vorbeugung

Eine Frau, in deren Familie jemand eine Duchenne-Muskeldystrophie hat, kann, bevor sie schwanger wird, feststellen lassen, ob sie Trägerin dieser Erbkrankheit ist. Während der Schwangerschaft läßt sich mit speziellen Tests feststellen, ob der Fetus von der Krankheit betroffen ist. Wenn die Eltern es wollen, könnten sie dann die Schwangerschaft abbrechen lassen.

Aussichten

Die Muskelschwäche nimmt immer weiter zu, bis das Kind schließlich mit acht bis elf Jahren einen Rollstuhl braucht. Das Kind wird immer anfälliger für Infektionen der unteren Atemwege und wird normalerweise nicht älter als 20 bis 25 Jahre.

HAUTERKRANKUNGEN

JUNGE HAUT IST EMPFINDLICH, und damit sind Hautreaktionen bei Kindern und Jugendlichen nichts
Ungewöhnliches. Ein flüchtiger Hautausschlag
oder andere Hautveränderungen können durch eine Reizung, eine Infektion oder eine Allergie bedingt sein. Hautreaktionen können aber auch
Symptom einer Allgemeinerkrankung wie Masern
sein. Die Störungen, die allein auf die Haut beschränkt bleiben, sind meist harmlos und bessern
sich schnell. Vor der Behandlung steht auch hier
wieder die richtige Diagnose.

SEBORRHOISCHES EKZEM

Die Ursache dieser häufig vorkommenden Hautentzündung, die bereits
in den ersten Lebensmonaten auftreten kann, ist nicht geklärt. Der
Schweregrad der Symptome ändert sich im Laufe der Monate. Mit etwa
zwei Jahren verschwinden die Symptome zwar meist wieder, sie können
aber nach der Pubertät wieder auftauchen und auch später regelmäßig
wiederkehren.

Symptome
Hauptsymptome des frühkindlichen sebor-
rhoischen Ekzems sind:
- Ein schuppiger, fleckiger Ausschlag,
meist in den Hautfalten im Windelbe-
reich, manchmal aber auch an anderen
Stellen (s. Abb. u.).
- Gelegentlich leichter Juckreiz.
- Dicke, gelbe schuppige Auflagerungen
auf der Kopfhaut (Milchschorf). Schup-
pige Bereiche auf der Stirn, hinter den
Ohren und in den Augenbrauen.
Hauptsymptome des seborrhoischen
Ekzems in der Pubertät sind:
- Ein schuppiger, fleckiger Ausschlag im
Gesicht, hinter den Ohren, am Hals, auf
Brust und Rücken sowie in den Achsel-
höhlen und Leisten.
- Gelegentlich Juckreiz.
- Schuppen, wenn die Kopfhaut beteiligt
ist.
Kratzen kann eine bakterielle Infektion wie
IMPETIGO (S. 139) verursachen. Der Aus-
schlag wird dann rauh und näßt.

Selbsthilfe
Reinigen Sie die befallenen Haut-
partien mit Reinigungsmilch oder
emulgierenden Lotionen – Seife
könnte die Haut noch stärker
reizen.
   Milchschorf verschwindet häufig nach einigen Wochen oder
Monaten von allein. Wenn Sie die
krustigen Auflagerungen entfernen wollen, können Sie abends
Baby- oder Olivenöl auf die Kopfhaut Ihres Kindes auftragen und
über Nacht einwirken lassen. Am nächsten
Tag lassen sich die aufgeweichten Schuppenkrusten vorsichtig ablösen und abwa-
schen. Zur Behandlung von Milchschorf
bietet der Markt rezeptfreie salicylsäurehal-
tige Shampoos an.
   Ältere Kinder und Jugendliche können
täglich ihr Haar mit einem Spezialshampoo
gegen Schuppen waschen und so der Bildung dieser schuppigen Auflagerungen
entgegenwirken.

Wann zum Arzt?
Sie sollten den Arzt einschalten, wenn der
Ausschlag ausgedehnt ist, infiziert aussieht
oder die Kopfhaut entzündet ist, wenn sich
weitere Symptome entwickeln oder nach
einigen Wochen noch keine Besserung eintritt. Der Arzt verschreibt vielleicht eine
kortisonhaltige oder eine antibiotikahaltige
oder antiseptisch wirkende Salbe. So behandelt sollte der Ausschlag innerhalb weniger
Wochen abgeklungen sein.

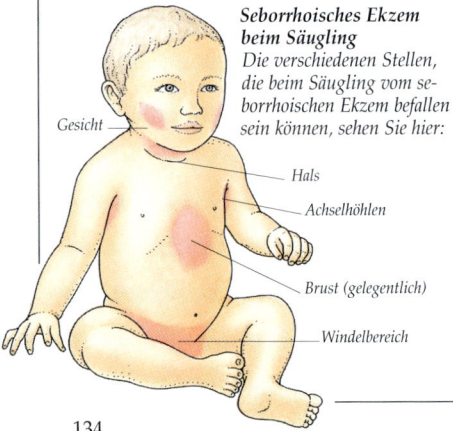

*Seborrhoisches Ekzem
beim Säugling*
*Die verschiedenen Stellen,
die beim Säugling vom se-
borrhoischen Ekzem befallen
sein können, sehen Sie hier:*

Gesicht

Hals

Achselhöhlen

Brust (gelegentlich)

Windelbereich

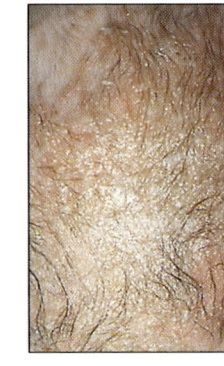

Milchschorf
*Schuppige, gelbe Auflage-
rungen auf der Kopfhaut
sind das Hauptkennzei-
chen beim Milchschorf.
So unansehnlich diese
Schuppenkrusten auch
sein mögen – sie sind
harmlos.*

NEURODERMITIS

Die Zahlenangaben sind sehr unterschiedlich, doch etwa eines von fünf Kindern entwickelt diese chronische, stark juckende Entzündung der Haut. Der Ausschlag tritt gewöhnlich erstmals vor dem 18. Lebensmonat auf und kann sich im Laufe der Jahre unterschiedlich stark ausprägen. Die Ursache ist nicht geklärt. Meist leidet ein naher Verwandter auch an einem Ekzem oder einer allergischen Erkrankung, wie ASTHMA (S. 153) oder Heuschnupfen (s. ALLERGISCHE RHINITIS, S. 152). Selten sind REAKTIONEN AUF NAHRUNGSMITTEL (S. 182) verantwortlich.

Symptome

Die Symptome variieren je nach Alter des Kindes. Bei Kindern unter vier Jahren:
- besteht der Hautausschlag aus juckenden, entzündeten Knötchen, die leicht nässen.
- sind meist Kopfhaut, Wangen, Unterarme, Beinvorderseiten und Rumpf betroffen.

Die Hauterscheinungen verschwinden meist vor dem fünften Lebensjahr und kehren bei manchen Kindern nie wieder.

Aussehen des Ekzems
Die Ellenbeugen sind bevorzugte Neurodermitis-Stellen. Der hier rechts sichtbare Ausschlag ist typisch für Neurodermitis im Kindesalter: Er ist schuppig, rot und trocken mit rauher Oberfläche.

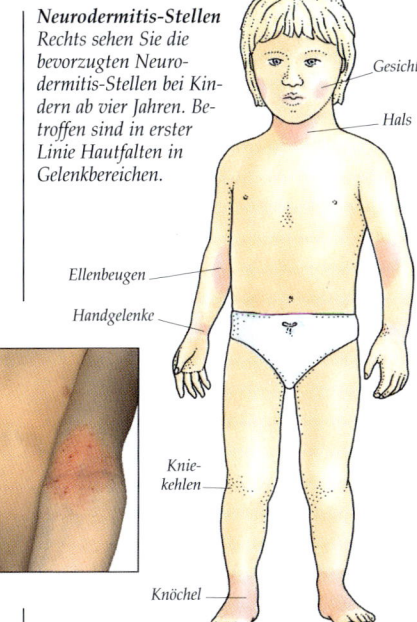

Neurodermitis-Stellen
Rechts sehen Sie die bevorzugten Neurodermitis-Stellen bei Kindern ab vier Jahren. Betroffen sind in erster Linie Hautfalten in Gelenkbereichen.

Gesicht

Hals

Ellenbeugen

Handgelenke

Kniekehlen

Knöchel

Genausogut können sie aber im Alter zwischen vier und zehn Jahren wieder (oder überhaupt erstmals) auftreten. In diesem Alter:
- besteht der Ausschlag aus juckenden, trockenen, schuppigen Flecken mit Krustenbildung.
- sind meist Gesicht, Hals, Ellenbeugen, Handgelenke, Kniekehlen und Knöchel (s. Abb. re. o.) betroffen.
- kann sich die erkrankte Haut im Laufe der Zeit verdicken.

Das erste Zeichen für ein bevorstehendes Aufflackern der Neurodermitis ist, unabhängig vom Alter des Kindes, ein umschriebener, leicht entzündeter Hautbereich.

Mögliche Komplikationen

Durch Kratzen kann sich die Haut mit Bakterien infizieren, es bilden sich nässende Bläschen. Eine seltene, aber ernsthafte Komplikation ist das *Ekzema herpeticatum*, das sich entwickeln kann, wenn sich ein Neurodermitis-krankes Kind mit dem *Herpes-simplex*-Virus (dem Erreger von LIPPENHERPES, S. 139) infiziert. Diese Krankheit verursacht einen ausgedehnten Bläschenausschlag mit offenen Stellen, der mit hohem Fieber (40–41 °C) einhergeht. Die Lymphknoten können vergrößert sein.

Wann zum Arzt?

Tritt der Hautausschlag erstmalig auf, sollte der Arzt innerhalb von 24 Stunden aufgesucht werden. Wurde bei dem Kind bereits eine Neurodermitis diagnostiziert, spricht der Ausschlag aber nicht auf die Behandlung an oder wird er sogar schlimmer, sollte der Arzt ebenfalls konsultiert werden, weil die Gefahr einer Infektion besteht.

Was der Arzt tun kann

Gegen die Entzündung und den Juckreiz während eines akuten Neurodermitis-Schubs können kortisonhaltige Salben oder Cremes verschrieben werden. Wird die Creme oder Salbe auf die betroffenen Hautbereiche aufgetragen, sobald sich eine leichte Entzündung als Vorbote eines neuerlichen Krankheitsschubs zeigt, kann der Ausschlag damit erfolgreich unterdrückt werden. Wenn der Juckreiz so stark ist, daß das Kind nachts nicht schlafen kann, können Antihistaminika verschrieben werden. Bei anhaltend starkem oder sehr ausgedehntem Ekzem kann mit einer Eliminationsdiät getestet werden, ob eine veränderte Ernährung die Hauterscheinungen bessern kann.

Hat sich eine bakterielle Infektion aufgepfropft, kann der Arzt zusätzlich eine antibiotikahaltige oder antiseptisch wirkende Salbe oder Creme verschreiben. Es könnten auch Antibiotika zum Einnehmen verordnet werden.

Entwickelt sich ein *Ekzema herpeticatum*, ist vielleicht eine Krankenhauseinweisung erforderlich, um das Virusmittel Aciclovir intravenös zu verabreichen.

Selbsthilfe

Neben dem vorschriftsmäßigen Auftragen der verschriebenen Cremes oder Salben können Sie die Symptomstärke zu beeinflussen versuchen, indem Sie die Haut des Kindes vor dem Austrocknen bewahren. Verwenden Sie zum Baden Ihres Kindes ein mildes Mittel wie eine wasserhaltige Creme oder Babyseife und geben Sie dem Badewasser ein speziell für Neurodermitis entwickeltes Badeöl zu. Vermeiden Sie Schaumbäder.

Die Haut Ihres Kindes bleibt weich und elastisch, wenn Sie auf die erkrankten Areale regelmäßig mehrmals täglich eine Pflegecreme (Basiscreme oder -salbe) auftragen. Besonders wirksam ist sie direkt nach dem Baden, wenn die Haut noch warm und feucht ist. Auch die Einnahme von Kapseln mit Gamma-Linolensäure kann die Haut weicher machen.

Die direkt am Körper getragene Kleidung sollte nach Möglichkeit aus Baumwolle oder Leinen sein.

Das Kind sollte unbedingt von Personen mit Lippenherpes ferngehalten werden. Der Verzehr von Erdnüssen sowie der Einsatz von Pflegeprodukten, die Erdnußöl (Arachisöl) enthalten, ist zu meiden.

Aussichten

Mit zunehmendem Alter des Kindes geht der Ausschlag meist allmählich zurück, in der Pubertät sind die meisten Kinder symptomfrei. Allerdings entwickelt etwa die Hälfte der ehemaligen Neurodermitiker andere allergische Erkrankungen wie Asthma.

WINDELDERMATITIS

Wird eine nasse oder volle Windel zu spät gewechselt, kann dies die empfindliche Babyhaut reizen. An einer Windeldermatitis leiden die meisten Babys irgendwann einmal, Durchfall oder andere Krankheiten machen dafür aber besonders anfällig.

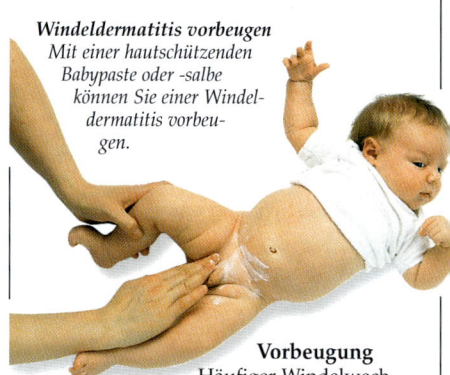

Windeldermatitis vorbeugen
Mit einer hautschützenden Babypaste oder -salbe können Sie einer Windeldermatitis vorbeugen.

Symptome
Hauptsymptome der Windeldermatitis sind:
- Wunde Haut im Windelbereich
- Rote, rauhe und nässende Knötchen im Windelbereich

Eine Schuppung und weißlich-trübe Pusteln weisen auf eine zusätzliche bakterielle Infektion (s. IMPETIGO, S.139) oder eine Pilzinfektion mit dem Erreger *Candida albicans* (s. MUNDSOOR, S.176) hin.

Behandlung
Lassen Sie möglichst oft und viel warme, trockene Luft an den blanken Po Ihres Babys. Stellt sich nach einigen Tagen noch keine Besserung ein, vereinbaren Sie einen Arzttermin. Gegen die Entzündung kann eine abdeckende Heilsalbe verschrieben werden, gegen zusätzliche Infektionen ein antiseptisches oder ein Pilzmittel. So behandelt sollte der Ausschlag bzw. die Infektion nach maximal einer Woche verschwinden.

Vorbeugung
Häufiger Windelwechsel beugt einer Windeldermatitis vor. Reinigen Sie den Bereich gründlich, trocknen Sie ihn gut ab und tragen Sie eine zinkhaltige Babycreme auf.

KONTAKTEKZEM

Diese auch Kontaktdermatitis genannte Hauterkrankung, die durch Kontakt mit hautreizenden Substanzen entsteht, kommt vor dem 13. Lebensjahr nur selten vor. Häufige Reizstoffe sind unter anderem Nickel (in Schmuck und Knöpfen), Kautschuk, Farbstoffe, Pflaster, Pflanzen, Schaumbäder, Waschmittel, medizinische Cremes und Kosmetika.

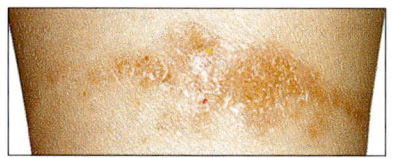

Kontaktekzem
Dieser rote, trocken-schuppige Ausschlag am Handgelenk wurde vermutlich durch ein nickelhaltiges Metall-Uhrenarmband oder eine Kette verursacht.

Symptome
Der Ausschlag kann, bei einer Nickelallergie etwa, auf einen bestimmten Bereich begrenzt bleiben, oder aber, wenn er durch Badezusätze oder parfümierte Seifen verursacht ist, sich über den gesamten Körper ausbreiten.
Hauptsymptome sind:
- Ein entzündeter, schuppiger Ausschlag
- Starker Juckreiz
- Bläschenbildung und Nässen (oft bei Pflanzenallergie)

Zwischen Allergenkontakt und Auftreten der ersten Symptome können mehrere Tage liegen. Wie lange die Symptome anhalten, hängt vom jeweiligen Reizstoff ab.

Behandlung
Ist die Ekzemursache bekannt, sollte sie ausgeschaltet bzw. der Kontakt damit gemieden werden. Um die Symptome zu lindern, können Sie eine hautberuhigende Lotion oder eine kortisonhaltige Creme auftragen.

Läßt sich die Ursache für das Ekzem nicht ausmachen, kann vom Arzt in der Praxis ein Allergietest durchgeführt werden.

LECKEKZEM

Rund um den Mund kann ebenfalls ein Ausschlag hervorgerufen werden. Er entsteht, wenn der Speichel durch exzessives Lippenlecken oder Daumenlutschen die Lippen und die umliegende Haut reizt. Das Ekzem verschwindet, sobald das Kind dieses ungewöhnliche Verhalten aufgibt.

Symptome
- Entzündete, schuppige Haut um die Lippen herum
- Trockene, aufgesprungene und wunde Lippen

Selbsthilfe
Lindern Sie die Entzündung mit einer Heilsalbe, schützen Sie danach die Haut um die Lippen herum mit Vaseline vor dem Speichel. Lippenbalsam schützt die Lippen und gibt ihnen gleichzeitig Feuchtigkeit.

Lippenlecken und Daumenlutschen legen die meisten Kinder zwar bis zur Einschulung von allein ab, manchmal können Sie das jedoch beschleunigen, indem Sie Ihr Kind auf sein meist unbewußtes Verhalten aufmerksam machen. Schimpfen und Strafen könnten allerdings das Verhalten noch schlimmer machen.

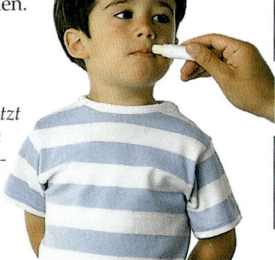

Trockene Lippen schützen
Lippenbalsam schützt die Lippen vor dem hautreizenden Speichel und lindert gleichzeitig die Beschwerden.

PSORIASIS

Bei dieser chronischen Hauterkrankung bilden sich rote, schuppende und verdickte Hautflecken an den Gliedmaßen, an Rumpf und Kopfhaut. Kinder zwischen zehn und 15 Jahren sind am häufigsten betroffen. Auch wenn der Ausschlag meist nicht juckt, so kann er doch schon allein wegen seines Aussehens sehr quälend sein. Die Intensität der Psoriasisschübe ist unterschiedlich und wird meist durch Krankheit oder psychischen Streß, wie bevorstehende Klassenarbeiten, verstärkt.

Ursachen

Die Ursache der Psoriasis ist ungeklärt, sie kommt jedoch familiär gehäuft vor und ist erblich. Manchmal tritt der Psoriasis-Ausschlag erstmals nach einer akuten Infektion wie einer Mandel- (s. RACHEN- UND MANDELENTZÜNDUNG, S. 150) oder einer MITTELOHRENTZÜNDUNG (S. 162) auf. Er entsteht, wenn sich neue Hautzellen schneller bilden als alte abgestoßen werden und wenn sich erheblich mehr bilden. Durch die überzähligen neuen Hautzellen entstehen Hautverdickungen, die mit abgestorbenen Hautschuppen bedeckt sein können.

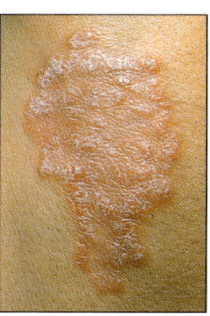

Psoriasis-Ausschlag
Hier sehen Sie einen charakteristischen Psoriasis-Ausschlag: Fest umrissene, erhabene rote Hautflecken, die von silbrigweißen abgestorbenen Hautschuppen bedeckt sind. Ein so großer Hautflecken wie dieser hier findet sich häufig an Ellenbogen oder Knien.

Symptome

Die häufigsten Symptome sind:
- Rote, verdickte Hautflecken, die von silbrigweißen Schuppen bedeckt sind; meist finden sie sich an Ellenbogen, Knien oder Kopfhaut.
- Zahlreiche, kleine, rote, leicht schuppende Hautflecken, die sich über Rumpf und Gesicht verteilen.
- Verdickte Nägel mit kleinen Grübchen.
- Schmerzen, wenn sich Hautrisse oder Bläschen auf der erkrankten Haut bilden.

Selbsthilfe

Bei leichter Psoriasis können Sie einem neuerlichen Schub vorbeugen, indem Sie die Haut mit einer erweichenden und geschmeidig machenden Creme pflegen. Mäßiges Sonnenbaden bessert die Beschwerden häufig.

Wann zum Arzt?

Ist der Ausschlag sehr stark, sehr ausgedehnt und bereitet er starke Beschwerden, sollten Sie Ihren Hausarzt bzw. einen Hautarzt aufsuchen. Ist die Psoriasis auf einige wenige Bereiche begrenzt, werden häufig teer-, salizylsäure- oder kortisonhaltige Salben verschrieben. Bei stark ausgedehntem Hautbefall wird häufig mit dem Antipsoriatikum Dithranol behandelt. Weil dieses aber Haut und Wäsche stark orange färbt, wird die Behandlung meist während eines stationären Krankenhausaufenthaltes durchgeführt. Regelmäßige Bäder, denen eine spezielle Steinkohleteer-Zubereitung zugegeben wird, sowie mäßige UV-Bestrahlung sind ebenfalls empfehlenswert.

Aussichten

Heilen läßt sich eine Psoriasis nicht. Die einzelnen Schübe lassen sich bei rechtzeitiger Behandlung jedoch relativ gut in den Griff bekommen.

FURUNKEL

Ein Furunkel ist eine schmerzhafte, tiefgehende, eitrige und knotige Entzündung eines Haarbalgs durch Bakterien. Es entsteht meist in feuchtwarmen Bereichen, wie Genick, Achselhöhlen und Leiste sowie an den Pobacken.

Symptome

Ein Furunkel zeigt sich meist als kleiner, roter Knoten, der langsam größer wird, wenn er sich mit Eiter füllt. Hauptsymptome sind:
- Schmerzen und Spannungsgefühl im Furunkelbereich
- Weißer oder gelblicher Eiter-»Kopf« im Zentrum

Die meisten Furunkel brechen irgendwann auf, so daß der Eiter abfließen kann. Manchmal wird der Eiter aber in das umliegende Gewebe abgeleitet. Ein Furunkel heilt normalerweise innerhalb von zwei Wochen ab.

Selbsthilfe

Wenn sich ein Eiterkopf zu bilden beginnt, können Sie den »Reifeprozeß« beschleunigen, indem Sie eine Zugsalbe auftragen oder ein Zugpflaster aufkleben. Bricht das Furunkel auf, tupfen Sie den Eiter mit einem in antiseptische Lösung getränkten Mulltupfer ab und kleben ein Pflaster auf. Versuchen Sie nicht, das Furunkel durch Manipulationen aufzubrechen oder aufzustechen – die Infektion könnte sich dadurch weiter ausbreiten.

Zum Arzt sollten Sie gehen, wenn das Furunkel nach zwei Wochen noch nicht abgeheilt, es sehr groß oder sehr schmerzhaft ist oder wenn immer wieder neue Furunkel auftreten.

Was der Arzt tun kann

Gegen die Infektion selbst kann der Arzt Antibiotika verordnen. Oft wird er das Furunkel einschneiden, um den Eiter abfließen zu lassen. Bei stets neu auftretenden Furunkeln empfiehlt der Arzt vielleicht, Ihr Kind mit einer antiseptischen Seife zu waschen und dem Badewasser eine antiseptische Lösung zuzugeben.

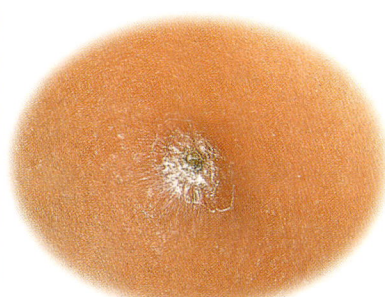

Aussehen eines Furunkels
Dieser Knoten ist ein Furunkel. Eiter ist bereits ausgetreten und bildet eine grünliche Kruste im Zentrum. Da sich die Infektion ausgebreitet hat, ist auch das umliegende Gewebe gerötet.

INSEKTENSTICHE UND -BISSE

Meist verursachen Insektenstiche oder -bisse nur einen lokalen Juckreiz oder Schmerz. Die Hauptverantwortlichen sind in unseren Breitengraden Stechmücken als »Blutsauger«. Manche Kinder, vor allem Allergiker, können mit einer schweren, möglicherweise lebensbedrohlichen Reaktion, dem sogenannten ANAPHYLAKTISCHEN SCHOCK (S.154) auf Insektenstiche reagieren. Die dafür verantwortlichen Tiere sind vornehmlich Bienen und Wespen.

INSEKTENBISS

Ein Insektenbiß verursacht:
- Eine kleine, rote Pustel
- Lokalen Juckreiz
- In manchen Fällen eine Art Schwiele (ein glatter, erhabener, roter Bereich) oder eine derbe Schwellung

Die Symptome können Stunden bis Tage anhalten.

Bei manchen Kindern, vor allen bei den Zwei- bis Siebenjährigen, können Insektenbisse kleine Gruppen juckender, erhabener Pünktchen hervorrufen, die nach zwei bis zehn Tagen wieder verschwinden.

Selbsthilfe

Gegen den Juckreiz helfen kühle Kompressen oder hautberuhigende Lotionen. Kratzen begünstigt eine Ausbreitung der Infektion. Tragen Sie in der Zeit, in der die Insekten besonders aktiv sind, auf die besonders exponierten Hautareale ein insektenabweisendes Mittel auf oder kleiden Sie das Kind so, daß die Tiere die Haut nicht erreichen.

INSEKTENSTICHE

Ein Insektenstich verursacht meist:
- Eine lokale Reizung oder Schmerzen
- Eine Rötung oder Schwellung

Die Symptome verschwinden meist innerhalb von 48 Stunden.

Manche Kinder reagieren allergisch auf das Insektengift und entwickeln eine NESSELSUCHT (unten) und/oder einen anaphylaktischen Schock, eine schwere Allgemeinreaktion.

Wann zum Arzt?

Rufen Sie sofort einen Notarztwagen oder fahren Sie Ihr Kind ins Krankenhaus, wenn es eines der folgenden Symptome eines anaphylaktischen Schocks entwickelt: Schwellungen im Gesicht oder Mundraum, geräuschvolle und mühsame Atmung, Schluckbeschwerden oder ungewöhnliche Benommenheit. Vereinbaren Sie einen Arzttermin, wenn Ihr Kind sehr heftig auf einen Insektenstich reagiert hat. Vielleicht verordnet der Arzt Ihnen eine Adrenalinspritze zur Vorbeugung für den Notfall.

Selbsthilfe

Einen in der Haut steckengebliebenen Stachel können Sie selbst entfernen (s. Abb. u.). Um den Schmerz zu lindern und die Schwellung abklingen zu lassen, legen Sie eine kühlende Kompresse auf. Um den Juckreiz zu lindern, können Sie eine Salbe mit einem Antihistaminikum auftragen.

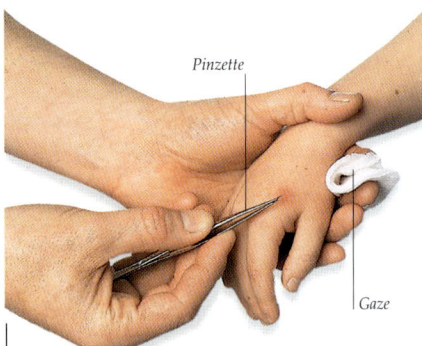

Pinzette

Gaze

Einen Giftstachel entfernen
Entfernen Sie mit einer Pinzette vorsichtig den Insektenstachel samt anhängiger Giftblase. Reinigen Sie den Bereich mit steriler Gaze.

NESSELSUCHT

Eine Urtikaria verursacht einen stark juckenden, erhabenen Hautausschlag. Die häufigste bekannte Ursache ist eine allergische Reaktion, möglicherweise auf ein spezielles Nahrungsmittel (z. B. Milch oder Zitrusfrüchte), auf Medikamente (wie Penicillin), einen Insektenstich (oben) oder eine Pflanze. Manchmal läßt sich auch keine Ursache ausmachen.

Symptome

Je nach Verlauf unterscheidet man zwischen einer akuten Urtikaria, die zwischen 30 Minuten und mehrere Tage dauert, und einer chronischen, die mehrere Monate anhalten kann. Beide Verlaufsformen können immer wieder auftreten. Ihre Symptome sind:
- Glatte, erhabene, weiße oder gelbliche Knötchen mit einem roten Hof entzündeten Gewebes, Quaddelbildung
- Extremer Juckreiz

Die Quaddeln können auf einen kleinen Bereich begrenzt bleiben oder sich flächig ausbreiten. In sehr seltenen Fällen tritt die Urtikaria im Rahmen eines ANAPHYLAKTISCHEN SCHOCKS (S.154), einer schweren, allergischen Allgemeinreaktion, auf. Zu deren Symptomen zählen: Schwellungen in Gesicht und Mundraum, geräuschvolle und mühsame Atmung, Schluckbeschwerden und ungewöhnliche Benommenheit. Rufen Sie sofort den Notarztwagen oder bringen Sie Ihr Kind ins Krankenhaus, wenn eines dieser Symptome auftritt.

Urtikaria-Ausschlag
Die von der Urtikaria befallenen Hautbereiche variieren in Größe und Form. Die Quaddeln sind erhaben, in der Mitte blaß mit roten, klar umrissenen Rändern.

Behandlung

Wichtig ist, die Ursache herauszufinden, und sie wenn möglich zu meiden bzw. auszuschalten. Während des akuten Schubs können orale Antihistaminika symptomlindernd wirken. Das Mittel sollte noch einige Wochen lang eingenommen werden, nachdem der Ausschlag abgeklungen ist.

Helfen diese Antihistaminika nicht, sollten Sie mit Ihrem Kind zum Arzt gehen. Möglicherweise werden dann Allergietests durchgeführt, wenn es sehr arg ist, vielleicht auch Kortisontabletten verschrieben. Mit zunehmendem Alter des Kindes nehmen die Urtikariaschübe meist ab.

LIPPENHERPES

Diese schmerzhaften Bläschen an den Lippen oder auf der Mundschleimhaut werden durch ein Herpes-simplex-Virus verursacht. Die Erstinfektion bleibt häufig unerkannt, kann aber eine GINGIVOSTOMATITIS HERPETICA (S. 176) verursachen. Nach der Erstinfektion verbleibt der Virus »schlafend« in den Nervenzellen, kann aber jederzeit reaktiviert werden – ausgelöst z. B. durch eine akute Infektion, Angst, psychischen Streß oder intensive Sonnenbestrahlung – und Lippenherpes verursachen.

Symptome

Die Fieberblasen können einzeln oder in Gruppen auftreten. Hauptsymptome sind:

- Etwa vier bis zwölf Stunden vor Auftreten der Blasen ein Kribbeln oder Spannen an den betroffenen Stellen.
- Kleine, häufig juckende und schmerzhafte Blasen mit sichtlich entzündetem Hof. Die Blasen brechen innerhalb einiger Tage auf und trocknen zu Borken ein, die innerhalb von zwei Wochen von allein abheilen.

Selbsthilfe

Den meisten Kindern bereiten Fieberblasen keine Probleme, eine Behandlung ist nicht nötig.

Stellen sich jedoch Beschwerden ein, hilft oft schon ein kühles Getränk oder ein Eis am Stiel. Treten die Blasen häufig auf, sind sie stark ausgeprägt oder bereiten sie starke

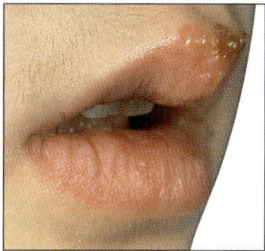

Herpes
Die oft in Gruppen auftretenden Fieberblasen haben anfangs einen klaren Inhalt, der sich dann trübt und bräunlich eintrocknet. Die Herpesblasen sehen kleiner und regelmäßiger aus als die Impetigo-Blasen (unten).

Beschwerden, kann – am besten sofort nach Auftreten der ersten Warnsignale, dem verdächtigen Kribbeln und Spannen – eine Aciclovir-haltige Salbe aufgetragen werden, die die Ausprägung und die Dauer der Infektion verringern kann.

Ist ein bestimmter auslösender Faktor bekannt, können Sie versuchen, ihn zu meiden. Bekommt Ihr Kind beispielsweise oft nach intensiver Sonnenbestrahlung die Fieberblasen, können Sie pralle Sonne generell meiden und seine Lippen mit Sonnencreme schützen.

Um andere Körperpartien Ihres Kindes und auch Dritte vor einer Ausbreitung des Virus zu schützen, sollten Sie darauf achten, daß Ihr Kind die Bläschen nicht anfaßt, nicht an den Fingern lutscht und sich häufig die Hände wäscht.

Aussichten

Eine endgültige Heilung gibt es nicht – es gilt: einmal Herpes, immer Herpes. Die Viren ruhen in den Nervenzellen und werden wieder aktiv, wenn das Immunsystem geschwächt ist. Allerdings tritt er gewöhnlich im Laufe der Zeit immer seltener auf.

IMPETIGO

Diese äußerst ansteckende Hautinfektion kommt in erster Linie bei kleinen Kindern, vor allem Babys, vor. Beim Säugling ist vor allem der Windelbereich befallen, beim älteren Kind sind es vor allem Mund- und Nasenbereich. Die Bakterien, die diese auch Grindflechte genannte Krankheit verursachen, können durch offene Hautstellen eindringen, wie sie z. B. durch Schnittwunden, Insektenstiche oder Hauterkrankungen wie ATOPISCHES EKZEM (S. 135) oder KRÄTZE (S. 143) entstehen.

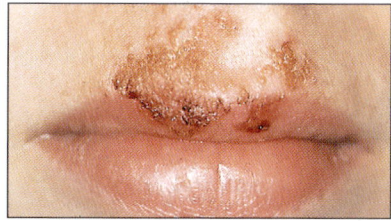

Aussehen der Grindflechte
Das Ganze beginnt mit kleinen Bläschen, die, wie hier abgebildet, aufplatzen und große, unregelmäßige Geschwüre mit honiggelber Kruste bilden.

Symptome

Die Symptome ändern sich im Krankheitsverlauf:

- Zuerst rötet sich die Haut, und es treten kleine Bläschen auf.
- Die Blasen platzen und trocknen zu honiggelben Borken ein, die auf linsen- bis pfenniggroßen Geschwüren sitzen.

Die Erkrankung verursacht keine Schmerzen, wohl aber leichten Juckreiz. Unbehandelt kann es Wochen oder sogar Monate bis zur kompletten Heilung dauern.

Wann zum Arzt?

Bei Verdacht auf Grindflechte sollte Ihr Kind innerhalb von 24 Stunden dem Arzt vorgestellt werden. Normalerweise werden antibiotikahaltige Salben verschrieben, die mehrmals täglich auf die Geschwüre aufgetragen werden. Bei sehr ausgedehnten Infektionen sind häufig orale Antibiotika nötig.

Selbsthilfe

Bevor Sie die Salbe auftragen, sollten Sie die Krusten mit einer mit Salzlösung getränkten Gaze abtupfen und abtrocknen. Das Kind darf die Geschwüre nicht berühren, damit sich die Infektion nicht ausbreitet. Trennen Sie Bettzeug, Hygieneartikel und Handtücher des kranken Kindes streng von denen anderer. Bis zum völligen Abheilen der Geschwüre muß das Kind von anderen Kindern isoliert werden. Prompt behandelt, bessert sich die Krankheit normalerweise innerhalb von fünf Tagen.

Vorbeugung

Ihr Kind sollte täglich baden oder duschen. Halten Sie bei Säuglingen und Kleinkindern den Windelbereich peinlich sauber und trocken, um einer WINDELDERMATITIS (S. 136) vorzubeugen und die Infektionsgefahr zu verringern. Halten Sie die Fingernägel Ihres Kindes kurz und sauber, um zu verhindern, daß sich die Infektion durch Kratzen ausbreitet. Bei Erkältung oder Schnupfen können Sie den Bereich zwischen Nase und Oberlippe mit Heilsalbe eincremen, damit die Haut durch das ständige Naseputzen nicht wund wird.

AKNE

Diese Teenager-Krankheit äußert sich in entzündeten Pickeln und Pusteln im Gesicht und an anderen Körperbereichen. Akne tritt meist zu Beginn der Pubertät auf, normalerweise zwischen 12 und 14 Jahren. Mit 18 bis 20 Jahren erreicht sie ihren Höhepunkt, um dann langsam abzuklingen. Die Erkrankung kommt familiär gehäuft vor, Jungen sind in der Regel stärker und häufiger betroffen als Mädchen. Einer Akne kann man zwar nicht vorbeugen, aber sie läßt sich behandeln.

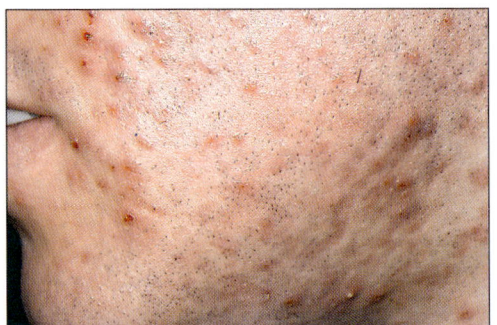

Akne im Gesicht
Die Pusteln im Gesicht dieses Jungen sind typisch für Akne. Wenn sie abgeheilt sind, bleiben die leicht vertieft liegenden bläulich-roten Male zurück.

Ursachen

Mit der Pubertät steigt die Bildung androgener Hormone. Dadurch nimmt die Produktion der Talgdrüsen in den Haarfollikeln zu. Sie sondern überreichlich ölige Substanz ab, die sich mit abgestorbenen Hautzellen vermischt und die Talgdrüsen verstopfen kann. So entstehen Mitesser.

Wenn sich diese entzünden und tiefere Hautschichten in Mitleidenschaft ziehen, entstehen Aknepusteln.

Sehr fettige oder ölige Hautpflegeprodukte können die Akne verschlimmern. Ein Zusammenhang zwischen Ernährung und Akne konnte dagegen nicht festgestellt werden.

Symptome

Akne befällt in erster Linie Gesicht (s. Abb. li.), Hals, Schultern, Brust, Oberarme und Rücken. Hauptsymptome sind:

- Pusteln (kleine, erhabene rote Pickel)
- Mitesser (kleine schwarze Punkte)
- Hautgrieß (druckempfindliche, entzündete Knoten mit weißem Zentrum)
- Zysten (mit Flüssigkeit gefüllte Schwellungen)
- Wenn die Pusteln abgeheilt sind, bleiben bläulich-rote Male zurück, die mit der Zeit verblassen.

Bei starker Akne können sich massive Abszesse bilden, die tiefe Narben hinterlassen.

Behandlung

Das Gesicht sollte zweimal am Tag mit Wasser und einem Syndet gewaschen werden. Danach kann ein Aknemittel mit Benzoylperoxid aufgetragen werden. Es fördert die Hautabschälung, macht die Poren frei und reduziert das Bakterienwachstum. Auch Sonnenlichtbestrahlung mindert die Akne recht wirksam. Auf keinen Fall sollten die Pickel ausgedrückt oder sonstwie manipuliert werden – die Bakterien könnten sich dadurch ausbreiten.

Bessert sich die Akne nach zwei- bis dreimonatiger Anwendung eines Aknemittels nicht, konsultieren Sie einen Arzt. Möglicherweise ist eine kurmäßige Behandlung mit Antibiotika, lokal und oral, angebracht. Helfen die Antibiotika nicht, können tretinoinhaltige Mittel verschrieben werden, die die Talgproduktion hemmen. Diese sehr wirksamen Mittel können jedoch Haut und Schleimhäute stark austrocknen.

Junge Mädchen, die die »Pille« nehmen, können sich ein Präparat verschreiben lassen, das die Akne bessert.

Aussichten

Akne ist zwar nicht heilbar, eine Behandlung mildert sie jedoch und verhindert Narbenbildung. Die Hauterscheinungen bessern sich im Laufe der Jahre allmählich und klingen im allgemeinen zwischen dem 21. und 27. Lebensjahr vollkommen ab.

PITYRIASIS ROSEA

Diese auch Röschenflechte genannte Erkrankung, die aus nicht erhabenen hellrot bis blaßrosa schuppenden Hautflecken besteht, befällt in erster Linie Rumpf, Arme und Beine. Die Ursache ist nicht genau bekannt, man vermutet jedoch eine Virusinfektion.

Symptome

Hauptsymptome sind:
- Zunächst ein sogenanntes Primärmedaillon, ein ovaler oder runder, nicht erhabener, schuppender Hautflecken von ein bis zwei Zentimeter Durchmesser. Nach ein bis zwei Wochen entwickelt jeder Flecken im Randbereich eine Schuppenkrause.
- Gelegentlich Juckreiz.

Der Ausschlag beginnt am Rumpf und folgt dem Rippenverlauf. Er kann sich zum Hals hin und über Oberarme und Oberschenkel ausbreiten. Unterhalb der Knie und Ellenbogen verblaßt er, das Gesicht ist meist frei.

Wann zum Arzt?

Die Röschenflechte ist harmlos und verschwindet letztlich von allein wieder. Eine ursächliche Behandlung gibt es nicht. Dennoch sollten Sie einen Arzt konsultieren, damit er eine ernstere Hauterkrankung ausschließen kann.

Behandlung

Um den Juckreiz zu lindern, kann der Arzt eine Kortisoncreme verschreiben, bei starkem Juckreiz auch orale Antihistaminika. Sie sollten alles meiden, was die Haut erhitzt, vor allem warme Bäder und starke Sonnenbestrahlung. Die erkrankten Bereiche müssen vor dem Austrocknen bewahrt werden. Am besten fetten Sie sie regelmäßig mit einer Hautlotion ein. Sonnenlicht in Maßen beschleunigt den Heilungsprozeß.

Aussichten

Nach drei bis acht Wochen sind die Hauterscheinungen normalerweise abgeklungen. Eine durchgemachte Erkrankung schützt meist ein Leben lang.

WARZEN

Diese durch Viren verursachten Gewebeneubildungen auf der Hautoberfläche treten meist an Händen und Füßen auf. Warzen sind zwar ansteckend, doch nicht alle Menschen sind gleich anfällig dafür. Die meisten Warzen bilden sich von allein innerhalb weniger Monate zurück, andere bleiben unbehandelt jahrelang bestehen.

Symptome

Es gibt verschiedene Warzentypen, sie alle können einzeln oder gruppenweise auftreten. Bei Kindern sind am häufigsten:

- Gemeine Warzen. Derbe, erhabene Knötchen oder Knoten mit zerklüfteter, verhornter Oberfläche. Sie entstehen meist an Händen, Füßen, Knien und im Gesicht.
- Flachwarzen. Flache, nicht verhornte Knötchen, die vornehmlich an Händen oder im Gesicht vorkommen und leicht jucken können.
- Dornwarzen. Diese derben, verhornten Knoten kommen auf den Fußsohlen vor und können durch den Druck, den das Gewicht des Kindes ausübt, schmerzen.

Selbsthilfe

Warzen bilden sich oft unbehandelt zurück. Wer darauf nicht warten will, kann sie an Händen und Füßen selbst zu entfernen versuchen. Doch Finger weg von Warzen, die im Mundbereich oder allgemein im Gesicht sitzen!

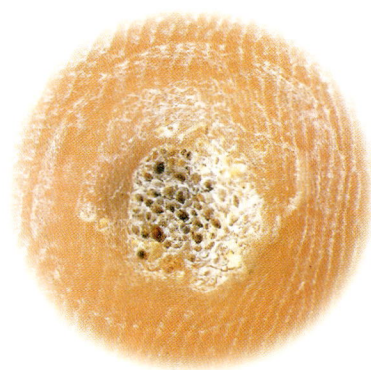

Dornwarzen
Diese Sohlenwarze hat eine derbe, zerklüftete und verhornte Oberfläche und ist mit kleinen schwarzen Stippen, winzigen Blutgerinnseln, übersät.

Die einfachste Methode, um gemeine und Flachwarzen zu entfernen, besteht darin, sie täglich mit einem Warzenpflaster zu überkleben. Zeigt diese Behandlung nach drei Wochen noch keinen Erfolg, können Sie sie mit Warzentinktur bzw. -lösung aus der Apotheke behandeln. Die umliegende Haut sollten Sie zuvor mit Vaseline abdecken.

Bei Dornwarzen sollten Sie zunächst mit einem Hornhauthobel möglichst viel von der obersten Hautschicht abtragen. Schneiden Sie sich dann ein Salicylsäurepflaster paßgenau zurecht und kleben Sie es mit Heftpflaster auf. Erneuern Sie das Pflaster täglich, bis die Warze verschwunden ist – das kann bis zu drei Monate dauern.

Das Kind sollte die Warzen nicht berühren, damit es die Viren nicht weiter verbreitet.

Wann zum Arzt?

Bleibt die Selbstbehandlung erfolglos oder ist eine Warze im Gesicht oder im Mundbereich sehr unangenehm, suchen Sie einen Arzt bzw. Dermatologen auf.

Die meisten Warzen werden mit flüssigem Stickstoff vereist, Dornwarzen müssen häufig ausgeschabt werden.

Aussichten

Die meisten Warzen bilden sich irgendwann auch ohne Behandlung zurück. Manche Warzen kommen nach einer Behandlung wieder und bedürfen mehrerer Behandlungszyklen, bevor sie auf immer verschwinden.

MOLLUSCUM CONTAGIOSUM

Diese sogenannten Dellwarzen werden durch Viren verursacht. Es sind kleine, derbe, helle Knoten. Sie kommen häufig bei Kindern im Alter zwischen zwei und fünf Jahren vor. Sie verbreiten sich schnell durch direkten oder indirekten Kontakt, z.B. beim Schwimmen in einer öffentlichen Badeanstalt oder durch die Berührung infizierter Kleidung oder Handtücher.

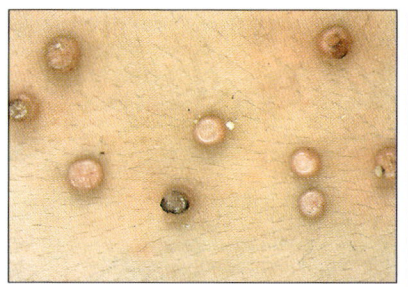

Molluscum contagiosum-Papeln
Die Papeln mit einem Durchmesser von 2 bis 5 mm entwickeln sich normalerweise in Gruppen, können aber auch einzeln auftreten.

Symptome

Die Papeln entwickeln sich zwei bis sieben Wochen nach der Infektion und kommen hauptsächlich an Rumpf, Gesicht, Händen und (selten) an den Händflächen und Fußsohlen vor. Die Knoten sind:

- halbkugelig mit zentraler Einsenkung
- perlweiß oder fleischfarben

Wann zum Arzt?

Ihr Kind sollte dem Arzt vorgestellt werden, der die Diagnose an Hand des charakteristischen Auftretens der Papeln bestätigen wird. Zwar würde diese Hauterkrankung auch unbehandelt und ohne Narben zu hinterlassen wieder verschwinden, dies kann jedoch einige Wochen bis zu einem Jahr dauern. Die meisten Kinder weisen etwa 25 dieser Papeln auf. Hat sich eine Papel geöffnet, kann sich das Virus auf andere Körperteile ausbreiten. Erhält Ihr Kind eine immunschwächende Behandlung, wie zum Beispiel bei Leukämie, können sich die Papeln weiter ausdehnen und länger bestehen bleiben.

Was der Arzt tun kann

Ist Ihr Kind immungeschwächt oder hat es viele sichtbar entstellende Papeln, wie zum Beispiel im Gesicht, kann Ihr Kind zu einem Dermatologen überwiesen werden, damit dieser sie entfernt. Nach Auftragen einer lokal betäubenden Creme wird im allgemeinen ein in Podophyllum-Lösung getauchtes Instrument in die Dellwarzen hineingestochen. Alternativ dazu können die Papeln aber auch ausgeschabt (Kürettage) oder vereist (Kryotherapie) werden.

PILZINFEKTIONEN

Haut, Haare und Nägel können von Pilzinfektionen befallen sein. Am weitesten verbreitet sind Tinea und Fußpilz. Tinea kommt gehäuft im Schulkindalter vor und kann die Kopfhaut, das Gesicht und den Körper betreffen. Fußpilz ist häufiger bei Jugendlichen anzutreffen, er wächst in den Zehenzwischenräumen.

TINEA

Kinder können sich direkt bei anderen Personen, Tieren, durch verunreinigte Erde oder indirekt nach Kontakt mit infizierten Hüten, Kämmen, Kleidungsstücken usw. anstecken.

Symptome

Tinea am Körper und im Gesicht:
- Ovale oder kreisrunde, schuppige Flecken mit erhabenem, leicht entzündetem Rand
- Juckreiz

Tinea auf der Kopfhaut:
- Wie starke Haarschuppen aussehende Flocken
- Haarausfall, bei dem das Haar direkt am Haaransatz bricht
- Manchmal ein entzündeter, eiternder Bereich (Kerion)
- Gewöhnlich Juckreiz

Bei Verdacht auf Tinea sollten Sie einen Arzt konsultieren.

Behandlung

Bei Infektionen im Gesicht oder am Körper wird meist ein pilztötendes Mittel zum Auftragen verschrieben. Bei ausgedehnten Infektionen oder Kopfhautbefall empfehlen sich Pilzmittel zum Schlucken. Zur Behandlung eines Kerions werden häufig orale Antibiotika gegeben.

Halten Sie Ihr Kind, um eine Tineainfektion zu verhindern, von infizierten Personen fern und schärfen Sie ihm ein, persönliche Gegenstände wie Kämme nicht weiterzugeben.

FUSSPILZ

Diese Pilzinfektion der Haut kommt besonders in den Sommermonaten vor, vor allem bei turnschuhtragenden Jugendlichen. Besonders gerne sitzen die Pilzsporen auf den Böden öffentlicher Umkleide- und Duschkabinen.

Symptome

Hauptsymptome sind:
- Gerissene, wunde Haut in den Zehenzwischenräumen, oft zwischen dem vierten Zeh und der Kleinzehe.
- Gewöhnlich Juckreiz.
- Gelegentlich verdickte, verfärbte und brüchige Fußnägel.

Behandlung

Gegen Fußpilz gibt es eine ganze Palette an Tinkturen, Cremes und Sprays (s. Abb. re.). Behandelt klingt die Infektion gewöhnlich nach etwa ein bis zwei Wochen ab. Bleibt sie länger als zwei Wochen bestehen oder sind die Zehennägel mitbefallen, konsultieren Sie einen Arzt. Der Arzt wird feststellen, ob Fußpilz vorliegt und gegebenenfalls ein orales Antimykotikum verschreiben.

Ihr Kind kann sich vor Fußpilz schützen, wenn es die Zehenzwischenräume nach dem Waschen stets gründlich abtrocknet und täglich die Socken wechselt. Offene Sandalen zu tragen oder häufig barfuß zu gehen, ist ebenfalls hilfreich.

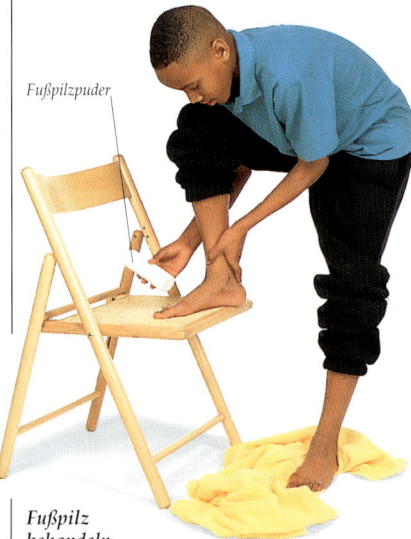

Fußpilzpuder

Fußpilz behandeln
Ihr Kind sollte sich gründlich die Füße waschen und abtrocknen sowie zweimal täglich die Zehenzwischenräume mit Fußtinktur, -creme oder -spray behandeln. Die Socken kann man mit Fußpuder einstäuben, die Schuhinnenräume einsprühen.

PITYRIASIS VERSICOLOR

Diese vor allem in der Pubertät häufige Pilzerkrankung erkennt man an ihrer Fleckenbildung. Verursacht wird sie durch einen Hefepilz, der die Haut natürlich besiedelt, dann aber ungehindert wächst – wahrscheinlich begünstigt durch Sonnenlicht oder ein feucht-warmes Milieu.

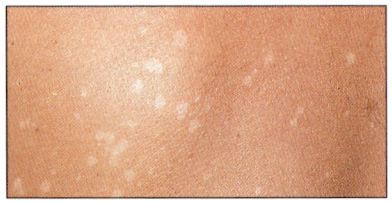

Erscheinungsbild der Pityriasis versicolor
Auf dunkler bzw. gebräunter Haut zeigen sich runde, flache und helle Flecken mit klar umschriebenen Rändern.

Symptome

Hauptsymptom sind verfärbte Hautbereiche mit folgenden Charakteristika:
- Auf blasser Haut sind sie gewöhnlich dunkler als die umliegende Haut, auf dunkler Haut dagegen heller.
- Leichte Schuppenbildung.
- Klar umrissene Ränder.
- Manchmal leichter Juckreiz.

Bei Verdacht auf Pityriasis versicolor sollte Ihr Kind dem Arzt vorgestellt werden. Diese Hauterkrankung ist zwar harmlos und kaum ansteckend, doch unbehandelt kann sie fortbestehen.

Behandlung

Der Arzt verschreibt meist ein pilztötendes Mittel, das einmal täglich auf den erkrankten Hautbereich aufgetragen wird. Um zu verhindern, daß die Krankheit erneut auftritt, sollte die Behandlung drei Wochen lang fortgeführt werden. Lassen Sie viel frische Luft an die erkrankten Bereiche, das hemmt das Pilzwachstum. Bis die Haut wieder normal aussieht, können Wochen bis Monate vergehen.

KRÄTZE

Bei dieser stark juckenden und äußerst ansteckenden Hauterkrankung handelt es sich um einen Parasitenbefall: Weibliche Milben graben Gänge in die Hornschicht der Haut, um dort ihre Eier abzulegen. Übertragen wird die Krankheit meist durch direkten Hautkontakt mit infizierten Personen. Krätze kann jeder bekommen, auch unter den besten Hygienebedingungen.

Symptome

Nach dem Parasitenbefall kann es bis zu sechs Wochen dauern, bis sich die ersten Symptome zeigen. Hierzu zählen:

- Starker Juckreiz, vor allem nachts.
- Dünne, graue Linien (die Milbengänge) zwischen den Fingern, an Handgelenken, Achselhöhlen, Gesäß oder im Genitalbereich. Bei Kleinkindern können auch Handflächen und Fußsohlen befallen sein.
- Offene Stellen, Blasen und Krustenbildung durch Kratzen.
- Entzündete Knötchen am Körper.

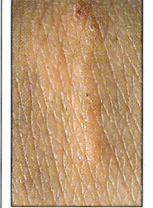

Milbengänge
Bei diesen dünnen, grauen Linien handelt es sich um die Milbengänge. Offene Stellen und Krusten können die Gänge überlagern.

Weist etwas auf einen Milbenbefall hin oder hat das Kind starken Juckreiz, sollten Sie es innerhalb von 24 Stunden dem Arzt vorstellen. Krätze klingt nicht von allein wieder ab, und Kratzen kann IMPETIGO (S. 139) verursachen.

Behandlung

Der Arzt verschreibt eine Flüssigkeit, mit der der gesamte Körper unterhalb des Halses eingerieben und die 24 Stunden später wieder abgewaschen werden muß. Grundsätzlich müssen alle Haushaltsmitglieder behandelt werden.

Nach der Behandlung müssen alle benutzten Kleidungs- und Wäschestücke kochendheiß gewaschen werden.

Die Milben sterben normalerweise nach dreitägiger Behandlung ab. Der Juckreiz allerdings kann noch bis zu zwei Wochen weiterbestehen – dagegen jedoch gibt es Salben.

Informieren Sie alle Personen, mit denen Sie und Ihr Kind Kontakt hatten, über den Milbenbefall, damit sie sich untersuchen und nötigenfalls behandeln lassen können.

KOPFLÄUSE

Kopfläuse sind kleine, platte, flügellose Insekten, die auf der Kopfhaut leben und Blut saugen. Kindergarten- und Schulkinder bekommen besonders leicht Läuse, ob durch direkten Kontakt untereinander oder indem sie Kleidung oder Pflegeutensilien, wie Kämme, austauschen. Kopflausbefall hat nichts mit Unsauberkeit zu tun, im Gegenteil – die kleinen Tiere bevorzugen gerade sauberes Haar und saubere Haut.

Symptome

Hauptsymptome sind:

- Starker Juckreiz auf der Kopfhaut
- Winzig kleine rote Punkte auf der Kopfhaut (Bisse)

Kopfläuse sind sehr klein, fast durchsichtig und mit bloßem Auge kaum zu erkennen. Ihre Eier (Nissen) sind dagegen, vor allem direkt nach dem Schlüpfen der Tiere, besser sichtbar. Die leeren Nissenhüllen sind als kleine, weiße Beulen direkt am Haaransatz zu sehen.

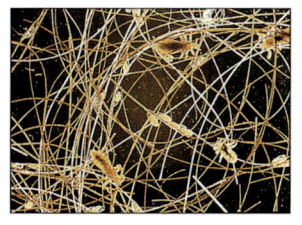

Kopfläuse und Nissen
Diese winzigen, weißen Ovale sind Läuseeier, die fest an den Haarschäften anhaften. Ebenfalls sichtbar sind an den Haaren klebende erwachsene Kopfläuse.

Selbsthilfe

Suchen Sie bei Verdacht auf Läuse die Kopfhaut Ihres Kindes sorgfältig ab. Gut aufspüren können Sie Kopfläuse, wenn Sie die Haare Ihres Kindes naß machen und mit einem feinzinkigen Kamm über ein Stück weißes Papier kämmen.

Bestätigt sich der Verdacht, untersuchen Sie alle übrigen Familienmitglieder und informieren Sie den Kindergarten oder die Schule.

Wann zum Arzt?

Sie können die Behandlung selbst in die Hand nehmen. Ist das Kind aber noch keine zwei Jahre alt, hat es Allergien oder Asthma, halten Sie zuvor mit dem Arzt Rücksprache.

Behandlung

Zur Behandlung von Kopfläusen gibt es spezielle Shampoos und Lotionen. Manche Produkte müssen nur einmal angewandt werden, andere regelmäßig ein paar Tage lang. Alle Familienmitglieder und engere Kontaktpersonen müssen grundsätzlich mitbehandelt werden, um wirklich alle Krabbeltiere zu beseitigen und einen Neubefall zu verhindern. Alle Haarkämme und -bürsten müssen ausgekocht, Kopfbedeckungen und Kleidungsstücke sowie Handtücher und Bettwäsche heiß gewaschen und im Wäschetrockner getrocknet werden.

Vorbeugung

Schärfen Sie Ihrem Kind ein, Kopfbedeckungen, Haarbürsten und -kämme nicht mit SchulkameradInnen oder Familienmitgliedern auszutauschen. Wurden Sie über Läusebefall an der Schule Ihres Kindes informiert, können Sie Ihr Kind prophylaktisch mit einem rezeptfreien Läusemittel behandeln.

Kampf den Kopfläusen
Kopfläuse lassen sich entfernen, indem man das Haar mit einem Spezialshampoo wäscht oder eine spezielle Lotion aufträgt. Kämmen Sie das Haar Ihres Kindes dann mit einem Läusekamm sorgfältig zum Hinterkopf hin aus.

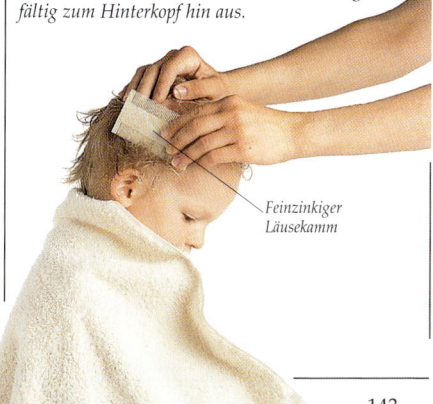

Feinzinkiger Läusekamm

BLUT- UND HERZERKRANKUNGEN

HERZFEHLER gehören zu den häufigsten schwerwiegenden angeborenen Schäden mit allerdings meist ungeklärter Ursache. Glücklicherweise sind viele von ihnen heute heilbar. Auch viele Kinder mit schweren Bluterkrankungen, die früher unweigerlich tödlich endeten, wie Leukämie, können heute erfolgreich behandelt werden. Die Heilungsaussichten hängen aber ganz wesentlich von einer frühen Erkennung ab.

ANGEBORENE HERZFEHLER

Ein Kind kann mit einem oder mehreren Fehlbildungen des Herzens zur Welt kommen. Das Risiko dafür steigt, wenn die Mutter einen schlecht eingestellten Diabetes hat, während der Schwangerschaft bestimmte Medikamente einnimmt, bereits ein Kind mit Herzfehler hat bzw. hatte oder, in seltenen Fällen, in der Frühschwangerschaft RÖTELN (S. 119) hatte. Die meisten Herzfehler bessern sich auch ohne Behandlung, bei manchen ist ein operativer Eingriff erforderlich.

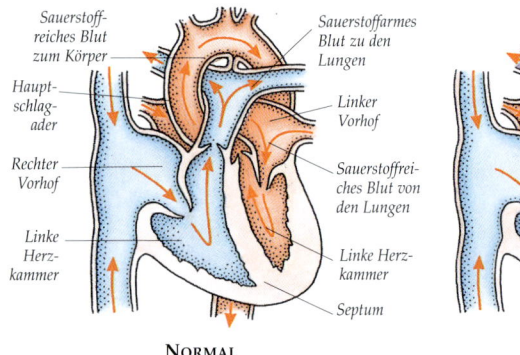

Sauerstoffreiches Blut zum Körper · Hauptschlagader · Rechter Vorhof · Linke Herzkammer · Sauerstoffarmes Blut zu den Lungen · Linker Vorhof · Sauerstoffreiches Blut von den Lungen · Linke Herzkammer · Septum

NORMAL

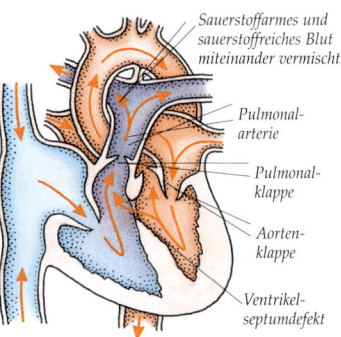

Sauerstoffarmes und sauerstoffreiches Blut miteinander vermischt · Pulmonalarterie · Pulmonalklappe · Aortenklappe · Ventrikelseptumdefekt

KRANK

Die verschiedenen Formen von Herzfehlern

Die häufigste angeborene Herzfehlentwicklung ist der Ventrikelseptumdefekt (s. Abb. o.). Eine weitere relativ häufige Fehlbildung ist ein offener Ductus arteriosus Botalli, bei dem sich der Ductus Botalli (ein Blutgefäß, das beim noch ungeborenen Baby eine Art Umgehungs-Funktion im Kreislaufsystem hat) nach der Geburt nicht von selbst schließt.

Weitere häufige Fehlbildungen sind Vorhofseptumdefekt (Loch in der Scheidewand der Vorhöfe), Aortenstenose (Verengung der

Ventrikelseptumdefekt
Durch ein Loch in der Scheidewand kann das Blut von der linken zur rechten Herzkammer fließen. Sauerstoffreiches Blut fließt statt in die Hauptschlagader und zu den Körpergeweben zurück in die Lungen.

Aortenklappe) und Pulmonalstenose (Verengung der Pulmonalklappe).

Andere, seltenere und häufig ernsthaftere Fehlbildungen sind eine Transposition der großen Arterien, bei der Aorta und Pulmonalarterie ihre Position vertauscht haben, Aortenisthmusstenose mit Aortenverengung sowie die Fallot-Tetralogie, bei der

gleich vier Herzfehler – Ventrikelseptumdefekt, Pulmonalstenose, verlagerte Aorta und eine verdickte Wand der rechten Herzkammer – vorliegen.

Symptome

Die Symptome variieren je nach Art und Schweregrad des Herzfehlers. Bei manchen Neugeborenen werden die Symptome gleich bei der ersten Vorsorgeuntersuchung festgestellt. Bei anderen fallen sie erst im späteren Verlauf der Kindheit oder gar im Erwachsenenalter auf.

Zu den zahlreichen möglichen Erscheinungsbildern der angeborenen Herz-Gefäß-Fehlbildungen gehören u.a.:

- Herzgeräusche. Beim Abhorchen mit dem Stethoskop sind ungewöhnliche Herzgeräusche zu hören, die z.B. auf eine Verengung der Pulmonal- oder Aortenklappe hinweisen können.
- Probleme bei der Säuglingsernährung und Gewichtsverlust. Manche Babys mit angeborenem Herzfehler haben aufgrund einer unzureichenden Pumpleistung des Herzens (Herzinsuffizienz) Probleme mit der Nahrungsaufnahme und hören vorzeitig auf zu trinken. Solche Babys können, vor allem nach der Mahlzeit, schnell atmen und schwitzen.
- Bläuliche Färbung von Zunge und Lippen (Zyanose). Verschiedene Herzfehler beeinträchtigen den Lungenkreislauf, dann kann das Herz den Körper nur mit sauerstoffarmem Blut versorgen. Dadurch verfärbt sich das Gewebe bläulich.
- Kurzatmigkeit bei körperlicher Betätigung. Das Wachstum von Kindern mit angeborenem Herzfehler verläuft im Vergleich zu herzgesunden Gleichaltrigen verzögert.

Mögliche Komplikationen

Kinder mit einem auch nur leichten angeborenen Herzfehler sind häufig anfälliger für eine bakterielle Endokarditis. Bei dieser Krankheit entzünden sich die Herzklappen aufgrund einer bakteriellen Infektion, die häufig im Gefolge einer zahnärztlichen Behandlung oder eines operativen Eingriffs entsteht.

Wann zum Arzt?

Bei Verdacht auf eine angeborene Herzfehlbildung sollten Sie mit Ihrem Kind zum Arzt gehen.

Wurde eine solche Störung bereits diagnostiziert und stellen sich bei Ihrem Kind Fieber, Energie- und Appetitlosigkeit ein, dann konsultieren Sie unverzüglich einen Arzt – es könnte eine bakterielle Endokarditis vorliegen.

Was der Arzt tun kann

Erhärtet die körperliche Untersuchung den Verdacht auf einen angeborenen Herzfehler, wird das Kind gewöhnlich an einen Kardiologen überwiesen. Mit Hilfe einer Röntgenaufnahme der Brust, einem Elektrokardiogramm (bei dem Herzfrequenz und -rhythmus aufgezeichnet werden) und einem Ultraschall-

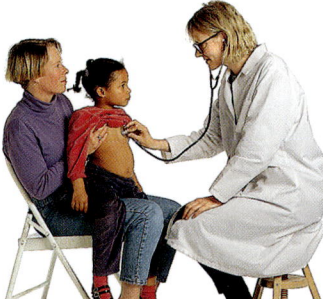

kardiogramm lassen sich Art und Schweregrad der Erkrankung feststellen.

Vielfach bessert sich der angeborene Herzfehler ohne operativen Eingriff von allein.

Einige wenige Kinder können nur mit einer Notoperation am Leben erhalten werden. Bei anderen läßt sich die Operation, mit der der Herzfehler korrigiert wird, zumindest auf später verschieben. Manchmal sind mehrere Eingriffe nötig.

Der Gesundheitszustand Ihres Kindes wird durch einen Kinderarzt oder Kardiologen und regelmäßige Verlaufskontrollen im Krankenhaus überwacht. Um die Gefahr einer bakteriellen Endokarditis zu reduzieren, werden bei zahnärztlichen Behandlungen oder operativen Eingriffen häufig vorbeugend Antibiotika gegeben.

Das kindliche Herz abhören
Mit einem Stethoskop kann das Herz abgehört werden. Ungewöhnliche Herzgeräusche deuten auf das Vorliegen eines Herzfehlers hin.

Selbsthilfe

Sofern der Arzt Ihnen nichts anderes rät, sollten Sie Ihr Kind dazu ermutigen, ein ganz normales Leben zu führen, mit einem normalen Maß an körperlicher Betätigung. Nur selten, vor allem wenn Ihr Kind an einem zyanotischen Herzfehler leidet, ist nur ein Mindestmaß an körperlicher Betätigung erlaubt.

Achten Sie darauf, daß Ihr Kind die zur Vorbeugung einer bakteriellen Endokarditis verschriebenen Antibiotika wie verordnet einnimmt. Außerdem sollte es immer einen Patientenpaß mit dem Hinweis auf seine Herzerkrankung bei sich tragen.

Aussichten

Die Aussichten hängen von der Art und dem Schweregrad der Erkrankung ab. Beim Ventrikelseptumdefekt schließt das Loch vor dem fünften Geburtstag des Kindes von allein wieder. Wenn das nicht geschieht, läßt sich das – wie viele andere Herzfehler, wie der Atriumseptumdefekt, ein offener Ductus arteriosus oder eine Verengung der Pulmonal- oder Aortenklappe, auch – operativ korrigieren. Den Fortschritten der Chirurgie in den vergangenen 20 Jahren ist es zu verdanken, daß sogar Kinder mit schwerem Herzfehler heute normal aufwachsen und ein normales Leben führen können.

BLUTARMUT

Bei der Blutarmut oder Anämie enthält das Blut zu wenig Hämoglobin. Hämoglobin ist der Farbstoff in den roten Blutkörperchen, der den Sauerstoff von den Lungen zu den Zellen transportiert. Die Folge: Das Gewebe wird nicht ausreichend mit Sauerstoff versorgt.

Ursachen

Die roten Blutkörperchen werden im Knochenmark produziert und dann in das Blut freigesetzt. Ihre Lebensdauer beträgt normalerweise 120 Tage. Werden zu wenig rote Blutkörperchen produziert oder zu viele zerstört, kann Blutarmut entstehen.

Der Grund, warum nicht genügend rote Blutkörperchen produziert werden, ist meist, daß es an einer der für ihre Bildung nötigen Substanzen mangelt. Am weitesten verbreitet ist die EISENMANGELANÄMIE (S. 146).

Eine übermäßige Zerstörung roter Blutkörperchen geht oft auf einen Genfehler zurück, durch den rote Blutkörperchen gebildet werden, die nur kurze Zeit leben. Beispiele sind die SICHELZELLENANÄMIE (S. 199) und THALASSÄMIE (S. 200).

Symptome

Eine leicht ausgeprägte Blutarmut kann ohne Symptome verlaufen. Bei einer ausgeprägteren Form sind folgende Symptome typisch:
- Blasse Haut
- Abgeschlagenheit
- Kurzatmigkeit bei körperlicher Belastung

Wann zum Arzt?

Vermuten Sie, daß Ihr Kind blutarm ist, sollten Sie es dem Arzt vorstellen. Er wird wahrscheinlich nach anderen Anämiekranken in Ihrer Familie, nach dem allgemeinen Gesundheitszustand und der Ernährung Ihres Kindes fragen. Blutuntersuchungen bestätigen dann die Diagnose und geben den Schweregrad zu erkennen. Anhand der

festgestellten Anzahl, Form, Größe und Färbung der Blutzellen läßt sich die Art der Anämie bestimmen. Mit zusätzlichen Tests, wie der Bestimmung des Eisengehalts, läßt sich die Diagnose präzisieren. Die Behandlung hängt von der Anämie-Ursache ab. Eine angeborene Anämie beispielsweise bedarf lebenslanger Behandlung.

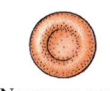

NORMALE ROTE
BLUTZELLE

THALASSÄMIE

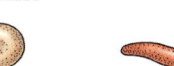

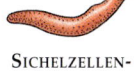

EISENMANGEL-
ANÄMIE

SICHELZELLEN-
ANÄMIE

Rote Blutkörperchen
Bei vielen Anämietypen sind die roten Blutkörperchen klein und blaß. Bei der Sichelzellenanämie ist die Form der roten Blutkörperchen auffällig verändert.

EISENMANGELANÄMIE

Diese Form von Blutarmut (S. 145) geht auf einen Mangel an Eisen zurück, dem zentralen Bestandteil des Blutfarbstoffs Hämoglobin, der für den Sauerstofftransport verantwortlich ist. Diese Form der Anämie ist bei Kindern am häufigsten.

Symptome

Eine nur leichte Eisenmangelanämie kann symptomlos verlaufen. In schweren Fällen können folgende Symptome vorliegen:
• Blasse Haut
• Abgeschlagenheit
• Kurzatmigkeit bei körperlicher Betätigung
• Brüchige Fingernägel
• Rissige Mundwinkel, wunde Zunge
Eine chronische Eisenmangelanämie kann die geistige Entwicklung und die Gehirnfunktion beeinträchtigen.

Wann zum Arzt?

Bei Verdacht auf Anämie sollten Sie den Arzt konsultieren, der mit Hilfe von Blutuntersuchungen für Klarheit sorgen und den Schweregrad der Störung bestimmen kann. Welche Form von Anämie vorliegt, läßt sich anhand der roten Blutkörperchen bestimmen: Bei der Eisenmangelanämie sind sie kleiner und blasser als üblich.

Behandlung

Sollte die Ernährung des Kindes für den Eisenmangel verantwortlich sein, wird Ihnen der Arzt Ernährungsempfehlungen geben.

Um die Eisenspeicher des Kindes wieder aufzufüllen, werden häufig für etwa drei Monate Eisenpräparate verschrieben. Das gilt vor allem für Kinder unter sechs Monaten oder Frühgeborene. Frühgeborene kommen mit einer mangelhaften Eisenmitgift zur Welt, und die Muttermilch in den ersten sechs Lebensmonaten mit ihrem niedrigen Eisengehalt vermag das nicht auszugleichen. Das ändert sich erst, wenn Breikost zugefüttert wird.

Selbsthilfe

Achten Sie darauf, daß Ihr Kind mit der Ernährung genügend Eisen bekommt. Das aus grünem Gemüse stammende Eisen wird vom Körper am besten aufgenommen, wenn gleichzeitig Eiweiß zugeführt wird (Fleisch, Eier, Käse). Wenn Ihr Kind mit sechs Monaten noch keine feste Kost zu sich nimmt, besteht die Gefahr, daß es eine Eisenmangelanämie entwickelt, auch wenn es eine mit Eisen angereicherte Säuglingsmilch erhält. Dieser Mangel kann sich zwischen dem 12. und 18. Lebensmonat manifestieren.

Aussichten

Bei einer einigermaßen ausgewogenen Ernährung kommt eine Eisenmangelanämie selten vor.

Eine eisenreiche Ernährung
Geben Sie Ihrem Kind eisenreiche Nahrungsmittel, wie Fleisch und grünes Gemüse. Wer kein Fleisch ißt, sollte das mit einer Extraportion grünen Gemüses ausgleichen.

LEUKÄMIE

Beim Blutkrebs (Leukämie) produziert das Knochenmark viele ungewöhnliche weiße Blutzellen und weniger normale weiße und rote Blutzellen sowie Blutplättchen. Die Leukämie-Zellen finden sich dann in Leber, Milz und Lymphknoten. Die häufigste Leukämieform bei Kindern ist die akute lymphoblastische Leukämie (ALL).

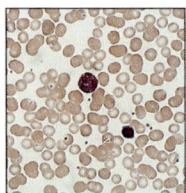
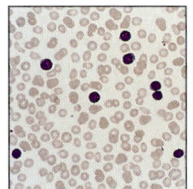

NORMAL   LEUKÄMIE

Akute lymphoblastische Leukämie
Unter dem Mikroskop ist in der Blutprobe einer an Leukämie erkrankten Person eine große Zahl abweichender weißer Blutzellen (dunkles Purpurrot) zu erkennen.

Symptome

Die akute lymphoblastische Leukämie kann folgende Symptome verursachen:
• Blasse Haut
• Rosa- oder purpurfarbene, punktförmige Hauteinblutungen
• Rissige Haut
• Abgeschlagenheit
• Lymphknotenschwellungen am Hals, in den Achselhöhlen und Leisten
• Fieber
• Knochenschmerzen in den Extremitäten und Gelenkschmerzen
• Zahnfleischbluten
Konsultieren Sie bei Verdacht auf Leukämie sofort einen Arzt.

Was der Arzt tun kann

Läßt sich nach der Untersuchung des Körpers und des Bluts eine Leukämie nicht ausschließen, wird im Krankenhaus eine Knochenmarkbiopsie durchgeführt, bei der aus dem Knochenmark Zellen entnommen werden.

Die Behandlung der akuten lymphoblastischen Leukämie verläuft in zwei Phasen:

Während der ersten, einige Wochen dauernden Phase werden Medikamente gegeben, die die Leukämie-Zellen zerstören sollen. Diese Phase wird fortgeführt, bis kein ungewöhnliches Zellwachstum mehr nachweisbar ist.

Die zweite Behandlungsphase dauert weitere zwei Jahre, während der das Kind immer wieder chemotherapeutisch behandelt wird, um eventuell noch vorhandene Krebszellen abzutöten.

Selbsthilfe

Helfen Sie Ihrem Kind, ein möglichst normales Leben zu führen. Da durch die Chemotherapie die Infektanfälligkeit erhöht ist, muß es jedoch von Personen ferngehalten werden, die an Virusinfektionen, wie Windpocken oder Masern, erkrankt sind.

Aussichten

Mit den heutigen Behandlungsmethoden lassen sich 60 bis 70 Prozent der Kinder mit akuter lymphoblastischer Leukämie heilen.

PURPURA SCHOENLEIN-HENOCH

Bei dieser Krankheit werden die kleinen Blutgefäße brüchig und lassen Blut austreten. Hautblutungen führen zu deutlichen Hauterscheinungen, der Hautpurpura, während Magen-Darm-Blutungen sowie eine Gelenk- oder Nierenbeteiligung andere Symptome verursachen. Diese eher harmlose Störung kommt bei Kindern im Alter zwischen zwei und zehn Jahren relativ häufig vor. Die Ursache ist unbekannt, eine allergische Reaktion oder bakterielle Infektion werden als mitverantwortlich diskutiert.

Symptome
Die Purpura Schoenlein-Henoch kann folgende Symptome verursachen:
- Hautausschlag (in jedem Fall) in Form von rosa, roten oder purpurfarbenen, punktförmigen Blutflecken, die beim Daraufdrücken nicht verblassen. Der Ausschlag erscheint zuerst am Gesäß sowie an den Streckseiten der Arme und Beine, vor allem im Knöchel- und Ellenbogenbereich, und breitet sich dann auf die Beugeseiten aus (s. Abb. re.).
- Gelenkschmerzen und Schwellungen.
- Bauchschmerzen, vielfach mit Erbrechen und Durchfall.
- Blut im Stuhl.
Eine Nierenentzündung (s. GLOMERULONEPHRITIS, S. 194) ist eine mögliche, meist symptomlos verlaufende Komplikation.

Wann zum Arzt?
Konsultieren Sie bei Verdacht auf eine Purpura Schoenlein-Henoch innerhalb von 24 Stunden einen Arzt.

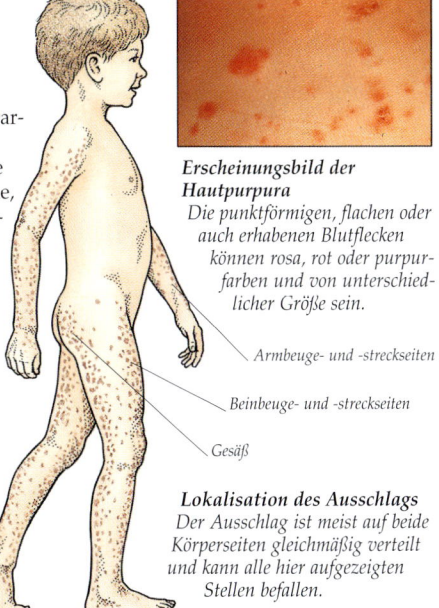

Erscheinungsbild der Hautpurpura
Die punktförmigen, flachen oder auch erhabenen Blutflecken können rosa, rot oder purpurfarben und von unterschiedlicher Größe sein.

Armbeuge- und -streckseiten

Beinbeuge- und -streckseiten

Gesäß

Lokalisation des Ausschlags
Der Ausschlag ist meist auf beide Körperseiten gleichmäßig verteilt und kann alle hier aufgezeigten Stellen befallen.

Was der Arzt tun kann
Erlauben die körperliche Untersuchung und die Symptome Ihres Kindes keine klare Diagnose, werden Blutuntersuchungen durchgeführt, um andere Erkrankungen auszuschließen. Außerdem wird der Urin Ihres Kindes auf rote Blutkörperchen und Eiweiß als Zeichen einer Nierenentzündung untersucht.

Bei nur leichten Symptomen ist keine spezielle Behandlung nötig. Bei starken Bauchschmerzen kann Kortison rasche Linderung bringen. Sind die Nieren beteiligt, werden regelmäßig Urin- und Blutuntersuchungen durchgeführt.

Selbsthilfe
Hat Ihr Kind Schmerzen oder leidet es stark unter den Symptomen, können Sie ihm Paracetamol geben. Acetylsalicylsäure ist ungeeignet, weil es die Gerinnungsfähigkeit des Blutes verringert und die Blutungen verstärken kann. Bettruhe ist nicht unbedingt erforderlich.

Aussichten
Die Purpura Schoenlein-Henoch kann bereits nach einigen Tagen wieder abklingen, genauso gut aber auch Monate dauern, während derer die Symptome kommen und gehen. Meist heilt die Krankheit komplett ohne Langzeitschäden aus. Eine Nierenentzündung klingt zwar meist nach einigen Tagen wieder ab, bei einigen Kindern kann sie jedoch bis zu zwei Jahren bestehenbleiben.

THROMBOPENIE

Bei dieser Störung enthält das Blut ungewöhnlich wenig Blutplättchen. Bei Kindern tritt diese Bluterkrankung meist im Rahmen einer idiopathischen thrombozytopenischen Purpura (ITP) auf. Die Ursache dieser Störung ist nicht geklärt. Im allgemeinen entwickelt sie sich innerhalb von zwei Wochen nach einer Virusinfektion.

Symptome
Die Symptome der ITP werden durch ungewöhnliche Blutungen verursacht. Dazu kommt es, weil nur wenig Blutplättchen, die an der Blutgerinnung mitbeteiligt sind, vorhanden sind. Mögliche Symptome sind:
- Weitläufige, nicht erhabene, purpurne Punkte, die Hauteinblutungen markieren und beim Daraufdrücken nicht verblassen.
- Blutergüsse schon bei geringem Druck.
- Nasenbluten.

- Blut im Urin durch Einblutungen in die Nieren.
Gehirnblutungen sind eine seltene, aber mögliche Komplikation.

Wann zum Arzt?
Bei Auftreten von ITP-verdächtigen Symptomen sollten Sie sofort den Arzt aufsuchen. Bei unsicherer Diagnose müssen eventuell im Krankenhaus spezielle Untersuchungen durchgeführt werden, um andere Störungen auszuschließen, welche ähnliche Symptome verursachen.

Behandlung
Eine spezielle Behandlung ist meist nicht nötig. Anstrengende körperliche Betätigung sollte jedoch bis zum Abklingen der Symptome – gewöhnlich nach einigen Wochen – vermieden werden.

Bei Blutungen aus Mund und Nase oder sehr niedriger Blutplättchenzahl ist meist eine Krankenhausbehandlung erforderlich. Möglich ist auch eine kurzfristige Kortisongabe oder, in schweren Fällen, die intravenöse Gabe von Gammaglobulin, um den Heilungsprozeß zu beschleunigen und die Gefahr starker Blutungen einzudämmen.

Aussichten
Die meisten Kinder sind nach zwei Wochen symptomfrei. Bei einigen Kindern kann es jedoch Monate dauern, bis sich die Blutplättchenzahl normalisiert hat.

ATEMWEGS-ERKRANKUNGEN

EINE BAKTERIELLE ODER VIRALE INFEKTION ist bei Kindern die häufigste Ursache für Atemwegs-erkrankungen. Besonders anfällig hierfür sind kleine Kinder, da ihr Immunsystem noch nicht ausgereift ist. Ebenfalls weit verbreitet sind Atemwegserkrankungen allergischer Art, wie Asthma oder allergische Rhinitis (Heuschnupfen), wobei Asthma immer häufiger vorkommt.

ERKÄLTUNG

Eine Virusinfektion von Hals und Rachen, eine ganz gewöhnliche Erkäl-tung, kommt bei Kindern recht häufig vor. Die meisten Kinder haben mindestens sechs Erkältungen im Jahr, im ersten Kindergarten- oder Schuljahr meist noch mehr. Manche ansonsten kerngesunde Kinder kommen sogar auf bis zu zehn Erkältungen im Jahr.

Symptome
Die Symptome beginnen gewöhnlich ein bis drei Tage nach der Infektion, meist mit einem Kribbeln oder Kratzen im Hals. Folgen kön-nen sein:
- Laufende Nase
- Niesen
- Verstopfte Nase
- Husten oder Halsentzündung
- Tränende Augen
- Muskelschmerzen
- Manchmal Fieber

Mögliche Komplikationen
Die Erkältungsviren können die Lunge be-fallen und dort eine BRONCHIOLITIS (S. 155), BRONCHITIS (S. 154) oder LUNGENENTZÜN-DUNG (S. 155) verursachen, auf die sich noch eine bakterielle Infektion aufpfropfen kann. Die bakterielle Infektion kann auf die Ohren schlagen und eine MITTELOHR-ENTZÜNDUNG (S. 162) verursachen oder auf die Nebenhöhlen mit der Folge einer NEBENHÖHLENENTZÜNDUNG (gegenüber). Bei Kindern mit ASTHMA (S. 153) kann eine Erkältung einen Asthmaanfall aus-lösen.

Ursachen
Eine Erkältung kann durch verschiedene Viren verursacht werden. Darum schützt die Immunität, die das Kind gegen den einen oder anderen Virusstamm erlangt hat, nicht vor weiteren Erkältungen. Kinder, die in den Kindergarten kommen oder gerade eingeschult sind, sind besonders häufig krank, da sie plötzlich einer Vielzahl von Viren, gegen die sie noch nicht immun sind, ausgesetzt sind.

Erkältungsviren werden über ausgehustete oder ausgeniestе Tröpfchen oder über direk-ten Kontakt mit einer infizierten Person oder einem infizierten Gegenstand übertragen.

Selbsthilfe
Die meisten Erkältungen klingen innerhalb einer Woche wieder ab. Um die Symptome zu lindern, können Sie folgendes tun:

Sorgen Sie für warme (jedoch nicht über-heizte) Räume und eine relativ hohe Luft-feuchtigkeit (s. Abb. *Luftbefeuchtung*, S. 150).

Lassen Sie Ihr Kind viel trinken. Füttern bzw. stillen Sie einen Säugling öfter, dafür mit geringerer Menge. Gegen Hals- und Gliederschmerzen hilft Paracetamol-Sirup.

Wann zum Arzt?
Wenn Ihr Baby die Nahrungsaufnahme ver-weigert, über 39 °C Fieber hat oder insgesamt sehr krank wirkt, sollten Sie innerhalb von 24 Stunden einen Arzt konsultieren. Säug-linge unter zwei Monaten sollten innerhalb weniger Stunden dem Arzt vorgestellt wer-den. Der Arzt ist auch dann gefragt, wenn sich Husten nach fünf Tagen nicht gebessert hat, andere Symptome bereits seit mehr als zehn Tagen bestehen oder neue Symptome, wie Ohrenschmerzen, hinzukommen.

Vorbeugung
Um die Infektionsgefahr zu senken, sollten Sie Ihr Baby von infizierten Personen fern-halten und stark frequentierte Orte wie den Supermarkt meiden.

Erkältungsvirus
Der hier mikroskopisch dargestellte Adenovirus ist einer von mehr als 200 Virusstämmen, die eine Erkältung verursachen können.

VERGRÖSSERTE RACHENMANDELN

Die Rachenmandeln sitzen am Rachendach und sind Bestandteil des körpereigenen Abwehrsystems. Bei manchen Kindern sind sie aufgrund wiederholter Infektionen vergrößert. Dann können sie die Luftwege blockieren oder die Mittelohrdrainage durch die Eustachische Röhre verlegen.

Symptome
Mögliche Symptome sind:
- Schnarchen
- Häufiges nächtliches Aufwachen aufgrund von Atemproblemen
- Atmen durch den Mund
- Näselnde Sprache

Sind die Eustachischen Röhren durch die vergrößerten Rachenmandeln, im Volksmund auch »Polypen« genannt, verlegt, kann es wiederholt zu Ohrinfektionen (s. MITTELOHRENTZÜNDUNG, S. 162) und damit zum sogenannten LEIMOHR (S. 163) kommen.

Wann zum Arzt?
Bei nur leichten Symptomen ist gewöhnlich keine Behandlung erforderlich, da die Rachenmandeln später von allein schrumpfen. Bei heftigem Schnarchen oder Sprachstörungen oder wiederholten Ohrinfektionen sollten Sie jedoch den Arzt konsultie-

ren. Möglicherweise wird Ihr Kind an einen Hals-Nasen-Ohrenarzt überwiesen, der eine Röntgenaufnahme des betreffenden Bereichs machen läßt. Sollte eine operative Entfernung der Rachenmandeln erforderlich sein, wird die sogenannte Adenotomie im Krankenhaus unter Vollnarkose durchgeführt.

Selbsthilfe
Wegen der Mundatmung ist der Mund sehr trocken. Um das zu lindern, sollten Sie für eine hohe Luftfeuchtigkeit sorgen (s. Abb. *Luftbefeuchtung*, S. 150). Gegen das Schnarchen hilft nur, auf der Seite oder auf dem Bauch zu schlafen.

Aussichten
Normalerweise klingen die Symptome mit etwa sieben Jahren von allein ab, wenn die Rachenmandeln zu schrumpfen beginnen. Mit etwa zehn bis zwölf Jahren hat sich das

Gewebe normalerweise komplett zurückgebildet.

Nach Entfernung der Rachenmandeln kann das Kind wieder besser durch die Nase atmen, und auch das nächtliche Schnarchen hört auf.

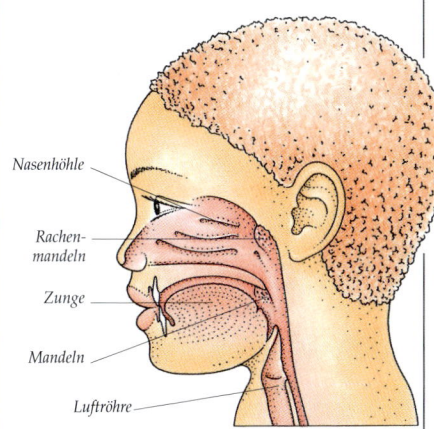

Nasenhöhle

Rachenmandeln

Zunge

Mandeln

Luftröhre

Sitz der Rachenmandeln
Die aus lymphatischem Gewebe bestehenden Rachenmandeln sitzen an der hinteren Wand der Nasenhöhle oberhalb der Mandeln. Lymphatisches Gewebe ist reich an den infektabwehrenden weißen Blutzellen.

NEBENHÖHLENENTZÜNDUNG

Bei einer Sinusitis sind die Schleimhäute der Nasennebenhöhlen (luftgefüllte Hohlräume des Schädels) entzündet. Die Erkrankung trifft besonders häufig Heranwachsende. Oft wird sie durch eine bakterielle Infektion im Gefolge einer ERKÄLTUNG (gegenüber) verursacht.

Symptome
Erste Anzeichen einer Nebenhöhlenentzündung können ungewöhnlich lange anhaltende Erkältungssymptome, wie Schnupfen und Husten, sein. In der Folge können sich die typischen Symptome einer Sinusitis entwickeln:
- Anhaltender Nasenfluß
- Druckgefühl und Schmerzen in den Wangenknochen und in der Stirn
- Husten
- Manchmal starke Schmerzen an den oberen Backenzähnen

Manche Kinder haben permanent Fieber.

Ursachen
In dem in den Nebenhöhlen produzierten Schleim siedeln sich Bakterien an. Die Zilien oder Flimmerhärchen, die auf der Schleimhaut der Nasennebenhöhlen sitzen, befördern

den Schleim zu den engen Abflußgängen in Nase und Rachen. Sind die Schleimhäute infolge einer Virusinfektion entzündet, können diese Durchgänge verlegt sein: Der Schleim sammelt sich in den Nebenhöhlen an und bietet den Bakterien einen guten Nährboden.

Wann zum Arzt?
Machen Sie innerhalb von 24 Stunden einen Arzttermin aus. Bestätigt die körperliche Untersuchung den Verdacht auf eine Sinusitis, werden meist Antibiotika verordnet, die die Infektion innerhalb von sieben Tagen abklingen lassen sollten.

Selbsthilfe
Paracetamol lindert die Schmerzen, viel Flüssigkeit verflüssigt das Nasensekret. Inhalationen mit Kamillen- oder Eukalyptus-Menthol-Extrakt oder einer Kochsalzlösung sowie eine hohe Luftfeuchtigkeit (s. Abb. *Luftbefeuchtung*, S. 150) wirken sich günstig aus. Auch der Aufenthalt an der frischen Luft bessert die Symptome.

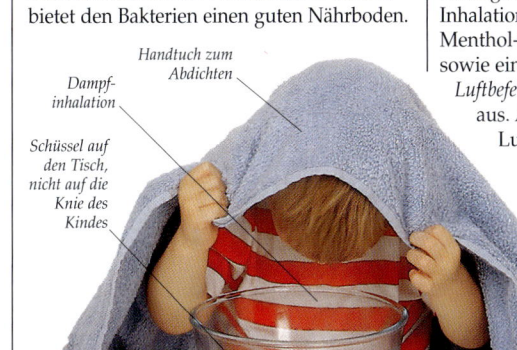

Handtuch zum Abdichten

Dampfinhalation

Schüssel auf den Tisch, nicht auf die Knie des Kindes

Wider die Nasenverstopfung
Lassen Sie Ihr Kind bis zu dreimal täglich den Dampf von kochendheißem Wasser inhalieren. Um Verbrühungen zu vermeiden, stellen Sie die Schüssel auf den Tisch, auf keinen Fall auf die Knie des Kindes!

KRUPP-HUSTEN

Beim Krupp-Husten oder Pseudokrupp, der gewöhnlich durch eine Virusinfektion verursacht wird, handelt es sich um eine Entzündung, Schwellung und Verengung des Kehlkopfs sowie Verschleimung der Luftröhre. Am häufigsten sind davon Kinder im Alter zwischen sechs Monaten und drei Jahren betroffen.

Symptome
Der Krupp-Husten beginnt mit den Symptomen einer normalen ERKÄLTUNG (S. 148). Nach ein bis zwei Tagen entwickeln sich folgende Symptome:
• Geräuschvolle Atmung
• Anhaltender, bellender Husten
• Heiserkeit
Bei einer schweren Erkrankung können ebenfalls vorliegen:
• Atemnot
• Ungewöhnlich schnelle Atmung
• Blaufärbung der Zunge und manchmal auch der Haut
Die Anfälle ereignen sich meist nachts bzw. gegen Morgen und dauern ein paar Stunden.
    Wenn das Kind einen Pseudokrupp-Anfall hat, rufen Sie sofort den Arzt an. Verschlimmern sich die Symptome oder treten neue schwere Symptome hinzu, rufen Sie den Notarzt oder fahren Sie das Kind sofort ins Krankenhaus.

Was der Arzt tun kann
Der Arzt wird zunächst den Schweregrad des Anfalls abschätzen und andere Erkrankungen, wie eine KEHLKOPFDECKELENTZÜNDUNG (unten), ausschließen. In leichten Fällen wird er Selbsthilfemaßnahmen empfehlen (s. »Selbsthilfe«). Bei einer schweren Erkrankung kann eine Einweisung ins Krankenhaus nötig sein. Sind die Atemwege ernsthaft verlegt, muß vielleicht sogar zur Beatmung ein Schlauch durch die Nase in die Luftröhre geschoben werden. Nach einem schweren Pseudokrupp-Anfall dauert es einige Tage, bis das Kind ganz wiederhergestellt ist.

Selbsthilfe
Geben Sie Ihrem Kind Paraceta-

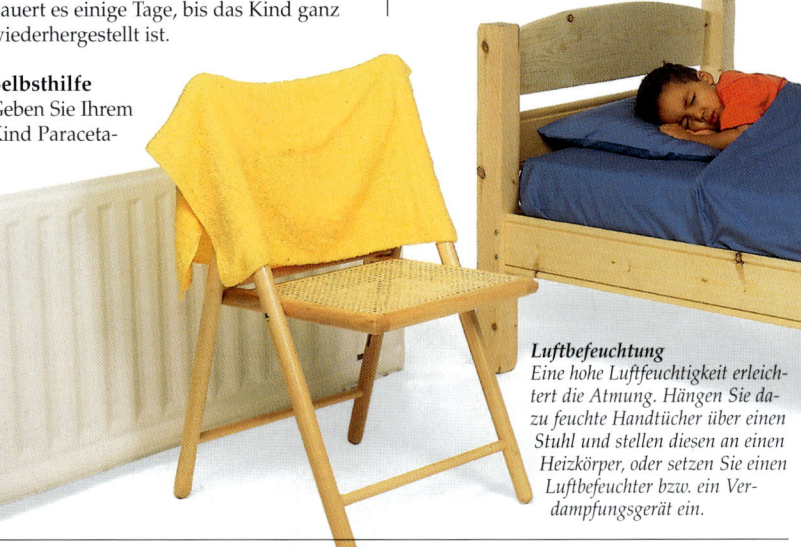

mol, viele warme Getränke und sorgen Sie für hohe Luftfeuchtigkeit im Raum (s. Abb. u.). Beim akuten Anfall können Sie die Symptome lindern, indem Sie sich mit Ihrem Kind ins Badezimmer setzen und das heiße Wasser von Dusche oder Wanne aufdrehen, um die Luft schnell zu befeuchten. Innerhalb von fünf Tagen sollte eine Besserung eintreten.

Aussichten
Viele Kinder haben nur einmal einen Pseudokrupp-Anfall. Kinder mit ASTHMA (S. 153) können jedoch immer wieder darunter leiden.

Luftbefeuchtung
Eine hohe Luftfeuchtigkeit erleichtert die Atmung. Hängen Sie dazu feuchte Handtücher über einen Stuhl und stellen diesen an einen Heizkörper, oder setzen Sie einen Luftbefeuchter bzw. ein Verdampfungsgerät ein.

KEHLKOPFDECKELENTZÜNDUNG

An dieser potentiell lebensbedrohlichen Infektion, auch Epiglottitis genannt, erkranken besonders häufig Kinder im Alter zwischen zwei und sechs Jahren. Das Bakterium *Haemophilus influenzae* verursacht eine Entzündung des Kehlkopfdeckels. Dieser schwillt an und versperrt den Atemweg. Durch die Hib-Impfung ist die Häufigkeit dieser Erkrankung zurückgegangen.

Symptome
Die Epiglottitis tritt ganz plötzlich auf. Hauptsymptome sind:
• Starke Schluckbeschwerden
• Sabbern, da das Kind seinen Speichel nicht schlucken kann
• Fieber
• Geräuschvolle Atmung, die leiser wird, je schlechter es dem Kind geht
• Zunehmende Atemnot. Das Kind will aufrecht sitzen, um leichter atmen zu können

• Blaufärbung der Zunge und manchmal auch der Haut
Hat Ihr Kind Schluckbeschwerden und Atemnot, rufen Sie sofort den Notarzt an oder fahren Sie es ins Krankenhaus, da Erstickungsgefahr besteht.
    Versuchen Sie nicht, dem Kind gegen seinen Willen in den Hals zu schauen, weil es dann anfangen könnte zu weinen. Weinen vermehrt die Sekretproduktion, und das könnte die Atemwege komplett verschließen.

Behandlung
Das Kind wird untersucht und eventuell wird eine Röntgenaufnahme gemacht, um die Diagnose zu bestätigen. Antibiotika werden intravenös verabreicht. In schweren Fällen muß unter örtlicher Betäubung ein Schlauch durch die Nase in die Luftröhre geschoben werden, durch den es eine Zeitlang künstlich beatmet wird.
    Wird schnell behandelt, wird das Kind meist schon innerhalb einer Woche wieder vollkommen gesund. Grundsätzlich ist die Erkrankung wegen der Erstickungsgefahr aber lebensbedrohlich. Wer einmal daran erkrankt ist, erhält lebenslange Immunität.

Vorbeugung
Einer Infektion mit *Haemophilus influenzae* kann man mit einer Impfung (S. 30) vorbeugen.

RACHEN- UND MANDELENTZÜNDUNG

Eine Rachenentzündung, Pharyngitis, kommt oft im Rahmen einer normalen ERKÄLTUNG (S. 148) vor und ist die häufigste Ursache für Halsschmerzen. Eine Mandelentzündung, Tonsillitis, tritt bei Kindern bis zum Alter von acht Jahren oft zusammen mit einer Rachenentzündung auf. Beide werden durch Viren oder durch Bakterien (Streptokokken) verursacht.

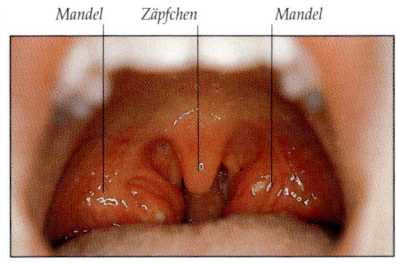

Mandel Zäpfchen Mandel

Symptome
Mandel- und Rachenentzündung haben ähnliche Symptome, die der Mandelentzündung sind jedoch meist stärker ausgeprägt. Hauptsymptome sind:
- Entzündeter, schmerzhafter Hals
- Fieber
- Schluckbeschwerden (kleine Kinder wollen häufig nichts essen)
- Vergrößerte, druckempfindliche Lymphknoten am Hals
- Ohrenschmerzen
- Bei der Mandelentzündung rote, geschwollene Mandeln

Meist klingen die Symptome innerhalb von drei Tagen wieder ab. Nur selten bildet sich um die Mandeln herum ein Peritonsillarabszeß, der hohes Fieber und zunehmende Schluckbeschwerden verursacht.

Wann zum Arzt?
Bleiben die Symptome länger als 24 Stunden bestehen oder verschlimmern sie sich, rufen Sie sofort einen Arzt an. Meist werden Antibiotika gegeben. Um die Diagnose zu bestätigen, kann der Arzt einen Rachenabstrich machen. Ein Peritonsillarabszeß muß eventuell im Krankenhaus gespalten werden, um die Flüssigkeit abzuleiten.

Selbsthilfe
Geben Sie Ihrem Kind Paracetamol-Sirup (s. Einschub: *Schnelle Hilfe bei Halsentzündungen* (S. 91) und viel zu trinken.

Geschwollene Mandeln
Bei einer Mandelentzündung sind die Mandeln geschwollen, feuerrot und manchmal mit gelben oder weißen Eiterstippen besetzt. Nur ganz selten schwellen die Mandeln so dick an, daß sie den Atemweg blockieren.

Aussichten
Die meisten Kinder werden im Laufe der Zeit immun gegen die gängigsten Viren. Bei chronisch wieder auftretenden durch Streptokokken verursachten Mandelentzündungen (mehr als drei pro Jahr) empfiehlt sich die operative Entfernung der Mandeln.

GRIPPE

Bei einer Influenza handelt es sich um eine Virusinfektion der oberen Atemwege, an der Kinder aller Altersstufen erkranken können. Das Grippevirus wird durch Aushusten oder Ausniesen oder direkten Kontakt weiterverbreitet. Alljährlich gibt es neue Grippewellen.

Symptome
Die Symptome entwickeln sich ein bis drei Tage nach der Infektion und beginnen meist plötzlich. Dazu gehören:
- Fieber, meist über 39 °C
- Trockener Husten
- Muskelschmerzen
- Verstopfte Nase
- Müdigkeit und Schwäche
- Kopfschmerzen
- Gewöhnlich Halsentzündung

Die Symptome sind gewöhnlich während der ersten zwei bis fünf Tage am stärksten. Meist dauert die Erkrankung insgesamt nicht länger als zehn Tage.

Mögliche Komplikationen
Das Grippevirus kann die Lunge befallen und eine LUNGENENTZÜNDUNG (S. 155) oder BRONCHITIS (S. 154) verursachen, auf die sich oft eine bakterielle Infektion aufpfropft. Von dieser können auch Nebenhöhlen (s. NEBENHÖHLENENTZÜNDUNG, S. 149) oder Ohren (s. MITTELOHRENTZÜNDUNG, S. 162) betroffen sein. Besonders gefährdet sind Kinder mit chronischer Herz-, Lungen- oder Nierenerkrankung, mit DIABETES (S. 190), MUKOVISZIDOSE (S. 201) oder einem Immundefekt. Eine mögliche Komplikation bei Babys sind FIEBERKRÄMPFE (S. 156).

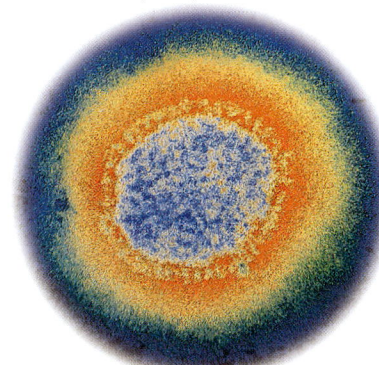

Grippe-Virus
Da sich das Grippevirus in seiner Struktur verändert und neue Stämme hervorbringt, gegen die das Kind noch nicht immun ist, sind Mehrfacherkrankungen möglich.

Wann zum Arzt?
Ist Ihr Kind noch keine zwei Jahre alt oder besonders komplikationsgefährdet, rufen Sie sofort einen Arzt an. Dasselbe gilt, wenn eines der folgenden Symptome auftritt: Fieber über 39 °C, ungewöhnlich schnelle Atmung, Benommenheit, Nahrungsverweigerung.

Behandlung
Bei einer bakteriellen Infektion werden meist Antibiotika verschrieben. Bei starken Symptomen oder erhöhtem Komplikationsrisiko kann eine Krankenhauseinweisung erforderlich sein.

Wird das Kind zu Hause gepflegt, sollte es in einem warmen, gut gelüfteten Raum mit ausreichend hoher Luftfeuchtigkeit (s. Abb. *Luftbefeuchtung*, S. 150) im Bett bleiben, bis es kein Fieber mehr hat. Um das Fieber zu senken und die Schmerzen zu lindern, können Paracetamol-Sirup oder -zäpfchen gegeben werden. Bieten Sie dem Kind zwischendurch immer wieder mal warme Getränke an.

Vorbeugung
Bei Kindern mit einer chronischen Krankheit, wie einer Lungenerkrankung, oder mit einem Immundefekt empfiehlt sich alljährlich eine Grippeimpfung.

ALLERGIEN

Bei einer Allergie reagiert das Immunsystem unangemessen stark auf eine bestimmte Substanz. Das Ergebnis ist eine allergische Reaktion, die eine ganze Bandbreite verschiedener Symptome verursachen kann: Hautausschlag, Husten oder Erbrechen. Kinder, in deren Familie bereits Allergien vorkommen, haben ein erhöhtes Risiko, allergiekrank zu werden.

Ursachen
Das körpereigene Immunsystem reagiert auf Fremdkörper, wie Bakterien oder Viren, indem es Antikörper produziert und sensibilisierte weiße Blutkörperchen, die fremde Substanzen erkennen und zerstören können. Eine allergische Reaktion funktioniert im Grunde ähnlich, nur daß sie sich gegen normalerweise harmlose Substanzen, wie Staub oder bestimmte Nahrungsmittel (sogenannte Allergene), richtet.

Der erste Kontakt mit dem Allergen sensibilisiert das Immunsystem für diese Substanz. Bei jedem Folgekontakt fällt die Immunreaktion schneller und stärker aus, sie produziert eine allergische Reaktion. Diese kann entstehen, wenn die Haut mit einer chemischen Substanz in Kontakt kommt (s. KONTAKTEKZEM, S. 136), ein bestimmtes Nahrungsmittel gegessen wird oder in der Luft befindliche Partikel, wie Pollen, eingeatmet werden (s. ALLERGISCHE RHINITIS, unten). Aber auch Medikamente (z. B. Penicillin) können eine allergische Reaktion auslösen. Selten kann die allergische Reaktion sogar lebensbedrohlich werden (s. ANAPHYLAKTISCHER SCHOCK, S. 154).

Symptome
Die Symptome können leicht oder stark ausgeprägt sein, nur einen bestimmten Körperbereich, wie Haut, Schleimhaut oder Augen, betreffen oder sich weiter ausdehnen. Zu den Symptomen einer allergischen Reaktion zählen:
- Hautausschlag
- Schmerzende, juckende Augen
- Verstopfte, laufende Nase
- Husten
- Schwächegefühl
- Bauchschmerzen
- Übelkeit
- Erbrechen oder Durchfall

Behandlung
Rufen Sie bei Anzeichen für einen anaphylaktischen Schock den Notarzt.

Der erste und wichtigste Schritt ist meist, den Allergieauslöser (das verantwortliche Allergen) festzustellen, um ihn dann auszuschalten oder zu meiden, indem man beispielsweise bestimmte Nahrungsmittel nicht mehr ißt.

Die Allergiesymptome lassen sich mit Antihistaminika und Kortison behandeln. Manche Allergien schwächen sich im Laufe der Zeit ab oder verschwinden sogar ganz.

ALLERGISCHE RHINITIS

Bei einer allergisch bedingten Entzündung der Nasenschleimhaut spricht man von einer allergischen Rhinitis. Man unterscheidet zwei Formen: Die saisonale, jahreszeitlich gebundene Form, der Heuschnupfen, verursacht lediglich im Frühjahr und Sommer Symptome. Die perenniale Form dagegen kann das ganze Jahr über auftreten. Die allergische Rhinitis kommt familiär gehäuft vor und betrifft vor allem Kinder, die bereits andere Allergien haben.

Ursachen
Die allergische Rhinitis entsteht, wenn man ein Allergen (eine allergieauslösende Substanz) einatmet. Allergene, die häufig Heuschnupfen auslösen, sind die Pollen von Gräsern, Bäumen und Kräutern. Die perenniale allergische Rhinitis wird meist durch Hausstaub-Milben, Tierhaare oder -hautschuppen oder Schimmelpilzsporen verursacht.

Symptome
Die Symptome beider Formen sind ähnlich, nur sind die des Heuschnupfens meist stärker ausgeprägt. Hauptsymptome sind:
- Zunächst ein Jucken in Augen, Nase und Rachen
- Verstopfte, laufende Nase
- Niesen
- Rote, schmerzende, tränende Augen
- Manchmal trockene Haut

Selbsthilfe
Ist das Allergen bekannt, versuchen Sie den Kontakt damit zu meiden. Ein Kind mit Heufieber sollte während der Pollensaison möglichst viel im Haus bleiben. Halten Sie die Fenster geschlossen, und zwar vor allem an heißen, trockenen und windigen Tagen mit meist hoher Pollenzahl. Bei Allergie gegen Tierhaare und -hautschuppen halten Sie die betreffenden Tiere von Ihrem Kind fern. Bei einer Hausstauballergie sorgen Sie für eine möglichste staubarme Umgebung. Reinigen Sie beispielsweise alle Möbeloberflächen mit einem feuchten Tuch, entfernen Sie alle überflüssigen Staubfänger, saugen Sie täglich Staub usw. Achten Sie bei einer Schimmelpilzallergie darauf, daß das Kinderzimmer gut gelüftet und schimmel- und staubfrei ist.

Wer um seinen Heuschnupfen weiß, kann sich vor Beginn der Saison mit Cromoglicinsäure-haltigem Nasenspray wappnen.

Bei starken Symptomen oder für den Aufenthalt im Freien helfen orale Antihistaminika. Bei der perennialen Form vermögen sie nur wenig auszurichten.

Wann zum Arzt?
Gehen Sie zum Arzt, wenn Ihr Kind schwere oder anhaltende Symptome hat.

Dann werden meist abschwellende Nasentropfen, vielleicht auch ein kortisonhaltiger Spray verschrieben, um die Symptome zu lindern.

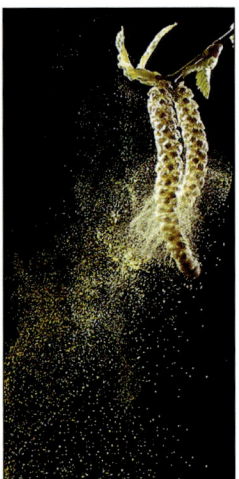

Pollen
Blütenpollen von Bäumen, Gräsern oder Kräutern sind die häufigste Ursache für Heuschnupfen. Flugzeit der Baumpollen ist das Frühjahr.

Aussichten
Bei manchen Kindern schwächt sich die allergische Rhinitis mit zunehmendem Alter ab, um schließlich völlig zu verschwinden.

ASTHMA

Die häufigste Form einer chronischen Lungenerkrankung in der Kindheit ist Asthma, das durch stets wiederkehrende Hustenanfälle mit Atemnot und damit verbundener pfeifender Ausatmung gekennzeichnet ist. Die meisten Kinder mit Asthma bekommen ihren ersten Anfall im Alter zwischen vier und fünf Jahren. Bleibt Asthma unbehandelt, kann dies zu Wachstumsstörungen und möglicherweise sogar zum Tod führen.

Ursachen

Genetische Faktoren spielen eine Rolle. Viele Asthma-Kinder leiden gleichzeitig an anderen Allergien wie der ALLERGISCHEN RHINITIS (gegenüber) oder NEURODERMITIS (S. 135). Oft kommen Asthma oder andere allergische Erkrankungen familiär gehäuft vor. Der Asthmaanfall selbst kann beispiels-

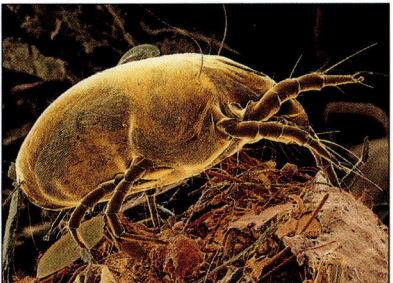

Hausstaubmilbe
Bei vielen Asthma-Kindern wird der Anfall durch Kontakt mit Hausstaubmilben ausgelöst. Bevorzugter Aufenthaltsort der kleinen Tiere sind Teppiche, Polstermöbel, Matratzen, Bettzeug und Plüschtiere.

weise durch eine Virusinfektion oder Allergene (s. ALLERGIEN, gegenüber), wie Hausstaubmilben oder bestimmte Nahrungsmittel, ausgelöst werden. Aber auch körperliche Betätigung, vor allem an der kalten Luft, oder psychischer Streß und Angst können einen Anfall provozieren bzw. verschlimmern.

Die Asthma-Symptome entstehen, wenn sich die Atemwege in der Lunge verengen, weil die Bronchialschleimhaut entzündet und geschwollen ist, die Bronchialmuskeln verkrampft sind und vermehrt Schleim produziert wird.

Symptome

Bei kleinen Kindern ist das erste Zeichen für Asthma oft ein stets wiederkehrender Husten, vor allem im Rahmen einer Erkältung oder nach körperlicher Betätigung. Manchmal sind es auch nächtliche Hustenanfälle. Andere, einer

BRONCHITIS (S. 154) ähnliche Symptome sind:
- Pfeifen, Giemen und Brummen beim Ausatmen
- Atemnot
- Engegefühl in der Brust

Mögliche Symptome während eines schweren Asthmaanfalls:
- Mühsame und geräuschvolle Atmung
- Sprechbeschwerden
- Benommenheit
- Schlafstörungen
- Bläulich verfärbte Lippen und Zunge
- Weigerung, Nahrung und Flüssigkeit aufzunehmen

Wann zum Arzt?

Bei Verdacht auf Asthma sollten Sie Ihr Kind innerhalb von 24 Stunden dem Arzt vorstellen. Bei schweren Symptomen rufen Sie den Notarzt oder fahren Sie Ihr Kind ins Krankenhaus.

Was der Arzt tun kann

Der Arzt wird Sie nach einem möglichen Allergenkontakt Ihres Kindes und belastenden Situationen wie Schulproblemen fragen.

Um den Schweregrad der Erkrankung zu bestimmen, wird im Rahmen einer Lungenfunktionsprüfung mit dem sogenannten

Die Anwendung inhalativer Medikamente
Kinder über acht Jahre können ein Dosieraerosol einsetzen. Bei jüngeren Kindern ist es effektiver, wenn zusätzlich ein Spacer eingesetzt wird. Überwachen Sie Ihr Kind stets, wenn es sein Dosieraerosol anwendet.

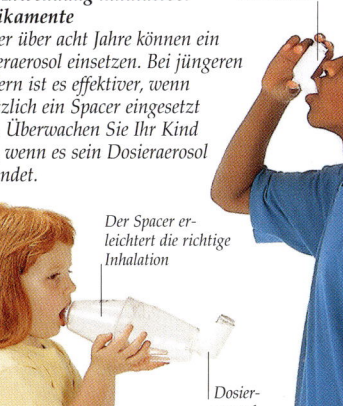

Dosieraerosol

Der Spacer erleichtert die richtige Inhalation

Dosieraerosol

Peak-Flow-Meter der Höchstwert des Ausatmungsstroms gemessen. Eine Röntgenaufnahme der Brust soll eine gleichzeitig bestehende Infektion aufdecken.

Bei nur leichtem Asthma werden bronchienerweiternde Medikamente als Spray bzw. Dosieraerosol verschrieben, um während des akuten Asthmaanfalls die Atmung zu erleichtern. Bei schwerem Asthma müssen regelmäßig Cromoglicinsäure inhaliert und Kortison-haltige Sprays verwendet werden, um Anfällen vorzubeugen. Manche Kinder müssen auch Kortison oral einnehmen oder regelmäßig langwirksame bronchialerweiternde Mittel inhalieren.

Die inhalativen Medikamente können Kinder mit einem Dosieraerosol (s. Abb. u.) oder einem Vernebler anwenden.

Selbsthilfe

Kinder über sechs Jahren können bereits lernen, mit einem Peak-Flow-Meter umzugehen, mit dem sie das Asthma regelmäßig kontrollieren bzw. einen drohenden Anfall erkennen können. Notieren Sie hierzu in einem Asthma-Tagebuch die täglichen Symptome und Meßwerte, damit der Arzt die Behandlung auf die Krankheit des Kindes abstimmen kann.

Vorbeugung

Sie können nicht verhindern, daß Ihr Kind Asthma bekommt, Sie können dem Kind aber helfen, mit seiner Krankheit richtig umzugehen und den Schweregrad zu beeinflussen. Dazu gehört, daß Ihr Kind lernt, Allergene möglichst zu vermeiden, Streßsituationen aus dem Weg zu gehen und einen herannahenden Anfall rechtzeitig zu erkennen. Manchen Kindern mit Belastungsasthma hilft es, etwa eine halbe Stunde vor anstrengender körperlicher Betätigung zur Anfallvorbeugung ein bronchienerweiterndes Medikament einzunehmen oder das entsprechende Mittel zu inhalieren.

Aussichten

Mehr als die Hälfte der Kinder, die vor dem vollendeten fünften Lebensjahr Asthma bekommen, sind im Alter von acht bis zehn Jahren wieder gesund. Zwei Drittel der Kinder, die dann immer noch Asthma haben oder sogar erst bekommen, behalten es ihr Leben lang.

ANAPHYLAKTISCHER SCHOCK

Bei dieser seltenen, schweren allergischen Allgemeinreaktion verengen sich die Atemwege, der Blutdruck fällt plötzlich ab. Ohne rasches ärztliches Eingreifen kann das tödlich enden. Die beiden häufigsten Ursachen sind Insektenstiche (z.B. von Bienen) und Unverträglichkeit bestimmter Arzneimittel (vor allem Penicilline). Aber auch manche Nahrungsmittel (z. B. Erdnüsse, Meerestiere, Eier und Kuhmilch) können eine solche Reaktion auslösen (s. REAKTIONEN AUF NAHRUNGSMITTEL, S. 182).

Symptome
Die Reaktion kann sofort bis zu 15 Minuten nach Kontakt mit dem allergieauslösenden Stoff auftreten. Erste Zeichen sind ein Jucken oder Brennen in Lippen, Mund oder Rachen. Weitere mögliche und rasch darauf einsetzende Symptome sind:
- Fleckiger, juckender und erhabener Ausschlag
- Blasse Haut und Schwitzen
- Angst
- Anschwellen von Augenlidern, Lippen und Zunge
- Gesicht und Hals sind aufgedunsen
- Atemnot, wenn auch die Haut im Hals anschwillt
- Bauchschmerzen und manchmal Erbrechen oder Durchfall
- Schwäche, ungewöhnliche Benommenheit oder Bewußtlosigkeit
- Säuglinge weigern sich zu trinken;

manchmal sabbern sie, weil sie unfähig sind zu schlucken.
Bei Auftreten eines der oben genannten Symptome rufen Sie den Notarzt oder bringen Sie das Kind selbst ins Krankenhaus.

Selbsthilfe
Während Sie auf den Notarzt warten, sollten Sie Ihr Kind halb aufsetzen, um ihm das Atmen zu erleichtern (s. Abb. re.). Geben Sie ihm weder zu essen noch zu trinken. Erbricht es sich, bringen Sie es in die STABILE SEITENLAGE (S. 203). Verliert es das Bewußtsein, wenden Sie das ABC der Wiederbelebung an (s. GRUNDREGELN DER ERSTEN HILFE, S. 202).

Was der Arzt tun kann
Als erstes wird der Arzt Adrenalin (Epinephrin) spritzen, um den Blutdruck zu steigern. Er wird die Atmung überprüfen und gegebenenfalls zur mechanischen Beatmung einen Schlauch in die Luftröhre schieben. Bei Herzstillstand ist eine Herzmassage erforderlich. Gegen den Juckreiz und die Schwellungen können Kortison oder Antihistaminika injiziert werden. Um den Blutdruck zu normalisieren, kann Flüssigkeit infundiert werden.

Vorbeugung
An erster Stelle steht die Vermeidung des kritischen Allergenkontakts. Sodann kann Ihnen der Arzt eine Fertigspritze mit Adrenalin bzw. Epinephrin verordnen, die Sie im Notfall selbst anwenden können. Informieren Sie die Schule Ihres Kindes über die Allergie und lassen Sie Ihr Kind ein mit den entsprechenden Informationen versehenes SOS-Armband tragen bzw. einen Patientenpaß mit sich führen.

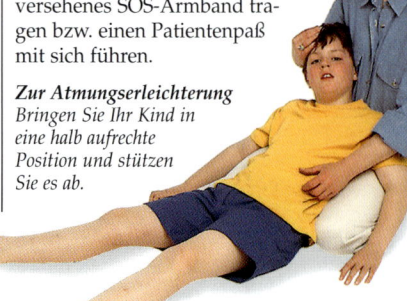

Zur Atmungserleichterung
Bringen Sie Ihr Kind in eine halb aufrechte Position und stützen Sie es ab.

BRONCHITIS

Eine Entzündung der Bronchialschleimhaut tritt häufig als Komplikation im Rahmen einer Virusinfektion, wie einer ERKÄLTUNG (S. 148) oder GRIPPE (S. 151), auf, kann aber auch durch eine bakterielle Infektion verursacht werden.

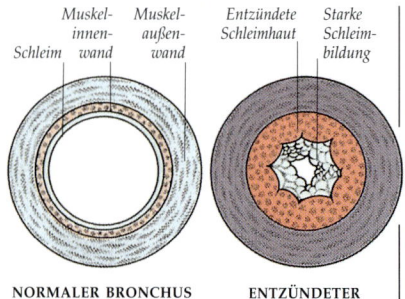

Muskel-innenwand — Muskelaußenwand — Entzündete Schleimhaut — Starke Schleimbildung — Schleim

NORMALER BRONCHUS (QUERSCHNITT) **ENTZÜNDETER BRONCHUS**

Wie die Bronchitis die Atemwege befällt
Bei einer Bronchitis entzündet sich die Bronchialschleimhaut, die darauf sitzenden Drüsen produzieren vermehrt Schleim. Der Luftweg wird so verengt, es entsteht Atemnot.

Symptome
Hauptsymptome der Bronchitis sind:
- Anhaltender Husten, anfangs meist trocken, wenn eine bakterielle Infektion vorliegt, mit gelblich-grünem Schleim.
- Giemende Atmung und Kurzatmigkeit
- Manchmal Fieber

Selbsthilfe
Sorgen Sie für eine feuchte Raumluft (s. Abb. *Luftbefeuchtung*, S. 150) oder bereiten Sie Ihrem Kind ein Dampfbad. Warme Getränke lindern den Hustenreiz, Paracetamol senkt das Fieber.

Die meisten Kinder fühlen sich nach ein paar Tagen bereits besser und sind nach einer Woche komplett wiederhergestellt.

Stellt sich jedoch nach 24 Stunden keine Besserung ein, sollten Sie einen Arzt konsultieren. Rufen Sie sofort einen Arzt an, wenn das Kind ungewöhnlich schnell atmet oder das Fieber über 39 °C steigt. Wird das Kind auffallend schläfrig oder verweigert es die Nahrungsaufnahme, rufen Sie den Notarzt.

Was der Arzt tun kann
Um eine andere, ernsthafte Erkrankung, wie eine LUNGENENTZÜNDUNG (gegenüber) oder BRONCHIOLITIS (gegenüber), auszuschließen, wird das Kind zunächst gründlich körperlich untersucht.

Bei einer bakteriellen Infektion bekommt es Antibiotika verordnet. Gegen die Atembeschwerden helfen bronchienerweiternde Medikamente.

Aussichten
Manche Kinder bekommen immer wieder eine Bronchitis, mit etwa fünf Jahren hat der Spuk jedoch meist ein Ende.

BRONCHIOLITIS

Diese akute Virusinfektion der Lungen verursacht eine Entzündung der kleinen und kleinsten Bronchien (Bronchiolen), der feinen Verzweigungen der Luftröhrenäste. Sie betrifft in erster Linie Kinder unter einem Jahr und kommt gehäuft in den Wintermonaten vor.

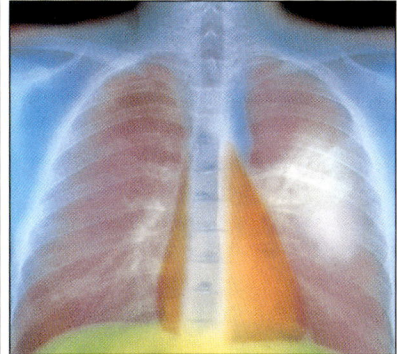

Husten lindern
Legen Sie Ihr Baby quer über den Schoß und klopfen Sie ihm sanft auf den Rücken, um den Schleim zu lösen.

Symptome
Nachdem anfangs meist zwei bis drei Tage lang ERKÄLTUNGS (S. 148)-ähnliche Beschwerden vorlagen, können sich folgende Symptome entwickeln:
• Trockener, krächzender Husten
• Pfeifendes Geräusch bei der Ausatmung und/oder schnelle, mühsame Atmung. Bei manchen Säuglingen lange Pausen (mehr als zehn Sekunden) zwischen den einzelnen Atemzügen.
• Verweigerung der Nahrungsaufnahme
• Blaufärbung von Zunge und Lippen
• Ungewöhnliche Benommenheit
Ist Ihr Kind noch kein Jahr alt und hustet und/oder atmet es pfeifend, rufen Sie sofort den Arzt an. Bei Atemnot, Blaufärbung von Lippen und Zunge oder ungewöhnlicher Benommenheit, rufen Sie sofort den Notarzt.

Behandlung
In leichten Fällen wird häufig ein bronchienerweiterndes Medikament verschrieben. Geben Sie dem Kind viel zu trinken und häufig kleine Mahlzeiten. Paracetamol – als Zäpfchen oder Saft – wirkt fiebersenkend. In den Lungen festsitzender zäher Schleim läßt sich durch leichte Klopfmassage auf den Rücken lösen (s. Abb. re.). Eine leichte Bronchiolitis klingt normalerweise innerhalb einer Woche ab.

Muß das Kind stationär behandelt werden, erhält es mit Sauerstoff angereicherte Atemluft oder wird sogar künstlich beatmet. Manche Kinder werden intravenös über Sonde ernährt. Sobald das Kind wieder normal atmen kann, ißt und trinkt, darf es nach Hause. Der Husten kann noch bis zu sechs Wochen anhalten.

Aussichten
Eine Bronchiolitis schädigt die Lungen nicht dauerhaft, kann aber noch Jahre darauf bei Erkältungen eine pfeifende Atmung zur Folge haben. Mit zunehmendem Alter legt sich das.

LUNGENENTZÜNDUNG

Diese auch Pneumonie genannte Erkrankung wird gewöhnlich durch eine virale oder bakterielle Infektion verursacht. Häufig entwickelt sie sich als Komplikation einer Infektion der oberen Atemwege, wie einer ERKÄLTUNG (S. 148), oder einer Infektionskrankheit, wie den WINDPOCKEN (S. 120). Kinder mit MUKOVISZIDOSE (S. 201) sind besonders anfällig dafür.

Symptome
Eine Lungenentzündung kann mit Erkältungs-ähnlichen Beschwerden, wie Niesen und Naselaufen, beginnen. Danach entwickeln sich folgende Symptome:
• Husten, bei älteren Kindern mit gelblichem, grünlichem oder blutigem Auswurf
• Schnelle, mühsame Atmung
• Fieber
• Kopfschmerzen
• Bei schwerer Lungenentzündung Benommenheit, Blaufärbung von Lippen und Zunge sowie die Verweigerung der Nahrungs- und Flüssigkeitsaufnahme

Wann zum Arzt?
Rufen Sie sofort den Arzt an, wenn die Atmung auch in Ruhe schnell ist, Husten und Fieber mehrere Tage anhalten, das Kind unangemessen krank wirkt. Tritt eines der Symptome einer schweren Lungenentzündung (s. o.) auf, rufen Sie sofort den Notarzt.

Was der Arzt tun kann
Der Arzt wird die Brust Ihres Kindes mit dem Stethoskop abhorchen und eventuell einen Rachenabstrich machen oder eine Blutprobe entnehmen, um die Infektionsursache nachzuweisen. Meist werden Antibiotika verschrieben. Die meisten Kinder können zu Hause gepflegt werden (s. »Selbsthilfe«).

Bei schwerer Lungenentzündung ist eine Krankenhauseinweisung häufig unumgänglich. Hier werden noch eine Röntgenaufnahme der Brust gemacht und Antibiotika gegeben. Bei schwerer Atemnot kann die Zufuhr von Sauerstoff oder eventuell sogar künstliche Beatmung erforderlich sein. Nach etwa vier Tagen dürfen die meisten Kinder wieder nach Hause.

Selbsthilfe
Geben Sie Ihrem Kind warme Getränke und Säuglingen viele, dafür aber kleine Mahlzeiten. Gegen Kopfschmerzen und Fieber hilft Paracetamol. Die meisten Kinder sind nach einer Woche wieder gesund.

Nach der Krankenhausentlassung sollte Ihr Kind noch etwa eine Woche auf anstrengende körperliche Betätigung verzichten. Es darf aber an die frische Luft – außer bei naßkaltem Wetter.

Aussichten
Der Husten kann noch bis zu zwei Wochen nach der eigentlichen Wiederherstellung des Kindes andauern. Die Lunge wird nicht dauerhaft geschädigt.

Röntgenbild der Brust bei Lungenentzündung
Einige Alveolarsäckchen der Lunge füllen sich mit Flüssigkeit. Der betroffene Lungenbereich ist hier als weißer Schatten sichtbar.

ERKRANKUNGEN VON GEHIRN UND NERVENSYSTEM

WACHSTUM UND ENTWICKLUNG DES GEHIRNS – der Schaltzentrale des Nervensystems – sind im Alter von etwa fünf Jahren größtenteils abgeschlossen. Eine Gehirnverletzung oder -infektion in der frühen Kindheit (oder manchmal sogar noch vor der Geburt), wenn das Gehirn noch nicht ausgereift ist, kann schwerwiegende Langzeitfolgen haben. Deswegen sind auch die frühzeitige Erkennung und Behandlung von Gehirnerkrankungen so außerordentlich wichtig. Auf der anderen Seite hat das kindliche Gehirn ein weitaus größeres Heilungspotential als das des Erwachsenen. Einige wenige Erkrankungen des Nervensystems wie die Zerebralparese sind jedoch unheilbar.

FIEBERKRÄMPFE

Bei einem Fieberkrampf handelt es sich um einen zerebralen Krampfanfall, der bei Fieber über 39 °C auftrit und eine Infektion begleitet. Davon betroffen sind in erster Linie Kinder zwischen sechs Monaten und fünf Jahren. So beängstigend diese Krampfanfälle auch oft sind, so sind sie doch gewöhnlich nicht weiter gefährlich.

Ursachen
Fieberkrämpfe werden durch einen plötzlichen Anstieg der Körpertemperatur, häufig zu Beginn einer fiebrigen Erkrankung, ausgelöst. Kinder sind wegen ihrer fehlenden Gehirnreife besonders anfällig dafür.

Symptome
Das erste Krampfanfall-Stadium dauert etwa 30 Sekunden. Mögliche Symptome sind:
- Bewußtlosigkeit
- Körperstarre
- Bis zu 30 Sekunden lang anhaltende Atemaussetzer, gefolgt von einer häufig sehr flachen und kaum wahrnehmbaren Atmung
- Unwillkürlicher Abgang von Urin und Stuhl

Das zweite Stadium dauert gewöhnlich keine fünf Minuten, während der das Kind weiterhin bewußtlos bleibt. Es können auftreten:
- Glieder- und/oder Gesichtszuckungen
- Augenrollen

Am Ende des zweiten Stadiums kommt das Kind wieder zu sich, um in einen tiefen, ein- bis zweistündigen Schlaf zu fallen. Beim Aufwachen wirkt es häufig verwirrt, verschlafen und reizbar.

Wann zum Arzt?
Rufen Sie sofort einen Arzt an, wenn Ihr Kind einen zerebralen Krampfanfall oder über 39 °C Fieber hat. Dauert der Anfall länger als fünf Minuten (oder 15 Minuten, wenn Diazepam gegeben wurde, s. unter »Was der Arzt tun kann«), sollten Sie einen Notarzt rufen.

Selbsthilfe
Versuchen Sie bereits vorbeugend, das Fieber Ihres Kindes zu senken (s. *Fiebersenkende Maßnahmen*, S. 37, und Abb. o. re.).

Bringen Sie das Kind nach dem Fieberkrampf in die STABILE SEITENLAGE (S. 203), und gehen Sie weiterhin gegen das Fieber vor, um einem neuerlichen Anfall entgegenzuwirken.

Was der Arzt tun kann
Der Arzt wird Ihr Kind auf Symptome für eine Hirnhautentzündung (S. 158) oder eine andere Infektion hin untersuchen. Mit einem Rachenabstrich sowie Blut- und Urinuntersuchungen wird nach der Fieberursache geforscht. Gegen eine bakterielle Infektion werden meist Antibiotika verschrieben.

Der Arzt wird Ihnen erklären, wie Sie sich bei späteren Anfällen verhalten sollen,

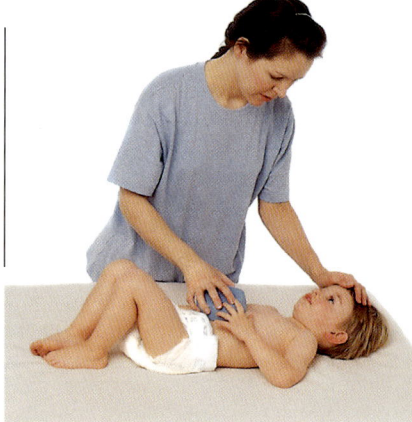

Fieber senken
Reiben Sie Ihr Kind mit lauwarmem Wasser ab. Setzen Sie ein krampfendes Kind nicht in die Wanne – es könnte ertrinken.

und Ihnen Diazepam-Rektiolen (ein krampflösendes Beruhigungsmittel) verschreiben, das Sie Ihrem Kind bei einem Anfall rektal verabreichen müssen.

Aussichten
Bei etwa einem Drittel aller Kinder kommt es innerhalb von sechs Monaten zu einem zweiten Fieberkrampf. Kinder über fünf Jahre sind im allgemeinen jedoch nicht mehr gefährdet. Die meisten Kinder mit Fieberkrämpfen haben keine Langzeitprobleme. Einige wenige Kinder entwickeln später eine EPILEPSIE (gegenüber).

EPILEPSIE

Diese Störung ist durch wiederkehrende Krampfanfälle gekennzeichnet. Während eines solchen Anfalls sind die Gehirnströme völlig chaotisch und unregelmäßig. Es kommt zu einer Bewußtseinsveränderung und manchmal zu unkontrollierbaren Bewegungen der Gliedmaßen und/oder des Kopfs. Ein Krampfanfall kann neben der Epilepsie noch viele andere Ursachen haben (s. z. B. FIEBERKRÄMPFE, gegenüber). Nach einem einmaligen Krampfanfall spricht man noch nicht von Epilepsie.

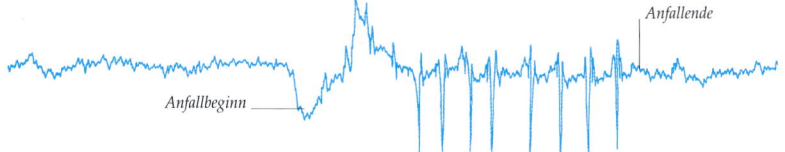

Anfallende

Anfallbeginn

Ursachen
Bei manchen Epileptikern weist das Gehirn eine veränderte Struktur auf, meist ist jedoch keine eindeutige Ursache zu ermitteln. Bei manchen Kindern sind bestimmte anfallauslösende Faktoren auszumachen, bei anderen nicht.

Symptome
Es gibt zahlreiche verschiedene Anfalltypen. Die meisten Kinder haben tonisch-klonische Krämpfe; daneben gibt es noch Absence-Epilepsie. Hauptcharakteristika sind:
Tonisch-klonische Krämpfe:
- Reizbarkeit und auffälliges Verhalten Minuten vor dem Krampfanfall.
- Eine bis zu 30 Sekunden anhaltende Muskelstarre am gesamten Körper, bei dem das Kind gewöhnlich bewußtlos zu Boden fällt und nicht atmet.
- In der Krampfphase für ein bis zwei Minuten Zuckungen von Armen, Beinen und des Gesichtsbereichs. Das Kind kann sich dabei auf die Zunge beißen und unwillkürlich Urin verlieren.
- Kommt das Kind wieder zu sich, ist es oft desorientiert und verwirrt, manchmal hat es Kopfschmerzen, fast immer ist es müde und will schlafen.
Absence-Epilepsie:
- Das Kind unterbricht seine augenblickliche Tätigkeit und blickt 10 bis 15 Sekunden lang starr und geistesabwesend vor sich hin, ohne jedoch auf den Boden zu fallen.
- Das Kind erinnert sich nicht an den Anfall.
Eine weniger häufig vorkommende Form der Epilepsie, die sogenannte benigne partielle Epilepsie, verursacht Zuckungen der Gesichtsmuskulatur einer Seite oder Muskelzuckungen eines Gliedmaßes. Das Kind kann auch das Bewußtsein verlieren.

Hirnströme während eines Krampfanfalls
Diese EEG-Kurve zeigt die elektrische Aktivität des Gehirns während einer Absence. Dieser Anfalltyp dauert nur sehr kurz – in der Regel 10 bis 15 Sekunden.

Die meisten Kinder leiden lediglich unter einem Anfallstyp. Es können jedoch auch komplexere Epilepsieformen mit einer Kombination von mindestens zwei verschiedenen Anfallstypen vorliegen.

Selbsthilfe
Wenn Ihr Kind einen tonisch-klonischen Anfall erleidet, bringen Sie es in die stabile Seitenlage (siehe Bild unten rechts und STABILE SEITENLAGE, S. 203) und bleiben Sie bei ihm, bis es sich erholt hat.
Bei anderen Arten von Krampfanfällen bringen Sie das Kind an ein ruhigen Platz und bleiben Sie bei ihm, bis es wieder voll bei sich und ansprechbar ist. Sprechen Sie ruhig und beruhigend mit ihm. Geben Sie Ihrem Kind keinen Klaps oder schütteln es, um zu versuchen, den Anfall damit zu stoppen.

Wann zum Arzt?
Ist es der tonisch-klonische Krampfanfall Ihres Kindes, rufen Sie sofort einen Arzt an. Rufen Sie immer einen Notarztwagen oder bringen Sie das Kind ins nächste Krankenhaus, wenn die Bewußtlosigkeit länger als zehn Minuten dauert. Vereinbaren Sie bei allen anderen Arten von Krampfanfällen in jedem Fall einen Arzttermin. Informieren Sie den Arzt über jeden neuen Anfall, den das Kind hatte.

Was der Arzt tun kann
Zunächst werden Sie das Verhalten Ihres Kindes und seine Symptome vor, während und nach dem Krampfanfall beschreiben müssen. Um etwaige anfallaus-

lösende Faktoren zu identifizieren, will der Arzt meist auch wissen, was das Kind unmittelbar vor dem Anfall getan hat.
Um die Art der Epilepsie festzustellen, wird meist ein Elektroenzephalogramm (EEG) aufgenommen. Mit einer Computertomographie (CT) des Gehirns kann nach einer Strukturbesonderheit gesucht werden. Mit Blutuntersuchungen werden Ursachen wie ein zu niedriger Blutzuckerspiegel ausgeschlossen.

Behandlung
Kinder mit Epilepsie müssen regelmäßig Medikamente einnehmen, die die Anfälle verhindern sollen. Erst nach zwei bis vier anfallfreien Jahren kann versucht werden, die Mittel ausschleichend, d.h. über einen Zeitraum von Monaten bis hin zu einem Jahr, abzusetzen.
Wenn sich die Anfälle medikamentös nicht verhindern lassen und zudem eine bestimmte Epilepsieart mit Strukturveränderungen des Gehirns vorliegt, kann versucht werden, die Erkrankung operativ zu behandeln.
Welche Maßnahmen nötig sind und welche Aktivitäten Ihr Kind meiden sollte, darüber informiert Sie der Arzt.

Aussichten
Die Prognose hängt vom jeweiligen Epilepsietyp ab. Etwa 70 Prozent der Kinder mit tonisch-klonischen Krampfanfällen haben die Chance, nach einer Zeit der Behandlung komplett anfallfrei zu werden. Benigne partielle Epilepsie kann sich »verwachsen«. Die Kinder, die ihr Leben lang Medikamente einnehmen müssen, büßen jedoch in der Regel nichts von ihrer individuellen Intelligenz ein. Sie können zur Schule gehen und später ein normales Berufs- und Familienleben führen.

Was tun bei tonisch-klonischen Anfällen?
Während des Krampfs können Sie nichts tun. Drehen Sie Ihr Kind hinterher auf die Seite, mit leicht nacken- und erdwärts gebeugtem Gesicht und den Fingern des oben liegenden Arms unter der Wange. Schieben Sie dem Kind nichts gewaltsam zwischen die Zähne.

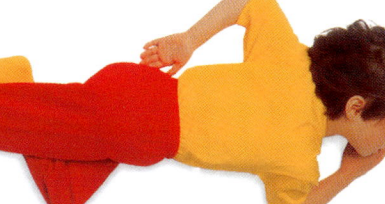

HIRNHAUTENTZÜNDUNG

Eine Entzündung der Meningen (die Gehirn und Rückenmark umgebenden, schützenden Häute), eine Meningitis, wird durch Bakterien oder Viren verursacht. Die virale Hirnhautentzündung macht nur leichte Symptome, im Gegensatz zur bakteriellen, potentiell lebensbedrohlichen Form. Die bakterielle Hirnhautentzündung tritt überwiegend bei Kindern unter fünf Jahren und meist nur vereinzelt auf. Die seltene epidemische virale Hirnhautentzündung kommt in den Wintermonaten gehäuft und meist bei Kindern über fünf Jahren vor.

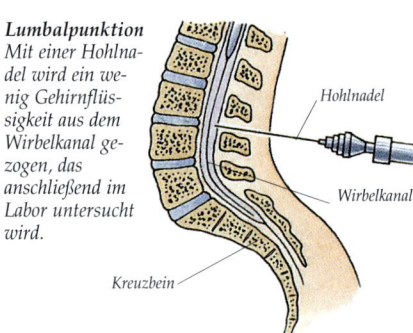

Lumbalpunktion
Mit einer Hohlnadel wird ein wenig Gehirnflüssigkeit aus dem Wirbelkanal gezogen, das anschließend im Labor untersucht wird.

Hohlnadel

Wirbelkanal

Kreuzbein

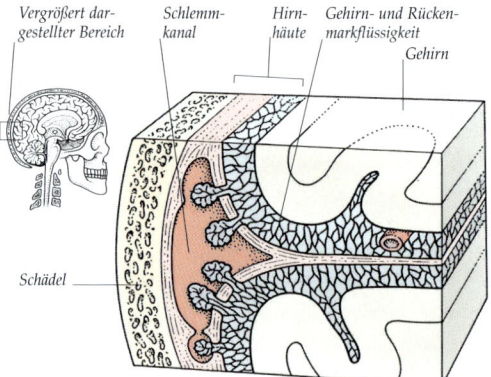

Vergrößert dargestellter Bereich · Schlemmkanal · Hirnhäute · Gehirn- und Rückenmarkflüssigkeit · Gehirn · Schädel

Die Hirnhäute
Gehirn und Rückenmark werden von drei Schutzhüllen, den sogenannten Meningen bzw. Hirnhäuten, umgeben. Eine Meningitis entsteht durch eine bakterielle oder virale Infektion dieser Schutzhäute.

Ursachen
Die bakterielle Hirnhautentzündung wird meist durch die Bakterienart *Neisseria meningitidis* verursacht und auch als Meningokokkenmeningitis bezeichnet. Die Neisseriae kommen üblicherweise in der Nasen- und Rachenschleimhaut vor. Warum sie bei manchen Kindern eine Meningitis verursachen, ist nicht bekannt. Ein weiterer häufiger bakterieller Erreger ist *Haemophilus influenzae*, gegen den aber geimpft werden kann (S. 30).

Viele verschiedene Viren können eine Hirnhautentzündung verursachen, angefangen bei den Erregern der Grippe, über die der Windpocken und Infektiösen Mononukleose bis hin zum HI-Virus – warum, ist ebenfalls nicht geklärt.

Symptome
Im Frühstadium ähneln sich die Symptome der bakteriellen und viralen Hirnhautent-

zündung. Die der bakteriellen Hirnhautentzündung sind jedoch gewöhnlich schwerer und entwickeln sich meist recht schnell, manchmal innerhalb weniger Stunden. Bei Säuglingen fehlen im Frühstadium oft die folgenden, sonst krankheitstypischen Symptome:
• Ungewöhnliche Benommenheit
• Fieber
• Erbrechen
• Nahrungsverweigerung
• Vermehrtes Schreien, Unruhezustände

Bei älteren Kindern können außerdem vorliegen:
• Starke Kopfschmerzen
• Licht- und Geräuschempfindlichkeit
• Muskelstarre, vor allem Nackensteifigkeit

Bei der bakteriellen Hirnhautentzündung können, und das bei Kindern aller Altersstufen, auf diese Erstsymptome zunehmende Benommenheit und gelegentlich auch Bewußtlosigkeit oder Schüttelkrämpfe folgen. Manchmal entwickelt sich ein typischer Ausschlag (s. Foto u.) – nicht erhabene, rosa oder purpurne Flecken, die beim Daraufdrücken nicht verblassen.

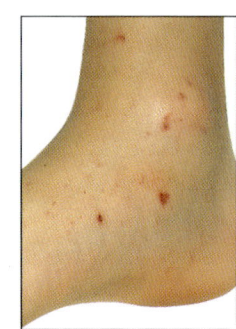

Meningitis-Ausschlag
Dieser typische Meningitis-Ausschlag erfordert sofortiges ärztliches Handeln.

Wann zum Arzt?
Ist Ihr Kind ungewöhnlich schläfrig oder zeigt es mindestens zwei der oben genannten Symptome, sollten Sie sofort den Arzt rufen oder das Kind ins nächste Krankenhaus bringen. Dort wird wahrscheinlich eine Lumbalpunktion (s. Abb. o. re.) durchgeführt, mit deren Hilfe sich eine bakterielle oder virale Hirnhautentzündung nachweisen und manchmal sogar der spezifische Erreger identifizieren läßt. Um den Erreger

nachzuweisen, sind auch Blutuntersuchungen möglich.

Behandlung
Noch bevor die Laborergebnisse vorliegen, werden Antibiotika in hohen Dosen gegeben.

Wird eine virale Hirnhautentzündung diagnostiziert, können die Antibiotika abgesetzt werden. Dann besteht die Behandlung praktisch nur aus Bettruhe und der Gabe von Schmerzmitteln. Je nach Erreger klingt die Infektion gewöhnlich innerhalb von 5 bis 14 Tagen ab.

Liegt eine bakterielle Hirnhautentzündung vor, wird die Antibiotikatherapie fortgesetzt oder auf ein noch wirksameres Antibiotikum umgestellt. Die Behandlung dauert meist zehn Tage. Eventuell wird intravenös Flüssigkeit zugeführt und bei Krämpfen ein krampflösendes Mittel gegeben.

Vorbeugung
Die Hib-Impfung schützt vor einer Erkrankung durch *Haemophilus influenzae*. Tritt eine Meningokokkenmeningitis lokal gehäuft auf, kann eine Impfung kurzfristig Schutz geben. Personen, die engen Kontakt mit einem Kind mit bakterieller Meningitis haben, können vorbeugend Antibiotika einnehmen.

Aussichten
Die virale Hirnhautentzündung hat keine Folgeschäden. Und auch die bakterielle Hirnhautentzündung kann durch möglichst frühzeitige Behandlung komplett geheilt werden. Einige wenige Kinder behalten, vor allem wenn sie zu spät behandelt werden, Gehirnschäden mit Hör-, Konzentrations-, Verhaltens- und Bewegungsstörungen sowie erhöhter Krampfanfallneigung zurück. Nur sehr selten nimmt die Krankheit bei rechtzeitiger Behandlung einen tödlichen Ausgang.

GEHIRNENTZÜNDUNG

Diese seltene, auch Enzephalitis genannte Erkrankung kann durch verschiedene Erreger verursacht werden. Die Gehirnentzündung kann in milder Form vorliegen und relativ harmlos sein, genauso gut aber auch lebensbedrohliche Formen annehmen.

Ursachen
Beim Neugeborenen ist das Herpes-simplex-Virus (der Erreger des Lippenherpes) die häufigste Ursache für eine Gehirnentzündung. Selten kann sie im Gefolge von Masern, Röteln, Windpocken oder eines Zeckenbisses auftreten oder durch den bei manchen Impfungen verwendeten Lebendimpfstoff (z. B. bei der Masernimpfung) verursacht werden.

Symptome
Bei einer nur leichten Gehirnentzündung sind die Symptome bisweilen kaum wahrnehmbar. Hauptsymptom der schweren Form von Gehirnentzündung ist eine ungewöhnliche Benommenheit, die sich schrittweise verschlimmert und sogar bis zum Koma fortschreiten kann. Ebenfalls können vorliegen:
• Fieber
• Reizbarkeit
• Erbrechen
• Doppeltsehen oder offensichtliches Schielen
• Gliederschwäche
• Schüttelkrämpfe

Wann zum Arzt?
Bei ungewöhnlicher Benommenheit Ihres Kindes oder Auftreten von Fieber plus mindestens zwei der oben aufgeführten Symptome rufen Sie sofort den Arzt an. Die Diagnose wird anhand der Symptome sowie der computertomographischen Aufnahmen bestätigt. Mit einer Lumbalpunktion läßt sich eine bakterielle HIRNHAUTENTZÜNDUNG (gegenüber) ausschließen.

Zur Behandlung der durch Herpes-simplex verursachten Gehirnentzündung wird Aciclovir eingesetzt. Gegen die durch andere Viren verursachten Formen gibt es keine Medikamente. Bei starker Atemnot kann eine künstliche Beatmung erforderlich werden.

Aussichten
Die Heilungsaussichten hängen vom jeweiligen Krankheitserreger und dem Schweregrad der Symptome ab. Die meisten Kinder werden wieder vollkommen gesund. Nur bei einigen wenigen bleibt das Gehirn dauerhaft geschädigt, was beispielsweise Lähmungserscheinungen in einem Arm oder Bein, Lern- und Verhaltensstörungen oder Epilepsie zur Folge haben kann. Sehr selten kann die Krankheit tödlich enden.

KOPFVERLETZUNGEN

Schläge oder Stöße gegen den Kopf kommen bei Kindern häufig vor. Die häufigsten Ursachen sind Stürze oder Verkehrsunfälle. Selbst kleine Schnittwunden in der Kopfhaut oder auf der Stirn können starke Blutungen verursachen. Die Hauptgefahr bei Kopfverletzungen sind innere Blutungen im Schädel, die das Gehirn schädigen können. Selten kann eine Kopfverletzung tödlich enden.

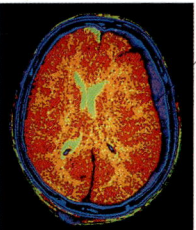

Blutgerinnsel

Schädel-CT
Blutungen im Gehirn können, wie hier im CT-Scan zu sehen ist, ein Blutgerinnsel verursachen, das das Gehirngewebe schädigen kann.

Symptome
Eine nur leichte Kopfverletzung verursacht außer leichten Kopfschmerzen und einer Beule oder Schwellung an der Verletzungsstelle keine weiteren Symptome. Ein Schlag gegen den Kopf kann aber auch eine Gehirnerschütterung (mit sekundenlanger Bewußtlosigkeit) verursachen.

Häufige Symptome einer Gehirnerschütterung sind:
• Verwirrtheit
• Eine Gedächtnislücke für die Zeit vor dem Unfall
• Schwindel
• Schleiersehen
• Erbrechen

Bei schweren Kopfverletzungen kann es zur minutenlangen Bewußtlosigkeit oder sogar zum Koma kommen.

Rinnt dem Kind eine strohfarbene Flüssigkeit oder wäßriges Blut aus der Nase oder aus dem Ohr, kann ein Schädelbruch vorliegen.

Wann zum Arzt?
Wird Ihr Kind nach einer Kopfverletzung bewußtlos, und sei es nur für Sekunden, wirkt es verwirrt oder ungewöhnlich benommen, erbricht es andauernd oder tritt Flüssigkeit oder wäßriges Blut aus Nase oder Ohr aus, dann rufen Sie sofort den Notarzt oder fahren Sie Ihr Kind ins Krankenhaus.

An erster Stelle steht die körperliche Untersuchung. Ein Schnitt in der Kopfhaut muß eventuell genäht werden. Bei Verdacht auf Schädelbruch werden der Schädel geröntgt und eine Computertomographie (CT) (s. Foto o.) vorgenommen. Zeigt das CT eine Gehirnblutung, ist meist eine Notoperation notwendig, um die Blutung zu stoppen und etwaige Blutgerinnsel zu entfernen. Ein Schädelbruch macht einen Krankenhausaufenthalt erforderlich, bei einer Gehirnprellung bleibt das Kind meist zur Beobachtung 24 Stunden im Krankenhaus.

Selbsthilfe
Nach leichteren Kopfverletzungen sollten Sie das Kind zwei bis drei Tage zu Hause behalten. Beobachten Sie es in den ersten 24 Stunden aufmerksam, und bringen Sie es sofort ins Krankenhaus, wenn folgende Symptome einer Blutgerinnselbildung auftreten: ungewöhnliche Benommenheit, Erbrechen, Reizbarkeit, Verwirrtheit, verwaschene und unzusammenhängende Sprache, aus Nase oder Ohr austretende Flüssigkeit.

Bei schweren Kopfverletzungen muß das Kind nach der Krankenhausentlassung häufig noch einige Wochen zu Hause bleiben.

Aussichten
Leichtere Kopfverletzungen hinterlassen in der Regel keine Dauerschäden. Schwere Kopfverletzungen können eine dauerhafte Gehirnschädigung mit daraus resultierender körperlicher oder geistiger Behinderung zur Folge haben.

NEURALROHRDEFEKT

Das Neuralrohr entwickelt sich in der Embryonalphase und zieht sich durch Gehirn und Rückenmark, Schädelrückseite und Wirbelkörper. Bei manchen Kindern kommt es zu einer Fehlentwicklung mit einem Defekt in irgendeinem dieser Teile. Die häufigste Form von Neuralrohrdefekt ist die Spina bifida mit Spaltbildung der Wirbelsäule (»Offener Rücken«).

Symptome

Wenn sich das Neuralrohr nicht richtig oder gar nicht schließt, können Rückenmark, Gehirn und ihre Häute leicht verletzt werden und sich infizieren. Die Störung kann so minimal sein, daß sie lediglich anhand einer kleinen Vertiefung oder eines Haarbüschels über dem Defekt zu erkennen ist. Genausogut kann aber auch eine große, mit Flüssig-keit gefüllte Schwellung, die mit einer dünnen Haut überzogen ist, vorliegen. Die Symptome hängen vom Schweregrad des Defekts ab. Dazu können zählen:

- Muskelschwäche oder Lähmungserscheinungen in den Beinen
- Beinfehlbildung
- Harn- und/oder Stuhlinkontinenz
- Schmerzen in der Haut im Bereich unterhalb des Defekts

- Manchmal Hydrozephalus (Wasseransammlung im Gehirn)
- Manchmal LERNSTÖRUNGEN (S. 172)

Vorbeugung

Die Ursachen für einen Neuralrohrdefekt sind ungeklärt. Das Risiko läßt sich jedoch beträchtlich senken, wenn bereits in der Zeit vor der Schwangerschaft und in den ersten Wochen ein Folsäurepräparat eingenommen wird. In der Frühschwangerschaft läßt sich ein Neuralrohrdefekt mit verschiedenen Untersuchungen, wie der alpha-Fetoprotein-Bestimmung, Ultraschall oder der Chorionzottenbiopsie, erkennen. Ist der Defekt sehr stark ausgeprägt oder hat das Kind nur geringe Überlebenschancen, kann ein Schwangerschaftsabbruch erwogen werden.

Behandlung

Bei nur leichtem Defekt ist eine Behandlung nicht nötig. Bei stärkeren Defekten muß häufig operiert werden. So wird etwa beim Hydrozephalus über einen ins Gehirn geschobenen Schlauch die sich sammelnde Flüssigkeit abgeleitet. Diese Kinder bleiben meist lebenslang behindert.

Normal – Wirbelkörper, Haut, Rückenmarknerv, Rückenmarknerv, Rückenmark

Fehlgebildet – Rückenmarknerv, Defektes Rückenmark, Flüssigkeit, Defekter Wirbelkörper

Meningomyelozele
Bei einem solch schweren Neuralrohrdefekt sind das Rückenmark und die Wirbelsäule fehlgebildet. Es hat sich ein Blutsack gebildet, der mit Flüssigkeit gefüllt und mit einer dünnen Haut überzogen ist.

ZEREBRALPARESE

Die Zerebralparese oder zerebrale Kinderlähmung, die sich durch Bewegungs- und Haltungsschäden auszeichnet, ist Folge eines frühkindlichen Hirnschadens. Meist entsteht er vor oder während der Geburt, am häufigsten sind Frühgeborene oder Babys mit sehr niedrigem Geburtsgewicht (weniger als 1,5 kg) betroffen.

Symptome

Häufig wird die Zerebralparese erst nach einigen Lebensmonaten erkannt. Frühzeichen sind normalerweise:

- Das Kind hält Arme und Beine steif, wenn es hochgehoben wird
- Ein Arm oder eine Hand sind bewegungsunfähig
- Gestörte Nahrungsaufnahme
- Selbst das einjährige Kind kann noch nicht sitzen

Viele Kinder mit Zerebralparese sind lernbehindert (LERNSTÖRUNGEN, S. 172). Manche leiden auch an Epilepsie und haben Hör- und Sehstörungen. Auch SPRACHSTÖRUNGEN (S. 171) kommen häufig vor. Gründe dafür können unter anderem sein: Schwerhörigkeit, eingeschränkte Lernfähigkeit und vermindertes Koordinationsvermögen der am Sprachvorgang beteiligten Muskeln. Verhaltensstörungen können durch die Gehirn-schädigung selbst bedingt sein, aber auch durch die Demotivation des Kindes selbst infolge seiner Behinderung oder durch innerfamiliäre Spannungen.

Wann zum Arzt?

Wenn Sie sich wegen der Entwicklung Ihres Kindes Sorgen machen, vereinbaren Sie einen Arzttermin.

Mit Hilfe der Computertomographie und anderer Diagnoseverfahren lassen sich die Ursachen für die Probleme Ihres Kindes ergründen. Je nach Art des Problems empfiehlt sich eine Behandlung durch Physiotherapeuten, Logopäden oder Psychologen. In manchen Fällen müssen die durch die Muskelkontrakturen verursachten Fehlbildungen operativ behoben werden.

Aussichten

Die Zerebralparese ist zwar unheilbar, doch die Symptome des Kindes lassen sich mit Geduld und möglichst viel Stimulation bessern. Kinder mit nur leicht ausgeprägter Zerebralparese können die Regelschule besuchen, bei den schwerer behinderten Kindern ist eine sonder- und heilpädagogische Förderung nötig. Kinder mit leichter oder mittelschwerer Behinderung haben eine fast dem Durchschnitt entsprechende Lebenserwartung.

Beschäftigungstherapie
Die Konzentrations- und Koordinationsfähigkeit von Kindern mit Zerebralparese läßt sich spielerisch z. B. durch Puzzlelegen oder die Feinmotorik fördernde Spiele verbessern.

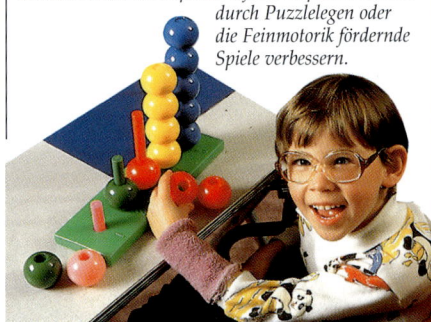

STETS WIEDERKEHRENDE KOPFSCHMERZEN

Kopfschmerzen hat fast jedes Kind immer wieder mal. Manche Kinder leiden jedoch an stets wiederkehrenden, Lebensfreude und Schulleistung beeinträchtigenden Kopfschmerzen. Die zwei Hauptformen dieser Art von Kopfschmerzen sind Migräne und Spannungskopfschmerzen. Nur sehr selten ist eine Gehirnerkrankung die Ursache.

MIGRÄNE

Kinder, die an Migräne leiden, sind meist familiär vorbelastet. Die meisten Migräneanfälle werden durch psychischen Streß ausgelöst. Andere mögliche Auslösefaktoren sind bestimmte Nahrungsmittel, Hunger, Sonnenlicht und Müdigkeit.

Symptome

Die Migräneanfälle treten selten öfter als ein- oder zweimal im Monat auf. Bei einigen Kindern kündigen sie sich durch Vorzeichen, wie das Sehen von Lichterscheinungen oder Zickzacklinien, an. Mögliche, darauf folgende Symptome, die zwei Stunden bis zu zwei Tage andauern können, sind:
* Ein- oder beidseitige Kopfschmerzen
* Erbrechen
* Licht- und Geräuschempfindlichkeit
* Benommenheit oder Schwindel
* Kribbeln, Schwäche- und Taubheitsgefühl in Arm oder Hand

Bei Verdacht auf Migräne sollten Sie einen Arzt konsultieren.

Behandlung

Als erstes gilt es, die Migräne auslösen-

den Faktoren zu identifizieren und dann möglichst zu meiden. Erbricht Ihr Kind während des Anfalls, kann es Antiemetika einnehmen. Treten die Anfälle sehr häufig auf und sind sie mit Medikamenten nicht ausreichend zu lindern, kann der Arzt eine medikamentöse Anfallprophylaxe empfehlen.

Gegen die Schmerzen im akuten Anfall helfen die Einnahme von Paracetamol und Ruhen im abgedunkelten Raum.

Aussichten

Auf häufige Migräneattacken kann ein langes anfallfreies Intervall folgen. Durch das Meiden von Auslösefaktoren und gegebenenfalls auch die Einnahme eines Vorbeuge-Medikaments läßt sich die Anfallhäufigkeit reduzieren.

Streßinduzierte Kopfschmerzen
Migräne oder Spannungskopfschmerzen können durch Schulstreß ausgelöst werden.

SPANNUNGSKOPFSCHMERZEN

Spannungskopfschmerzen können durch Muskelverspannungen im Gesichts- und Nackenbereich, z.B. durch Zähneknirschen, entstehen. Auch hier ist der häufigste Auslöser psychischer Streß.

Symptome

Die Symptome, die täglich auftreten können, sind im wesentlichen:
* Schmerzen, die überall am Kopf auftreten können
* Manchmal Begleitsymptome wie Bauchschmerzen

Behandlung

Gegen die Schmerzen kann Paracetamol gegeben werden. Wichtig ist, die Streßursachen zu identifizieren und weitestgehend auszuschalten. Bleiben die Schmerzen bestehen, ist vielleicht die Überweisung an einen Schmerzspezialisten erforderlich.

GEHIRNERKRANKUNGEN

Folgende Symptome können auf eine Gehirnerkrankung, wie einen Tumor, hinweisen:
* Kopfschmerzen, durch die das Kind nachts aufwacht, die morgens beim Aufwachen schon bestehen oder durch Husten schlimmer werden
* Schüttelkrämpfe
* Verhaltensveränderungen

Bei Verdacht auf eine Gehirnerkrankung sollte das Kind sofort einem Arzt vorgestellt werden. Behandlung und Prognose hängen von der Art der Störung ab.

CHRONISCHES MÜDIGKEITSSYNDROM

Hierbei handelt es sich um einen ganzen Beschwerdekomplex, dessen Hauptsymptom über einen Zeitraum von mindestens sechs Monaten anhaltend starke Müdigkeit ist.

Symptome

Mögliche Symptome sind:
* Starke Müdigkeit, die es dem Kind unmöglich macht, morgens wie gewohnt aufzustehen.
* Schwächegefühl in den Extremitäten.
* Kopf-, Bauch-, Muskel- oder Gliederschmerzen.
* Appetitlosigkeit oder Rückzug vom sozialen Leben.
* Starke Erschöpfung schon nach geringer körperlicher oder geistiger Anstrengung.
* Konzentrationsschwäche.

Manchmal geht dem chronischen Müdigkeitssyndrom (CFS) auch eine Halsentzündung oder eine andere Viruserkrankung wie die INFEKTIÖSE MONONUKLEOSE (S. 124) voraus.

Wann zum Arzt?

Nach einer schweren Infektionskrankheit ist es normal, daß sich das Kind noch ein, zwei Wochen schlapp fühlt. Bleibt diese Müdigkeit mehr als einen Monat bestehen, sollten Sie einen Arzt konsultieren. Das Ergebnis der körperlichen Untersuchung und der

Blutuntersuchungen ist meist unauffällig. Bei vielen kleinen Patienten lassen die Untersuchungen allerdings eine gerade durchgemachte oder noch vorliegende Virusinfektion erkennen. Allerdings erklären sie die anhaltende Müdigkeit nicht.

Behandlung

Eine spezielle Behandlung gibt es nicht. Hat Ihr Kind lange Zeit in der Schule gefehlt, empfiehlt sich vielleicht ein stufenweiser Wiedereinstieg. Befragen Sie die Lehrer Ihres Kindes nach möglichen Gründen für »Schulangst«. Sobald Ihr Kind wieder gesund ist, kann es auch wieder voll am Unterricht teilnehmen. Kommt es jedoch zu Rückfällen, sollte ein Kinderpsychologe zu Rate gezogen werden.

HÖR- UND SEHSTÖRUNGEN

KINDER ERKÄLTEN SICH NICHT NUR LEICHT, sondern bekommen auch schnell virale oder bakterielle Ohr- und Augeninfektionen. Mit etwa sieben oder acht Jahren sind sie dann gegen die am weitesten verbreiteten Viren immun. Bakterielle Infektionen lassen sich meist mit Antibiotika behandeln. Da manche Ohr- und Augeninfektionen schwere Krankheiten verursachen können, dürfen die entsprechenden Symptome nie auf die leichte Schulter genommen werden. Anhaltende Ohrinfektionen können Hörstörungen und damit verbunden eine verzögerte Sprachentwicklung und Lernstörungen zur Folge haben. Sehstörungen früh zu erkennen und zu behandeln ist für eine normale Entwicklung des Sehvermögens unerläßlich.

MITTELOHRENTZÜNDUNG

Eine Mittelohrentzündung oder Otitis media ist bei Kindern häufig Ursache für Ohrenschmerzen. Am häufigsten betroffen sind Kinder bis zu acht Jahren. Oft tritt sie als Komplikation einer Infektion der oberen Atemwege, wie einer ERKÄLTUNG (S. 148) oder einer Racheninfektion (s. RACHEN- UND MANDELENTZÜNDUNG, S. 151), auf.

Ursachen
Breitet sich eine bakterielle oder virale Infektion zur Eustachischen Röhre bzw. Ohrtrompete (die enge Röhre, die das Mittelohr mit der hinteren Rachenwand verbindet) aus, entzündet sich das Gewebe im Mittelohr und produziert Flüssigkeit, manchmal auch Eiter. Da die Ohrtrompete durch die Entzündung oder durch vergrößerte Rachenmandeln verlegt ist, können diese Sekrete nicht abfließen. Der Sekretstau verursacht Schmerzen, weil er gegen das Trommelfell drückt. Manchmal platzt das Trommelfell.

Symptome
Ohrenschmerzen sind das Hauptsymptom der Mittelohrentzündung. Bei sehr kleinen Kindern, die den Schmerz nicht genau lokalisieren können, können am Anfang nur Fieber und Erbrechen vorliegen. Die Mittelohrentzündung verursacht bei Kindern aller Altersstufen folgende Symptome:
- Nächtliches Aufwachen, schreiend
- Reizbarkeit
- Zupfen oder Reiben am Ohr
- Partielle Taubheit
- Ausfluß aus dem Ohr mit dann nachlassenden Schmerzen – Zeichen für eine Perforation des Trommelfells

Bei Verdacht auf eine Mittelohrentzündung sollten Sie Ihr Kind innerhalb von 24 Stunden dem Arzt vorstellen. Bei sehr starken Schmerzen oder noch sehr kleinen Kindern sollten Sie den Arzt sofort anrufen.

Selbsthilfe
Während Sie auf den Arzt warten, können Sie Ihrem Kind zur Schmerzlinderung Paracetamol-Sirup geben und das schmerzende Ohr auf eine warme (nicht heiße!), in ein Handtuch gewickelte Wärmflasche legen (s. Abb. re.). Die schmerzende Kopfseite sollte es nach unten halten, damit etwaiges Sekret ablaufen kann. Halten Sie Babys statt einer Wärmflasche ein weiches, angewärmtes Tuch an das Ohr.

Was der Arzt tun kann
Zunächst wird das Ohr Ihres Kindes mit einem Otoskop (Ohrtrichter mit Beleuchtungsquelle und Lupe) untersucht. Um Erreger nachzuweisen, wird Ohrsekret entnommen. Eventuell werden Antibiotika verschrieben, die innerhalb von zwei Tagen Temperatur und Schmerzen Ihres Kindes zurückgehen lassen sollten. Sind die Ohrenschmerzen und das Fieber nach drei Tagen immer noch nicht verschwunden, wird vielleicht ein anderes Antibiotikum verschrieben. Da das Ohrsekret manchmal bis zu drei Monaten im Mittelohr verbleibt, kann auch die Schwerhörigkeit weiterbestehen. Ein geplatztes Trommelfell wächst normalerweise innerhalb einer Woche wieder zusammen.

Viele Ärzte führen etwa drei Monate nach der Mittelohrentzündung einen Hörtest durch, um sicherzustellen, daß das Hörvermögen nicht beeinträchtigt ist. Sollte dem nicht so sein, kann ein sogenanntes LEIMOHR (gegenüber) vorliegen.

Aussichten
Mit zunehmendem Alter des Kindes weitet sich die Ohrtrompete. Dadurch kann Flüssigkeit besser abfließen, und das Mittelohr ist weniger infektionsanfällig. Mit sieben, acht Jahren werden die Mittelohrentzündungen dann weniger.

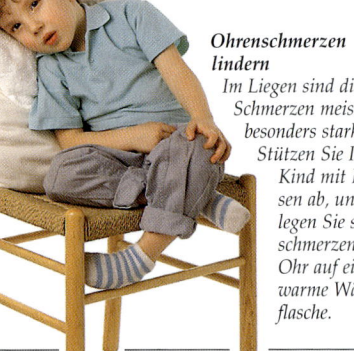

Ohrenschmerzen lindern
Im Liegen sind die Schmerzen meist besonders stark. Stützen Sie Ihr Kind mit Kissen ab, und legen Sie sein schmerzendes Ohr auf eine warme Wärmflasche.

LEIMOHR

Diese Erkrankung entsteht, wenn die Mittelohrschleimhaut dickes, zähes, leimartiges Sekret produziert, das sich im Mittelohr ansammelt. Das Hörvermögen ist gewöhnlich beeinträchtigt, da das Trommelfell und die kleinen Gehörknöchelchen dadurch nicht mehr richtig vibrieren und die Schallwellen nicht ins Innenohr weiterleiten können.

Ursachen
Das Leimohr bzw. die chronische seromuköse Mittelohrentzündung entsteht durch eine vermehrte Schleimproduktion der Mittelohrschleimhaut. Dieses Zuviel an Sekret staut sich im Mittelohr, vor allem wenn die Ohrtrompete (die enge Röhre, die das Mittelohr mit der hinteren Rachenwand verbindet) durch eine Entzündung verlegt ist. Ein Leimohr kann sich entwickeln, wenn eine MITTELOHRENTZÜNDUNG (gegenüber) nicht oder nicht richtig behandelt wird, manchmal aber auch ohne ersichtlichen Grund.

Symptome
Beim Leimohr können vorliegen:
• Schwerhörigkeit
• Unaufmerksamkeit und langsame Auffassungsgabe

Da das Leimohr nur selten Schmerzen verursacht, kann die Störung einige Zeit unbemerkt bleiben. Bei Verdacht auf Leimohr sollte Ihr Kind sofort dem Hals-Nasen-Ohren-Arzt vorgestellt werden.

Was der Arzt tun kann
Der Arzt bzw. HNO-Arzt wird die Ohren Ihres Kindes mit einem Otoskop untersuchen, einen Gehörtest durchführen und die Trommelfellbewegungen messen. Sind die Testbefunde auffällig, werden sie drei Monate später wiederholt. Hat sich bis dahin nichts verbessert, wird unter Vollnarkose mit einer Hohlnadel Flüssigkeit aus dem Mittelohr abgeleitet. Manchmal wird auch das Trommelfell geöffnet und ein Paukenröhrchen eingelegt (s.Abb.u.). Das Paukenröhrchen verbleibt mehrere Monate bis zu einem Jahr dort, bis es spontan ausgestoßen wird. Das Trommelfell ist wenige Tage danach bereits wieder zusammengewachsen.

Aussichten
Mit zunehmendem Alter des Kindes weitet sich die Ohrtrompete, dann kann Flüssigkeit besser abfließen. Kinder über sieben oder acht Jahren leiden selten an dieser Erkrankung.

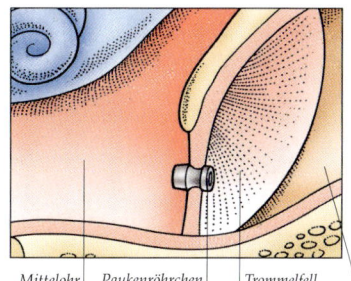

Paukenröhrchen
Dieses kleine Röhrchen wird in das Trommelfell eingelegt, damit das Mittelohr besser belüftet wird und die Paukenhöhlenschleimhaut trocknen kann.

Mittelohr | Paukenröhrchen | Trommelfell | Äußerer Gehörgang

ENTZÜNDUNG DES ÄUSSEREN GEHÖRGANGS

Für eine Entzündung des äußeren Gehörgangs, eine Otitis externa, gibt es viele Gründe, darunter bakterielle Infektionen oder Hauterkrankungen wie ein SEBORRHOISCHES EKZEM (S.134) und NEURODERMITIS (S.135). Die Infektionsgefahr nimmt zu, wenn die empfindliche Ohrschleimhaut lange mit Wasser in Berührung kommt, z.B. beim Schwimmen, oder durch einen Fremdkörper wie ein Wattestäbchen verletzt oder durch einen Ohrenschmalzpfropfen gereizt wird.

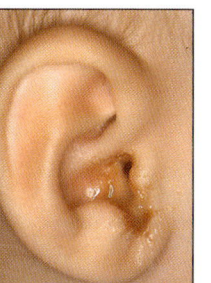

Ein infizierter Gehörgang
Fließt bei der Otitis media etwas aus dem Gehörgang, entfernen Sie es bitte nicht, damit der Arzt eine Probe davon nehmen kann, um die Infektionsursache herauszufinden.

Symptome
Der äußere, fleischige Bereich des Ohrs kann bei Berührung oder Bewegung schmerzen. Die Symptome bleiben aber in erster Linie auf den Gehörgang begrenzt:
• Juckreiz, gefolgt von Schmerzen
• Dicklicher, weiß- oder gelblicher Ausfluß aus dem Gehörgang
• Schwerhörigkeit, wenn der Gehörgang durch Ohrschmalz oder Ausfluß verlegt ist.
• Nässende, verkrustende Bläschen
Bei Ohrenschmerzen, Ausfluß aus dem äußeren Gehörgang oder Hörstörungen sollten Sie Ihr Kind innerhalb von 24 Stunden einem Arzt vorstellen.

Was der Arzt tun kann
Der Arzt wird das Ohr mit einem Otoskop (Ohrtrichter mit Beleuchtungsquelle und Lupe) untersuchen. Bei eitrigem Ausfluß aus dem Gehörgang entnimmt er eine Probe zur Untersuchung. Er entfernt Fremdkörper oder Ohrenschmalzpfropfen und reinigt und trocknet den Gehörgang. Liegt der Störung eine Neurodermitis oder ein seborrhoisches Ekzem zugrunde, können zur Linderung des Juckreizes und Druckschmerzes kortisonhaltige Ohrtropfen verschrieben werden. Behandelt klingt eine Otitis externa gewöhnlich innerhalb von sieben bis zehn Tagen ab.

Selbsthilfe
Um die Schmerzen zu lindern, können Sie Ihrem Kind Paracetamol geben. Lassen Sie Ihr Kind eine mit warmem (nicht heißem!) Wasser gefüllte Wärmflasche oder ein angewärmtes Stück Stoff gegen das schmerzende Ohr drücken. Ohrentropfen verabreichen Sie Ihrem Kind, indem es sich mit dem kranken Ohr nach oben hinlegt, Sie die Tropfen ins Ohr träufeln, und das Kind dann noch ein bis zwei Minuten so liegenbleibt.

Bis die Erkrankung abgeklungen ist, darf Ihr Kind nicht schwimmen gehen. Überhaupt darf kein Wasser an das Ohr. Beim Baden oder Duschen sollte das Kind eine Badehaube tragen, statt die Haare richtig zu waschen, sollte das Haar nur feucht abgerubbelt werden.

INNENOHRENTZÜNDUNG

Das Innenohr enthält mit Flüssigkeit gefüllte Kammern, die für den Gleichgewichtssinn verantwortlich sind. Eine Innenohrentzündung entsteht meist als Komplikation einer Virusinfektion und verursacht Schwindel und Übelkeit.

Symptome

Die Symptome der Innenohrentzündung treten in Schüben auf, die fünf bis 15 Minuten dauern. Es können täglich mehrere solcher Schübe auftreten. Hauptsymptome sind:

- Drehschwindel mit dem Gefühl, alles um einen herum drehe sich.

- Schwanken und Hinfallen. Ihr Kind muß sich anlehnen oder sich festhalten, um nicht hinzufallen.
- Übelkeit und Erbrechen.

Konsultieren Sie innerhalb von 24 Stunden nach Auftreten der Symptome einen Arzt, wenn der Schwindel bis dahin nicht nachgelassen hat.

Was der Arzt tun kann

Der Arzt wird Ihr Kind untersuchen und nach frisch zurückliegenden Erkrankungen fragen. Neben der Behandlung der zugrundeliegenden Störung gibt es keine spezielle Therapie.

Aussichten

Eine Innenohrentzündung klingt normalerweise innerhalb von ein bis drei Wochen ab. Manchmal kann sie aber auch Monate dauern. So erschreckend ihre Symptome auch sein mögen, es bleiben keine Langzeitschäden zurück.

DRUCKVERLETZUNG

Bei der Druckverletzung (Barotrauma) ist die Eustachische Röhre (die Mittelohr und Rachen miteinander verbindet) vorübergehend verlegt. Wenn sich dann die Druckverhältnisse abrupt ändern, wölbt sich das Trommelfell vor. Ein Barotrauma tritt häufig während Flugreisen auf.

Ursachen

Normalerweise wird der Luftdruck im Mittelohr und im äußeren Gehörgang über die Eustachische Röhre ausgeglichen. Beim Flugzeugstart fällt der Luftdruck im Flugzeuginnenraum und auch im Mittelohr. Beim Landevorgang steigt der Luftdruck im äußeren Gehörgang, wodurch sich die Eustachische Röhre schließt und sich das Trommelfell nach innen wölbt. Infektionen der oberen Atemwege (wie ERKÄLTUNG, S. 148), Heuschnupfen (s. ALLERGISCHE RHINITIS, S. 152) oder eine Ohrinfektion (s. MITTELOHRENTZÜNDUNG, S. 162) begünstigen eine Druckverletzung des Ohrs.

Symptome

Die Symptome eines Barotraumas sind:
- Schmerzen durch die Dehnung des Trommelfells
- Hörminderung
- Ohrensausen

Die Symptome verschwinden normalerweise nach drei bis fünf Stunden ohne Folgeschäden. Gegen die Schmerzen hilft Paracetamol.

Vorbeugung

Lassen Sie Ihr Kind beim Landevorgang ein Bonbon lutschen, schlucken oder Kaugummi kauen. Oder Sie setzen die rechts dargestellte Methode ein, um die Eustachische Röhre zu öffnen und den Druck auszugleichen. Einen Säugling kann man während des Landevorgangs stillen bzw. ihm die Flasche geben. Kinder mit Erkältung oder anderen Infektionen der oberen Atemwege, Heuschnupfen oder einer Ohrinfektion sollten nicht fliegen.

Dem Barotrauma vorbeugen
Sobald sich im Ohr die ersten Druckveränderungen bemerkbar machen, sollte sich Ihr Kind bei geschlossenem Mund die Nase zuhalten und kräftig pressen bzw. »ausatmen«, bis es »Plop« im Ohr macht.

REGENBOGENHAUTENTZÜNDUNG

Eine Entzündung der Regenbogenhaut (Iris) und des sie umgebenden Muskelrings (Ziliarkörper) bezeichnet man als Iritis. Kinder mit JUVENILER CHRONISCHER ARTHRITIS (S. 132) leiden oft an einer Regenbogenhautentzündung.

Symptome

Eine Regenbogenhautentzündung kann ein Auge oder gleichzeitig beide Augen betreffen. Hauptsymptome sind:
- Schmerzen (dumpf oder stark) im erkrankten Auge
- Rötung des Augenweiß, vor allem um den Irisrand herum
- Starke Lichtempfindlichkeit

- Schleiersehen
- Geschwollen, verfärbt und verwaschen aussehende Iris
- Unregelmäßige Pupille, die (bei Beteiligung nur eines Auges) kleiner aussieht als die Pupille des gesunden Auges
- Tränendes Auge

Bei Verdacht auf eine Regenbogenhautentzündung sollten Sie sofort den Arzt anrufen.

Behandlung

Der Arzt verschreibt gegen die Entzündung meist kortisonhaltige Augentropfen oder -salbe. Lindernd wirkt es bereits, einen in warmes, abgekochtes Wasser getauchten Wattebausch gegen das Auge zu halten.

Aussichten

Rechtzeitig behandelt klingt eine Regenbogenhautentzündung oft innerhalb von ein bis zwei Wochen ab. Langzeitschäden bleiben nicht zurück. Eine unbehandelte oder chronische oder stets wiederkehrende Iritis dagegen kann das Sehvermögen dauerhaft schädigen.

BINDEHAUTENTZÜNDUNG

Eine Entzündung der dünnen, durchsichtigen Haut (Conjunctiva), die das Augenweiß und die untere Lidfläche überzieht, wird als Bindehautentzündung bzw. Konjunktivitis bezeichnet. Ein Neugeborenes kann sich mit den im Geburtskanal vorkommenden Bakterien infizieren, selten ist die Ursache der Entzündung eine bei der Mutter vorliegende Gonorrhoe, Chlamydieninfektion oder Herpes genitalis. Bei älteren Kindern wird die Entzündung meist durch Viren verursacht, oder sie tritt als Heuschnupfen-Symptom auf (s. ALLERGISCHE RHINITIS, S. 152).

Symptome

Es können ein Auge oder beide Augen betroffen sein. Hauptsymptome sind:
- Rötung von Augenweiß und dem Innern des Augenlids
- Juckreiz und Reizung des Augen
- Bei der bakteriellen Konjunktivitis ein gelbliches, klebriges Eitersekret in den Augenwinkeln und an den Wimpern. Beim Aufwachen ist das Auge oft verklebt.
- Bei der allergischen Konjunktivitis geschwollene Augenlider und eine klare, nicht klebrige Absonderung aus dem Auge.

Wann zum Arzt?

Eine Neugeborenen-Konjunktivitis wird meist noch im Krankenhaus kurz nach der Geburt entdeckt. Manchmal treten die Symptome allerdings erst nach ein paar Wochen auf – konsultieren Sie dann sofort einen

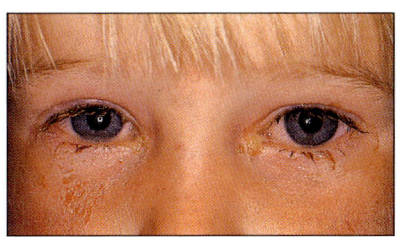

Das Erscheinungsbild der bakteriellen Konjunktivitis
Das Augenweiß ist blutunterlaufen, die Wimpern sind mit gelblichem Eiter verklebt, der sich in den Augenwinkeln angesammelt hat.

Arzt. Die virale Bindehautentzündung bei älteren Kindern ist zwar meist harmlos, dennoch sollte das Kind untersucht werden, um eine ernsthafte Augenerkrankung ausschließen zu können.

Behandlung

Bakterielle Infektionen werden mit antibiotikahaltigen Augensalben oder -tropfen behandelt und klingen normalerweise innerhalb einer Woche ab. In schweren Fällen kann auch die orale oder intravenöse Gabe von Antibiotika nötig werden.

Eine virale Konjunktivitis klingt innerhalb einer Woche von allein wieder ab. Die Beschwerden der allergisch bedingten Konjunktivitis lassen sich mit entzündungshemmenden Augentropfen lindern.

Selbsthilfe

Entfernen Sie den klebrigen Eiter mit feuchter Gaze (nur abgekochtes Wasser nehmen!). Damit sich die Infektion nicht weiter verbreitet, waschen Sie nach Kontakt mit dem erkrankten Auge stets Ihre Hände und sorgen Sie für frische Handtücher und Waschlappen. Die virale Konjunktivitis ist ganz besonders ansteckend.

Aussichten

Die Neugeborenen-Konjunktivits heilt, sofern rechtzeitig behandelt, komplett aus. Bei älteren Kindern hinterläßt die virale und die allergisch bedingte Bindehautentzündung keine dauerhafte Schädigung der Sehkraft.

VERLEGUNG DES TRÄNENKANALS

Die ableitenden Tränenwege sind enge Kanäle, durch die überschüssige Flüssigkeit aus den Augen in den Nasenraum abgeleitet wird. Bei Neugeborenen ist manchmal einer oder sind beide Tränengänge durch abgestorbene Zellen verstopft. Durch den Sekretstau tränen die Augen des Babys dauernd.

Symptome

Hauptsymptome sind:
- Die Augen tränen, auch wenn das Baby nicht weint.
- Bei einer Augeninfektion, die aber nur sehr selten vorkommt, bildet sich im Augeninnenwinkel Eiter. Direkt unterhalb des Augenwinkels schwillt das Gewebe beidseits der Nase an.

Wann zum Arzt?

Die angeborene Verlegung des Tränenkanals öffnet sich allein im ersten Lebensjahr. Durch eine Behandlung ließe sich dies jedoch beschleunigen. Bei den Anzeichen einer Infektion sollten Sie Ihr Baby innerhalb von 24 Stunden dem Arzt vorstellen.

Behandlung

Kann der Arzt kein Zeichen einer Infektion feststellen, wird er Ihnen zeigen, wie Sie den oberen Teil des Tränenganges sanft massieren können (s. Abb. re.). Auf diese Weise können Sie das Öffnen des Tränenkanals beschleunigen.

Liegt eine Infektion vor, verschreibt er meist eine antibiotikahaltige Salbe. Sobald die Infektion abgeklungen ist, können Sie mit der oben erwähnten Massage den Tränenkanal zu öffnen versuchen.

Hat sich der Tränenkanal bis zum ersten Geburtstag Ihres Kindes nicht von allein geöffnet, geschieht dies operativ unter Narkose mit einer dünnen Sonde. Die Operation wird ambulant durchgeführt.

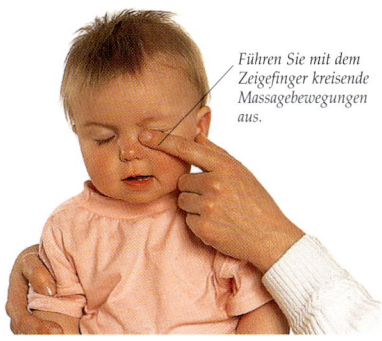

Führen Sie mit dem Zeigefinger kreisende Massagebewegungen aus.

Sanfte Massage des Tränenkanals
Massieren Sie mit frisch gewaschenen Händen mit Ihrem Zeigefinger sanft die Haut direkt unterhalb des Augeninnenwinkels. Diese Technik – ein, zwei Wochen lang drei- oder viermal täglich angewandt – fördert die Öffnung des Tränenkanals.

Aussichten

Sobald der Tränenkanal offen ist, hören die Augen auf zu tränen und sind weniger infektanfällig.

ERKRANKUNGEN DES AUGENLIDS

Gerstenkorn und Lidrandentzündung kommen bei Kindern häufig vor. Beim Gerstenkorn handelt es sich um eine eitrige Schwellung am Lidrand. Bei der Lidrandentzündung sind die Lidränder entzündet. Trotz aller Beschwerden sind diese Störungen harmlos.

GERSTENKORN

Ein Gerstenkorn entsteht durch eine Infektion, meist mit Bakterien. Manchmal entwickeln sich Gerstenkörner auch als Komplikation einer Lidrandentzündung.

Symptome

Hauptsymptome sind:
- Ein gelblicher Eiterherd auf dem Augenlid am Wimpernansatz.
- Um den Eiterherd ist das Augenlid geschwollen und entzündet.
- Das Auge ist berührungsempfindlich und schmerzt.

Behandlung

Ein Gerstenkorn heilt normalerweise nach wenigen Tagen ab. Heiße Umschläge – stündlich jeweils 20 Minuten lang – lindern die Schmerzen, fördern den Eiterabfluß und beschleunigen den Heilungsprozeß. Damit sich die Infektion nicht ausbreitet, sollte das Gerstenkorn nicht berührt werden.

Treten Gerstenkörner wiederholt auf, sollten Sie mit Ihrem Kind zum Arzt gehen, der wahrscheinlich eine antibiotikahaltige Salbe verschreibt.

LIDRANDENTZÜNDUNG

Diese als Blepharitis bezeichnete Erkrankung geht oft mit Schuppenbildung einher und betrifft meist Kinder mit SEBORRHOISCHEM EKZEM (S. 134). Selten kann sie auch durch Bakterien oder Viren verursacht sein.

Symptome

Hauptsymptome:
- Gerötete, juckende und brennende Lidränder
- Schuppen- und Borkenbildung am Wimpernansatz. Bei der seborrhoisches Form sind die Borken gelblich und ölig.

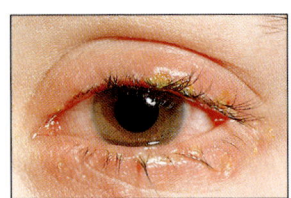

Infektiöse Blepharitis
Die Augenlider sind rot und geschwollen und mit Schuppenkrusten überzogen. Das Augenweiß ist gerötet.

- Manchmal wachsen die Wimpern in die falsche Richtung oder fallen aus.

Bei manchen Kindern geht die infektiöse Blepharitis mit einer BINDEHAUTENTZÜNDUNG (S. 165) einher. Bei Verdacht auf eine Lidrandentzündung sollten Sie Ihr Kind dem Arzt vorstellen.

Behandlung

Der Arzt wird Ihnen zeigen, wie Sie mit feuchter Gaze Borken vom Lidrand entfernen. Möglicherweise nimmt er einen Abstrich vom Lidrand. Ist das Augenlid infiziert, wird eine antibiotikahaltige Salbe verschrieben, die nach Entfernung aller Borken und Krusten aufgetragen wird. Die infektiöse Blepharitis klingt normalerweise innerhalb von zwei Wochen ab. Um ein erneutes Auftreten zu verhindern, sollte die Salbe noch mindestens weitere zwei Wochen angewandt werden. Die seborrhoische Form der Blepharitis bleibt gewöhnlich lange bestehen. Eine Schuppenbehandlung hilft, weiteren Blepharitis-Schüben vorzubeugen.

SCHIELEN

Unter Schielen versteht man die Abweichung einer oder abwechselnd beider Sehachsen aus der Normalstellung. In den ersten zwei bis vier Lebensmonaten schielen viele Babys. Schielt das Kind aber noch nach dieser Zeit oder schielt es permanent, ist dies behandlungsbedürftig.

Ursachen

Babys schielen, weil die Koordination ihrer Augenmuskeln noch nicht ausgereift ist. Bei älteren Kindern ist Schielen oft durch starke Weitsichtigkeit bedingt. Wenn sich das Auge dann auf die Nähe einstellt, kommt es zum Einwärtsschielen. Schielen kann auch durch seitenungleiche Brechungsfehler entstehen. Dann ist das Gehirn nicht in der Lage, die Netzhautbilder der beiden Augen zu einem Bild zu verschmelzen. Das Bild des schwächeren Auges wird unterdrückt. Dadurch geht das räumliche Sehen verloren. Letztlich kann das schwächere Auge seine Tätigkeit einstellen.

Symptome

Hauptsymptome sind:
- Beim Fixieren eines Gegenstands entgleist ein Auge weit nach innen oder außen

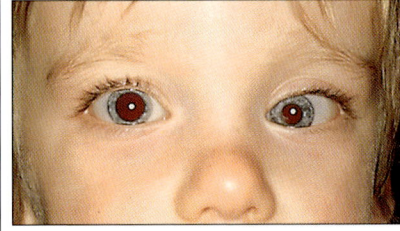

Einwärtsschielen
Bei diesem Kind weicht das linke Auge nach innen ab, während das normalsichtige Auge geradeaus schaut.

  (Einwärts- oder Auswärtsschielen) oder nach oben (Höhenschielen).
- Sehschwäche des betroffenen Auges.
- Doppelt- oder Schleiersehen, dem das Kind zu begegnen versucht, indem es das

betroffene Auge schließt oder mit der Hand abdeckt.

Um die durch das Schielen verursachten Doppelbilder zu vermeiden, ignoriert das Gehirn das Bild des schwächeren Auges. Das kann auf Dauer seine Sehkraft beeinträchtigen.

Fängt Ihr Kind nach dem vollendeten vierten Lebensmonat zu schielen an, oder schielt es dauernd, konsultieren Sie einen Augenarzt.

Behandlung

Zunächst wird die Sehkraft Ihres Kindes bestimmt, vielleicht bekommt es eine Brille. Möglicherweise wird das normalsichtige Auge mit einem Pflaster oder einem zugeklebten Brillenglas am Sehen gehindert. Manchmal läßt sich die Achsenfehlstellung des schielenden Auges nur operativ korrigieren.

Aussichten

Wird das Schielen so bald wie möglich gezielt behandelt, sollte sich die Sehkraft normal entwickeln.

BRECHUNGSFEHLER DER AUGEN

Man unterscheidet drei Arten von Brechungsfehlern, die alle in einem gewissen Grad mit Sehunschärfe einhergehen: Kurzsichtigkeit (Myopie), Weitsichtigkeit (Hyperopie) und Stabsichtigkeit (Astigmatismus). Brechungsfehler kommen familiär gehäuft vor. Weitsichtigkeit und Astigmatismus liegen oft schon bei Geburt vor. Kurzsichtigkeit tritt häufig erst in der Pubertät zu Tage, auch wenn sie sich bereits einige Jahre zuvor entwickelt hat.

Ursachen

Kurz- und Weitsichtigkeit entstehen in der Regel durch ein Mißverhältnis zwischen der Länge des Augapfels und der Brechkraft der Hornhaut (s. Abb. u.).

Kurzsichtige sehen das Bild entfernter Gegenstände unscharf, weil sich die Strahlen vor der Netzhaut vereinigen.

Bei Weitsichtigen vereinigen sich einfallende Lichtstrahlen erst hinter der Netzhaut. Nur leicht oder mäßig weitsichtige Kinder sehen dennoch recht scharf, weil ihre noch flexible Augenlinse ihre Brechkraft an die Entfernung des fixierten Gegenstandes anpaßt (Akkommodation).

Astigmatismus oder Stabsichtigkeit entsteht durch eine Hornhautverkrümmung. Dadurch können nicht alle Teile des fixierten Gegenstandes auf einen gemeinsamen Brennpunkt vereinigt werden, so daß waagerechte Lichtstrahlen beispielsweise im Brennpunkt liegen, senkrechte dagegen außerhalb davon.

Symptome

Hinweise auf Astigmatismus oder Kurzsichtigkeit können sein, wenn Ihr Kind:
- sehr nah vor dem Fernseher sitzt,
- in der Schule schlechte Leistungen und Desinteresse zeigt, weil es nicht sieht, was an der Tafel vor sich geht,
- entferntere Gegenstände unscharf sieht.

Bei starker Weitsichtigkeit kann Ihr Kind:
- anfangen zu SCHIELEN (gegenüber),
- Naheliegendes nur unscharf sehen.

Wann zum Arzt?

Bei Verdacht auf einen Brechungsfehler bzw. Fehlsichtigkeit sollten Sie mit Ihrem Kind zum Augenarzt gehen.

Was der Augenarzt tun kann

Zunächst einmal werden die Augen Ihres Kindes nacheinander untersucht. Mit welchem Test die Sehschärfe ermittelt wird, hängt vom Alter des Kindes ab und davon, ob es schon lesen kann. Kann das Kind lesen, wird mit der Snellen-Sehprobentafel gearbeitet. Kann es noch nicht lesen, meist mit Sehzeichen, sogenannten Optotypen. Oft werden Sehtafeln mit »Landolt-Ringen« eingesetzt – Ringe mit einer Aussparung, deren Stelle der kleine Patient näher bezeichnen muß. Bei ganz kleinen Kindern kann man auch mit Abbildungen bekannter Gegenstände arbeiten. Alternativ dazu kann die Sehkraft auch mit Hilfe des Retinoskops bestimmt werden, mit dem die Bewegung eines ins Auge einfallenden und von der Netzhaut zurückgeworfenen Lichtstrahls beobachtet wird.

Zunächst wird die Art des Brechungsfehlers ermittelt, dann sein Schweregrad bzw. die Sehschärfe. Um ein exaktes Untersuchungsergebnis zu erhalten, wird häufig Atropin ins Auge geträufelt. Das setzt den starken Akkommodationsmechanismus vorübergehend außer Kraft. Es werden dem Kind nun nacheinander verschiedene Linsen vor das Auge geschoben und die Linse, die die beste Sehschärfe verleiht, ermittelt. Die Ergebnisse werden mit dem Retinoskop überprüft.

Anhand dieser Ergebnisse wird in der Regel eine Brille mit der entsprechenden Dioptrienzahl (Maßeinheit der Brechkraft von optischen Linsen) verschrieben. Es können auch Kontaktlinsen verschrieben werden, die den Sehfehler noch besser korrigieren. Teenager ziehen sie aus kosmetischen Gründen häufig vor. Da Kontaktlinsen zuverlässig gepflegt werden müssen, sind sie für kleinere Kinder ungeeignet. Allerdings könnte man ihnen Dauertragelinsen anpassen, die eine Woche lang im Auge bleiben und dann durch ein neues Paar ersetzt werden.

Aussichten

Meist verschlechtern sich Brechungsfehler nicht mehr weiter, wenn der Mensch ausgewachsen ist. Da die Akkommodationsfähigkeit des Auges jedoch mit zunehmendem Alter nachläßt, kann eine bisher symptomlos gebliebene Weitsichtigkeit in den mittleren Jahren plötzlich zu Tage treten.

KURZ- UND WEITSICHTIGKEIT

Um scharfe Bilder sehen zu können, müssen die Brechkraft des optischen Systems im Auge und die Entfernung der Hornhaut zur Netzhaut im richtigen Verhältnis zueinander stehen. Nur dann entsteht das Bild eines fixierten Gegenstandes auf der Netzhaut. Kurzsichtigkeit entsteht durch eine zu starke Krümmung der Hornhaut und/oder einen zu langen Augapfel. Weitsichtigkeit entsteht durch eine zu schwach gekrümmte Hornhaut und/oder einen zu kurzen Augapfel.

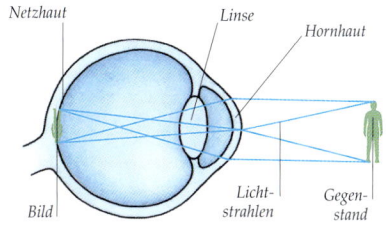

Normalsichtigkeit
Die Form des Augapfels und die Brechkraft der Hornhaut passen genau zueinander. Das Bild des fixierten Gegenstands entsteht auf der Netzhaut und wird scharf gesehen.

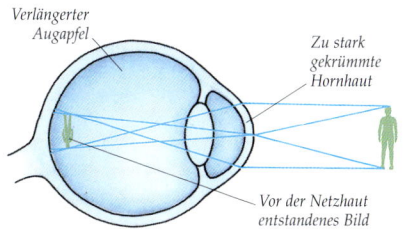

Kurzsichtigkeit
Der Augapfel ist zu lang und die Brechkraft der zu stark gekrümmten Hornhaut zu stark. Das Bild eines entfernten Gegenstands entsteht vor der Netzhaut und wird unscharf gesehen.

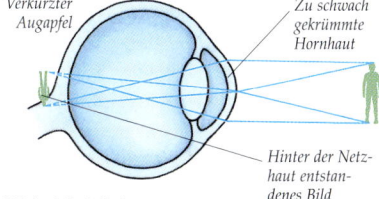

Weitsichtigkeit
Der Augapfel ist zu kurz und die Brechkraft der zu schwach gekrümmten Hornhaut zu schwach. Das Bild eines fixierten Gegenstands entsteht hinter der Netzhaut und wird unscharf gesehen.

PSYCHISCHE ERKRANKUNGEN UND AUFFÄLLIGKEITEN

WENN SICH EIN KIND in irgendeiner Weise auffällig verhält, wüßten die Eltern gern, ob Sie sich deswegen Sorgen machen müssen. Die meisten Kinder legen beunruhigende oder einfach lästige Angewohnheiten irgendwann von selbst ab, einige jedoch brauchen professionelle Hilfe. Wird der Arzt frühzeitig zu Rate gezogen, hilft dies, Ängste abzubauen und eine Behandlungsbedürftigkeit rechtzeitig zu erkennen.

SCHLAFSTÖRUNGEN

Schlafstörungen kommen am häufigsten bei Kindern bis zu fünf Jahren vor, können aber auch bei älteren Kindern noch Probleme machen. Die unten abgehandelten Störungen sind meist nur vorübergehender Art. Nur selten stecken Angstzustände (s. ÄNGSTE, S.170) oder, noch seltener, ernsthafte psychische Erkrankungen dahinter.

EINSCHLAF- UND DURCHSCHLAFSTÖRUNGEN

Die meisten Kinder schlafen mit einem Jahr nachts durch. Tun sie es nicht, kommen als Ursachen in Frage: keine festen oder zu frühe Zubettgehzeiten, oder das Kind fürchtet sich vor Dunkelheit.

Wann zum Arzt?

Konsultieren Sie einen Arzt, wenn die Schlafstörung nicht mehr tolerierbar ist.

Feste Schlafenszeiten und ein festes Schlafritual verhelfen Ihrem Kind manchmal schon innerhalb weniger Wochen zu einem normalen Schlafverhalten. Gegen

Nächtliches Wachsein
Einschlaf- oder Durchschlafstörungen sind bei Kindern zwischen einem und zwei Jahren nichts Ungewöhnliches.

Angst vor Dunkelheit hilft oft schon ein kleines Nachtlicht.

ALPTRÄUME

Erschreckende Träume kommen bei Kindern zwischen fünf und sechs Jahren sehr häufig vor und werden häufig dadurch ausgelöst, daß sie Tageserlebnisse aufarbeiten, z.B. einen gruseligen Fernsehfilm. Manchmal stehen sie aber auch in Zusammenhang mit Angstzuständen.

Selbsthilfe

Wacht Ihr Kind durch einen Alptraum auf, beruhigen Sie es, bis es wieder einschläft. Vielleicht können Sie Alpträumen vorbeugen, indem Sie die Fernsehgewohnheiten Ihres Kindes kritisch überprüfen. Sie können auch die Kinderzimmertür ein Stück offenlassen oder ein Nachtlicht brennen lassen. Manchen Kindern hilft es, über ihren Alptraum zu sprechen. Hat das Kind dauernd oder häufig Alpträume, sollten Sie einen Arzt zu Rate ziehen.

Nach dem 6. Lebensjahr kommen Alpträume seltener vor.

NACHTANGST

Kinder zwischen vier und sieben Jahren leiden besonders häufig an Nachtangst, die sich etwa zwei Stunden nach dem Einschlafen zeigt. Kurz bevor sie auftritt, wird das Kind zunehmend unruhig. Während eines solchen Anfalls von Nachtangst scheint das Kind wach und von Schrecken gepackt zu sein, es schreit, weint und jammert. Doch obwohl es wach aussieht, ist es nicht voll bei Bewußtsein.

Wenn Sie aus Erfahrung wissen, wann mit einem Anfall von Nachtangst zu rechnen ist, wecken Sie Ihr Kind in der vorausgehenden unruhigen Phase bzw. etwa 15 Minuten vorher. Ist der Anfall erst einmal da, können Sie nicht mehr tun, als das Licht anmachen, besänftigend auf das Kind einreden und bei ihm bleiben.

Wann zum Arzt?

Konsultieren Sie den Arzt, wenn Ihr Kind übermäßig oft an Nachtangst leidet. Eventuell wird ein paar Wochen lang ein pflanzliches schlafförderndes Mittel verschrieben, das die Schlaftiefe beeinflussen soll. Mit den Jahren verliert sich die Nachtangst dann.

SCHLAFWANDELN

Diese Störung trifft vorwiegend Kinder im Alter zwischen sechs und zwölf Jahren: Das Kind steigt aus dem Bett, wandelt ziellos umher und schlüpft meist innerhalb weniger Minuten wieder unbeschadet ins Bett. Sie selbst können nur den »Weg« Ihres Kindes sichern. Wecken Sie es nicht auf, aber geleiten Sie es nötigenfalls sanft ins Bett zurück.

Die meisten Kinder legen das Schlafwandeln in der Pubertät ab, einige wenige behalten diese Besonderheit ein Leben lang bei.

VERHALTENSAUFFÄLLIGKEITEN

Die bekanntesten Verhaltensauffälligkeiten bei Kindern sind Daumenlutschen, Kopfschlagen oder Luftanhalten. Tics und Zwangshandlungen betreffen vor allem Schulkinder. Nägelkauen und Haaredrehen oder -reißen kann bei Kindern aller Altersstufen vorkommen. Die meisten dieser Angewohnheiten sind harmlos.

DAUMENLUTSCHEN

Ein Kind lutscht vielleicht am Daumen, weil es sich langweilt, es nervös ist oder Trost sucht. Daumenlutschen findet sich vor allem bei Kindern bis zu drei Jahren und ist harmlos. Manche Kinder behalten diese Angewohnheit bis zur Einschulung bei. Sie können versuchen, Ihr Kind durch ein Gespräch davon abzubringen. Manchmal hilft eine kleine Belohnung als Anreiz.

Eine trostspendende Gewohnheit
Daumenlutschen kommt bei Kindern ausgesprochen häufig vor. Etwa die Hälfte aller Dreijährigen pflegt diese Gewohnheit.

NÄGELKAUEN

Etwa ein Drittel aller Kinder kaut an den Nägeln. Diese Gewohnheit setzt gewöhnlich in den ersten Schuljahren ein und kann bis ins Erwachsenenalter bestehen bleiben. Sie können in der Apotheke ein Mittel kaufen, das bitter schmeckt und auf die Nägel gestrichen wird. Allerdings ist der Erfolg nicht garantiert.

KOPFSCHLAGEN

Manche Kinder schlagen ihren Kopf vor Enttäuschung, Wut oder Langeweile gegen harte Gegenstände wie eine Wand. Ein solches Verhalten findet sich vereinzelt noch im Vorschulalter, wird gewöhnlich aber mit etwa vier Jahren abgelegt. Bei starkem oder permanentem Kopfschlagen sollten Sie einen Arzt konsultieren.

ATEMANHALTEN

Einige wenige Kinder im Vorschulalter haben die Angewohnheit, bis zu 30 Sekunden lang den Atem anzuhalten. Eine Ohnmacht provozieren sie damit doch nur selten. Anlaß für ein solches Verhalten sind häufig Schmerzen, Wut oder Enttäuschung. Meist will das Kind damit das Verhalten der Eltern verändern. Diese Anfälle verschwinden normalerweise mit etwa vier Jahren.

TICS

Sich wiederholende, unwillkürliche Bewegungsfolgen, Tics also, kommen in erster Linie bei Schulkindern vor. Sie betreffen meist Kopf und Gesicht, so z.B. beim Zwinkertic. Tics entstehen häufig durch Streß und verschwinden meist innerhalb einiger Monate wieder.

Bei einem wirklich schweren oder von einer beunruhigenden Verhaltensauffälligkeit begleiteten Tic sollten Sie den Arzt konsultieren.

ZWANGSHANDLUNGEN

Manche Schulkinder zeigen ein zwanghaftes Verhalten; sie müssen immer wieder eine bestimmte Handlung vollziehen. Am besten ignoriert man ein solches Verhalten, meist verschwindet es irgendwann von allein. Bleibt es jedoch bestehen oder wird es gar schlimmer, konsultieren Sie einen Arzt.

HAAREDREHEN ODER -ZIEHEN

Viele Kinder drehen oder ziehen an ihren Haaren, wenn sie Angst haben, enttäuscht sind oder bei anderem Gefühlsaufruhr. Meist sind diese Gewohnheiten nicht besorgniserregend. Nur ganz selten reißt sich das Kind so viele Haare aus, daß kahle Stellen entstehen – in dem Fall sollten Sie mit Ihrem Kind zum Arzt gehen.

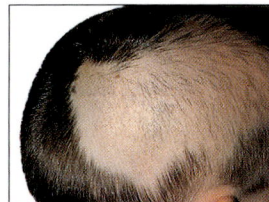

Kahle Stellen
Diese große kahle Stelle auf der Kopfhaut ist das Ergebnis wiederholten Haareziehens.

EINKOTEN

Die meisten Kinder können mit etwa drei Jahren ihre Darmfunktion kontrollieren. Passiert dann und wann doch mal ein Malheur, ist das nicht weiter schlimm. Geschieht das jedoch andauernd oder lernt es das Kind nicht, seinen Darm bewußt zu entleeren, kann das auf eine Störung hindeuten.

Ursachen

Einkoten wird oft durch chronische VERSTOPFUNG (S.181) verursacht. Harter Stuhl kann nicht ausgeschieden werden, flüssiger Stuhl entweicht. Manchmal ist Durchfall der Grund für das Einkoten. Ein verzögertes Lernen der Darmkontrolle, Fehler bei der Sauberkeitserziehung oder Streß sind weitere mögliche Ursachen. Verschmieren von Stuhl (Enkopresis) zeigt eine ernsthafte psychische Störung an.

Wann zum Arzt?

Konsultieren Sie einen Arzt, wenn Ihr Kind älter ist als drei Jahre und seinen Darm noch nicht kontrolliert entleert, wenn es wieder einzukoten beginnt oder an Enkopresis leidet. Der Arzt wird Ihr Kind zunächst untersuchen und etwaige organische Ursachen behandeln. Außerdem wird er die rechts stehenden Maßnahmen empfehlen. Bei Enkopresis wird er das Kind wahrscheinlich an einen Psychologen überweisen.

Selbsthilfe

Strafen würden wahrscheinlich alles nur noch schlimmer machen. Ermuntern Sie Ihr Kind sanft und doch bestimmt, häufig zur Toilette zu gehen. Nach den Mahlzeiten sollte es sich stets fünf Minuten auf die Toilette setzen. Loben und belohnen Sie jedes erfolgreiche Geschäft. Damit das Kind sein »großes Geschäft« weiterhin auf die Toilette macht, müssen Sie vielleicht drei bis sechs Monate lang so vorgehen. Versuchen Sie, etwaige psychische Ursachen ausfindig zu machen und auszuschalten.

Mit der richtigen Behandlung müßte das Einkoten innerhalb weniger Wochen behoben sein. Andernfalls sollten Sie einen Arzt konsultieren.

ANGSTZUSTÄNDE UND -NEUROSEN

Alle Kinder empfinden Angst oder Furcht. In vielen Situationen ist ein gewisses Maß an Angst durchaus angebracht, so zum Beispiel wenn sich ein Kind fürchtet, weil seine Mutter weggeht. Ängste sind lediglich dann besorgniserregend oder bekommen Krankheitswert, wenn sie länger als ein paar Monate andauern, zur Phobie ausarten und/oder das alltägliche Leben des Kindes beeinträchtigen.

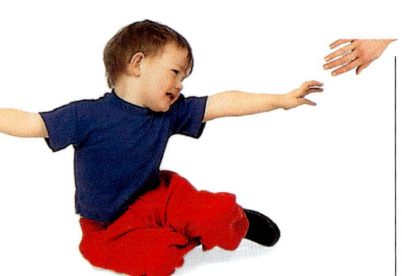

Trennungsangst
Kleinkinder haben oft Angst, wenn sie, wenn auch nur für kurze Zeit, von ihrer Haupt-Bezugsperson getrennt werden.

Symptome
Angstzustände und -neurosen können bei Kindern folgende Anzeichen haben:
- Längeres oder anhaltendes Weinen
- Reizbarkeit und Stimmungsschwankungen
- Appetitlosigkeit und Schlafstörungen
- BETTNÄSSEN (S. 192) und EINKOTEN (S. 169)
- Unerklärliche körperliche Symptome, wie stets wiederkehrende Magen-, Kopf-, Gelenk- oder Gliederschmerzen
- Tics und Zwangshandlungen (s. VERHALTENSAUFFÄLLIGKEITEN, S. 169)

Ursachen
Angstzustände und -neurosen gehen häufig auf ein Gefühl der Unsicherheit zurück. Der Auslöser bzw. die Ursache für die Ängste können klar auf der Hand liegen, so zum Beispiel bei der Trennung von Vater oder Mutter (die sogenannte Trennungsangst), Problemen im Elternhaus oder in der Schule. Kinder können bestimmte Ängste aber auch von anderen übernehmen, so etwa die Angst vor Spinnen durch Lernen am Beispiel der Mutter.

Selbsthilfe
Sprechen Sie mit Ihrem Kind über seine Ängste und Sorgen. Versuchen Sie, die ursächlichen Faktoren zu beseitigen oder zumindest zu mindern.

Übertreiben Sie Ihre Sorge um die Ängste Ihres Kindes nicht – das könnte alles nur noch verschlimmern. Helfen Sie Ihrem Kind, das Vertrauen in sich selbst wiederzufinden, damit es lernt, mit seinen speziellen Ängsten umzugehen. So können Sie beispielsweise Ihr Kind auf den Schoß nehmen und sich mit ihm zusammen Bilder von Tieren anschauen, vor denen es Angst hat.

Wann zum Arzt?
Zeitweise Phasen der Angst sind, vor allem bei Kleinkindern, nicht besorgniserregend. Bleiben die Ängste jedoch bestehen oder beeinträchtigen sie das Alltagsleben, sollten Sie einen Arzt konsultieren. Der Arzt wird die Ursache für die Ängste Ihres Kindes herauszufinden versuchen. Er kann Ihr Kind auch an einen Kinderpsychologen überweisen.

Angstzustände und -neurosen verschwinden normalerweise innerhalb einiger Monate wieder. Wirklich starke Störungen können das Kind jedoch als Erwachsenen wieder einholen.

ADS (AUFMERKSAMKEIT-DEFIZIT-SYNDROM)

Daß kleine Kinder sehr aktiv sind, ist normal und in den meisten Fällen kein Grund zur Besorgnis. Ist Ihr Kind jedoch unruhig, impulsiv und hat es Probleme, sich zu konzentrieren, könnte ein Aufmerksamkeit-Defizit-Syndrom (ADS) vorliegen. Darunter können auch seine schulischen Leistungen leiden. Etwa vier Prozent aller Grundschulkinder leiden an dieser Störung.

Ursachen
Die ADS-Ursache bleibt oft im Unklaren. In einigen wenigen Fällen liegt der Störung jedoch eine Hirnschädigung oder psychischer Streß zu Grunde. In einigen schweren Fällen spielt die Vererbung eine Rolle.

Die Störung kommt häufiger bei Jungen als bei Mädchen vor und tritt meist im Alter zwischen drei und sieben Jahren auf.

Symptome
Die ADS-Symptome können unerkannt bleiben, bis das Kind eingeschult wird und es bzw. sein Verhalten plötzlich im Vergleich mit seinen Altersgenossen gesehen wird.

Ein Kind mit ADS ist eventuell:
- unfähig, sich zu konzentrieren,
- überaus lebendig bzw. unruhig,
- impulsiv und sehr leicht erregbar,
- destruktiv, ein Störenfried und stark unfallgefährdet,
- reizbar und aggressiv.

Konsultieren Sie einen Arzt, wenn Sie Angst haben, das Verhalten Ihres Kindes könnte nicht normal sein.

Behandlung
Möglicherweise wird Ihr Kind an einen Kinderpsychologen oder Psychotherapeuten überwiesen. Die Behandlung des ADS richtet sich nach Ursache und Schweregrad der Störung. Sie selbst bekommen Anleitungen, wie Sie die überschüssigen Energien Ihres Kindes in vernünftige Bahnen lenken können. Einige Kinder brauchen eine Sonderförderung. Manchmal hilft auch eine spezielle Diät, die aus einigen wenigen ausgesuchten, gut verträglichen Nahrungsmitteln besteht und von einer Diätassistentin überwacht wird (siehe S. 182). Bei schwerem ADS wirkt bei vielen Kindern paradoxerweise ein Aufputschmittel beruhigend und konzentrationsfördernd.

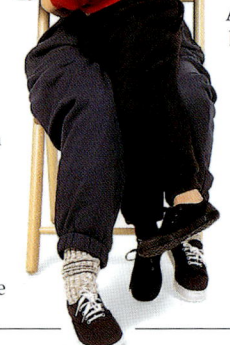

Aussichten
Bei den meisten Kindern bessert sich die Störung bei richtiger Behandlung und mit zunehmendem Alter. Einige wenige Kinder zeigen als Jugendliche antisoziales Verhalten.

Ein hyperaktives Kind
Ein ADS-Kind ist ausgesprochen lebhaft und kann nicht für längere Zeit bei ein- und derselben Sache bleiben.

AUTISMUS

Bei dieser Störung ist die Fähigkeit des Kindes, soziale Beziehungen aufzunehmen, gestört. Autismus wird meist im Alter von drei Jahren festgestellt und findet sich bei Jungen öfter als bei Mädchen. Die Ursache ist unbekannt, es scheint jedoch eine genetische Anlage dafür zu geben. Beim Asperger-Syndrom, der mildesten Ausprägungsform des Autismus, ist die Intelligenz normal.

Symptome

Autismus kann unterschiedlich stark ausgeprägt sein. Ein autistisches Kind kann folgende Symptome aufweisen:

- Es ist unfähig, Augenkontakt herzustellen oder auf Gegenstände zu zeigen, um die Aufmerksamkeit Dritter darauf zu lenken.
- Es wiederholt unablässig Bewegungen, wie Händeklatschen oder Hin- und Herbewegen eines Spielzeugs.
- Die Sprachentwicklung ist verzögert (s. SPRACHSTÖRUNGEN, unten).

- Es ist gleichgültig anderen gegenüber.
- Es ist ein Einzelgänger.
- Es ist an kreativen Spielen nicht interessiert.
- Änderungen der Alltagsroutine bringen es völlig aus dem Gleichgewicht.
- LERNSTÖRUNGEN (S. 172).

Konsultieren Sie einen Arzt, wenn Ihnen die sprachliche Entwicklung Ihres Kindes auffällig oder besorgniserregend erscheint, es Lernschwierigkeiten hat oder Beziehungsstörungen zu haben scheint.

Behandlung

Bei Verdacht auf Autismus wird das Kind an einen Psychologen oder Psychotherapeuten überwiesen. Heilen läßt sich Autismus nicht. Ziel der Therapie ist es, den Kindern Sprechen, Sich-Ausdrücken und Kommunizieren zu ermöglichen. Die meisten autistischen Kinder besuchen Sonderschulen. Regelschulen – mit speziellem Förderunterricht – stehen nur einer kleiner Minderheit von ihnen offen.

Aussichten

Mit der richtigen Behandlung bessert sich der Zustand der meisten autistischen Kinder allmählich. Manche Autisten erlangen zwar eine gewisse Unabhängigkeit, doch die meisten von ihnen bleiben ihr Leben lang darin behindert, mit ihrer Umwelt in Beziehung zu treten.

SPRACHSTÖRUNGEN

Sprachstörungen kommen vor allem bei Jungen im Kindesalter häufig vor. Am weitesten verbreitet ist die verzögerte Sprachentwicklung, die auf Verständnisstörungen oder einer fehlerhaften Lautbildung basieren kann. Ebenfalls häufig sind Stammeln und Lispeln. Spezielle Sprach- oder Sprechstörungen kommen bei Kindern mit ansonsten ganz normal verlaufender Entwicklung vor. Manchmal können sie mit LERNSTÖRUNGEN (S. 172) oder AUTISMUS (oben) einhergehen.

VERZÖGERTE SPRACHENTWICKLUNG

Hörstörungen, die meist auf stets wiederkehrende Ohrinfektionen (s. MITTELOHRENTZÜNDUNG, S. 162) oder ein LEIMOHR (S. 163) zurückgehen, sind Hauptursache für eine verzögerte Sprachentwicklung. Ein relativ später Spracherwerb kann in der Familie liegen, kann aber auch eine organische Ursache haben, wie eine ZEREBRALPARESE (S. 160), bei der die Koordination der an der Lautbildung beteiligten Muskeln gestört sein kann. Ein Kind, dem sprachliche Anregung und Interaktion fehlen, kann relativ spät sprechen lernen. Auch zweisprachig aufwachsende Kinder oder Links- oder Beidhänder lernen manchmal spät sprechen.

Wann zum Arzt?

Kann Ihr Kind mit zwei Jahren noch keine Worte bilden oder Aufforderungen verstehen, konsultieren Sie einen Arzt. Er wird wahrscheinlich einen Hörtest vornehmen. Außerdem wird er das Kind vielleicht zum Sprachtherapeuten überweisen.

Lautbildung

Die Luft bringt die Stimmbänder zum Vibrieren, dabei entstehen Geräusche. Die vom Gehirn kontrollierten und koordinierten Bewegungen von Mund, Lippen und Zunge bilden daraus Sprache. Über den Kontakt der Zunge mit den Zähnen und dem Gaumensegel werden Laute artikuliert.

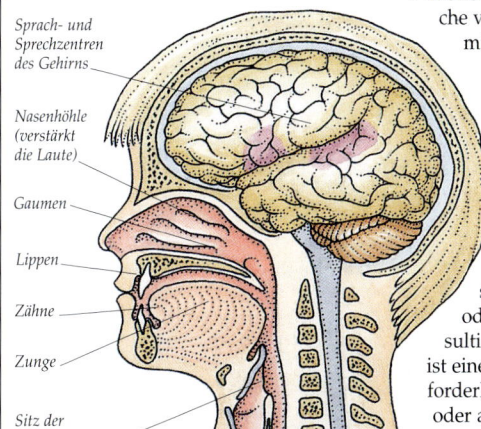

Sprach- und Sprechzentren des Gehirns

Nasenhöhle (verstärkt die Laute)

Gaumen

Lippen

Zähne

Zunge

Sitz der Stimmbänder

Behandlung

Eine Hörstörung muß behandelt werden. Ein Sprachtherapeut wird Ihnen erklären, wie Sie Ihr Kind zum Sprechen animieren können. Wahrscheinlich wird er auch selbst mit dem Kind arbeiten. Ein Kind mit Lernschwierigkeit oder einem Hörschaden braucht meist eine spezielle Sprachschulung und Förderung.

Aussichten

Kinder, deren sprachliche Fähigkeiten nur leicht unter denen Gleichaltriger liegen, und die sich in allen anderen Bereichen normal entwickeln, holen ihr Defizit meist irgendwann auf. Kindern, die sprachlich weiter zurück sind, hilft eine Behandlung zwar, manche von ihnen haben aber später Probleme mit dem Lesen- und Schreibenlernen.

AUSSPRACHEFEHLER

Kinder, die gerade sprechen lernen, lispeln oft oder lassen einzelne Konsonanten aus. Viele Kinder zwischen zwei und vier haben Phasen, in denen sie stammeln. Dieser Stammelfehler gibt sich normalerweise bis zur Einschulung. Bleibt er weiter bestehen oder ist er sehr stark ausgeprägt, konsultieren Sie einen Arzt. Möglicherweise ist eine Sprachtherapie bzw. -schulung erforderlich. Nur selten bleiben Stammel- oder andere Aussprachefehler bis ins Erwachsenenalter bestehen.

LERNSTÖRUNGEN

Bei den Lernstörungen unterscheidet man zwischen allgemeinen Lernstörungen und den speziellen Lernstörungen, die sich lediglich auf einen bestimmten Bereich, wie Lesen oder Schreiben, beziehen.

ALLGEMEINE LERNSTÖRUNG

Das Kind entwickelt seine körperlichen, geistigen und sozialen Fähigkeiten über Jahre hinweg. Die MEILENSTEINE DER ENTWICKLUNG (S. 24-25) helfen, Entwicklungsverzögerungen zu erkennen.

Ursachen

Zu den bekannten Ursachen der allgemeinen Lernstörung zählen Erbkrankheiten wie das DOWN SYNDROM (S. 198), die PHENYLKETONURIE (S. 201) und das FRAGILE-X-SYNDROM (S. 199), Hör- oder Sehstörungen, sowie eine vor, während oder kurz nach der Geburt entstandene Gehirnschädigung. Eine körperliche Behinderung wie die ZEREBRALPARESE (S. 160) geht manchmal auch mit Lernstörungen einher. Bei vielen Kindern läßt sich keine spezifische Ursache feststellen. Nur selten ist eine schwere psychische Störung der Grund.

Symptome

So breitgefächert der jeweilige Behinderungsgrad sein kann, so unterschiedlich sind auch die Symptome. Bei einem Kind mit Down Syndrom steht von Anfang an fest, daß damit auch eine Lernbehinderung assoziiert wird. Bei manchen anscheinend gesunden Kindern kristallisiert sich relativ früh eine Lernbehinderung heraus, bei anderen kann die Störung bis zur Einschulung unentdeckt bleiben. Möglich ist, daß ein Kind mit einer allgemeinen Lernstörung:
- erst spät sitzen und laufen lernt,
- erst spät oder langsam sprechen lernt (s. SPRACHSTÖRUNGEN, S. 171),
- Laute nicht wahrnimmt oder nicht darauf reagiert und damit schwerhörig oder taub wirkt,
- im Kindergarten oder in der Schule keine Fortschritte macht.

Manche Kinder können darüber hinaus ANTISOZIALES VERHALTEN (S. 174) oder ein AUFMERKSAMKEIT-DEFIZIT-SYNDROM (S. 170) aufweisen.

Behandlung

Mit speziellen psychologischen Tests wird man versuchen, Ihr Kind entsprechend seiner Intelligenz und Lernfähigkeit einzustufen. Außerdem kann es an Lernförderprogrammen teilnehmen und sprach-, beschäftigungs- und/oder psychotherapeutisch behandelt werden.

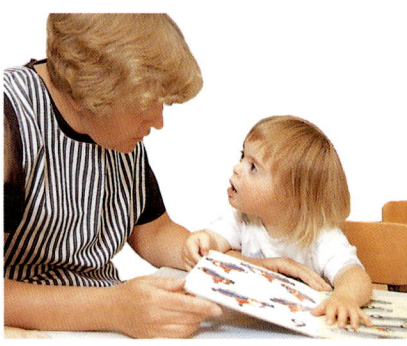

Spezielle Lernförderung
Kinder mit allgemeiner Lernstörung bedürfen der speziellen Lernförderung durch geschulte Kräfte. Sie erhalten oft Einzelunterricht oder werden in kleinen Klassen unterrichtet.

Aussichten

Mit der entsprechenden Förderung kann ein Kind mit leichter bis mittelschwerer allgemeiner Lernstörung im Erwachsenenalter eine gewisse Unabhängigkeit erreichen. Bei wirklich schwerer Lernbehinderung läßt sich damit zwar auch viel erreichen, ein völlig unabhängiges Leben gelingt jedoch nur selten.

SPEZIELLE LERNSTÖRUNG

Von einer speziellen Lernstörung spricht man, wenn sich ein Kind im allgemeinen altersgerecht entwickelt, in einem bestimmten Lernbereich aber zwei Jahre oder mehr hinter seinen Schulkameraden zurück ist. Meist handelt es sich um eine Lese- und/oder Schreibschwäche (Dyslexie) oder eine Rechenschwäche.

Ursachen

Spezielle Lernstörungen können durch eine Hör- oder Sehstörung oder durch geringfügige Gehirnschädigungen verursacht sein. Meist läßt sich die Ursache jedoch nicht feststellen.

Symptome

Spezielle Lernstörungen werden häufig erst dann erkannt, wenn die jeweilige Fähigkeit – z.B. Sprechen, Lesen oder Rechnen – vom sonst üblichen Entwicklungsstand abweicht.

Der Vergleich mit Gleichaltrigen oder mit Geschwistern ist hilfreich. Ein Kind mit spezieller Lernstörung kann eventuell:
- eine verzögerte Sprachentwicklung haben,
- Probleme mit Geschicklichkeitsspielen wie einem Puzzle haben,
- nur sehr unzureichend zeichnen,
- rückwärts lesen und beim Schreiben Buchstaben oder Symbole umkehren,
- Probleme mit dem Buchstabieren haben,
- Probleme damit haben, Gegenstände durchzuzählen und Ziffern zu erkennen,
- antisoziales Verhalten an den Tag legen.

Bei Verdacht auf eine spezielle Lernstörung konsultieren Sie einen Arzt.

Behandlung

Zunächst werden wahrscheinlich Seh- und Hörvermögen des Kindes untersucht. Neben etwaigen Medikamenten erhält Ihr Kind wahrscheinlich eine spezielle Lernförderung und gegebenenfalls eine Verhaltenstherapie.

Aussichten

Die Aussichten richten sich nach dem Schweregrad der Störung und dem Alter des Kindes zur Zeit der Diagnose. Kinder, deren Lernschwierigkeiten auf eine organische Ursache wie eine Hörstörung zurückgehen, holen nach Behandlung der zugrundeliegenden Störung Versäumtes schnell nach. Die meisten Kinder, die eine Sonderförderung brauchen, machen gute Fortschritte. Manche Kinder haben ihr Leben lang Probleme in der speziellen Disziplin.

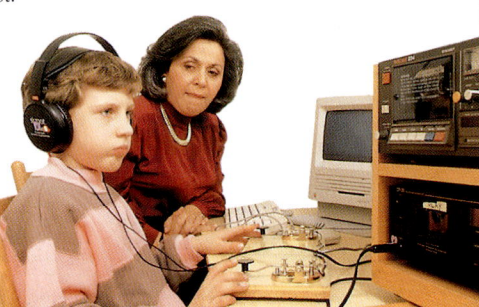

Hörtest
Ein Kind mit Lernstörung wird meist einem Hörtest unterzogen. Dabei hört das Kind über Kopfhörer Töne in verschiedenen Tonlagen und Lautstärken und muß über ein Zeichen angeben, wann und mit welchem Ohr es die Töne gehört hat.

ESS-STÖRUNGEN

Magersucht und Eß-Brechsucht sind die bei Heranwachsenden, vor allem jungen Mädchen, die am häufigsten vorkommenden Eßstörungen. Überessen ist eine weitere Form der Eßstörung. Kinder, die daran leiden, sind in der Regel übergewichtig oder fettleibig. Fettsucht (mehr als 20 Prozent Übergewicht) kommt in den Industrieländern häufig vor und kann ernsthafte Gesundheitsstörungen zur Folge haben.

MAGERSUCHT UND ESS-BRECHSUCHT

Menschen mit Eßstörungen sind meist sehr unsicher und haben zudem eine gestörte Selbstwahrnehmung. Sie assoziieren Dünnsein mit Schönsein oder weigern sich, erwachsen zu werden.

Symptome

Anzeichen für Magersucht (Anorexia nervosa) oder Eß-Brechsucht (Bulimie) kann sein, wenn eine Jugendliche:

- extrem wählerisch beim Essen wird und insgesamt wenig ißt,
- Unmengen von Nahrungsmitteln in sich hineinschlingt, um sie danach zu erbrechen (bei Bulimie),
- sich wegen ihres Eßverhaltens schuldig, bedrückt und deprimiert fühlt,
- häufig Abführmittel nimmt,
- übermäßig Sport treibt,
- nicht mehr im Kreis der Familie essen will,
- ihre Formen kaschierende Schlabberkleidung trägt,
- ihre Periode unregelmäßig bekommt und sie schließlich ganz aussetzt.

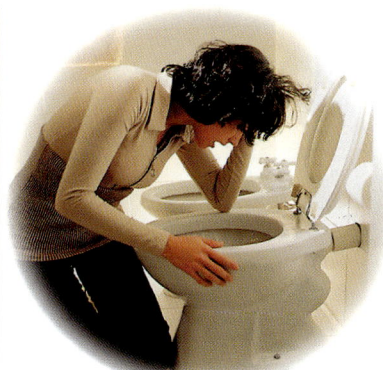

Eß-Brechattacken
Eßattacken, auf die selbst herbeigeführtes Erbrechen folgt, sind die Hauptkennzeichen der Eß-Brechsucht.

Im bereits weit fortgeschrittenen Stadium bildet sich feine Körperbehaarung, das Haupthaar wird dünner. Selten kann sich die Betroffene zu Tode hungern. Bei der Eß-Brechsucht steht die Gefahr einer Dehydratation und eines entgleisten Elektrolythaushalts im Vordergrund.

Bei Verdacht auf Magersucht oder Eß-Brechsucht sollten Sie einen Arzt konsultieren.

Behandlung

Die Behandlung besteht in erster Linie aus psychotherapeutischen Maßnahmen, meist für die gesamte Familie. Oft ist eine Langzeit-Psychotherapie erforderlich. Bei einer weit fortgeschrittenen Anorexie ist manchmal ein Krankenhausaufenthalt nicht zu umgehen, bei dem das Mädchen künstlich ernährt wird.

Bei rechtzeitiger Behandlung werden die meisten Betroffenen wieder ganz gesund. Manche jedoch behalten ihr Leben lang eine Form der Eßstörung bei. Einige Magersüchtige sterben an den Folgen ihrer Krankheit oder begehen Selbstmord.

ÜBERESSEN UND FETTSUCHT

Bei vielen Fettsüchtigen liegt diese Form des gestörten Eßverhaltens in der Familie. Helfen Sie Ihrem Kind abzunehmen, indem Sie ihm ein gesundes Eßverhalten vorleben. Zeigt sich auch nach Monaten noch kein Erfolg, konsultieren Sie einen Arzt.

Behandlung

Ihr Kind wird gemessen, gewogen und körperlich untersucht. Die Behandlung besteht in ernährungs- und verhaltenstherapeutischen Maßnahmen, um das Eßverhalten zu verändern.

Je früher die Behandlung einsetzt, desto besser sind die Aussichten, ein normales Gewicht zu erreichen und zu halten.

DEPRESSIONEN

Jeder fühlt sich irgendwann mal traurig und niedergeschlagen. Bei einer echten Depression sind jedoch Gefühle wie Hoffnungslosigkeit, Minderwertigkeits- und Schuldgefühle ganz intensiv und dauern über lange Zeit an.

Ursachen

Es gibt mannigfaltige Gründe für eine Depression. So kann sich die Trauer über den Verlust eines geliebten Menschen zu einer Depression weiterentwickeln. Verschiedene Formen der Depression kommen familiär gehäuft vor, außerdem können auch biochemische Faktoren eine Rolle spielen. Streß ist manchmal ein Co-Faktor.

Symptome

Ein Kind mit Depression kann:

- den größten Teil der Zeit unglücklich wirken,
- häufig Weinkrämpfe haben,
- reizbar, lustlos und unaufmerksam sein,
- über Ängste, Langeweile, Traurigkeit oder Müdigkeit klagen,
- schlechte Schulleistungen zeigen,
- abnehmen oder stark zunehmen,
- ohne ersichtlichen Grund über Kopfschmerzen oder Magenschmerzen und Durchfall klagen.

Selbsthilfe

Eine depressive Verstimmung können Sie verscheuchen, wenn Sie im Gespräch mit Ihrem Kind die Ursachen für seine Gefühle zu ergründen suchen. Stehen Sie ihm zur Seite, und versuchen Sie, Quellen etwaiger Ängste zu beseitigen. Ermuntern Sie es, Sport zu treiben, ein Hobby aufzunehmen oder mit anderen etwas zu unternehmen.

Wann zum Arzt?

Halten die depressiven Verstimmungen Wochen oder die Trauer über einen geliebten Menschen Monate lang an, kann nur der Arzt helfen. Meist ist dann eine psychotherapeutische Beratung oder Behandlung und, in schweren Fällen, die Gabe von Antidepressiva notwendig.

Kurz nach Therapiebeginn stellt sich bei den meisten Kindern bereits eine erste Besserung ein, bei manchen kann es allerdings auch mehrere Monate dauern.

ANTISOZIALES VERHALTEN

Antisozial ist ein Verhalten, das sich gegen die Interessen Dritter oder deren Eigentum richtet. Fast alle Kinder verhalten sich irgendwann einmal antisozial. Wird dieses Verhalten zum Dauerzustand, tritt es immer wieder auf oder ist es extrem stark ausgeprägt, besteht Grund zur Besorgnis.

Mögliche Formen

Antisoziales Verhalten ist in erster Linie durch aggressives Verhalten und Ungehorsam gekennzeichnet, kann in den verschiedenen Altersstufen aber verschiedene Formen annehmen.

Kinder im Vorschulalter:
• Körperliche Angriffe gegen andere Kinder und/oder Eltern
• Mutwillige Zerstörung von Gegenständen
• Launenhaftigkeit

Schulkinder und Heranwachsende:
• Schlägereien mit anderen Kindern
• Grausamkeiten gegen Kinder oder Tiere
• Stehlen und Lügen
• Stören im Unterricht
• Schulschwänzen und Vandalismus

Ursachen

Antisoziales Verhalten spiegelt oft emotionale Probleme, z.B. Schwierigkeiten zu Hause oder in der Schule, wider. Andere mögliche Ursachen sind LERNSTÖRUNGEN (S. 172), AUFMERKSAMKEIT-DEFIZIT-SYNDROM (S. 170) oder spezielle Behinderungen wie Schwerhörigkeit. Aggressives Verhalten wird meist am Beispiel erlernt, so an dem der Eltern, der Medien oder Gleichaltriger.

Selbsthilfe

Schenkt man den Stimmungsschwankungen und Launen keine große Beachtung, geben sie sich meist von allein. Ein aggressives Kind braucht eine feste Hand, konsequente Führung und vor allem Liebe und Zuwendung. Bei älteren Kindern oder Teenagern hilft oft schon ein klärendes Gespräch. Wird das antisoziale Verhalten zum Dauerzustand oder ist es stark ausgeprägt, sollten Sie zu einer Familien- bzw. Erziehungsberatungsstelle gehen.

Aussichten

Antisoziales Verhalten läßt sich zurückstutzen, wenn ihm rechtzeitig begegnet wird. Viele Kinder legen dieses Verhalten nach dem 15. Lebensjahr von allein ab. Stark ausgeprägtes und länger anhaltendes antisoziales Verhalten kann bestehen bleiben.

SUCHTMITTELMISSBRAUCH

Der Gebrauch bewußtseinsverändernder Drogen oder chemischer Substanzen wird als Suchtmittelmißbrauch bezeichnet. Vor der Pubertät ist diese Erscheinung nur selten zu beobachten. Zu den am weitesten verbreiteten Suchtstoffen zählen Alkohol, Nikotin, Lösungsmittel bzw. Schnüffelstoffe (z.B. Farbverdünner), Marihuana, Amphetamine (»Speed« einschließlich der Designerdroge Ecstasy) und LSD. Harte Drogen wie Heroin oder Kokain werden in dieser Altersstufe nur selten gebraucht.

Ursachen

Auf der Suche nach neuen, aufregenden Erfahrungen und Glückserlebnissen erliegen manche Kinder der Verlockung Droge. Andere probieren sie aus, weil sie einfach »dazugehören« oder sich erwachsen fühlen wollen. Noch andere wiederum versuchen, damit Problemen, Ängsten und Depressionen zu entfliehen. Für einige wenige wird die Droge zum zentralen Bestandteil ihres Lebens, sie werden körperlich und/oder psychisch davon abhängig. Das ist besonders dann der Fall, wenn die Droge helfen soll, Probleme zu bewältigen.

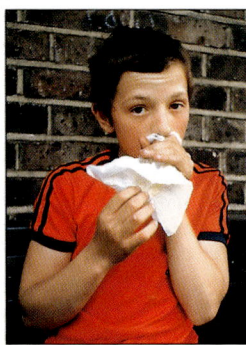

Schnüffelstoffe
Das Einatmen von Lösungsmitteln ist vor allem bei den Teenies beliebt und kann zu Gehirn-, Leber- und/oder Nierenschäden führen.

Vorbeugung

Kinder lernen am Beispiel: Wird innerhalb der Familie Alkohol nur in Maßen getrunken, ist es wenig wahrscheinlich, daß das Kind den Verlockungen erliegt. Raucht niemand, üben Zigaretten auf das Kind meist keinen großen Reiz aus. Und schließlich sind Kinder, die sich in ihrer Freizeit sinnvoll zu beschäftigen wissen, insgesamt weniger suchtgefährdet.

Strikte Verbote verhindern Drogenkonsum nicht. Sinnvoller ist vielmehr, mit dem Kind über die Suchtstoffe zu sprechen und ihre Gefahren offen anzusprechen. Dazu gehören auch die rechtlichen Konsequenzen, die mit dem Mißbrauch verbunden sind.

Warnsignale

Alkohol- und Zigarettenkonsum fallen in der Regel recht schnell auf. Bei allen anderen Suchtstoffen ist das schwerer. Die verschiedenen Substanzen wirken zwar unterschiedlich, doch es gibt einige allgemeine Verhaltensauffälligkeiten, die mit regelmäßigem Drogenmißbrauch einhergehen:
• Verändertes Schlafverhalten
• Abgeschlagenheit, Teilnahmslosigkeit oder Benommenheit
• Ungewöhnliche Stimmungsschwankungen, Reizbarkeit oder Aggressivität
• Veränderter Appetit
• Verstärktes Wegbleiben von daheim
• Schwindelei und Geheimniskrämerei um die außerhäuslichen Aktivitäten

Selbsthilfe

Befürchten Sie, Ihr Kind könnte Drogen nehmen, vermeiden Sie Überreaktionen. Versuchen Sie herauszufinden, wie es soweit hat kommen können. Versucht Ihr Kind damit beispielsweise psychische Probleme zu bewältigen?

Halten Sie Ihr Kind für stark suchtgefährdet, ziehen Sie einen Arzt zu Rate. Hilfe, Informationen und Rat geben auch die verschiedenen Selbsthilfegruppen, Telefon-Hotlines und Beratungsstellen wie die Deutsche Hauptstelle für Suchtgefahren in Hamm.

Aussichten

Die meisten Kinder, die Suchtstoffe ausprobieren, tun dies nur gelegentlich und geben dieses Verhalten nach einiger Zeit auf. Nur sehr selten vollzieht jemand den Übergang zu harten Drogen. Ist das Kind bereits abhängig, führt nur noch professionelle Hilfe weiter. Die Eltern können allein nichts mehr bewirken.

ERKRANKUNGEN IM MUNDRAUM UND DER ZÄHNE

KLEINE KINDER ERFORSCHEN ihre Umwelt mit dem Mund. Der größte Teil unseres Körpers ist durch eine feste Schutzhülle, unsere Haut, geschützt. Der Mund jedoch ist um einiges verletzlicher: Zunge und Mundschleimhaut sind durch Infektionen gefährdet und verletzungsanfällig. Und wenn auch die Milchzähne mit etwa sechs Jahren durch das Erwachsenengebiß ersetzt werden, so muß doch schon das erste Gebiß sorgfältig gepflegt werden, um es vor Karies und Zahnfleischerkrankungen zu schützen.

GESCHWÜRE DER MUNDSCHLEIMHAUT

Auf der Mundschleimhaut oder an den Zungenrändern können sich Geschwüre entwickeln. Die häufigste Form dieser Geschwüre sind Aphthen, deren Ursache unbekannt ist und die häufig wiederkehren. Sie können zwar schmerzhaft sein, sind aber in der Regel harmlos und heilen schnell wieder ab. Geschwüre auf der Mundschleimhaut können durch kleinere Verletzungen, z.B. durch einen zerklüfteten Zahn, oder, seltener, durch eine organische Erkrankung entstehen.

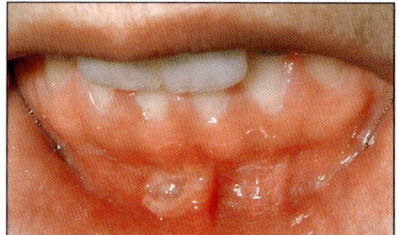

Erscheinungsbild der Aphthen
Hier sehen Sie eine Aphthe am Zahnfleischansatz im Unterkiefer. Sie ist in der Mitte grau und vertieft und hat einen erhabenen, blasseren Rand. Das umliegende Gewebe ist entzündet.

Symptome
Möglich sind folgende Symptome:
● Ein vereinzelt oder in Gruppen auftretendes Geschwür auf der Wangen- oder Lippeninnenseite oder am Zungenrand. Jedes Geschwür hat ein blaß-weiß oder gelblich umfaßtes graues Zentrum und einen roten Rand.
● Schmerzen im Mund und dadurch eventuell die Weigerung, zu essen und die Zähne zu putzen.

Ein oder zwei Tage, bevor sich die Aphthe bildet, können die Mundschleimhaut, die Lippeninnenfläche oder die Zunge bereits schmerzhaft sein oder brennen.

Die meisten Geschwüre heilen unbehandelt innerhalb von vier bis zehn Tagen ab.

Selbsthilfe
Mundspülungen mit verdünntem Natriumbikarbonat lindern oft die Schmerzen und das Spannungsgefühl. Lösen Sie dazu $1/4$ Teelöffel Natriumbikarbonat in 100 ml warmem Wasser auf. Das Natriumbikarbonat bekommen Sie in der Apotheke. Die Behandlung mit einem örtlich betäubenden Gel oder einer Salbe lindert ebenfalls. Gegen die Schmerzen können Sie Ihrem Kind Paracetamol geben.

Geben Sie Ihrem Kind keine säurehaltigen (Zitrusfruchtsaft), stark gewürzten, scharfen oder salzigen Nahrungsmittel oder Getränke. Bereitet Ihrem Kind das Kauen Schmerzen, geben Sie ihm weiche oder pürierte Nahrungsmittel oder Suppen. Hilfreich ist auch das Trinken mit einem Strohhalm, damit die Geschwüre nicht von der Flüssigkeit umspült werden.

Wann zum Arzt?
Wenn die Geschwüre Ihrem Kind starke Schmerzen bereiten, innerhalb von zehn Tagen nicht von allein abgeheilt sind oder häufig wiederkehren, vereinbaren Sie einen Arzttermin. Wenn ein Geschwür stets an derselben Stelle wieder auftaucht, sollten Sie mit Ihrem Kind zum Zahnarzt gehen – möglicherweise ist ein zerklüfteter Zahn daran schuld.

Bei stets wiederkehrenden Geschwüren kann der Arzt zum Beispiel das Kortikosteroid Prednisolon in Pastenform (Dontisolon D Mundheilpaste) zum Auftragen auf die Mundschleimhaut verschreiben. Die Behandlung ist am effektivsten, wenn sie direkt nach dem ersten Brennen und Wundheitsgefühl im Mund beginnt.

Liegen gleich beim ersten Mal sofort mehrere Geschwüre vor, kann dem eine Infektion mit dem Herpes-simplex-Virus zu Grunde liegen (siehe GINGIVOSTOMATITIS HERPETICA, S. 176). Die orale Gabe von Aciclovir kann den Krankheitsverlauf abkürzen, wenn die Therapie innerhalb von 36 Stunden nach Auftreten der Geschwüre eingeleitet wird.

Hält der Arzt die Geschwüre möglicherweise für Symptome einer zu Grunde liegenden Erkrankung, wird er die entsprechenden Diagnosetests anordnen.

Aussichten
Ein schubartiges Auftreten von Aphthen kommt nur selten vor, ist harmlos, dauert nur kurz an und bereitet nur wenig Beschwerden. Bei manchen Kindern sind diese Ausbrüche jedoch häufiger oder schwerer. Bei den meisten Kindern gibt sich das jedoch mit zunehmendem Alter.

MUNDSOOR

Diese Hefepilzinfektion des Mundes, Mundsoor, kommt meist im ersten Lebensjahr vor. Die Infektion wird dadurch verursacht, daß der Hefepilz Candida albicans, der die Mundflora natürlich besiedelt, besonders stark wächst.

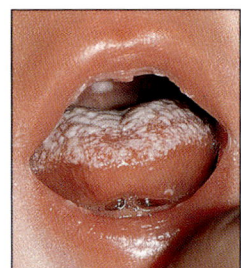

Aussehen von Mundsoor
Hier sehen Sie den typischen weißlichen Soorbelag im Mund: kleine Stippen auf Zahnfleisch und Gaumen, ein schaumiger Belag auf der Zunge.

Ursachen
Normalerweise ist die Mundschleimhaut nur mit wenig Candida-Organismen besiedelt – sie werden von den Bakterien unter Kontrolle gehalten. Dieses natürliche Gleichgewicht kann jedoch gestört sein – beispielsweise durch Antibiotikaeinnahme oder eine Allgemeinerkrankung. Auch das häufige Gurgeln mit desinfizierenden Mundspülungen kann dieses gesunde Gleichgewicht zum Kippen bringen.

Symptome
Hauptsymptome sind:
• Wundgefühl und Schmerzen im Mund; das Baby will manchmal nicht trinken.
• Cremig gelbe oder weißliche Beläge auf Zunge und Mundschleimhaut (s. Abb. re.).
Bei Verdacht auf Mundsoor sollten Sie einen Arzt konsultieren.

Behandlung
Der Arzt wird Ihr Kind untersuchen und vielleicht einen Abstrich nehmen. Sodann wird er Ihnen ein antimykotisches Mittel zur Behandlung des Mundinnenraums geben. Um eine erneute Infektion zu vermeiden, sollten Schnuller, Sauger und Fläschchen ausgekocht werden. Wenn Sie stillen, können Sie mit dem Pilzmittel auch Ihre Brustwarzen einreiben.

GINGIVOSTOMATITIS HERPETICA

Diese seltene, schmerzhafte Entzündung der Mundschleimhaut, die auch auf das Zahnfleisch übergeht, entsteht durch eine Infektion mit dem Herpes-simplex-Virus, der auch LIPPENHERPES (S. 139) verursacht. Sie tritt vor allem bei Kindern im Alter zwischen sechs Monaten und vier Jahren auf.

Symptome
Die Gingivostomatitis herpetica beginnt normalerweise mit Fieber und Schmerzen im Mundraum. Das Kind ist meist reizbar, unruhig und will weder essen noch trinken. Kurz darauf können sich folgende Symptome zeigen:
• Schmerzhafte, flache Geschwüre auf Zahnfleisch, Zunge und Gaumen
• Rotes, geschwollenes und leicht blutendes Zahnfleisch
• Geschwollene Halslymphknoten
Ein Kind mit diesen Symptomen sollte innerhalb von 24 Stunden einem Arzt vorgestellt werden.

Behandlung
Befolgen Sie die in dem Einschub auf S. 105 »Schnelle Hilfe bei Mundschleimhautentzündung« gegebenen Empfehlungen. Damit Ihr Kind nicht austrocknet, bieten Sie ihm häufig Milchgetränke oder eine Rehydratationslösung an (s. Einschübe: *Das Baby bzw. das Kind vor dem Austrocknen schützen*, S. 38 bzw. S. 53).

Eventuell empfiehlt der Arzt eine Behandlung mit dem Virustatikum Aciclovir. Ist das Kind wirklich sehr krank oder verweigert es jegliche Flüssigkeitszufuhr, müssen vielleicht im Krankenhaus Aciclovir und Flüssigkeiten intravenös verabreicht werden.

Unbehandelt heilt die Infektion in zehn Tagen aus. Schneller geht es, wenn innerhalb von 36 Stunden nach Auftreten der schweren Symptome Aciclovir gegeben wird.

ZAHNFLEISCHENTZÜNDUNG

Diese Erkrankung wird auch Gingivitis genannt. Sie kann durch mangelhafte Mundhygiene entstehen. Dann bilden sich ober- und unterhalb des Zahnfleischs bakterieller Zahnbelag und Zahnstein, die das Zahnfleisch reizen.

Symptome
Hauptsymptome der Gingivitis sind:
• Rotes, geschwollenes Zahnfleisch
• Leicht blutendes Zahnfleisch
Die Gingivitis selbst ist eine harmlose Erkrankung, die sich aber, wenn sie unerkannt und unbehandelt bleibt, zu einer ernsthaften Infektion entwickeln und Zahnausfall verursachen kann. Bei Verdacht auf eine Zahnfleischentzündung sollten Sie mit Ihrem Kind zum Zahnarzt gehen.

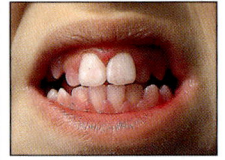

Verräterische Spuren
Mit Plaque-Färbetabletten lassen sich Zahnbeläge nachweisen.

Behandlung
Bei nur leichter Gingivitis wird der Zahnarzt Ihrem Kind vielleicht nur Anleitungen zur richtigen Zahn- bzw. Mundhygiene geben (mehr dazu unter KARIES). Ist die Gingivitis weiter fortgeschritten, empfiehlt er vielleicht, mit einem antibakteriellen Mundwasser zu gurgeln, um die Entzündung zu stoppen und die Schmerzen zu lindern. Sobald das Zahnfleisch nicht mehr berührungsempfindlich ist, werden Zahnbelag und Zahnstein entfernt.

Aussichten
Bei richtiger Mundhygiene müßte Ihr Kind innerhalb einiger Monate wieder gesundes Zahnfleisch haben. Regelmäßige und gründliche Mundhygiene sowie regelmäßige zahnärztliche Kontrollen, nötigenfalls mit Zahnsteinbehandlung, helfen, einer neuerlichen Zahnfleischentzündung vorzubeugen.

KARIES

Karies galt früher als häufigste Kinderkrankheit überhaupt. In den letzten 15 Jahren ist sie jedoch bei Kindern in Zahl und Schweregrad zurückgegangen, nicht zuletzt wegen der Kariesprophylaxe mit Fluoriden. Diese rückläufige Entwicklung ist jedoch mittlerweile zum Stillstand gekommen. Es ist erwiesen, daß an der Entstehung der Karies unter anderem ein hoher Zuckerkonsum beteiligt ist.

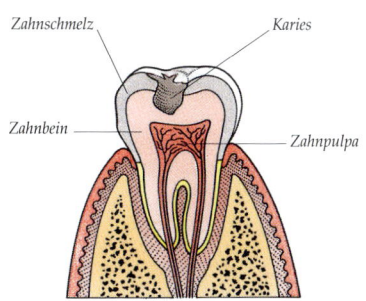

Zahnschmelz — *Karies*
Zahnbein — *Zahnpulpa*

Zahnkaries
Ein Loch im Zahn entsteht, wenn die durch den bakteriellen Zahnbelag produzierten Säuren die harte Zahnaußenfläche, den Zahnschmelz, zerstören. Damit ist das darunter liegende weichere Zahnbein den Angriffen ausgesetzt – das Loch wird immer größer.

Ursachen

Karies entsteht durch die Arbeit von Bakterien im Zahnplaque, einem klebrigen Belag aus Speichel und Essensresten, der sich auf den Zähnen absetzt. Die Bakterien ernähren sich von Zuckern, die sie zu Säuren umbauen. Diese wiederum greifen den Zahnschmelz an, indem sie Kalzium und Phosphat daraus lösen, den Zahn also demineralisieren. Kann dieser Prozeß ungehemmt fortschreiten, werden Zahnschmelz und schließlich sogar das darunter liegende Zahnbein zerstört (s. Abb. o.). Wird die Karies in diesem Stadium nicht behandelt, kann sich die Zahnpulpa im Zahninnern infizieren, was die darin enthaltenen Nerven und Blutgefäße dauerhaft schädigt.

Symptome

Im Frühstadium muß Karies nicht unbedingt Symptome verursachen. Hauptsymptome fortgeschrittener Karies sind:
- Die Zähne reagieren empfindlich auf heiß, kalt und/oder süß oder Flüssigkeiten.
- Im bereits sehr weit fortgeschrittenen Stadium kann sich der Zahn braun verfärben, es sind Löcher und Risse im Zahnschmelz erkennbar. Auch können sich sehr starke Schmerzen einstellen.

Wann zum Zahnarzt?

Gehen Sie regelmäßig mit Ihrem Kind zum Zahnarzt, damit Karies frühzeitig erkannt wird. Treten zwischen diesen Kontrollterminen Symptome auf, vereinbaren Sie kurzfristig einen Termin.

Was der Zahnarzt tun kann

Als erstes werden die Zähne Ihres Kindes untersucht, eventuell wird auch eine Röntgenaufnahme gemacht. Findet der Zahnarzt Karies im Frühstadium, wird er die Zähne zunächst gründlich von Zahnbelag reinigen und Zahnstein entfernen. Durch die Behandlung kommt die Zahnoberfläche wieder in Kontakt mit dem Speichel, der die natürliche Fähigkeit hat, den Zahnschmelz zu remineralisieren. Vielleicht trägt er auch ein Fluoridgel auf.

Bei weiter fortgeschrittener Karies muß sämtliches kariöses Material gründlich ausgebohrt und der Zahn danach gefüllt werden. Ist der Zahnnerv durch die Infektion bereits unwiderruflich geschädigt, muß er vielleicht entfernt werden. Ist der Zahn komplett zerstört, muß er vielleicht gezogen werden.

Kariesprophylaxe

Eine zuckerarme Ernährung, sorgfältige Mundhygiene und regelmäßige Kontrolluntersuchungen sind die Grundpfeiler der Kariesprophylaxe.

Achten Sie darauf, daß Ihr Kind nicht zuviel und nicht zu oft Süßes (auch in Getränken!) bekommt. Schieben Sie zu vielen Süßigkeiten und süßen Getränken zwischen den Mahlzeiten einen Riegel vor. Dasselbe gilt für säurehaltige Nahrungsmittel und Getränke, einschließlich Obstsäften und Brausegetränken (auch viele Light- und Diätprodukte). Am besten, Ihr Kind bekommt sie nur zu den Mahlzeiten. Fruchtsäfte sollten zu gleichen Teilen mit Wasser verdünnt und am besten mit Strohhalm getrunken werden (Brause ebenfalls).

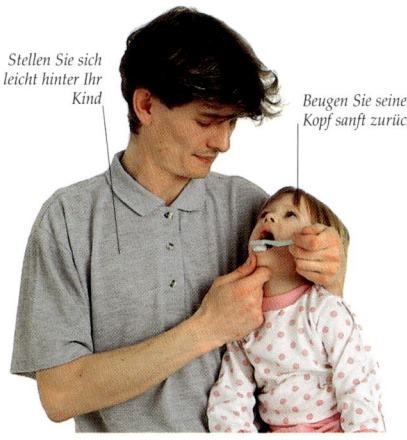

Stellen Sie sich leicht hinter Ihr Kind

Beugen Sie seinen Kopf sanft zurück

Dem Kind die Zähne putzen
Bis zum Alter von sechs, sieben Jahren können sich Kinder die Zähne nicht richtig allein putzen. Nehmen Sie nur ein erbsengroßes Stück Zahnpasta und putzen sanft, aber gründlich alle Zahnoberflächen.

Geben Sie Säuglingen keine zuckerhaltigen Getränke, da die Flüssigkeit die Zähne beim Nuckeln stets umspülen und frühzeitiger Karies den Weg bahnen würde. Fragen Sie Ihren Zahnarzt danach, ob Sie Ihrem Kind Fluoridtabletten geben sollen.

Die Zähne Ihres Kindes sollten mindestens dreimal am Tag, nach jeder Mahlzeit, geputzt werden. Läßt sich das nicht einrichten, empfiehlt sich ersatzweise das Kauen von zuckerfreiem Kaugummi, das den Speichelfluß stimuliert. Der Speichel neutralisiert den Säuregehalt im Mund und hilft, den Zahnschmelz zu remineralisieren.

Ab etwa $2^{1}/_{2}$ Jahren sollte Ihr Kind regelmäßig zur Kontrolle zum Zahnarzt, in der Regel in halbjährlichem Abstand.

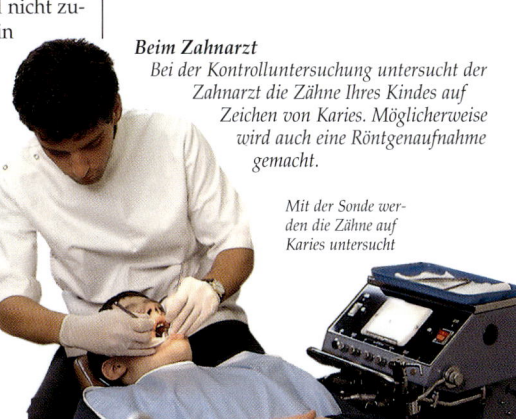

Beim Zahnarzt
Bei der Kontrolluntersuchung untersucht der Zahnarzt die Zähne Ihres Kindes auf Zeichen von Karies. Möglicherweise wird auch eine Röntgenaufnahme gemacht.

Mit der Sonde werden die Zähne auf Karies untersucht

ZAHNWURZELABSZESS

Beim Zahnwurzelabszeß handelt es sich um eine Eiteransammlung um die Wurzelspitze herum. Er entsteht, wenn die Zahnpulpa (das empfindliche, an Nerven und Blutgefäßen reiche Zahninnere) von Bakterien befallen und zerstört wird. Die Bakterien können nur dann in die Pulpa gelangen, wenn der Zahn bereits stark geschädigt oder stark kariös ist.

Symptome
Hauptsymptome sind:
- Anhaltende Klopfschmerzen im Zahn.
- Starke Zahnschmerzen beim Daraufbeißen oder Kauen oder beim Verzehr süßer Speisen oder Getränke.
- Berührungsempfindliches, gerötetes und geschwollenes Zahnfleisch im Bereich des erkrankten Zahnes.
- Absonderung faulig schmeckenden Eiters aus einer Öffnung im Zahnfleisch. Danach lassen die Schmerzen nach.
- Lockerung des erkrankten Zahns.

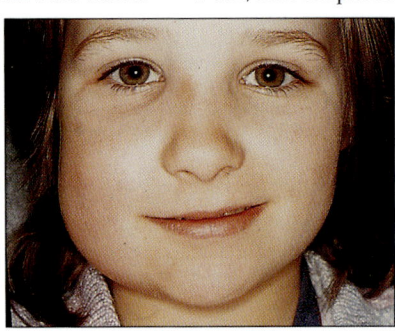

Eine dicke Backe
Die hier deutlich sichtbare Schwellung der rechten Gesichtsseite entstand, weil sich der Infekt vom Zahnwurzelabszeß ausgebreitet hat.

Breitet sich die Infektion in umliegendes Gewebe aus, können Gesicht und Halslymphdrüsen anschwellen. Schließlich können sich Symptome einer allgemeinen Infektion, zum Beispiel Fieber und Kopfschmerzen, entwickeln.

Wann zum Zahnarzt?
Gehen Sie am besten sofort nach Auftreten der Symptome zum Zahnarzt. Er wird alles versuchen, um den erkrankten Zahn zu retten. In den Zahn wird ein Loch gebohrt, damit der Eiter abfließen kann und der Druck nachläßt. Die bereits tote oder absterbende Pulpa wird entfernt, die Zahnhöhle gesäubert, getrocknet und gefüllt – man spricht hier von einer Wurzelkanalbehandlung. Ist der Zahn bereits zu stark geschädigt oder handelt es sich um einen Milchzahn, wird er gezogen. Zur endgültigen Ausheilung der Infektion wird meist noch ein Antibiotikum verschrieben.

Selbsthilfe
Gegen die Schmerzen können Sie Ihrem Kind Paracetamol geben. Eine in ein Handtuch gehüllte Wärmflasche, die gegen die Wange gedrückt wird, lindert den Schmerz ebenfalls.

Vorbeugung
Karies, die manchmal einem Zahnwurzelabszeß zugrundeliegt, läßt sich durch gewissenhafte Mundhygiene (s. KARIES, S. 177), vernünftige Ernährungsgewohnheiten und durch halbjährliche Kontrolltermine beim Zahnarzt vorbeugen.

Aussichten
Ein wurzelbehandelter Zahn funktioniert gewöhnlich genauso gut wie ein gesunder Zahn. Wurde der Zahn gezogen, rücken die anderen Zähne meist nach.

BISSANOMALIE

Von einer Bißanomalie spricht man, wenn Unter- und Oberkiefer beim Zusammenbeißen nicht richtig zusammenpassen. Eine Behandlung ist dann erforderlich, wenn die Zahnfehlstellung so stark ist, daß es häßlich aussieht oder die Zähne schlecht zu pflegen sind, wodurch das Risiko für Karies (s. KARIES, S. 177) oder Zahnfleischerkrankungen (s. ZAHNFLEISCHENTZÜNDUNG, S. 176) steigt.

Ursachen
Eine Bißanomalie entsteht meist durch zu eng stehende Zähne Etwa zwei von drei Zwölfjährigen haben ein zu enges Gebiß. Diese Störung wird gewöhnlich vererbt und zeigt sich erst, wenn sich die kindlichen Kiefer und Zähne zu entwickeln beginnen. Sie kann auch auftreten, wenn Milchzähne – ob wegen Karies oder verletzungsbedingt – zu früh ausfallen. Dies kann dazu führen, daß die verbleibenden Milchzähne in die Lücke nachrücken und so dem durchbrechenden Erwachsenenzahn keinen Platz lassen. Bei einem zu eng stehenden Gebiß stehen die Zähne häufig kreuz und quer im Mund, überlappen sich oder stehen zu weit vor. Eine weitere, häufig verbreitete und erblich bedingte Ursache einer Bißanomalie ist vielleicht eine Regulierungsapparat eine Kieferfehlstellung: Unter- oder Oberkiefer stehen zu weit vor oder zurück.

Wann zum Zahnarzt?
Bei den regelmäßigen sechsmonatlichen Terminen beim Zahnarzt werden das Zahn- und Kieferwachstum kontrolliert. Bei jüngeren Kindern rät der Zahnarzt oft abzuwarten, ob sich die Bißanomalie von selbst korrigiert, wenn sich der Kiefer auswächst. Für etwaige Behandlungen wird Ihr Kind an einen Kieferorthopäden überwiesen.

Behandlung
Eine kieferorthopädische Behandlung findet meist erst im Alter zwischen elf und 13 Jahren statt. Stehen die Zähne zu eng, wird (meist Zahnspangen) angepaßt. In Frage kommen festsitzende wie herausnehmbare Spangen, in beiden Fällen werden die Zähne durch Druck und Zug in die richtige Position gebracht. Eine kieferorthopädische Behandlung kann Jahre dauern. Eine Kieferfehlstellung muß vielleicht operativ korrigiert werden.

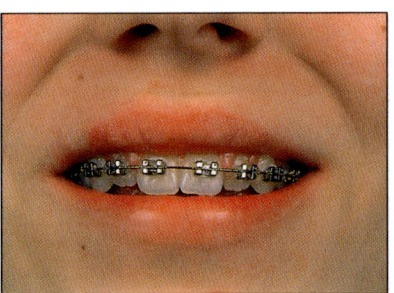

Festsitzende Zahnspange
Diese Behandlungsapparatur wird bei Fehlbißstellungen häufig eingesetzt. Brackets werden auf die Zähne aufzementiert und flexible Drähte, die auf die Zähne Druck ausüben sollen, daran befestigt.

ERKRANKUNGEN DES VERDAUUNGSTRAKTS

ERKRANKUNGEN DES VERDAUUNGSTRAKTS treten bei Kindern nach Erkältungen und Halsentzündungen häufig auf. Besonders häufig sind Infektionen, die mit Durchfall und/oder Erbrechen einhergehen. Manchmal mögen diese Symptome zwar beunruhigend wirken, doch sie dauern in der Regel viel zu kurz, um die Gesundheit ernsthaft zu gefährden. Verschiedene andere, seltener vorkommende Störungen können chronische Krankheiten verursachen, die das kindliche Wachstum beeinträchtigen können.

BLINDDARMENTZÜNDUNG

Der Blinddarm ist das sackförmige Anfangsteil des Dickdarms. An seinem unteren Ende sitzt ein wurmartiger Fortsatz, der sich infizieren und entzünden kann. Die sogenannte »Blinddarmentzündung« oder Appendizitis ist bei Kindern unter 16 Jahren der häufigste Grund für eine Operation des Bauchs.

Symptome
Hauptsymptome sind:
- Dumpfe Unterbauchschmerzen (s. Abb. u.). Leichter Druck in diesem Bereich, Bewegung oder tiefe Atemzüge verschlimmern die Schmerzen.
- Übelkeit mit oder ohne Erbrechen
- Fieber
- Verstopfung oder Durchfall

Wann zum Arzt?
Schreit Ihr Kind vor Schmerzen oder halten die Schmerzen länger als drei Stunden an, rufen Sie sofort den Arzt an. Bei länger als sechs Stunden anhaltenden Schmerzen rufen Sie den Notarzt oder fahren Sie das Kind selbst ins Krankenhaus. Wird eine Blinddarmentzündung nicht rechtzeitig behandelt, kann es zum Blinddarmdurchbruch kommen. Hierbei kann Eiter in die Bauchhöhle treten. Das kann zu einer Infektion und damit zu einer lebensbedrohlichen Erkrankung, der Bauchfellentzündung (Peritonitis) führen. Beim Blinddarmdurchbruch liegen Dauerschmerzen im gesamten Bauchraum vor.

Blinddarmschmerzen
Die Blinddarmschmerzen setzen normalerweise im Nabelbereich ein, nehmen dann allmählich an Intensität zu und ziehen in den nächsten Stunden zum rechten Unterbauch. Manche Kinder spüren sie von Anfang an hier.

Hier beginnt meist der Schmerz

Schmerzlokalisation nach wenigen Stunden

Selbsthilfe
Ob Bauchschmerzen etwas Ernstes bedeuten, läßt sich am Anfang oft nur schwer feststellen. Eine in ein Handtuch gewickelte Wärmflasche auf die schmerzhafte Seite zu drücken, hilft oft schon, die Schmerzen zu lindern. Geben Sie dem Kind weder Paracetamol noch sonstige Schmerzmittel, um dem Arzt die Diagnose nicht zu erschweren. Geben Sie Ihrem Kind bis der Arzt kommt – für den Fall, daß eine Operation nötig sein sollte – weder zu essen noch zu trinken.

Was der Arzt tun kann
Erhärtet die Untersuchung den Verdacht auf eine Blinddarmentzündung, wird Ihr Kind ins Krankenhaus überwiesen. Bestätigen dort weiterführende Untersuchungen den Verdacht, wird der Blinddarm entfernt (Appendektomie).

Die ersten 24 Stunden nach der Operation bekommt Ihr Kind Schmerzmittel. Handelte es sich um eine unkomplizierte Blinddarmentzündung, wird das Kind nach drei bis vier Tagen wieder nach Hause dürfen. Nach einem Durchbruch bekommt das Kind Antibiotika und muß im Krankenhaus bleiben, bis die Infektion abgeklungen ist – nach etwa sieben Tagen.

Nach der Krankenhausentlassung kann Ihr Kind wieder normal essen. Auf Sport und anstrengende körperliche Aktivitäten sollte es jedoch noch einen Monat lang verzichten.

MAGEN-DARM-ENTZÜNDUNG

Entzündungen der Schleimhaut von Magen und Dünndarm, die Durchfall und/oder Erbrechen verursachen (Gastroenteritis), kommen bei Kindern häufig vor und können vor allem bei Säuglingen sehr ernst sein. Bei Kindern wird diese Erkrankung meist durch Viren verursacht, die über die Luft oder über den Kontakt mit infiziertem Stuhl übertragen werden. Eine andere Ursache können bakteriell infizierte Nahrungsmittel und Getränke sein.

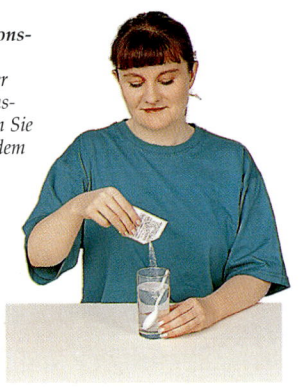

Rehydratations-lösung
Mit Hilfe einer Rehydratations-lösung können Sie Ihr Kind vor dem Austrocknen schützen.

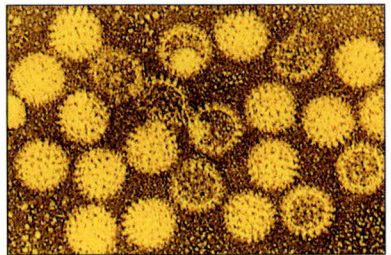

Rotaviren unter dem Mikroskop
Diese kugelförmigen Rotaviren sind die häufigsten Erreger der nicht bakteriellen Gastroenteritiden bei Säuglingen und Kindern unter zwei Jahren.

Symptome
Ein bis fünf Tage nach der Infektion können folgende Symptome auftreten:
• Durchfall
• Erbrechen
• Appetitlosigkeit
• Bauchschmerzen
• Abgeschlagenheit
• Fieber

Mögliche Komplikationen
Durch den Durchfall und/oder das Erbrechen kann es zu einem gefährlichen Wasser- und Elektrolytverlust und damit zur Austrocknung kommen.

Wann zum Arzt?
Rufen Sie sofort einen Arzt an, wenn Ihr Kind noch keine zwei Jahre alt ist und Zeichen einer Gastroenteritis aufweist. Dasselbe gilt bei Symptomen einer Austrocknung (s. *Warnsignale*, S. 38 oder 52). In allen anderen Fällen können Sie die Selbsthilfemaßnahmen (s. dort) ausprobieren. Stellt sich jedoch nach 24 Stunden noch keine Besserung ein, sollten Sie selbst bei nur leichten Symptomen einen Arzt anrufen.

Selbsthilfe
Um den durch Erbrechen und/oder Durchfall entstandenen Flüssigkeitsverlust zu ersetzen, ist die Gabe von Rehydratationslösungen unerläßlich (s. Einschübe auf S. 38 und S. 53).

Voll gestillte Babys bekommen zuerst die Rehydratationslösung und dann die Brust. Wenn die Symptome abklingen, kann die Menge nach und nach über fünf Tage hin reduziert werden.

Wie Sie bei Babys verfahren, die die Flasche bekommen, oder bei älteren Kindern, lesen Sie in der Tabelle unten. Die Angaben für die Säuglinge, die mit der Flasche gefüttert werden, gelten auch für Kinder, die bereits feste Kost bekommen. Darüber hinaus gilt: Keine feste Kost am ersten Tag.

Vom zweiten bis zum vierten Tag geben Sie Ihrem Kind immer etwas mehr Reis und püriertes Obst oder Gemüse, danach dann auch anderes Leichtverdauliches. Vom 5. Tag an kann das Kind wieder seine gewohnte Kost bekommen.

Was der Arzt tun kann
Nach der körperlichen Untersuchung wird der Arzt entscheiden, ob Ihr Kind ins Krankenhaus muß. Für die häusliche Pflege wird er Ihnen entsprechende Anweisungen geben.

Ist eine stationäre Behandlung erforderlich, wird im Krankenhaus wahrscheinlich erst einmal an Hand von Blutuntersuchungen festgestellt, wie weit die Dehydratation fortgeschritten ist. Ihr Kind bekommt vielleicht intravenös eine Rehydratationslösung und darf die ersten 24 Stunden möglicherweise weder essen noch trinken.

Danach wird auf orale Rehydratationslösung übergegangen und schließlich schrittweise wieder auf normale Kost umgestellt.

Vorbeugung
Gegen eine virale Gastroenteritis kann man sich nicht schützen. Nach einer Infektion besteht jedoch lebenslange Immunität gegen diesen speziellen Virus.

Der Ausbreitung einer bakteriellen Gastroenteritis können Sie vorbeugen, indem Sie alle Utensilien, die zur Flaschenzubereitung notwendig sind, und alle Sauger sterilisieren und bei allen Familienmitgliedern peinlich auf Sauberkeit achten. Lagern Sie Nahrungsmittel bei den richtigen Temperaturen. Senken Sie das Risiko einer Salmonelleninfektion, indem Sie beispielsweise Eier so lange kochen oder braten, bis das Gelbe fest ist, und Geflügelfleisch wirklich durchgaren.

Ein infiziertes Kind kann andere anstecken, solange es noch Erreger über den Darm ausscheidet – damit auch noch Wochen nach der Genesung. Achten Sie deshalb besonders auf gründliche Körperhygiene.

VORGEHENSWEISE BEI FLASCHENKINDERN		VORGEHENSWEISE BEI ÄLTEREN KINDERN	
TAG 1	Geben Sie in den ersten 24 Stunden keine Milch, sondern statt dessen eine Rehydratationslösung zu trinken.	TAG 1	Geben Sie Ihrem Kind statt Milch eine Rehydratationslösung oder alternativ dazu ungesüßten Fruchtsaft.
TAG 2	Geben Sie Ihrem Kind zu jeder Mahlzeit eine Mischung aus zwei Teilen Rehydratationslösung und zwei Teilen Fertigmilch.	TAG 2	Zusätzlich können Sie jetzt Reis, Gemüse- und ungesüßten Obstbrei geben.
TAG 3	Ihr Kind sollte jetzt eigentlich wieder auf dem Damm sein und wie gewohnt gefüttert werden können.	TAG 3	Sie können jetzt auch Geflügel und/oder Suppen anbieten sowie wieder Milch in den Speiseplan aufnehmen.
		TAG 4	Sie können jetzt auch Brot, Kekse, Eier, Fleisch und/oder Fisch in den Speiseplan aufnehmen.
		TAG 5	Ihr Kind sollte jetzt eigentlich wieder auf dem Damm sein und seine gewohnte Kost vertragen.

Gastroenteritis behandeln
So können Sie bei Säuglingen, die mit der Flasche gefüttert werden, und bei älteren Kindern mit Gastroenteritis den Elektrolythaushalt ausgleichen und die Ernährung aufbauen. Verwenden Sie einfach eine rezeptfreie Rehydratationslösung aus der Apotheke. Notfalls können Sie diese Lösung auch selbst machen.

TYPISCHER KLEINKINDERDURCHFALL

Kinder im Alter zwischen einem und drei Jahren bekommen immer mal wieder den typischen Kleinkinderdurchfall. Hierbei hat ein ansonsten vollkommen gesundes Kind wäßrigen Stuhl, der oft erkennbare Nahrungsbestandteile wie Rosinen, Karotten, Erbsen oder Bohnen enthält.

Ursachen
Die Ursache für diese Art Durchfall ist nicht genau bekannt. Möglicherweise wird die Nahrung nicht gründlich genug gekaut.

Symptome
Abgesehen von seinem wäßrigen, mit Nahrungsbestandteilen durchsetzten Stuhl fühlt sich das Kind meist wohl. Begleitend kann eine WINDELDERMATITIS (S. 136) auftreten.

Wann zum Arzt?
Das Kind sollte in jedem Fall untersucht werden, um eine zugrundeliegende Störung wie eine Infektion auszuschließen. Außerdem wird der Arzt durch Messen und Wiegen überprüfen, ob sich das Wachstum Ihres Kindes normal entwickelt. Da diese Art Durchfall das Wachstum normalerweise nicht beeinflußt, weisen Gedeihstörungen auf eine andere Störung hin.

Zur Sicherheit schickt der Arzt meist eine Stuhlprobe ins Labor.

Selbsthilfe
Der typische Kleinkinderdurchfall braucht nicht behandelt zu werden und macht auch keine Ernährungseinschränkungen erforderlich. Es kann Ihrem Kind jedoch helfen, wenn Sie die Nahrungsmittel zerdrücken, pürieren oder verdünnen, die es nur schlecht kauen oder verdauen kann.

Aussichten
Mit etwa drei Jahren ist die Krankheit meist ausgestanden, Langzeitfolgen gibt es in der Regel nicht.

VERSTOPFUNG

Ein Kind, das an Verstopfung leidet, hat selten, harten und trockenen Stuhl. Seltener Stuhlgang für sich allein ist noch keine Verstopfung, da Kinder sehr unterschiedliche Stuhlgewohnheiten haben – viermal täglich bis alle vier Tage einmal Stuhlgang zu haben, kann ganz normal sein.

Ursachen
Kurzzeitige Verstopfung entsteht meist durch einen krankheitsbedingten Verlust an Körperflüssigkeit, z. B. durch Erbrechen und Fieber. Auch manche Medikamente können dehydrierend wirken. Darüber hinaus können vor allem bei den Ein- bis Zweijährigen Ernährungsumstellungen (z. B. bei der Umstellung auf Kuhmilch) Verstopfung verursachen. Bei älteren Kindern liegt die Ursache meist darin, daß sie zu wenig Ballaststoffe zu sich nehmen.

Verstopfung kann chronisch werden, wenn durch die Ausscheidung harten Kots schmerzhafte Analfissuren entstehen (s. Abb. o. re.). Verstopfung kann auch dann chronisch werden, wenn ein Kind im Rahmen der Sauberkeitserziehung absichtlich Stuhl verhält oder wenn es seelische Probleme hat.

Symptome
Mögliche Symptome sind:
• Seltene Darmentleerungen
• Schmerzen beim Stuhlgang
• Harter, trockener Stuhl
Bei chronischer Verstopfung:

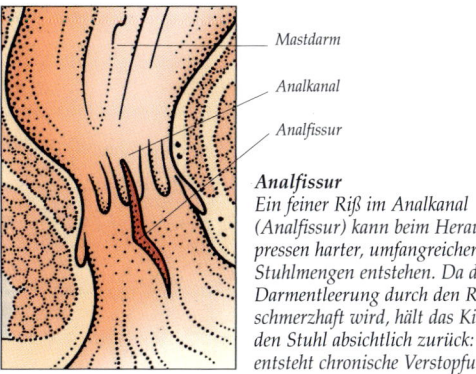

Mastdarm

Analkanal

Analfissur

Analfissur
Ein feiner Riß im Analkanal (Analfissur) kann beim Herauspressen harter, umfangreicher Stuhlmengen entstehen. Da die Darmentleerung durch den Riß schmerzhaft wird, hält das Kind den Stuhl absichtlich zurück: Es entsteht chronische Verstopfung.

• Flüssiger Stuhl, der die Unterwäsche beschmutzen kann
• Schmerzen beim Entleerungsversuch
• Appetitlosigkeit
• Blut im Stuhl

Selbsthilfe
Verstopfung läßt sich normalerweise durch viel Flüssigkeit und reichlich Ballaststoffe lindern bzw. verhindern. Ballaststoffreich sind vor allem Vollkornprodukte, Obst und Gemüse. Hat ein Kind Probleme mit der Verdauung, sollte es täglich nicht mehr als 500 ml Milch trinken. Schulkinder sollten anstelle von Vollmilch fettarme oder Magermilch trinken.

Bleibt die Verstopfung länger als eine Woche bestehen, ist die Darmentleerung schmerzhaft oder besteht Verdacht auf chronische Verstopfung, ist der Gang zum Arzt unumgänglich.

Was der Arzt tun kann
Der Arzt wird Ihr Kind untersuchen, nach seiner Ernährung und eventuell kurz vorher bestehenden Erkrankungen fragen. Meist reichen schon einige Empfehlungen zur Ernährungsumstellung (s. »Selbsthilfe«) aus.

Weist Ihr Kind Symptome einer chronischen Verstopfung auf, wird der Arzt Ihr Kind zur Bestätigung der Diagnose körperlich untersuchen. Sie werden Empfehlungen zur Ernährungsumstellung bekommen und es werden Stuhlweichmacher und stimulierende Abführmittel verschrieben. Damit sich Ihr Kind eine regelmäßige Entleerung angewöhnt, muß es jeden Tag etwa zur selben Zeit zur Toilette gehen. Wenn dann nach etwa drei Monaten die Entleerung regelmäßig erfolgt, kann die Abführmitteldosis nach und nach reduziert werden. Analfissuren selbst müssen nicht gesondert behandelt werden, da sie durch den jetzt weichen Stuhl von allein – gewöhnlich innerhalb von sechs Wochen – heilen können.

Läßt sich keine organische Ursache für die Verstopfung feststellen und ist sie durch Abführmittel nicht zu lindern, empfiehlt sich gegebenenfalls eine Behandlung durch einen Kinderpsychologen.

Aussichten
Kurzzeitige oder chronische Verstopfung im Kindesalter erhöhen nicht das Risiko für Darmerkrankungen in späteren Jahren.

REAKTIONEN AUF NAHRUNGSMITTEL

Bestimmte Nahrungsmittel verursachen allergische oder Unverträglichkeits-reaktionen. Bei einer Nahrungsmittelallergie (siehe ALLERGIEN, S. 152) handelt es sich um eine unangemessen starke Reaktion des körpereigenen Immun-systems auf das entsprechende Nahrungsmittel. Eine Nahrungsmittelun-verträglichkeit verursacht ähnliche Symptome, hat jedoch andere Ursachen. Bei Verdacht auf eine solche Reaktion sollte der Arzt konsultiert werden.

KUHMILCHEIWEISS-UNVERTRÄGLICHKEIT

Viele Kinder vertragen das Eiweiß der Kuh-milch nicht. Die Ursache hierfür ist nicht bekannt. Die Störung selbst tritt gewöhnlich im ersten Lebensjahr auf, eine Woche bis ei-nige Monate nachdem das Kind erstmals Kuhlmilch bekommen hat. Mit etwa drei Jahren verschwindet sie ge-wöhnlich spontan wieder.

Milchersatz
Kindern unter einem Jahr, die aller-gisch auf Kuhmilcheiweiß reagieren, kann man eine Säuglingsmilch auf Sojabasis geben oder eine spezielle Zubereitung, bei der das Kuhmilch-eiweiß in kleinere, leichter verdau-liche Bestandteile aufgespalten ist.

Symptome
Die Symptome einer Kuh-milcheiweißallergie entwickeln sich innerhalb von 24 Stunden nach Verzehr der Milch. Dazu gehören:
• Durchfall
• Erbrechen
• In seltenen Fällen ANAPHYLAKTISCHER SCHOCK (S. 154)

Was der Arzt tun kann
Bei Verdacht auf Kuhmilchunverträglichkeit wird der Arzt für die nächsten zwei Wochen Milch und Milchprodukte aus dem Speiseplan Ihres Kindes streichen. Verschwinden dann die Symptome, bekommt Ihr Kind unter ärzt-licher Aufsicht versuchsweise wieder eine kleine Menge Milch. Treten die Symptome dadurch wieder auf, steht die Diagnose auf Allergie gegen Milcheiweiß fest.

Selbsthilfe
Das Kind wird ohne Kuhmilch ernährt. Dabei muß darauf geachtet werden, daß das Kind dennoch ausreichend Kalzium bekommt. Kinder unter einem Jahr brauchen vielleicht einen Milchersatz (s. Abb. o.). Der oben be-schriebene »Kuhmilchversuch« wird alle drei Monate wiederholt, bis Ihr Kind keine Unverträglichkeitsreaktion mehr gegen das Milcheiweiß zeigt. Danach kann der Milch-konsum allmählich gesteigert werden.

LAKTOSE- UND SACCHAROSEINTOLERANZ

Manche Kinder können den in der Milch enthaltenen Milchzucker (Laktose), nicht verdauen, andere haben Probleme mit der Saccharose, dem in vielen Früchten vor-kommenden Rohrzucker.

Ursachen
Zu der Unverträglichkeitsreaktion kommt es, wenn ein bestimmtes, für den Abbau von Laktose bzw. Saccharose verantwort-liches Enzym im Dünndarm fehlt. Beide Formen dieser Kohlenhydratmalabsorption können sich im Gefolge einer Infektion (s. MAGEN-DARM-ENTZÜNDUNG, S. 180) oder anderer Darmerkrankungen wie der ZÖLIAKIE (S. 183) entwickeln und gehen gewöhnlich irgendwann vorüber.

Symptome
Die folgenden Symptome treten innerhalb von sechs Stunden nach nach dem Verzehr von Milch bzw. Laktose- oder Saccharose-haltigen Nahrungsmitteln auf:
• Durchfall und Bauchschmerzen
• Erbrechen

Was der Arzt tun kann
Um die Diagnose zu sichern, wird dem Kind etwas in Wasser gelöste Laktose bzw. Saccharose gegeben und dann sein Stuhl auf einen auffallend hohen Gehalt an Zucker untersucht, der den Darm unver-daut passiert hat.

Bei einer Laktoseintoleranz wird das Kind auf eine spezielle Laktose-freie Diät gesetzt. Auf Milch wird Ihr Kind dann verzichten müssen, nicht unbedingt dagegen auf fer-mentierte Milchprodukte wie Joghurt.

Bei Saccharoseintoleranz ist entsprechend auf eine Saccharose-freie Ernährung zu ach-ten. Das bedeutet, daß das Kind alle Süßig-keiten, Kuchen, Honig usw. meiden muß.

UNVERTRÄGLICHKEIT VON NAHRUNGSMITTELN

Die Nahrungsmittel, die – außer Milch – bei Kindern am häufigsten eine Unverträglich-keitsreaktion auslösen, sind unten abgebildet.

Symptome
Zu den Symptomen, die kurz nach dem Verzehr des jeweiligen Nahrungsmittels auftreten, gehören:
• Hautausschlag inklusive NESSELSUCHT (S. 138)

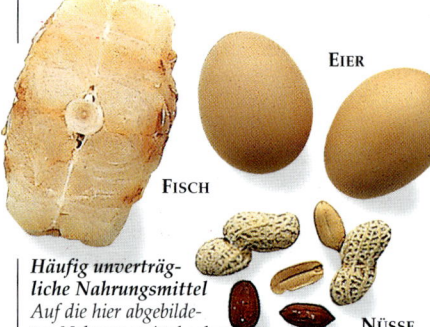

EIER

FISCH

NÜSSE

Häufig unverträg-liche Nahrungsmittel
Auf die hier abgebilde-ten Nahrungsmittel gehen die meisten Unverträglichkeiten zurück. Manche Nahrungsmittel sind gekocht verträglicher.

• Anschwellen von Lippen und Mund.
• Durchfall, Bauchschmerzen und Erbrechen

Was der Arzt tun kann
Der Arzt wird Ihr Kind untersuchen und verschiedene Diagnosetests anordnen, um eine andere Ursache auszuschließen. Ihr Kind wird vielleicht auf eine milchfreie Diät gesetzt, um eine Kuhmilcheiweißallergie oder Laktoseintoleranz auszuschließen. Bleiben die Symptome bestehen, läßt sich mit Hilfe von zwei Testdiäten herausfinden, ob eine Unverträglichkeits- bzw. allergische Reaktion auf ein Nahrungsmittel vorliegt:

Eine Methode besteht darin das fragliche Nahrungsmittel erst gezielt zu reichen und es dann wegzulassen, um die auftretenden Symptome miteinander zu vergleichen. Bei der anderen Methode bekommt das Kind eine spezielle Diät, die aus einigen gut ver-träglichen Nahrungsmitteln besteht. Inner-halb von zwei Wochen verschwinden die Symptome meist. Dann wird alle drei Tage ein neues Nahrungsmittel hinzugenommen, bis die Symptome wieder auftreten.

Aussichten
Bei manchen Kindern läßt sich für die Symp-tome keine spezielle Ursache herausfinden. Doch häufig hilft es bereits, wenn die letzt-genannte Nahrungsmittelausschlußdiät ei-ne Zeitlang durchgeführt wird. Bei anderen Kindern verschwinden die Symptome be-reits, wenn sie ein bis drei definierte Nah-rungsmittel nicht mehr essen. Bei den mei-sten Kindern legen sich die Reaktionen auf Nahrungsmittel mit den Jahren von allein.

ZÖLIAKIE

Diese seltene, aber ernsthafte Erkrankung wird durch eine extreme Überempfindlichkeit des Dünndarms gegen Klebereiweiß (Gluten) verursacht, das in Weizen, Roggen, Gerste und Hafer enthalten ist. Die Folge ist eine Schädigung der Dünndarmschleimhaut (die reversibel ist) und damit eine Verdauungsinsuffizienz bzw. RESORPTIONSSTÖRUNG (unten).

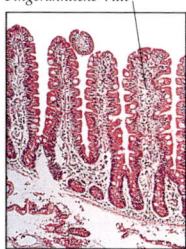
Fingerähnliche Villi

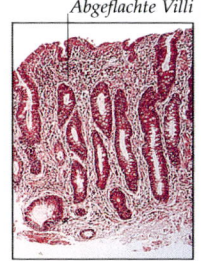
Abgeflachte Villi

NORMAL **KRANK**

Schädigung der Dünndarmschleimhaut
Die Dünndarmschleimhaut hat Millionen fingerförmiger Fortsätze, sogenannte Villi intestinales, über die die Nährstoffe aufgenommen werden. Bei der Zöliakie flachen diese Zotten ab, es kommt zur Resorptionsstörung.

Symptome
Die Symptome treten wenige Monate nach Einführung fester Kost auf. Hauptsymptome sind:
• Gewichtsverlust bzw. Gedeihstörungen
• Sehr heller, ungeformter und übelriechender Stuhl
• Blasse Haut, Kurzatmigkeit und Abgeschlagenheit aufgrund von BLUTARMUT (S.145)

Weizenhaltige Nahrungsmittel wie Brot, Frühstücksflocken und Kekse, verursachen meist heftige Symptome.

Wann zum Arzt?
Da sich die Symptome in der Regel erst nach und nach entwickeln, wird Ihr Baby nicht plötzlich von heute auf morgen krank. Entwickelt es aber eines der oben aufgeführten Symptome, sollte es unbedingt dem Arzt vorgestellt werden.

Was der Arzt tun kann
Zunächst wird der Arzt überprüfen, ob die Wachstumsentwicklung des Kindes normal verläuft. Mit Hilfe von Blutuntersuchungen kann auf Blutarmut und Antikörper gegen Gluten untersucht werden. Erhärten die Testergebnisse den Verdacht auf Zöliakie, wird vielleicht im Krankenhaus eine Gewebeprobe aus der Dünndarmschleimhaut entnommen. Weist die Biopsie krankhafte Veränderungen der Dünndarmschleimhaut nach (s. Abb.), gilt die Diagnose »Zöliakie« als gesichert.

Selbsthilfe
Das A und O ist eine glutenfreie Ernährung. Mittlerweile bietet der Markt eine ganze Reihe glutenfreier Getreideersatz-Produkte wie glutenfreies Brot, Mehl, glutenfreie Kekse und Nudeln an. Andere Nahrungsmittel, wie Milchprodukte, Eier, Fleisch, Fisch, Gemüse, Obst, Reis und Mais, können ganz normal gegessen werden. Unerläßlich ist, daß jeder, der das Kind betreut, um dessen Störung weiß und die entsprechenden Ernährungsrichtlinien kennt.

Wenn Ihr Kind älter und selbständiger wird, ist es ganz wichtig, daß Sie ihm klarmachen können, wie bedeutsam die Diät für seine Gesundheit ist. Jedes Kind reagiert anders, wenn es erneut mit Gluten im Kontakt kommt – wieviel Gluten eine Reaktion auslöst und wie stark diese dann ist, werden Sie jedoch schnell erkennen.

Die Zöliakiesymptome schwinden meist schon einige Wochen nach Einführung der glutenfreien Kost, das Kind müßte jetzt auch langsam wieder an Gewicht zulegen.

Aussichten
Wird Ihr Kind glutenfrei ernährt, bleibt es beschwerdefrei und wächst normal heran. Die glutenfreie Ernährung wird es allerdings ein Leben lang begleiten.

RESORPTIONSSTÖRUNGEN

Von einer Resorptionsstörung spricht man, wenn der Dünndarm nicht in der Lage ist, Nahrungsbestandteile bzw. Nährstoffe korrekt aufzunehmen. Dem liegen meist Störungen zugrunde, wie etwa ZÖLIAKIE (s.o.), Morbus Crohn (s. ENTZÜNDLICHE DARMERKRANKUNGEN, S.184), MUKOVISZIDOSE (S.201) oder REAKTIONEN AUF NAHRUNGSMITTEL (gegenüber).

Ursachen
Die Resorptionsstörung beruht häufig darauf, daß die Dünndarmschleimhaut geschädigt ist und die Nährstoffresorption beeinträchtigt. Es kann dem Körper aber auch an Verdauungsenzymen mangeln. Dann kann die Nahrung nicht in resorbierbare Bestandteile gespalten werden.

Symptome
Hauptsymptome sind:
• Sehr heller, nicht geformter und übelriechender Stuhl
• Gewichtsverlust oder Gedeihstörungen
• Teilnahmslosigkeit

Eine ausgeprägte Verdauungsinsuffizienz verursacht einen Vitamin- und Mineralstoffmangel, was wiederum eine Mangelernährung und ANÄMIE (S.145) zur Folge haben kann.

Wenn Symptome vorliegen, die auf eine Resorptionsstörung hinweisen könnten, sollten Sie mit Ihrem Kind zum Arzt gehen.

Was der Arzt tun kann
Zunächst wird Ihr Kind untersucht und gewogen, und es werden noch andere Diagnoseverfahren durchgeführt. Eventuell wird die Ernährung Ihres Kindes überprüft.

Ist die der Resorptionsstörung zugrundeliegende Ursache ermittelt, wird die Ernährung umgestellt, bzw. das Kind bekommt Nahrungsergänzungen verordnet. Wahrscheinlich wird Ihr Kind ein Leben lang eine spezielle Diät beibehalten müssen.

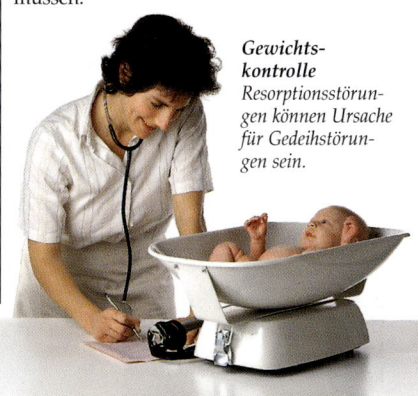
Gewichtskontrolle
Resorptionsstörungen können Ursache für Gedeihstörungen sein.

ENTZÜNDLICHE DARMERKRANKUNGEN

Unter diesen Begriff fallen unter anderem Morbus Crohn und Colitis ulcerosa. Beide Erkrankungen sind chronisch und kommen selten bei Kindern unter sieben Jahren, häufiger dagegen bei Heranwachsenden vor. Die Ursachen sind unbekannt, allerdings treten beide Störungen familiär gehäuft auf.

MORBUS CROHN

Diese Erkrankung kann überall im Verdauungstrakt eine Entzündung verursachen; meist erkrankt jedoch der letzte Dünndarmabschnitt, das Ileum. Durch die chronische Entzündung wird die Darmwand extrem dick und tief, es können Risse, Narben, Verengungen und Geschwüre entstehen. Beim Morbus Crohn ist die Nährstoffaufnahme des Dünndarms gestört (s. RESORPTIONS-STÖRUNGEN, S. 183).

Symptome

Die Symptome entwickeln sich häufig ganz allmählich:

- Durchfall. Gelegentlich, wenn der Dickdarm mit beteiligt ist, enthält der Stuhl Blut, Eiter oder Schleim.
- Schmerzhafte Bauchkrämpfe
- Fieber
- Übelkeit
- Verzögertes Wachstum und/oder Pubertät
- Gewichtsverlust und Appetitlosigkeit
- Manchmal Geschwürbildung am After

Mögliche Komplikationen

Wenn sich die Darmwand verdickt, wenn sich durch die Entzündung Narben bilden, kann sich das Darminnere so stark verengen, daß es zum Verschluß kommt (s. DARMVERSCHLUSS, gegenüber). Weitere mögliche, darmfremde Komplikationen sind Arthritis und Augenentzündung.

Wann zum Arzt?

Bleiben die Symptome länger als nur ein paar Tage bestehen, sollten Sie Ihr Kind dem Arzt vorstellen. Meist sind andere Erkrankungen, wie eine Darminfektion, selten nur Morbus Crohn die Ursache. Bei Verdacht auf Morbus Crohn stehen meist Untersuchungen wie Röntgenkontrastuntersuchung oder Endoskopie an.

Behandlung

Liegt ein Morbus Crohn vor, bekommt Ihr Kind Entzündungshemmer. Alternativ zur medikamentösen Behandlung gibt es eine flüssige Spezialdiät, bei der das Nahrungseiweiß bereits so stark aufgespalten ist, daß es der Körper leicht und nahezu rückstandsfrei aufnehmen kann.

Ist die Erkrankung schwer und das Kind sehr schlecht ernährt, müssen Medikamente und Nährstoffe intravenös verabreicht werden. Manchmal ist sogar eine Bluttransfusion erforderlich. Spricht die Erkrankung nicht auf die Medikamente an oder treten Komplikationen auf, kann es notwendig sein, die geschädigten Darmabschnitte operativ zu entfernen.

Aussichten

Morbus Crohn ist eine chronische Langzeiterkrankung, manche Kinder leiden viele Jahre lang an immer wiederkehrenden neuen Schüben. Bei anderen Kindern verschwindet die Krankheit bereits nach einem oder zwei Krankheitsschüben.

COLITIS ULCEROSA

Diese chronische Entzündung des Dickdarms geht vom Mastdarm aus und kann mit Geschwürbildung einhergehen. Der erste Krankheitsschub ist oft der schlimmste, danach können die Symptome lange Zeit in ihrer Intensität schwanken, kommen und gehen.

Symptome

Blutige Durchfälle sind das Hauptsymptom. Sie können begleitet sein durch:

- Schmerzen und Spannungsgefühl im Bauch
- Völlegefühl im Darm
- Fieber
- Übelkeit
- Appetitlosigkeit
- Wachstumsverzögerung und/oder Gewichtsverlust

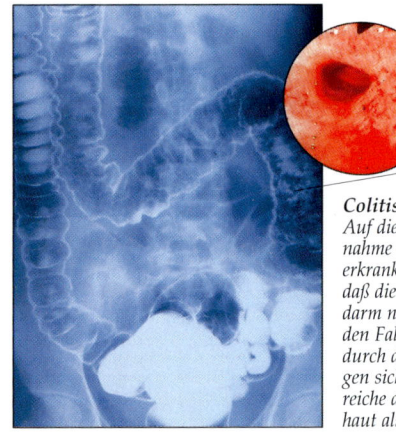

Geschwürige Dickdarmschleimhaut

Erkrankter Dickdarm

Colitis ulcerosa
Auf dieser Kontrastmittelaufnahme (li.) erkennt man die erkrankten Bereiche daran, daß die im gesunden Dickdarm normalerweise vorliegenden Falten fehlen. Beim Blick durch das Endoskop (o.) zeigen sich die geschwürigen Bereiche der Dickdarmschleimhaut als weißliche Flecken.

Wiederholter Blutverlust kann BLUTARMUT (S. 145) verursachen. Eine weitere mögliche, potentiell lebensgefährliche Komplikation ist ein krankhaft vergrößerter Dickdarm, das toxische Megakolon.

Wann zum Arzt?

Wenn Ihr Kind blutige Durchfälle und Bauchschmerzen hatte, sollten Sie es innerhalb von 24 Stunden einem Arzt vorstellen. Meist ist die Ursache eine bakterielle Infektion, doch bei Verdacht auf eine Colitis ulcerosa werden dieselben Diagnoseverfahren wie beim Morbus Crohn durchgeführt.

Behandlung

Die medikamentöse Therapie besteht in der Gabe von Entzündungshemmern. Sprechen die Symptome nicht zufriedenstellend darauf an oder ist der Dickdarm bereits zu stark geschädigt, muß der erkrankte Darmabschnitt eventuell chirurgisch entfernt werden.

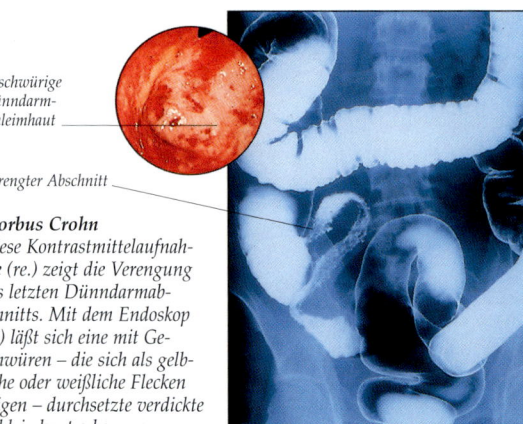

Geschwürige Dünndarmschleimhaut

Verengter Abschnitt

Morbus Crohn
Diese Kontrastmittelaufnahme (re.) zeigt die Verengung des letzten Dünndarmabschnitts. Mit dem Endoskop (o.) läßt sich eine mit Geschwüren – die sich als gelbliche oder weißliche Flecken zeigen – durchsetzte verdickte Schleimhaut erkennen.

REIZKOLON

Diese bei Kindern selten vorkommende Störung ist durch stets wiederkehrende Bauchschmerzattacken gekennzeichnet, die mit Durchfall oder Verstopfung oder beidem einhergehen. Diese Schübe können durch Angst ausgelöst werden oder manchmal durch eine Unverträglichkeit bestimmter Nahrungsmittel, wie Kuhmilcheiweiß, Nüsse oder Eier.

Symptome
Hauptsymptome sind:
- Bauchschmerzen, die sich durch den Abgang von Blähungen bessern
- Dauerhaftes Völlegefühl, aufgeblähter Bauch
- Blähungen und Durchfall oder Verstopfung, oder Durchfallattacken im Wechsel mit phasenweiser Verstopfung
- Gelegentlich Übelkeit, Kopfschmerzen und allgemeine Abgeschlagenheit

Bei Verdacht auf Reizkolon sollte Ihr Kind dem Arzt vorgestellt werden.

Behandlung
Die Diagnose stützt sich normalerweise auf die Symptome und die körperliche Untersuchung. Gegebenenfalls können im Krankenhaus andere Störungen wie eine GIARDIASIS (S. 187), REAKTIONEN AUF NAHRUNGSMITTEL (S. 182) oder ENTZÜNDLICHE DARMERKRANKUNG (gegenüber) ausgeschlossen werden. Vielfach hilft bereits eine ballaststoffreiche Ernährung. Bestimmte Nahrungsmittel können die Symptome noch verschlimmern. Wenn Sie die tägliche Ernährung Ihres Kindes in einer Art Tagebuch festhalten, werden Sie schnell die Verantwortlichen identifizieren und damit in Zukunft meiden können. Versuchen Sie für Ihr Kind belastende Situationen herauszufinden. Sind sie nicht zu vermeiden, stehen Sie Ihrem Kind in diesen Situationen stärkend zur Seite.

Aussichten
Ein Reizkolon bleibt oft bestehen, die Symptome können den Menschen in periodischen Abständen ein Leben lang begleiten.

DARMVERSCHLUSS

Eine teilweise oder komplette Verlegung von Dünn- oder Dickdarm wird als Darmverengung bzw. Darmverschluß bezeichnet. Die normale Passage des Darminhalts ist damit blockiert, es entstehen schmerzhafte Bauchkrämpfe. Ein echter Darmverschluß (Ileus) kann unbehandelt tödlich enden.

Ursachen
Bei Kindern unter zwei Jahren ist ein Darmverschluß meist durch eine sogenannte Invagination (s. Abb. re.) verursacht. Bei Säuglingen kann ein Darmverschluß darauf zurückgehen, daß ein Bruch eingeklemmt wurde (s. BRÜCHE S. 187) oder eine angeborene Darmfehlbildung vorliegt. Weitere mögliche Ursachen für einen Darmverschluß bei Kindern jeden Alters sind Morbus Crohn (s. ENTZÜNDLICHE DARMERKRANKUNGEN, gegenüber) und Darmverschlingung.

Symptome
Mögliche Symptome sind:
- Zeitweise auftretende starke Bauchschmerzattacken.
- Erbrechen von gelblich-grüner Flüssigkeit; die einzelnen Attacken treten in immer kürzeren Abständen auf.
- Blähungen und Stuhl können nicht abgehen. Bei einer Darmverengung lindert es die Schmerzen vorübergehend, wenn Blähungen und Stuhl abgehen.
- Bei einer Invagination blutiger, mit gallertartigem Schleim durchsetzter Stuhl.
- Fieber und Schwellung des Bauchs, wenn nicht frühzeitig behandelt wird.

Es besteht die Gefahr, daß der verlegte Darmabschnitt durchbricht – die Folge wäre

Invagination
Bei dieser Störung stülpt sich ein Darmabschnitt nach innen bzw. in einen anderen hinein. Am häufigsten betroffen ist der Abschnitt, in dem Dünn- und Dickdarm aufeinandertreffen.

Dickdarm

Vergrößert dargestellter Bereich

Dünndarm

Dickdarm

Dünndarm

Blinddarm

Eingestülpter Darmabschnitt

eine Bauchfellentzündung –, oder daß der betroffene Darmabschnitt durch die Mangeldurchblutung abstirbt. Diese Komplikation ist lebensbedrohlich. Eine weitere ernsthafte Komplikation, die durch das häufige Erbrechen verursacht wird, ist eine Dehydratation (s. *Warnsignale*, S. 38).

Wann zum Arzt?
Bei Verdacht auf einen Darmverschluß rufen Sie sofort den Notarzt oder bringen Sie Ihr Kind selbst ins Krankenhaus. Zunächst wird Ihr Kind untersucht und ihm danach eventuell intravenös Flüssigkeit zugeführt, um einer Austrocknung zu begegnen. Um die Diagnose zu bestätigen und die Verschlußsache zu identifizieren, kann eine Röntgenuntersuchung durchgeführt werden. Bei Verdacht auf eine Invagination bekommt das Kind für die Röntgenaufnahme einen Einlauf mit einem Kontrastmittel oder mit Luft. Durch den Druck des Einlaufs bewegt sich der eingestülpte Darmabschnitt häufig wieder an seinen ursprünglichen Ort zurück. Geschieht dies nicht, muß operiert werden. Andere Formen des Darmverschlusses müssen von vornherein operativ behoben werden, z. B. durch Entfernung des verlegten Darmabschnittes.

Aussichten
Sobald der Verschluß behoben ist und der Darminhalt wieder ungehindert passieren kann oder wenn lediglich ein kleiner Darmabschnitt entfernt werden mußte, steht einer normalen Entwicklung und einem normalem Wachstum des Kindes nichts im Wege. Ging der Darmverschluß auf eine Erkrankung wie den Morbus Crohn zurück, können immer wieder Verengungen auftreten, solange die Krankheit nicht behoben ist.

GASTROÖSOPHAGEALER REFLUX

Der gastroösophageale Reflux setzt normalerweise einige Wochen nach der Geburt ein und kommt im ersten Lebensjahr relativ häufig vor. Hierbei fließt der Mageninhalt wieder in die Speiseröhre zurück, weil der Speiseröhrenschließmuskel zu schwach ist.

Symptome

Hauptsymptome sind:

- Dauerndes Erbrechen, das Erbrochene kann mit Blut durchsetzt sein.
- Wiederhochkommen der Nahrung, die ununterbrochen aus dem Mund rinnen kann.
- Husten, wenn die zurückströmende Milch oder Nahrung in die Lungen gelangt.
- Weinen und Reizbarkeit.
- Gedeihstörungen bei schwerem und länger anhaltendem Reflux.

Wenn Ihr Kind Blut erbricht, rufen Sie den Arzt sofort an, ansonsten vereinbaren Sie einen Arzttermin.

Was der Arzt tun kann

Neben der körperlichen Untersuchung nimmt der Arzt vielleicht eine Blut- und Urinprobe, um andere Ursachen wie eine MAGEN-DARM-ENTZÜNDUNG (S. 180) oder PYLORUS-STENOSE (unten) ausschließen zu können.

Behandlung

Häufig läßt sich der Reflux schon lindern, wenn Sie die Schlafposition Ihres Babys ändern (s. Abb. re.). Ist das Kind schon älter, sollte es tagsüber längere Zeit sitzend verbringen. Bei sehr starken Refluxsymptomen hilft es oft, die Mahlzeit des Kindes mit z. B. etwas Maismehl anzudicken. Bekommt Ihr Kind schon Beikost, reduzieren Sie den Anteil an flüssiger Nahrung und füttern statt dessen mehr feste Kost. Geben Sie Ihrem Kind zu den Mahlzeiten möglichst nichts zu trinken.

Bessert sich der Reflux nicht innerhalb von sechs Wochen, wird häufig ein Medikament verschrieben, das die Muskelaktivität des Speiseröhrenschließmuskels verstärken soll. Möglicherweise bekommt Ihr Kind auch säurebindende Mittel. Bei den meisten Babys verschwindet der Reflux – ob behandelt oder unbehandelt – nach dem ersten Lebensjahr.

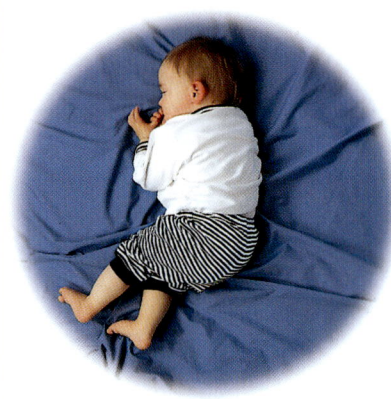

Was tun beim gastroösophagealen Reflux?
Ihr Baby sollte mit leicht hochgelagertem Kopf auf der Seite liegen.

PYLORUS-STENOSE

Bei dieser seltenen Störung, die in den ersten zwei Lebensmonaten vorkommt, ist der Magenausgang (Pylorus) – die Stelle, an der der Magen in den Zwölffingerdarm übergeht – verengt. Ist die Verengung sehr stark, gelangt nur wenig Nahrung in den Dünndarm, der Rest wird erbrochen, das Baby nimmt ab.

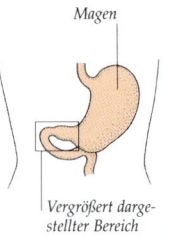

Verengung des Magenausgangs
Bei der Pylorus-Stenose ist der Magenausgang verengt, weil die Ringmuskulatur ungewöhnlich stark ist. Die Ursache für diese Verstärkung ist nicht bekannt, sie kommt aber häufiger bei Jungen als bei Mädchen vor.

Magen

Vergrößert dargestellter Bereich

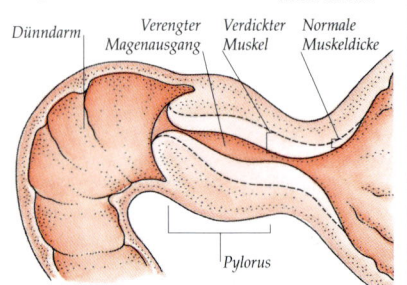

Dünndarm

Verengter Magenausgang   Verdickter Muskel   Normale Muskeldicke

Pylorus

Symptome

Die Hauptsymptome der Pylorus-Stenose treten gewöhnlich in den ersten zwei bis sechs Wochen nach der Geburt auf. Dazu gehören:

- Andauerndes explosionsartiges Erbrechen im Strahl.
- Ständiger Hunger. Häufig nimmt das Baby direkt nach dem Erbrechen eine weitere Mahlzeit an.
- Seltene Darmbewegungen.
- Gewichtsverlust und Teilnahmslosigkeit, wenn die Symptome schon mehrere Tage andauern.

Durch das andauernde Erbrechen kann das Baby austrocknen. Rufen Sie sofort einen Arzt an, wenn Ihr Kind eines der oben aufgeführten Symptome oder Zeichen für eine Dehydratation (s. *Warnsignale*, S. 38) aufweist. Geben Sie Ihrem Kind bis zum Eintreffen des Arztes häufig kleine Mahlzeiten, damit nicht zuviel unverdaute Nahrung in seinem Magen verbleibt.

Was der Arzt tun kann

Während das Baby gefüttert wird, wird der Arzt seinen Magen abtasten und nach einer Schwellung im Bereich des Magenausgangs suchen. Besteht Verdacht auf eine Pylorus-Stenose, muß Ihr Kind ins Krankenhaus. Hier wird es nochmals körperlich untersucht und außerdem wahrscheinlich noch eine Ultraschalluntersuchung vorgenommen.

Zeigt Ihr Baby bereits Zeichen einer Austrocknung, wird Flüssigkeit intravenös zugeführt. In einer Operation wird der Pyloruskanal erweitert. Am Folgetag kann Ihr Kind wahrscheinlich schon wieder nach Hause.

Nach der Operation dürfen Sie die gefütterte Nahrungsmenge nur ganz allmählich steigern. Nach 48 bis 72 Stunden sollte dann die normale Nahrungsmenge erreicht sein.

Aussichten

Nach erfolgreicher Behandlung tritt die Erkrankung nicht wieder auf, und es bleiben auch keine Langzeitschäden zurück.

BRÜCHE

Wenn Eingeweideanteile durch eine Lücke in der Bauchwand vorfallen, bezeichnet man das als Bruch bzw. Hernie. Die häufigsten Brucharten bei Kindern sind Nabel- und Leistenbruch. Beim Nabelbruch fallen Teile des Bauchfells durch den offen gebliebenen Gewebering des Nabels vor. Beim Leistenbruch drängen Teile des Darms in den Leistenkanal (durch den beim Jungen vor der Geburt die Hoden aus dem Bauchraum nach unten wandern).

NABELBRUCH

Dieser Bruchtyp tritt gewöhnlich bereits einige Wochen nach der Geburt auf und entsteht durch eine Lücke im Gewebe um den Nabelring. Er bildet sich meist noch vor dem zweiten Lebensjahr spontan zurück, manchmal aber auch erst nach vier Jahren.

Symptome

Der Nabelbruch zeigt sich als weiche Schwellung, gewöhnlich im Nabelbereich, und:

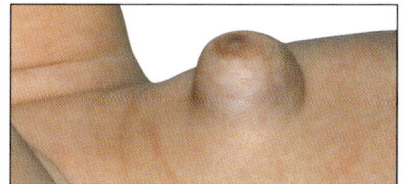

Nabelhernie
Normalerweise tritt eine Nabelhernie direkt im Nabel auf, manchmal aber auch leicht darüber.

- ist morgens oft nicht sichtbar, kann aber im Tagesverlauf wieder auftreten,
- kann größer werden, wenn das Kind weint oder die Bauchmuskeln anspannt,
- ist schmerzlos.

Behandlung

Bei einer kleinen Operation werden die Eingeweideteile in den Bauchraum zurückgedrückt und die Lücke im Nabelring zusammengenäht. Brüche leicht oberhalb des Nabels müssen häufiger operativ korrigiert werden. Ein einmal operativ korrigierter Nabelbruch tritt normalerweise nicht mehr auf.

LEISTENBRUCH

Leistenbrüche kommen vor allem beim männlichen Säugling unter einem Jahr vor. Sie entstehen, wenn der Leistenkanal, durch den die Hoden aus dem Bauch herabgewandert sind, offen bleibt. In diese Schwachstelle schiebt sich eine Darmschlinge in die Leiste oder den Hodensack hinein.

Symptome

Ein Leistenbruch zeigt sich als weiche Schwellung bzw. Ausbuchtung in der Leistengegend oder im Hodensack. Sie:

- ist oft morgens nicht sichtbar, kann aber im Tagesverlauf wieder auftreten,
- kann größer werden, wenn das Kind weint.

Als Komplikation kann sich eine Darmschlinge im Leistenkanal verklemmen. Dann wird die Blutzufuhr vermindert oder ganz unterbrochen. Bei einem eingeklemmten Bruch wird die Schwellung in der Leiste oder im Hodensack hart, druckempfindlich und schmerzhaft. Sie verfärbt sich, das Kind kann erbrechen.

Ist die Schwellung in Leiste oder Hodensack schmerzlos, sollten Sie Ihr Kind innerhalb von 24 Stunden dem Arzt vorstellen. Ist die Schwellung schmerzhaft und druckempfindlich, rufen Sie einen Notarzt, oder bringen Sie Ihr Kind sofort ins Krankenhaus.

Behandlung

Ein Leistenbruch muß in jedem Fall operiert werden. Schmerzt der Bruch oder ist er druckempfindlich, ist eine Notoperation nötig. Die Eingeweideteile werden in die Bauchhöhle zurückgedrückt, der Leistenkanal wird verschlossen. Ein einmal operativ korrigierter Leistenbruch tritt in der Regel an derselben Stelle nicht mehr auf.

GIARDIASIS

Der Verzehr von Nahrungsmitteln oder Wasser, die mit dem Einzeller *Giardia lamblia* verseucht sind, kann zu einer Infektion des Dünndarms, der sogenannten Giardiasis führen. Diese heute auch in gemäßigten Zonen vorkommende Erkrankung befällt in erster Linie Kinder im Vorschulalter.

Symptome

Etwa zwei Drittel aller infizierten Kinder bleiben symptomlos. Wenn Beschwerden auftreten, dann gewöhnlich einen bis drei Tage nach der Infektion. Mögliche Symptome sind:

- Schwere Durchfallattacken, die mit Blähungen einhergehen.
- Sehr heller, nicht geformter und übelriechender Stuhl aufgrund von RESORPTIONSSTÖRUNGEN (S. 183).
- Bauchschmerzen und -krämpfe.
- Geschwollener Bauch und Übelkeit.

Behandlung

Meist verläuft die Giardiasis mild und klingt innerhalb von zwei Wochen von allein ab. Den Arzt sollten Sie immer dann einschalten, wenn der Durchfall länger als zwei Wochen dauert oder ein starker Durchfall länger als 48 Stunden besteht. Zur mikroskopischen Untersuchung wird eine Stuhlprobe entnommen. Wird *Giardia lamblia*

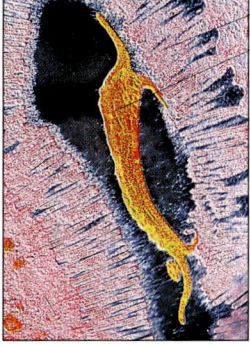

Dünndarmschleimhaut

Parasit

Die Ursache der Giardiasis
Der Parasit Giardia lamblia heftet sich an der Dünndarmschleimhaut an und resorbiert Nährstoffe aus der Darmflüssigkeit.

nachgewiesen, bekommt Ihr Kind eine einwöchige Behandlung mit einem Mittel gegen den Parasiten verschrieben.

Achten Sie auf eine ausreichende Flüssigkeitszufuhr, um den Durchfall-bedingten Flüssigkeitsverlust auszugleichen.

Gründliches Händewaschen nach dem Gang zur Toilette und vor der Zubereitung von Nahrungsmitteln hilft, die Krankheitsausbreitung auf andere Familienmitglieder zu verhindern.

MADENWÜRMER

Wurmbefall ist in unseren Breiten relativ selten, am häufigsten kommen, vor allem bei Kindern, Madenwürmer vor. Da oft mehrere Haushaltsmitglieder gleichzeitig infiziert sind (auch wenn einige keine Symptome haben), sollte gleich die ganze Familie behandelt werden.

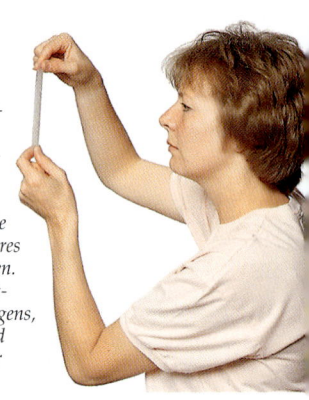

Wurmeier sammeln
Sammeln können Sie die Wurmeier, indem Sie ein Stück Klebeband gegen die Analregion Ihres Kindes drücken. Der beste Zeitpunkt ist morgens, bevor Ihr Kind badet oder zur Toilette geht.

Ursachen
Kinder bekommen Madenwürmer, wenn sie Dinge in den Mund stecken oder etwas essen, an dem Wurmeier haften. Aus den hinuntergeschluckten Eiern schlüpfen im Darm dann die erwachsenen Würmer. Die weiblichen Würmer treten nachts aus dem Mastdarm heraus und legen ihre Eier in der Haut um den After herum ab.

Symptome
Hauptsymptome eines Madenwurmbefalls sind:

- Juckreiz in der Analregion, vor allem nachts, wenn die Würmer Eier ablegen.
- Beim Mädchen Juckreiz an der Vulva.
- Entzündung am After durch das ständige Kratzen.

Manchmal kleine, weiße Würmer im Stuhl.

Wann zum Arzt?
Bei Verdacht auf Madenwürmer sollten Sie Ihr Kind dem Arzt vorstellen. Möglicherweise werden Sie aufgefordert, einige Eier zur anschließenden mikroskopischen Untersuchung zu sammeln (Abb. o.). Anschließend wird die gesamte Familie mit einem Wurmmittel behandelt. Die Behandlung sollte nach zwei Wochen noch einmal wiederholt werden.

LEBERENTZÜNDUNG

Die häufigste Ursache für eine Leberentzündung (Hepatitis) ist eine Virusinfektion, die durch verschiedene Virusstämme verursacht werden kann. Das Hepatitis-B-Virus findet sich gelegentlich bei Neugeborenen, die sich während der Geburt bei ihren infizierten Müttern angesteckt haben. Kinder, die eine erhöhte Infektionsgefahr haben, sollten gegen Hepatitis B geimpft werden. Am häufigsten wird eine Leberentzündung bei Kindern durch Hepatitis-A-Viren hervorgerufen.

Ursachen
Das Hepatitis-A-Virus wird übertragen, wenn man Wasser trinkt oder Nahrungsmittel ißt, die durch infizierten Urin oder Kot verunreinigt sind. Vor einer Reise in Entwicklungsländer mit hoher Durchseuchungsrate empfiehlt sich eine Impfung gegen Hepatitis A.

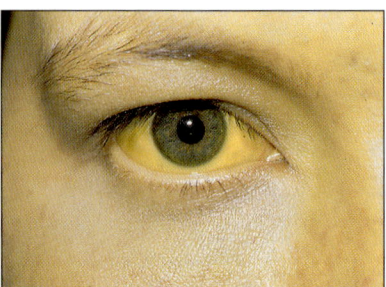

Gelbsucht
Bei der Hepatitis färben sich Haut und Augen gelb, weil sich der Gallenfarbstoff Bilirubin im Blut anreichert.

Symptome
Bei Kindern im Vorschulalter verläuft die Hepatitis-A-Infektion meist mild und ohne Symptome. Ältere Kinder haben dagegen gewöhnlich, wenn auch meist nicht starke, Symptome. Mögliche Symptome sind:

- Grippe-ähnliche Symptome wie Fieber, Kopfschmerzen und allgemeines Schwächegefühl
- Appetitlosigkeit
- Übelkeit und Erbrechen
- Druckempfindlichkeit im rechten Oberbauch (im Leberbereich)

Etwa eine Woche nach Auftreten der genannten Symptome entwickelt sich eine Gelbsucht (s. Abb. li.), die oft mit dunklem Urin und hellem Stuhl und manchmal auch mit Durchfall einhergeht. Die Gelbsucht kann bis zu zwei Wochen dauern.

Wann zum Arzt?
Vereinbaren Sie innerhalb von 24 Stunden nach Auftreten der Hepatitis-A-Symptome einen Arzttermin. Gegen die Hepatitis-A-Infektion gibt es keine Behandlung. Genaue Pflegeanweisungen erteilt Ihnen der Arzt. Nur selten ist die Erkrankung so schwer, daß eine Krankenhauseinweisung erforderlich ist.

Um eine Ausbreitung der Erkrankung zu verhindern, wird im allgemeinen empfohlen, alle Familienmitglieder zu impfen. Ein Kind mit Hepatitis-A ist zwei Wochen vor und eine Wochen nach Ausbruch der Gelbsucht ansteckend.

Selbsthilfe
Bei Erbrechen oder Appetitlosigkeit geben Sie Ihrem Kind stündlich kleine Mengen von Rehydratationsflüssigkeit (s. Einschub: *Das Kind vor dem Austrocknen schützen*, S. 53). In dem Maß, in dem sich die Gelbsucht verstärkt, sollte auch der Appetit Ihres Kindes zurückkehren, so daß es wieder normale Kost bekommen kann.

Gründliches Händewaschen und gründliche Hygiene bei der Nahrungsmittelzubereitung helfen, einer Verbreitung innerhalb der Familie vorzubeugen.

Aussichten
Zwei bis sechs Wochen nach Auftreten der Symptome sollte Ihr Kind wieder zur Schule gehen können.

Nur selten schädigt eine Hepatitis-A-Infektion die Leber dauerhaft. Eine Hepatitis-A wird niemals chronisch. Eine einmal durchgemachte Erkrankung verleiht lebenslange Immunität. Die Impfung muß nach zehn Jahren wiederholt werden.

HORMONSTÖRUNGEN

Die im Blut zirkulierenden Hormone steuern unser Wachstum, unsere Energieproduktion und sind für biochemische Aktivitäten, wie die Verdauung und die sexuelle Entwicklung und Funktion, verantwortlich. Eine gestörte Hormonproduktion kann sich auf die körperliche und/oder geistige Entwicklung auswirken.

SCHILDDRÜSENUNTERFUNKTION

Die Schilddrüse produziert Hormone, die für die normale körperliche und geistige Entwicklung wichtig sind. Bei einer Schilddrüsenunterfunktion (Hypothyreose) werden zuwenig dieser Schilddrüsenhormone produziert. Unbehandelt kann eine Hypothyreose Wachstumsstörungen und eine Leistungsschwäche verursachen. Wichtig ist für alle Kinder, daß sie genügend Jod bekommen.

Ursachen

Eine Schilddrüsenunterfunktion kann angeboren sein und geht dann gewöhnlich auf eine zu kleine Schilddrüse zurück. Sie kann auch später aufgrund einer Schilddrüsenerkrankung oder einer Unterfunktion von Hypothalamus oder Hypophyse (die beide die Hormonproduktion der Schilddrüse anregen) auftreten.

Symptome

Eine Woche nach der Geburt wird das Blut aller Babys routinemäßig auf eine Schilddrüsenunterfunktion hin untersucht. Liegt eine solche Störung vor, wird eine Behandlung eingeleitet, noch bevor Symptome auf-

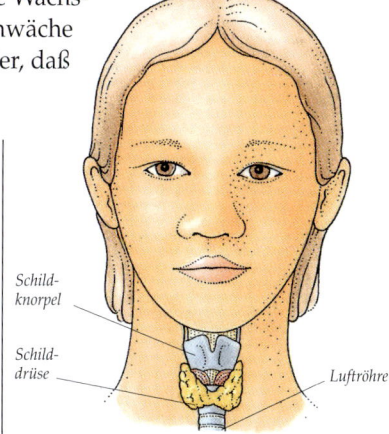

Sitz der Schilddrüse
Die Schilddrüse sitzt unterhalb des Kehlkopfs und umfaßt die Luftröhre. Die Drüse steuert das Wachstum und den Energiehaushalt.

Schild-
knorpel

Schild-
drüse

Luftröhre

treten. Dann bekommt das Kind Schilddrüsenhormone als Tabletten.
Die Symptome älterer Kinder mit Hypothyreose sind:
• Deutlicher Rückgang des Wachstums
• LERNSTÖRUNGEN (S. 172)
• Abgeschlagenheit, Appetitlosigkeit und Gewichtsverlust
• Kropf (vergrößerte Schilddrüse)

Wann zum Arzt?

Ihr Kind muß auf jeden Fall dem Arzt vorgestellt werden. Wahrscheinlich wird eine Blutprobe zur Hormonanalyse entnommen. Weist dieser Hormontest eine Schilddrüsenunterfunktion nach, wird das Schilddrüsenhormon Thyroxin in synthetischer Form zugeführt.

Aussichten

Wird die Störung, ob angeboren oder nachträglich erworben, rechtzeitig behandelt, verläuft die körperliche und geistige Entwicklung des Kindes wahrscheinlich normal. Allerdings wird das Kind sein Leben lang Thyroxin einnehmen müssen.

WACHSTUMSHORMONMANGEL

Damit Kinder und Jugendliche normal wachsen können, brauchen sie eine bestimmte Konzentration an Wachstumshormon, das von der Hypophyse an der Hirnbasis produziert wird. Eine angeborene Störung oder Erkrankung der Hypophyse oder eine Kopfverletzung können zu einem Mangel an diesem Hormon und damit zu verlangsamtem Wachstum führen.

Symptome

Ein Wachstumshormonmangel zeigt sich beim Kind normalerweise durch:
• Verlangsamtes Wachstum (s. WACHSTUMSTABELLEN, S. 17–21)
• Gedrungene und rundliche Statur
• Bei älteren Kindern verzögerte Entwicklung der Geschlechtsmerkmale

Wenn Sie wegen der Wachtumsentwicklung Ihres Kindes in Sorge sind, vereinbaren Sie einen Arzttermin.

Was der Arzt tun kann

Zunächst wird die Größe Ihres Kindes regelmäßig gemessen und eingetragen. Stellt der Arzt einen Minderwuchs fest,

werden wahrscheinlich im Krankenhaus weitere Tests durchgeführt. Wird ein Wachstumshormonmangel diagnostiziert, kann das Kind synthetisch hergestelltes Wachstumshormon mehrmals wöchentlich bis zum Ende der Pubertät gespritzt bekommen.

Aussichten

Durch die Behandlung läßt sich das Wachstum des Kindes regulieren. Eine normale Durchschnittsgröße erreicht das Kind aber wahrscheinlich nur dann, wenn die Behandlung bereits mit etwa sechs Jahren einsetzt.

DIABETES

Beim jugendlichen Diabetes (Typ I) stellen die insulinbildenden B-Zellen in der Bauchspeicheldrüse die Produktion von Insulin ein – ein blutzuckersenkendes und Glykogen bildendes Hormon. Durch den Insulinmangel steigt die Glukosekonzentration im Blut und stört die chemischen Körperprozesse. Die großen Mengen ungenutzter Glukose werden mit dem Urin ausgeschieden. Das verursacht häufiges Wasserlassen und starken Durst. Typ-I-Diabetiker müssen ihr Leben lang täglich Insulin spritzen.

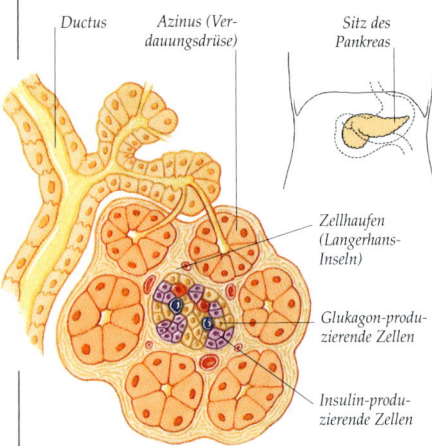

Ductus Azinus (Verdauungsdrüse) Sitz des Pankreas

Zellhaufen (Langerhans-Inseln)

Glukagon-produzierende Zellen

Insulin-produzierende Zellen

Die Zellen in der Bauchspeicheldrüse
In der Bauchspeicheldrüse, dem Pankreas, sind verschiedene Zelltypen häufchenweise angeordnet. Manche Zellen produzieren Insulin, um den Blutzuckerspiegel zu senken, andere heben ihn, indem sie Glukagon produzieren. Beim Typ-I-Diabetes wird zuwenig Insulin produziert.

Symptome

Ein unbehandelter oder schlecht eingestellter Diabetes läßt die Glukosekonzentration im Blut stark ansteigen (Hyperglykämie). Da viele Zellen ohne Insulin die Glukose nicht zur Energieproduktion nutzen können, müssen sie Fette und Eiweiß als Energiequelle heranziehen. Diese veränderten biochemischen Prozesse im Körper verursachen typischerweise:
• Häufiges Wasserlassen (gelegentlich mit Bettnässen)
• Extremer Durst
• Müdigkeit und Abgeschlagenheit
• Appetitlosigkeit
• Starker Gewichtsverlust
Wenn der Stoffwechsel massiv gestört ist:
• Erbrechen
• Bauchschmerzen
• Ungewöhnlich schnelle Atmung
• Benommenheit und Verwirrtheit, die ohne Behandlung bis zur Bewußtlosigkeit und zum Koma führen können

Mögliche Komplikationen

Diabetiker, vor allem wenn ihr Blutzucker schlecht eingestellt ist, haben ein erhöhtes Risiko für Herz-Kreislauf-Erkrankungen, Erkrankungen der Nieren, Augen und des Nervensystems. Gewöhnlich treten diese Komplikationen etwa zehn bis 15 Jahre nach Ausbruch der Erkrankung auf.

Wann zum Arzt?

Rufen Sie bei Verdacht auf Diabetes sofort den Arzt an.

Informieren Sie den Arzt sofort, wenn Ihr Kind eine Infektionskrankheit oder eine Magen-Darm-Entzündung hat, die die Kontrolle des Blutzuckerspiegels schwierig machen.

Was der Arzt tun kann

Beim Verdacht auf Diabetes mellitus wird der Arzt eine Urin- und Blutprobe von Ihrem Kind nehmen und den Zuckergehalt bestimmen. Ist die Glukosekonzentration deutlich erhöht, wird Ihr Kind wahrscheinlich sofort ins Krankenhaus eingewiesen, damit dort die Insulinbehandlung eingeleitet wird. Zeigt Ihr Kind durch das Ausscheiden großer Urinmengen bereits Zeichen starker Austrocknung, wird neben dem Insulin auch intravenös Rehydratationsflüssigkeit zugeführt.

Die Diabetes-Einstellung wird regelmäßig vom Arzt kontrolliert. Ziel der Behandlung ist es, durch die Injektion von Insulin die Glukosekonzentration im Blut Ihres Kind im normalen Bereich zu halten. Das setzt neben den täglichen Insulininjektionen häufige Blutzucker-Selbstkontrollen, regelmäßige Mahlzeiten und eine Diabetes-angepaßte Ernährung voraus.

Der Blutzuckerspiegel Ihres Kindes kann manchmal stark abfallen. Dann entsteht eine Unterzuckerung. Eine solche Hypoglykämie kann durch eine zu große Insulinmenge, das Auslassen einer Mahlzeit oder starke körperliche Aktivität provoziert werden. Ihnen wird erklärt, woran Sie eine solche Hypoglykämie erkennen können und wie Sie darauf reagieren müssen (s. »Was bei Unterzuckerung zu tun ist«).

Selbsthilfe

Sie werden lernen, den Blutzuckerspiegel Ihres Kindes zu messen, die Werte aufzuzeichnen und die Insulindosis den Gegebenheiten anzupassen. Außerdem lernen Sie, wie Sie Ihrem Kind Insulin spritzen müssen und wie Sie die Insulinflaschen und -spritzen richtig aufbewahren und entsorgen.

Ein weiterer wichtiger Punkt in der Diabetikerbehandlung ist die richtige Kost. Diabetiker müssen lernen, ihre gespritzte Insulinmenge mit dem abzustimmen, was sie essen und trinken. Am besten lernen Sie und Ihr Kind das gemeinsam in einem speziellen Schulungskurs für Diabetiker. Ganz wichtig sind regelmäßige Mahlzeiten. Ihr Kind sollte eine normale, ausgewogene Kost mit einem gleichbleibend hohen Anteil an Fett, Eiweiß und Kohlenhydraten bekommen. Die Energiezufuhr sollte in etwa konstant sein. Bei Kindern über fünf Jahren sollte sich die Nahrungsenergie zu etwa 30 Prozent aus Fetten und zu etwa 15 Prozent aus Eiweiß zusammensetzen, die restlichen Kalorien sollten in Form von Kohlenhydraten zugeführt werden. Bei Kindern unter fünf Jahren sollte der Fettanteil höher sein. Bei den kohlenhydrathaltigen Nahrungsmitteln müssen Sie unterscheiden lernen, welche den Blutzuckerspiegel stark und schnell ansteigen lassen und welche

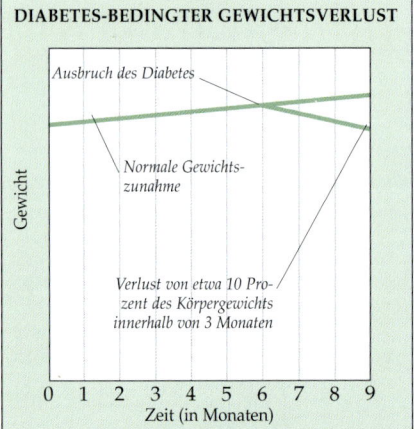

DIABETES-BEDINGTER GEWICHTSVERLUST

Ausbruch des Diabetes

Normale Gewichtszunahme

Gewicht

Verlust von etwa 10 Prozent des Körpergewichts innerhalb von 3 Monaten

0 1 2 3 4 5 6 7 8 9
Zeit (in Monaten)

Starker Gewichtsverlust
Ein typisches Diabetessymptom ist ein rascher und starker Gewichtsverlust. Ein Kind kann über einen Zeitraum von nur drei Monaten ganze zehn Prozent seines Körpergewichts verlieren.

weniger. Fast alle Gemüse gehören zu den »freien« Nahrungsmitteln. Ballaststoffreiche Produkte lassen den Zuckergehalt ebenfalls nur langsam steigen. »Extrawürste« müssen Sie Ihrem Diabetiker-Kind nicht braten, eine gesunde, ausgewogene Ernährung kommt der gesamten Familie zugute.

Mag Ihr Kind mal nicht essen, müssen Sie die Insulindosis der geringeren Kohlenhydratmenge anpassen.

Anstrengende körperliche Betätigung, wie z.B. die Teilnahme an einem sportlichen Wettkampf oder Leistungssport, kann eine Unterzuckerung auslösen, wenn die Ernährung und die Insulindosis dem nicht angepaßt werden. Wie das geschieht, lernen Sie in der Schulung.

Ihr Kind sollte einen Diabetikerausweis bei sich tragen, in dem vermerkt ist, welches Insulin es wann und in welcher Menge spritzt. Ganz wichtig ist auch, daß alle, die mit der Aufsicht des Kindes betraut sind, dazu gehören auch Lehrer, wissen, was im Falle einer Unterzuckerung zu tun ist.

Diabetische Kinder sollten ihrem Alter und ihrer Zuverlässigkeit entsprechend eigenverantwortlich in die Behandlung ihres Diabetes einbezogen werden. Sogar relativ kleine Kinder lernen recht schnell, sich selbst zu spritzen, ihren Blutzuckerspiegel zu messen und aufzuzeichnen, Symptome einer Unterzuckerung zu erkennen und zu behandeln. Und auch die Notwendigkeit regelmäßiger Mahlzeiten leuchtet vielen schon in jungen Jahren ein.

Was bei Unterzuckerung zu tun ist

Die Leitsymptome einer Unterzuckerung sind Bauchschmerzen, Schweißausbrüche, Schwindel und/oder Verwirrtheitszustände. Stellen Sie bei Ihrem Kind eines dieser Symptome fest, geben Sie ihm sofort Zuckerhaltiges zu trinken oder zu essen, z.B. Limonade, Traubenzucker oder einen Keks. Will Ihr Kind weder essen noch trinken oder sinkt der Blutzuckerspiegel so stark ab, daß es benommen oder sogar bewußtlos wird, spritzen Sie ihm Glukagon.

Aussichten

Ist der Diabetes Ihres Kindes gut eingestellt, kann es ein ganz normales Leben führen – ein gewisses Maß an körperlicher Betätigung ist dabei sehr erwünscht. Komplikationen dürften unter diesen Voraussetzungen nicht auftreten. Allerdings wird Ihr Kind seinen Blutzuckerspiegel regelmäßig kontrollieren und sich sein Leben lang jeden Tag Insulin spritzen müssen.

BLUTZUCKERBESTIMMUNG

Der Blutzucker läßt sich mit zwei Methoden bestimmen, für beide brauchen Sie einen Bluttropfen aus der Fingerbeere oder dem Ohrläppchen (z.B. mit Hilfe eines Selbststichgeräts). Der Bluttropfen wird auf einen Teststreifen gegeben, der chemisch auf Glukose reagiert.

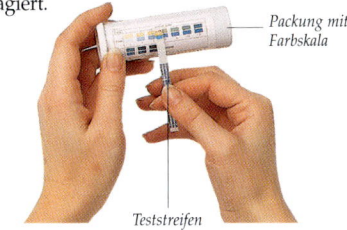

Packung mit Farbskala

Teststreifen

Farbvergleich
Die Verfärbung des Feldes auf dem Teststreifen wird mit der auf der Packung verglichen. Unter dem jeweiligen Farbfeld steht der entsprechende Blutzuckerwert.

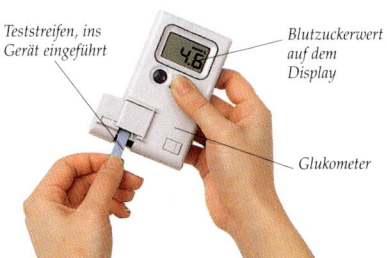

Teststreifen, ins Gerät eingeführt

Blutzuckerwert auf dem Display

Glukometer

Blutzuckermeßgerät
Diese genauere Meßmethode arbeitet nicht mit Farbvergleich. Ein solcher Reflektometer gibt den gemessenen Wert automatisch als Zahl auf einem kleinen Display wieder.

DIABETES INSIPIDUS

Die Hauptsymptome des Diabetes insipidus – Ausscheidung großer Mengen wäßrigen Urins und starker Durst – ähneln denen der Zuckerkrankheit (gegenüber). Der Diabetes insipidus beruht jedoch auf dem Mangel eines ganz anderen Hormons und hat nichts mit der Glukosestoffwechsel-Störung zu tun.

Ursachen

Meist geht der Diabetes insipidus auf eine Störung der Hypophyse zurück, die nicht genügend ADH (Adiuretin) produziert – ein Hormon, das den Wasserhaushalt steuert. ADH veranlaßt die Nieren normalerweise dazu, den Urin zu konzentrieren. So wird die Flüssigkeitsmenge reduziert, die der Körper ausscheidet. Ein ADH-Mangel kann durch eine Verletzung der Hypophyse oder, noch seltener, durch einen Tumor verursacht werden. Ganz selten entsteht die Krankheit dadurch, daß die Nieren auf das ADH nicht ansprechen.

Symptome

Mögliche Symptome sind:
• Extremer Durst
• Häufige Ausscheidung großer Mengen sehr hellen, wäßrigen Urins, mit der möglichen Folge einer Austrocknung

Wann zum Arzt?

Rufen Sie den Arzt sofort an, wenn Ihr Kind eines der oben aufgeführten Symptome oder eines der folgenden Zeichen einer Austrocknung aufzeigt: tief in den Höhlen liegende Augen, ungewöhnliche Benommenheit oder Gewichtsverlust.

Was der Arzt tun kann

Zunächst einmal wird eine Urinprobe untersucht. Ist der Urin nicht stark genug konzentriert, lautet die Verdachtsdiagnose Diabetes insipidus. Im Krankenhaus werden dann wahrscheinlich zur Bestätigung der Diagnose weitere Tests durchgeführt. Produziert die Hypophyse nicht genügend ADH, bekommt Ihr Kind synthetisches ADH. Sprechen die Nieren nicht auf normale ADH-Spiegel an, wird eine kochsalzarme Ernährung und, so paradox es klingen mag, ein Entwässerungsmittel verordnet.

Aussichten

Eine Hypophysenschädigung kann sich wieder normalisieren. In den anderen Fällen bleibt die Störung ein Leben lang bestehen. Mit der richtigen Behandlung kann Ihr Kind aber ein normales Leben führen. Langzeitschäden treten normalerweise nicht auf.

STÖRUNGEN IM UROGENITALTRAKT

HARNWEGSINFEKTIONEN kommen im Kindesalter häufig vor, bei Mädchen wesentlich öfter als bei Jungen. Meist klingen diese Infektionen zwar recht schnell auch ohne Behandlung ab, dennoch bedürfen alle Harnwegsinfektionen und andere Erkrankungen der Nieren, Blase oder Geschlechtsorgane der ärztlichen Beurteilung, damit eine angeborene organische Störung ausgeschlossen werden kann. Heute sind selbst wirklich schwere Nierenerkrankungen weitestgehend behandelbar, dazu zählt auch der bei Kindern häufig vorkommende Nierenkrebs, der Wilms-Tumor.

BETTNÄSSEN

Bettnässen (Enuresis) kommt bei Kindern häufig vor. Nur wenige Kinder können ihre Blase kontrollieren, bevor sie drei Jahre alt sind. Tags und nachts dauerhaft trocken sind die meisten Kinder erst im Alter zwischen drei und sieben Jahren. Grund zur Sorge besteht erst dann, wenn Ihr Kind bereits älter als sieben ist und immer noch ins Bett macht oder damit plötzlich wieder beginnt, nachdem es bereits längere Zeit (6 bis 12 Monate) trocken war.

Ursachen
Zumeist geht eine Enuresis darauf zurück, daß die für die Blasenkontrolle verantwortlichen Teile des Nervensystems verzögert reifen. Weitere mögliche Ursachen sind eine HARNWEGSINFEKTION (gegenüber) oder seelische Probleme (s. ANGSTZUSTÄNDE, S. 170). Manchmal ist auch eine angeborene Fehlbildung des Harntrakts oder DIABETES (S. 190) dafür verantwortlich.

Wann zum Arzt?
Wenn Sie sich wegen des Bettnässens Ihres Kindes Sorgen machen, vereinbaren Sie einen Arzttermin. Der Arzt sollte auch dann zu Rate gezogen werden, wenn das Kind wieder einnäßt, nachdem es schon länger nachts trocken war. Neben der körperlichen Untersuchung wird der Arzt auch eine Urinprobe Ihres Kindes auf eine Infektion oder Diabetes untersuchen.

Hat die Enuresis eine körperliche Ursache, wird eine Behandlung, z.B. bei einer Harnwegsinfektion mit Antibiotika, eingeleitet. Läßt sich keine körperliche Ursache feststellen, befolgen Sie die in dem Einschub »Tips zur Sauberkeitserziehung« (S.63) gegebenen Empfehlungen.

Selbsthilfe
Bettnässen wird seltener zum Problem, wenn ein Kind regelmäßig tagsüber zu festen Zeiten und abends noch einmal vor dem Zubettgehen Wasser läßt.

Schimpfen Sie nicht mit Ihrem Kind, wenn es mal ins Bett macht. Dadurch bekommt es noch mehr »Druck« und alles wird noch schlimmer. Loben Sie Ihr Kind dagegen immer für trockene Nächte. Eine kleine Motivationshilfe ist oft schon das Führen eines Kalenders, in dem Ihr Kind die trockenen Nächte selbst beispielsweise mit einem kleinen Sternchen markieren kann (s. Abb. re.). Bei zu vielen Mißerfolgen sollten Sie dieses System jedoch aufgeben.

Schlagen Methoden wie Loben und Ermutigen fehl, kann auf Klingelhosen oder -matratzen oder ähnliches zurückgegriffen werden, die, wenn das Kind ins Bett macht, Alarm geben. Durch das Alarmsignal wacht das Kind auf und kann zur Toilette gehen. Nach und nach wird die Menge des vor dem Aufwachen bereits ins Bett gegangenen Urins immer geringer. Nach einigen Monaten wachen die meisten Kinder schon auf, bevor das Alarmsignal einsetzt, oder schlafen nachts durch, ohne aufstehen zu müssen. Wenn Ihr Kind dann sechs Wochen lang nachts trocken war, können Sie auf dieses Hilfsmittel verzichten. Bei einem Rückfall müssen Sie eventuell wieder darauf zurückgreifen.

Aussichten
Bei den meisten Kindern hört das Bettnässen ohne Behandlung von selbst auf. Bei den behandlungsbedürftigen Fällen bessert sich die Störung oft innerhalb weniger Wochen. Je älter allerdings das Kind ist, desto länger kann dies dauern.

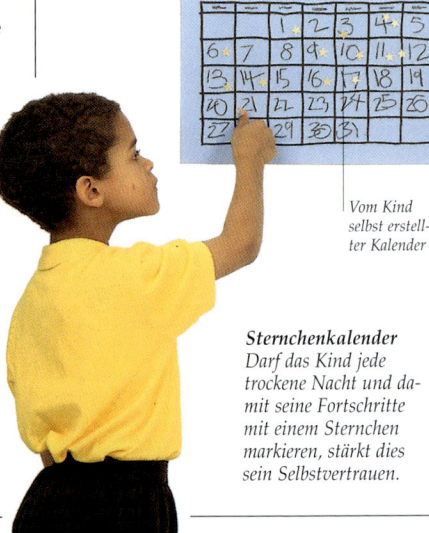

Vom Kind selbst erstellter Kalender

Sternchenkalender
Darf das Kind jede trockene Nacht und damit seine Fortschritte mit einem Sternchen markieren, stärkt dies sein Selbstvertrauen.

HARNWEGSINFEKTIONEN

Harnwegsinfektionen kommen bei Kindern häufig vor. Besonders anfällig sind dafür Mädchen, mit Ausnahme der Neugeborenen – hier sind vor allem die Jungen betroffen. Es können Harnröhre (Harnröhrenentzündung), Blase (Blasenentzündung) und/oder die Nieren (Nierenbeckenentzündung) infiziert sein. Eine rasche Behandlung ist zwingend erforderlich, um zu vermeiden, daß die Nieren vernarben, was bei Kindern unter fünf Jahren häufig vorkommt.

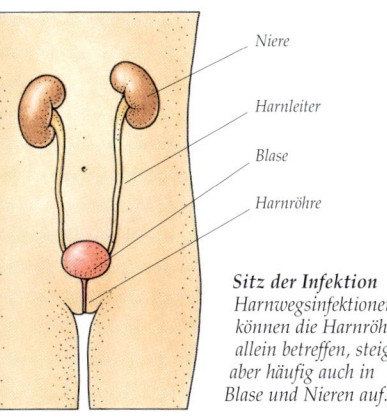

Niere

Harnleiter

Blase

Harnröhre

Sitz der Infektion
Harnwegsinfektionen können die Harnröhre allein betreffen, steigen aber häufig auch in Blase und Nieren auf.

Ursachen
Die meisten Harnwegsinfektionen werden durch Bakterien verursacht, die vom Mastdarm in die Harnröhre gelangen. Manchmal verbreiten sich die Bakterien über den Blutstrom zum Harntrakt. Mädchen sind wegen ihrer wesentlich kürzeren Harnröhre für diese Art Erkrankung anfälliger als Jungen.

Kinder mit einem Harnrückfluß sind besonders infektanfällig. Bei dieser angeborenen Störung fließt bei der Blasenentleerung etwas Urin wieder in die Nieren zurück. Kinder mit angeborener Fehlbildung der Harnwege, die an chronischer VERSTOPFUNG (S. 181) leiden, oder deren Nieren durch vorausgegangene Infektionen vernarbt sind, haben ebenfalls ein erhöhtes Harninfektrisiko.

Symptome
Bei Kindern unter zwei Jahren zeigen sich meist Symptome einer Allgemeininfektion:
• Fieber
• Durchfall
• Erbrechen
• Abgeschlagenheit oder Reizbarkeit
Bei älteren Kindern sind die Symptome meist spezifischer:
• Brennen beim Wasserlassen
• Häufiges Wasserlassen
• Kreuz- oder einseitige Bauchschmerzen

• Bettnässen, nachdem das Kind zuvor auch nachts trocken war
• Roter, rosafarbener oder trüber Urin (Blut im Urin)
• Fieber
Eine Vernarbung der Nieren durch stets wiederkehrende Infektionen kann im Erwachsenenalter Bluthochdruck oder Niereninsuffizienz zur Folge haben.

Wann zum Arzt?
Wenn Symptome einer Harnwegsinfektion auftreten, sollten Sie Ihr Kind innerhalb von 24 Stunden dem Arzt vorstellen.

Was der Arzt tun kann
Wahrscheinlich wird der Arzt eine Urinprobe Ihres Kindes anfordern. Einem Baby können Sie dazu einen speziellen Urinbeutel ankleben.

Wird eine Infektion nachgewiesen, werden meist orale Antibiotika verschrieben. Bei einer schweren Erkrankung werden die Antibiotika im Krankenhaus intravenös verabreicht. Die Antibiotikakur dauert in der Regel etwa eine Woche lang. Ein bis zwei Tage nach Therapieende wird der Urin Ihres Kindes nochmals untersucht. Ist die Infektion dann immer noch nicht abgeklungen, wird eine zweite Antibiotikakur verordnet.

Möglicherweise sollen weiterführende Untersuchungen ermitteln, ob die Nieren Ihres Kindes vernarbt sind oder organische Fehlbildungen vorliegen. Manche Kinder werden mit speziellen Tests, Ultraschall- und gegebenenfalls Röntgenuntersuchungen auf einen Harnrückfluß hin untersucht. Da Kinder mit dieser Störung besonders oft an stets wiederkehrenden Harnwegsinfektionen leiden, kann eine operative Korrektur erwogen werden. Dann haben die Infektionen ein Ende.

Selbsthilfe
Sollen Sie dem Arzt eine Urinprobe Ihres Kindes mitbringen, brauchen Sie dafür einen sterilen Behälter oder für Säuglinge einen Klebebeutel. Die Probe selbst nehmen Sie am besten nach dem Baden oder nachdem der Genitalbereich Ihres Kindes mit klarem Wasser gereinigt wurde. Beim Säugling muß der Urinbeutel so aufgeklebt werden, daß kein Körperkontakt besteht (um eine Verunreinigung zu vermeiden).

Beim älteren Kind sollte für die Urinprobe Mittelstrahlurin genommen werden: Nach dem ersten Strahl den Harn anhalten und die dann folgende Harnportion in dem sterilen Behälter auffangen. Um möglichst frischen Urin untersuchen zu können, lassen die meisten Ärzte die Urinprobe bei sich in der Praxis abnehmen.

Ein Kind mit Harnwegsinfektion sollte möglichst viel trinken. Damit wird der Urin verdünnt, was die Schmerzen und das Brennen beim Wasserlassen lindert, und gleichzeitig werden die Bakterien möglichst oft ausgeschieden.

Vorbeugung
Kinder sollten alle vier Stunden oder vor jeder Mahlzeit und abends vor dem Zubettgehen wasserlassen. Wischen Sie nach dem Stuhlgang den Po Ihres Kindes von vorne nach hinten ab. Ihr Kind sollte täglich baden oder duschen, allerdings ohne parfümierte Badezusätze oder Seifen, und danach gründlich abgetrocknet werden. Chronische Verstopfung muß behandelt werden.

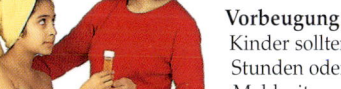

Eine Urinprobe nehmen
Nach dem Baden sollte Ihr Kind etwas Mittelstrahlurin sammeln: Verwerfen der ersten Harnmenge und Auffangen der folgenden Harnportion in dem sterilen Behälter.

Aussichten
Oft wiederholen sich Harnwegsinfektionen, eine Dauerschädigung der Nieren läßt sich jedoch durch rechtzeitige Behandlung vermeiden. Vernarbungen der Nieren gehen mit zunehmendem Alter des Kindes zurück. Mit etwa neun Jahren verschwindet auch die Neigung zum Harnrückfluß meist von allein wieder.

GLOMERULONEPHRITIS

Eine Entzündung der Filterzellen der Nieren (Glomeruli) wird als Glomerulonephritis bezeichnet. Die entzündeten Glomeruli können ihre Filterfunktion nicht mehr richtig ausüben, die Urinmenge nimmt ab, rote Blutkörperchen und Bluteiweiß gelangen in den Urin. Abfallprodukte dagegen verbleiben im Körper. Die Ursache der Glomerulonephritis bleibt meist unbekannt. Manchmal wird sie durch eine Virus- oder Streptokokkeninfektion verursacht.

Symptome

Bei einer Glomerulonephritis, die im Gefolge einer Infektion auftritt, entwickeln sich die Symptome etwa eine Woche nach der Primärerkrankung. Unabhängig von der jeweiligen Ursache sind die Hauptsymptome:

- Roter, rosafarbener oder trüber Urin (Blut im Urin) (s. Abb. re.)
- Ausscheiden geringerer Harnmengen als sonst üblich
- Manchmal Kopfschmerzen

Im Gewebe kann sich Flüssigkeit ansammeln, was zu Schwellungen, vor allem im Gesicht und in den Beinen, führt. Bluthochdruck ist eine seltene Komplikation.

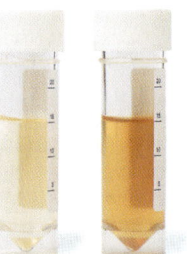

NORMALER URIN   **UNGEWÖHNLICHER URIN**

Wann zum Arzt?

Bei Verdacht auf eine Glomerulonephritis sollten Sie sofort den Arzt anrufen. Das Kind wird körperlich untersucht und wahrscheinlich ins Krankenhaus überwiesen. Eine Urinprobe Ihres Kindes wird analysiert,

Blut im Urin
Wenn rote Blutkörperchen in den Urin übertreten, kann sich dieser verfärben. Er sieht dann dunkler und trüber aus als normaler klarer, blaßgelber Urin.

die Flüssigkeitszufuhr und -ausscheidung werden gemessen.

Behandlung

Bestätigt sich die Diagnose, wird Ihr Kind im Krankenhaus weiter behandelt. Meist wird eine spezielle natrium- und eiweißarme Ernährung verordnet sowie die Flüssigkeitszufuhr reduziert. Hierdurch werden die Nieren entlastet und eine Flüssigkeitsansammlung, d.h. Ödembildung, verhindert.

Ist die Glomerulonephritis durch eine bakterielle Infektion bedingt, werden Antibiotika gegeben. Ein erhöhter Blutdruck muß solange behandelt werden, bis sich die Werte wieder normalisiert haben.

Richtig behandelt klingt die Glomerulonephritis innerhalb einer Woche ab.

Aussichten

Meist verursacht die Glomerulonephritis keine dauerhafte Nierenschädigung und tritt auch nicht erneut auf. Nur sehr selten kann die Störung eine chronische Nierenschädigung, das sogenannte NEPHROTISCHE SYNDROM (unten) nach sich ziehen, das der Langzeitbehandlung bedarf.

NEPHROTISCHES SYNDROM

Bei dieser Störung treten große Mengen von Bluteiweiß in den Urin über. Zu niedrige Bluteiweißkonzentrationen lassen Ödeme entstehen (Flüssigkeitsansammlung im Gewebe). Das nephrotische Syndrom ist eine seltene Störung, die in erster Linie Kinder im Alter zwischen einem und sechs Jahren betrifft.

Symptome

Hauptsymptome sind:

- Ödeme in bestimmten Körperpartien (s. Abb. re.), die sich über mehrere Wochen entwickeln
- Ausscheidung geringer Harnmengen
- Gewichtszunahme
- Manchmal Durchfall, Appetitlosigkeit und ungewöhnliche Müdigkeit

Kinder mit nephrotischem Syndrom sind anfällig für Infektionen und Blutgerinnselbildung in den Venen.

Wann zum Arzt?

Treten Schwellungen am Körper Ihres Kindes auf, sollte es innerhalb von 24 Stunden dem Arzt vorgestellt werden. Der Arzt wird Ihr Kind untersuchen und seinen Urin auf Eiweiß untersuchen. Deuten die Befunde auf ein nephrotisches Syndrom hin, werden im Krankenhaus weitere Untersuchungen

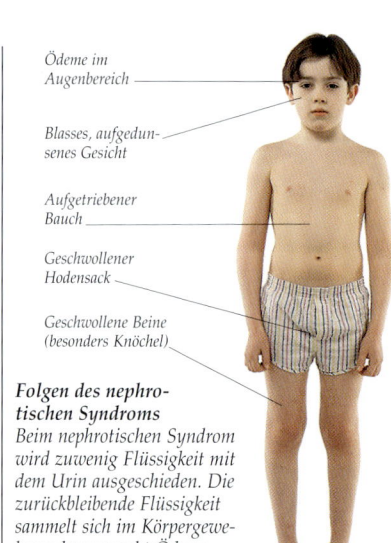

Ödeme im Augenbereich

Blasses, aufgedunsenes Gesicht

Aufgetriebener Bauch

Geschwollener Hodensack

Geschwollene Beine (besonders Knöchel)

Folgen des nephrotischen Syndroms
Beim nephrotischen Syndrom wird zuwenig Flüssigkeit mit dem Urin ausgeschieden. Die zurückbleibende Flüssigkeit sammelt sich im Körpergewebe und verursacht Ödeme.

durchgeführt. Bei Bestätigung der Diagnose wird das Kind im Krankenhaus weiterbehandelt. Die Behandlung besteht in erster Linie in der Gabe von Kortison. Innerhalb von zehn Tagen sollten die Ödeme langsam zurückgehen und sich damit auch das Gewicht wieder normalisieren. Ihr Kind muß möglicherweise solange im Krankenhaus bleiben, bis kein Eiweiß mehr in seinem Urin nachweisbar ist – das kann bis zu sechs Wochen dauern.

Selbsthilfe

Nach der Krankenhausentlassung müssen Sie wahrscheinlich noch jeden Tag den Urin des Kindes mit Hilfe eines Teststreifens auf Eiweiß hin untersuchen. Läßt sich Eiweiß nachweisen, rufen Sie sofort Ihren Arzt an.

Aussichten

Die meisten Kinder werden wieder ganz gesund. Bei manchen Kindern kann es jedoch ein- oder mehrmals zum Rückfall kommen. Tritt die Erkrankung immer wieder auf, muß Ihr Kind vielleicht ein Jahr lang prophylaktisch Kortison einnehmen.

WILMS-TUMOR

Dieser seltene, bösartige Nierentumor kann angeboren sein oder sich während der ersten vier Lebensjahre entwickeln. Meist ist nur eine Niere betroffen, ganz selten sind es beide.

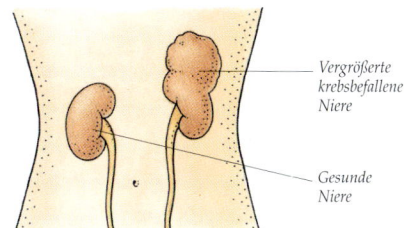

Vergrößerte
krebsbefallene
Niere

Gesunde
Niere

Symptome
Hauptsymptome sind:
- Aufgetriebener Bauch
- Bauchschmerzen
- Roter, rosafarbener oder trüber Urin (Blut im Urin)

Wann zum Arzt?
Ist der Bauch Ihres Kindes aufgetrieben und/oder hat es Spuren von Blut im Urin, sollte es innerhalb von 24 Stunden dem Arzt vorgestellt werden. Bei Verdacht auf einen Nierentumor wird der Arzt Ihr Kind ins Krankenhaus überweisen. Mit speziel-

len medizintechnischen Untersuchungsmethoden läßt sich zum einen die Diagnose bestätigen, zum anderen Näheres über die Art des Tumors in Erfahrung bringen.

Behandlung
Eine krebskranke Niere wird chirurgisch entfernt. Ist der Tumor schon sehr groß, wird er vor der Operation mit einer Chemo- und manchmal auch Strahlentherapie verkleinert. Nach der Operation können damit noch verbliebene Krebszellen abgetötet werden.

Krebskranke Niere
Der Wilms-Tumor ist gewöhnlich sehr groß. Er ist fast kugelförmig und wächst oft vom oberen Nierenabschnitt aus.

Wird die Niere entfernt, bevor sich der Krebs ausbreiten konnte, wird Ihr Kind wieder ganz gesund. Die verbleibende Niere übernimmt die Funktion beider Nieren.

ENTZÜNDUNG VON SCHEIDE UND VULVA

Diese Vulvovaginitis genannte Erkrankung kommt bei jungen Mädchen recht häufig vor und ist normalerweise harmlos. Sie kann durch eine Reizung des empfindlichen Scheidengewebes (z. B. durch Schaumbäder) verursacht sein und heilt dann gewöhnlich von allein ab. Wenn sie jedoch durch eine Infektion mit Bakterien oder Hefepilzen verursacht ist, muß sie medikamentös behandelt werden. Solche Scheideninfektionen treten mit Beginn der Pubertät häufiger auf.

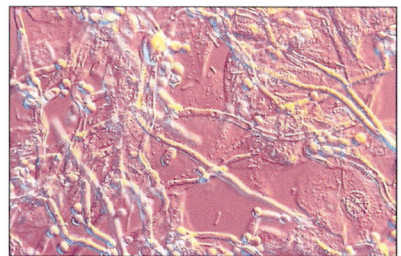

Der Candida-Pilz unter dem Mikroskop
Die Vulvovaginitis entsteht durch ein zu starkes Wachstum des die Scheide normal besiedelnden Hefepilzes Candida albicans.

Ursachen
Häufige Ursachen für eine Reizung sind mangelhafte Hygiene, zu eng sitzende Wäsche und parfümierte Wasch- oder Badezusätze. Bei manchen Mädchen ist keine Ursache für die Symptome erkennbar, sie haben einfach eine sehr empfindliche Vulva- und Scheidenhaut.

Nach dem Stuhlgang können Bakterien aus dem Mastdarm in die Scheide gelangen. Selten kann eine bakterielle Infektion auch durch einen Fremdkörper (z. B. einen in der Scheide vergessenen Tampon) verursacht sein. Eine weitere mögliche Ursache bei kleinen Mädchen kann ein Parasitenbefall der Scheide mit MADENWÜRMERN (S. 188) sein. Nach der Pubertät ist eine Hefepilzinfektion die häufigste Ursache.

Symptome
Mögliche Symptome sind:
- Entzündung, Wundheitsgefühl und Juckreiz im Genitalbereich
- Schmerzen beim Wasserlassen
- Grünlicher oder graugelblicher Scheidenausfluß bei bakterieller Ursache. Möglicherweise übelriechender Ausfluß
- Dicklich weißer Ausfluß bei einer Hefepilzinfektion

Wann zum Arzt?
Bei starken Beschwerden, Scheidenausfluß oder Schmerzen beim Wasserlassen sollte Ihre Tochter binnen 24 Stunden dem Arzt

vorgestellt werden. Liegen andere Symptome seit mehr als zwei Wochen vor, muß ebenfalls der Arzt eingeschaltet werden.

Zunächst einmal wird der Arzt Ihr Kind untersuchen. Ist die Ursache ein in der Scheide steckender Fremdkörper, wird dieser entfernt. Mit einem Scheidenabstrich wird auf eine Infektion hin untersucht. Beim Nachweis einer bakteriellen Infektion werden eine antibiotikahaltige Creme oder orale Antibiotika verschrieben. Bei einer Hefepilzinfektion werden eine pilztötende Creme oder Scheidenzäpfchen verschrieben.

Liegt eine anhaltende Reizung ohne Infektion vor, wird häufig eine östrogenhaltige Creme verschrieben, die die Vulva- und Scheidenhaut dicker aufbaut.

Selbsthilfe
Eine nicht infektiös bedingte Vulvovaginitis heilt normalerweise allein mit Hilfe von Selbsthilfemaßnahmen. Hierzu sollte Ihre Tochter eine Woche lang zweimal täglich ein Sitzbad ohne parfümierte Badezusätze nehmen. Nach dem Waschen sollte eine z. B. zinkhaltige Schutzcreme aufgetragen werden. Ihre Tochter sollte locker sitzende Baumwollslips tragen und die Wäsche täglich wechseln. Wenn möglich, sollte Ihr Kind jeden Tag eine Zeitlang ohne Unterwäsche umherlaufen.

Damit keine Darmbakterien in die Vagina gelangen, ist nach dem Stuhlgang darauf zu achten, daß der Po von vorn nach hinten abgewischt wird.

ERKRANKUNGEN VON HODEN UND PENIS

Beim Knaben häufiger vorkommende Erkrankungen des Penis sind Vorhautverengung (Phimose), Einklemmung der zu engen Vorhaut (Paraphimose), Entzündung von Eichel und Vorhaut (Balanitis) sowie eine angeborene Fehlbildung der Harnröhrenöffnung (Hypospadie). Häufigere Hodenerkrankungen sind eine ungewöhnliche Flüssigkeitsansammlung in einem Hoden (Hydrozele) und der Hodenhochstand (Kryptorchismus). In der Pubertät kommt häufiger eine schmerzhafte Hodentorsion vor, bei der sich Hoden und Samenstrang im Hodensack gedreht haben, und die Hodenentzündung (Orchitis).

VORHAUTVERENGUNG

Im ersten Lebensjahr läßt sich die Vorhaut des Penis normalerweise nicht über die Eichel zurückziehen. Versuchen Sie das auch bitte nie gewaltsam, dabei könnte das empfindliche Gewebe verletzt werden, bluten und vernarben. Dann entstünde eine echte Vorhautverengung. Bei den meisten Jungen löst sich die Vorhaut in den ersten Lebensjahren von allein. Dann läßt sich die Vorhaut bereits im zweiten Lebensjahr voll über die Eichel streifen, bei anderen erst ab dem vierten oder fünften Lebensjahr.

Eine Phimose erhöht das Risiko für HARNWEGSINFEKTIONEN (S. 193).

Wann zum Arzt?

Ist Ihr Sohn älter als vier Jahre und läßt sich seine Vorhaut nicht zurückstreifen oder hat er Probleme beim Wasserlassen, sollte er dem Arzt vorgestellt werden.

Liegt eine Phimose vor, ist vielleicht eine Beschneidung notwendig. Sind Vorhaut und Eichel miteinander verklebt, müssen beide operativ gelöst werden. Beide Eingriffe werden unter Vollnarkose durchgeführt.

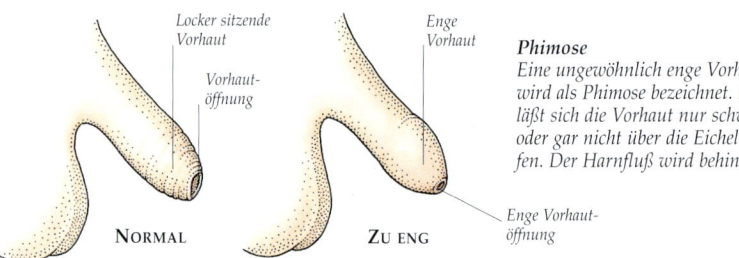

Locker sitzende Vorhaut

Vorhautöffnung

NORMAL

ZU ENG

Enge Vorhaut

Phimose
Eine ungewöhnlich enge Vorhaut wird als Phimose bezeichnet. Dann läßt sich die Vorhaut nur schwer oder gar nicht über die Eichel streifen. Der Harnfluß wird behindert.

Enge Vorhautöffnung

Ursachen

Eine Vorhautverengung kann dadurch entstehen, daß sich die angeborene Verklebung von Eichel und Vorhaut nicht von selbst löst. Dadurch entsteht eine verengte beziehungsweise verlängerte und verdickte Vorhaut mit geschrumpftem Vorhautring (s. Abb. o.). Die Phimose kann aber auch erworben sein, z.B. wenn sich durch verfrühte Versuche, die Vorhaut im Kleinkindesalter zurückzuziehen, Narben gebildet haben oder nach stets wiederkehrenden Eichelentzündungen.

Symptome

Oft erkennt man eine Phimose lediglich daran, daß sich die Vorhaut nicht über die Eichel zurückziehen läßt. Möglich sind aber auch folgende Symptome:
• Aufgeblähte Vorhaut beim Wasserlassen
• Ein nur feiner Urinstrahl

PARAPHIMOSE

Beim Versuch, eine zu enge Vorhaut gewaltsam zurückzuziehen, kann eine sogenannte Paraphimose entstehen. Dann bleibt der enge Ring der Vorhaut hinter dem Eichelkranz stecken und verursacht eine ödematöse Schwellung mit Durchblutungsstörungen und Schmerzen.

Wann zum Arzt?

Bleibt die Vorhaut Ihres Sohnes hinter dem Eichelkranz stecken, fahren Sie sofort mit ihm zur nächsten Notaufnahme. Dort bekommt Ihr Sohn ein Beruhigungsmittel oder eine Narkose. Danach wird die Vorhaut in ihre normale Position gebracht. Ohne Beschneidung kehrt die Paraphimose meist immer wieder.

BALANITIS

Eine Infektion mit Bakterien oder Pilzen ist die häufigste Ursache für eine Balanitis. Bei einer Phimose läßt sich die Eichel unter der Vorhaut nur schlecht reinigen – das leistet der Entstehung einer Balanitis Vorschub. Sie kann aber auch als Reaktion auf eine Hautreizung durch die in Waschmitteln oder Seifen enthaltenen chemischen Substanzen o. ä. entstehen.

Symptome

Hauptsymptome der Balanitis sind:
• Schwellung von Eichel und Vorhaut (bei Unbeschnittenen)
• Schmerzen oder Juckreiz
• Weiße Absonderung aus dem Penis
• Rötung und Nässen im Genitalbereich

Selbsthilfe

Meist heilt eine Balanitis durch eine sorgfältigere Intimpflege von allein. Achten Sie darauf, daß sich Ihr Sohn zweimal täglich den Penis und den Genitalbereich wäscht. Nachdem die Entzündung abgeklungen ist, sollte der Penis einmal täglich gründlich gereinigt werden.

Geht die Balanitis auf eine Reizung zurück, sollte Ihr Sohn Baumwollslips tragen und seine Unterwäsche nach dem Waschen gründlich gespült werden. Auf parfümierte Seife sollte er verzichten.

Wann zum Arzt?

Klingt die Balanitis nicht innerhalb von drei Tagen mit den oben genannten Selbsthilfemaßnahmen ab, sollten Sie einen Arzttermin vereinbaren. Meist werden eine pilzabtötende oder antibakterielle Creme oder orale Antibiotika verschrieben, durch die die Infektion gewöhnlich innerhalb einer Woche abklingt. Kommt es immer wieder zur Balanitis, empfiehlt sich eine Beschneidung.

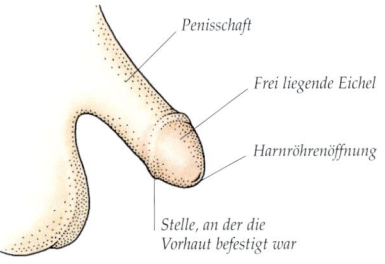

Penisschaft

Frei liegende Eichel

Harnröhrenöffnung

Stelle, an der die Vorhaut befestigt war

Der beschnittene Penis
Bei der Beschneidung wird die Vorhaut weggeschnitten, so daß die Eichel freiliegt. Diese Operation empfiehlt sich bei einer Vorhautverengung oder stets wiederkehrenden Infektionen von Eichel und Vorhaut.

HYPOSPADIE

Von dieser angeborenen Störung ist etwa eines von 300 männlichen Babys betroffen. Die Harnröhrenmündung liegt auf der Unterseite des Penis statt weiter oben. Die normalerweise an der Eichelspitze austretende Harnröhrenmündung kann bei einer solchen Fehlbildung überall am Penisschaft lokalisiert sein.

Die untere Hälfte der Vorhaut fehlt manchmal, die obere Hälfte kann das Penisende kapuzenartig verdecken. Bei manchen Babys ist der Penisschaft nach unten gekrümmt.

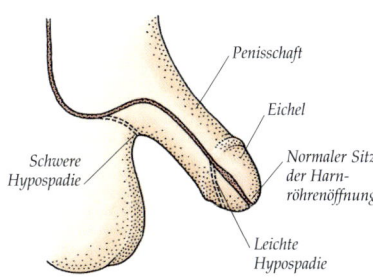

Schweregrad der Hypospadie
Bei der leichten Hypospadie liegt die Harnröhrenmündung im Bereich der Eichel. Die Öffnung kann aber auch am Penisschaft lokalisiert sein oder, in ganz schweren Fällen, auf der Mittellinie des Hodensacks.

Behandlung
Die Hypospadie wird normalerweise operativ vor Beginn des zweiten Lebensjahres korrigiert. Bei langstreckigen Hypospadien muß aus eigener Haut (aus der Vorhaut – deshalb keine Beschneidung vor Korrektur der Hypospadie!) eine Harnröhre gebildet werden, die dann bis zur Penisspitze reicht. Eine Schaftkrümmung wird gleichzeitig korrigiert.

Aussichten
Nach Behandlung der Hypospadie müßte der Penis normal aussehen. Es dürften keine Probleme mehr beim Wasserlassen oder später im Sexualleben vorkommen.

HYDROZELE

Zu dieser schmerzhaften Schwellung des Hodensacks kommt es durch eine Flüssigkeitsansammlung in der Scheidehaut des Hodens. Hydrozelen sind beim Neugeborenen relativ häufig zu beobachten, bilden sich meist aber in den ersten sechs Lebensmonaten spontan zurück.

Wann zum Arzt?
Bleibt die Hodensackvergrößerung nach dem ersten Lebenshalbjahr bestehen oder

tritt sie dann sogar erstmals auf, sollte Ihr Kind dem Arzt vorgestellt werden. Dann kann die Hydrozele mit einem Leistenbruch vergesellschaftet sein (s. BRÜCHE, S. 187) und muß operativ korrigiert werden. Eine Hydrozele, die bei einem schon älteren Knaben plötzlich auftritt, bedarf ebenfalls der ärztlichen Beurteilung. Meist ist sie durch eine Verletzung verursacht und bessert sich dann spontan auch unbehandelt. Eine ernsthafte Schädigung der Hoden muß jedoch ausgeschlossen werden.

HODENHOCHSTAND

Manchmal wandert einer bzw. wandern beide Hoden vor der Geburt nicht in den Hodensack. Ob die Hoden tastbar sind, wird bei der Neugeborenen-Vorsorgeuntersuchung untersucht. Falls nicht, wird diese Untersuchung nochmals im dritten Lebensmonat wiederholt, da die Hoden bis dahin oft noch von allein den Leistenkanal hinabwandern. Ansonsten muß die Störung behandelt werden: Zunächst einmal wird eine hormonelle Behandlung versucht, bleibt auch diese erfolglos, müssen die Hoden operativ in den Hodensack gebracht werden.

Aussichten
Wird die Operation rechtzeitig durchgeführt, dürften die sexuelle Entwicklung und die Fruchtbarkeit Ihres Sohnes keinen Schaden nehmen. Allerdings steigt das Risiko für Hodenkrebs im Erwachsenenalter leicht an.

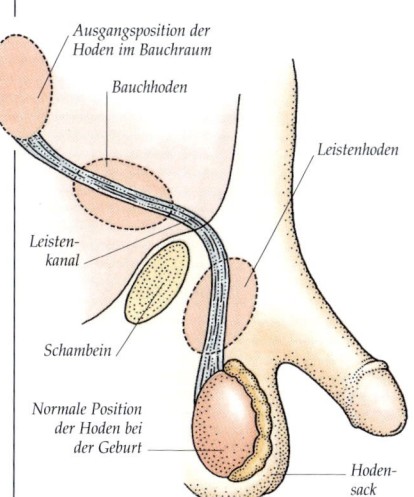

Sitz der Hoden beim Hodenhochstand
Normalerweise wandern die Hoden in den Hodensack. Beim Hodenhochstand bleibt einer oder bleiben beide Hoden im Bauchraum, im Leistenkanal oder im äußeren Leistenring stecken.

HODENTORSION

Bei dieser Störung verdrehen sich Hoden und Samenstrang miteinander. Dadurch kommt es zu einer Minder- oder Mangeldurchblutung der Hoden. Eine Hodentorsion verursacht oft einen heftigen, stechenden Schmerz. Wird die Störung nicht binnen Stunden korrigiert, können die Hoden dauerhaft geschädigt werden.

Symptome
Hauptsymptome sind:
• Plötzliche, heftige Schmerzen im Bauch
• Starke Schmerzen in den Hoden
• Der betroffene Hoden kann deutlich höher im Hodensack sitzen
• Gelegentlich Übelkeit und Erbrechen
• Nach einigen Stunden kann der Hodensack anschwellen, sich röten und druckempfindlich sein
Hat Ihr Sohn starke Schmerzen im Hoden, rufen Sie sofort den Notarzt oder fahren Sie ihn ins Krankenhaus.

Behandlung
Zunächst einmal wird die Drehung des Samenstranges aufgehoben, und der Hoden am Hodensack fixiert, um einer neuerlichen Torsion vorzubeugen. Ein irreversibel geschädigter Hoden wird entfernt.

Aussichten
Wird die Operation rechtzeitig durchgeführt, bleibt die normale Sexualfunktion des Hodens normalerweise erhalten. Mußte ein Hoden entfernt werden, sollte die sexuelle Entwicklung und Fruchtbarkeit eigentlich durch den verbleibenden Hoden gesichert sein.

HODENENTZÜNDUNG

Eine Orchitis entwickelt sich meist als Komplikation bei Mumps, wird gelegentlich aber auch durch eine bakterielle Infektion verursacht. Sie verschwindet gewöhnlich wieder innerhalb einer Woche.

Symptome
Hauptsymptome der Hodenentzündung:
• Schmerzen in den Hoden
• Gelegentlich Fieber
Hatte Ihr Sohn in den vergangenen zwei Wochen nicht Mumps, rufen Sie sofort den Notarzt oder fahren Sie Ihren Sohn ins Krankenhaus, da vielleicht eine Hodentorsion vorliegen könnte (oben). Hatte Ihr Sohn vor kurzem Mumps, sollte er innerhalb von 24 Stunden einem Arzt vorgestellt werden.

Behandlung
Zur Schmerzlinderung hilft Paracetamol. Bei einer bakteriellen Infektion werden Antibiotika verschrieben.

GENETISCHE KRANKHEITEN

ALLE GENINFORMATIONEN, die ein Embryo für sein Wachstum und seine normale Entwicklung braucht, befinden sich in etwa 300 000 Erbanlagen, die in 23 Chromosomenpaaren angeordnet sind. Gen- oder Chromosomenabweichungen können Geburtsschäden verursachen oder Krankheiten, die erst in späteren Jahren offen zu Tage treten. Paare mit Kinderwunsch, in deren Familie es bereits Erbkrankheiten gegeben hat, können mittels Genanalyse ihr Risiko, ein krankes oder behindertes Kind zu bekommen, bestimmen lassen.

DOWN-SYNDROM

Die am häufigsten vorkommende Chromosomen-Abweichung, das Down-Syndrom – auch Mongolismus oder Trisomie 21 genannt – betrifft etwa eines von 700 Kindern. Kinder mit dieser Störung haben ein charakteristisches Aussehen, ihre geistige Entwicklung ist gestört. Die Diagnose wird meist schon bei der Geburt gestellt. Das Risiko, ein Kind mit Down-Syndrom zu gebären, steigt ab dem 37. Lebensjahr deutlich an. Auch Frauen, die bereits ein mongoloides Kind haben, haben ein erhöhtes Risiko.

Symptome
Kinder mit Down-Syndrom weisen folgende körperliche Charakteristika auf:
- Sogenannte Mongolenfalte am oberen Augenlid, die über den inneren Augenwinkel hinwegzieht, damit schräge Augenstellung
- Kleines, rundes, pausbäckiges Gesicht
- Lange, plumpe Zunge, die oft hervorgestreckt wird
- Flacher Hinterkopf
- Überstreckte Gelenke
- Langsame körperliche Entwicklung
- LERNSTÖRUNGEN (S. 172)
- Kurze, gedrungene Gestalt

Mögliche Komplikationen
Viele Kinder mit Down-Syndrom kommen mit einem Herzfehler zur Welt, andere mit Darmstörungen. Mongoloide Kinder haben ein erhöhtes Risiko für eine Schilddrüsenunterfunktion und akute LEUKÄMIE (S. 146). Außerdem kommt bei ihnen häufiger eine Instabilität der Nackengelenke vor. Ebenfalls vorliegen können Hörstörungen und eine erhöhte Infektanfälligkeit.

Was der Arzt tun kann
Der Arzt wird Ihr Kind zunächst einmal auf die charakteristischen Merkmale hin untersuchen, anschließend für eine Chromosomenanalyse eine Blutprobe entnehmen. Meist wird den Eltern eine genetische Beratung angeboten, um sie über das Risiko, weitere Kinder mit Down-Syndrom zu bekommen, aufzuklären.

Mit Ultraschallaufnahmen des Herzens wird nach angeborenen Herzfehlern, mit Röntgenaufnahmen des Bauchraums nach angeborenen Darmfehlbildungen gesucht. Sie müssen eventuell operativ korrigiert werden.

Sonderförderung durch beispielsweise Sprach- und Beschäftigungstherapeuten wird Ihr Kind in den Folgejahren begleiten.

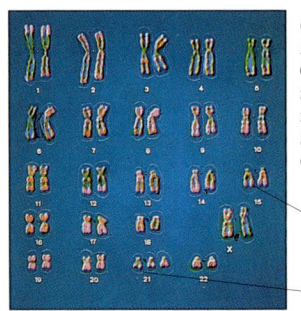

Chromosomen-Abweichungen
Beim Down-Syndrom ist das Chromosom 21 drei- statt zweimal angelegt. Jede Zelle hat normalerweise 22 Paare identischer Chromosome und zwei Geschlechtschromosomen.

Normales Paar identischer Chromosome

Dreifach angelegtes Chromosom 21

Selbsthilfe
Vielleicht schließen Sie sich einer Selbsthilfegruppe an, um sich dort Rat und Informationen zu holen. Die Therapeuten und Lehrer Ihres Kindes werden Ihnen Wege aufweisen, wie Sie Ihr Kind anregen und seine Fähigkeiten optimal fördern können.

Vorbeugung
Schwangere jeden Alters sollte ein Bluttest, der sogenannte Triple-Test, angeboten werden, der, sofern das Gestationsalter mit Hilfe von Ultraschalluntersuchungen genau bestimmt wurde, das Risiko, ein Kind mit Down-Syndrom zu bekommen, abschätzt. Frauen mit erhöhtem Risiko können eine Amniozentese, bei der etwas Fruchtwasser entnommen wird, durchführen lassen. Die in der Probe enthaltenen fetalen Zellen werden dann auf Chromosomenanomalien hin untersucht. Deuten die Testergebnisse darauf hin, daß der Fetus ein Down-Syndrom hat, können sich die Eltern für einen Schwangerschaftsabbruch entscheiden.

Aussichten
Viele Kinder mit Down-Syndrom werden nicht viel älter als 25 Jahre. Bis zu 20 Prozent von ihnen stirbt, häufig wegen starker Herzfehlbildungen, bevor sie das fünfte Lebensjahr erreicht haben. Erwachsene mit Down-Syndrom erkranken häufiger an der Alzheimer-Krankheit und Atherosklerose (Arterienverkalkung). Bei gezielter, früh einsetzender und individuell angepaßter Förderung sind Kinder mit Down-Syndrom lernfähig und sozial gut integrierbar, einige können sogar Regelschulen besuchen.

FRAGILE-X-SYNDROM

Diese angeborene Chromosomen-Abweichung ist eine relativ häufige Ursache für LERNSTÖRUNGEN (S. 172). Sie macht sich durch ein krankheitstypisches Aussehen bemerkbar. Von ihr sind etwa einer von 1.000 Jungen und eines von 2.500 Mädchen betroffen. Eine selbst symptomlose Frau kann Trägerin des Chromosomendefekts sein und ihn an ihre Kinder weitergeben.

Symptome
Charakteristische Merkmale sind:
- Minderwuchs
- Relativ großer Kopf
- Verzögerte geistige Entwicklung – bei Mädchen meist nur leicht, bei Jungen mittelschwer bis schwer ausgeprägt
- Verzögerte sprachliche Entwicklung – beim Jungen meist stärker ausgeprägt
- AUFMERKSAMKEIT-DEFIZIT-SYNDROM (s. 170)
- Zeichen von AUTISMUS (S. 171)
- Viereckiger, vorspringender Kiefer, langes Gesicht, große Ohren, beim Jungen Hodenvergrößerung nach Erreichen der Pubertät

Das Fragile-X-Syndrom wird meist erst nach der Pubertät diagnostiziert, wenn die körperlichen Merkmale deutlicher zu Tage treten. Zu dem Zeitpunkt erhalten die meisten Kinder schon eine Sonderförderung.

Was der Arzt tun kann
Der Arzt wird Ihr Kind untersuchen und seine Lernfähigkeit prüfen. Bei Verdacht auf das Fragile-X-Syndrom wird zur Chromosomenanalyse eine Blutprobe entnommen. Bestätigen die Tests den Verdacht, wird den Eltern eine genetische Beratung angeboten, um das Risiko, weitere Kinder mit dieser Chromosomen-Abweichung zu bekommen, zu besprechen. Das Fragile-X-Syndrom lässt sich pränatal mit Hilfe der DNA-Analyse fetaler, durch Amniozentese gewonnener Zellen nachweisen.

Eine spezielle Behandlung, die die Erscheinungen der Krankheit mildern oder beheben könnte, gibt es nicht. Ihr Kind wird vielleicht zu einem Sprachtherapeuten und/oder Psychologen überwiesen.

SICHELZELLENANÄMIE

Bei dieser vorwiegend bei Schwarzen vorkommenden angeborenen, schweren Bluterkrankung sind die roten Blutkörperchen sichelförmig verändert. Diese »Sichel«-Zellen können die Blutgefäße verengen und Gefäßverschlüsse verursachen. Außerdem gehen diese Zellen schneller unter als die normalen roten Blutzellen, wodurch BLUTARMUT (S. 145) entsteht.

Ursachen
Die roten Blutkörperchen formen sich sichelartig, weil ihr Hämoglobin, das im Blut den Sauerstoff transportiert, abweichend gestaltet ist. Es handelt sich um das sogenannte Hämoglobin S oder HbS. Erbt ein Kind von beiden Elternteilen diese Hämoglobin-Fehlbildung, bekommt es diese Krankheit. Erbt es sie nur von einem Elternteil, bleibt es selbst symptomlos, wird aber zum Träger der Sichelzellenanlage und kann sie später an die eigenen Kinder weitergeben.

Symptome
Hauptsymptome sind:
- Abgeschlagenheit und Kurzatmigkeit
- Schübe von Gelbsucht
- Durch Gefäßverschlüsse bedingte starke Schmerzattacken in den Beinen, in der Brust oder im Bauch. Austrocknung, Erkältungen oder schwere Infektionen leisten diesen Schmerzattacken Vorschub.

Kinder mit Sichelzellenanämie haben ein erhöhtes Risiko für eine Pneumokokkenpneumonie. Gelegentlich ist auch die Blutversorgung von Nieren, Milz oder Gehirn reduziert, wodurch diese Organe geschädigt werden.

Wann zum Arzt?
Ziehen Sie Ihren Arzt zu Rate, wenn Sie sich über den Gefährdungsgrad Ihres Kindes nicht sicher sind oder Ihr Kind eines der oben aufgeführten Symptome aufweist.

Die Diagnose wird mit Bluttests bestätigt. Die Behandlung umfaßt die Gabe von Folsäurepräparaten, um die Blutarmut zu mildern. Die regelmäßige Penicillingabe soll Infektionen, die Impfung einer Pneumokokkeninfektion vorbeugen. Eventuell benötigen die Betroffenen Schmerzmittel.

Selbsthilfe
Den Schmerzattacken können Sie begegnen, indem Sie auf eine hohe Flüssigkeitszufuhr achten.

Rufen Sie sofort den Arzt an, wenn Ihr Kind eine Schmerzattacke hat, die mit folgenden Symptomen einhergeht: Fieber, plötzliche Blässe, anhaltendes Erbrechen oder starker Durchfall, mühsame oder schnelle Atmung, ungewöhnliche Benommenheit oder Abgeschlagenheit. Bei starken Schmerzen oder Druckempfindlichkeit im Bauchraum sollten Sie sofort den Notarzt anrufen.

Bei starken Schmerzen, Austrocknung oder Infektionen ist vielleicht eine stationäre Behandlung im Krankenhaus erforderlich.

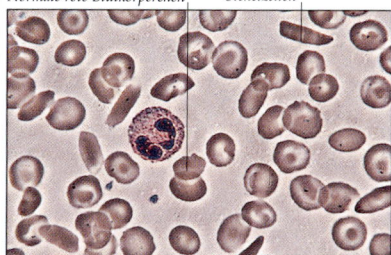
Normale rote Blutkörperchen   *Sichelzellen*

Die roten Blutkörperchen bei der Sichelzellenanämie
Unter dem Mikroskop betrachtet, sind in der Blutprobe eines Menschen mit Sichelzellenanämie sichelartig geformte rote Blutkörperchen zu erkennen.

Vorbeugung
Bei Personen mit erhöhtem Risiko für eine Sichelzellenanämie empfiehlt sich eine Hämoglobinanalyse, um HbS nachzuweisen. Sind bei einem Paar beide Partner Träger der Sichelzellenanlage, empfiehlt sich bei Kinderwunsch eine genetische Beratung. Außerdem läßt sich bereits in der Frühschwangerschaft feststellen, ob der Fetus die Krankheit geerbt hat. Falls ja, kann ein Schwangerschaftsabbruch in Betracht gezogen werden.

Aussichten
Mit der richtigen medizinischen Betreuung erreichen relativ viele Kinder das Erwachsenenalter. Bei starken Symptomen kommt eine Knochenmarktransplantation in Betracht, die eine komplette Heilung bewirken kann.

THALASSÄMIE

Diese erbliche Form von BLUTARMUT (S. 145) ist vorwiegend bei der Bevölkerung des Mittelmeerraums und bei den meisten Menschen Südostasiens verbreitet. In der einheimischen deutschen Bevölkerung sind nur sporadische Fälle beschrieben worden.

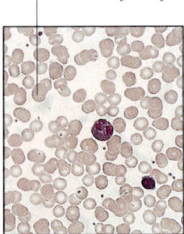

Gesunder Erythrozyt

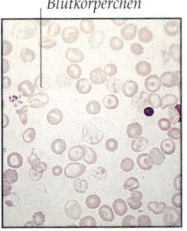

Helles rotes Blutkörperchen

NORMAL　　　**KRANK**

Blutzellen bei der Thalassaemia major
Unter dem Mikroskop betrachtet, sind in der Blutprobe eines Patienten mit Thalassaemia major ungewöhnlich helle rote Blutkörperchen zu erkennen. Die Zellen sind fragil und gehen schnell unter, wodurch schwere Blutarmut entsteht.

Ursachen
Die Thalassämie wird durch einen Defekt des Gens verursacht, das den Code für die Hämoglobinbildung (der den Sauerstoff transportierende Farbstoff in den roten Blutkörperchen) determiniert. Ein Kind, das das defekte Gen von beiden Elternteilen erbt, leidet an Thalassaemia major, bei der kein normales Hämoglobin gebildet werden kann. Die Folge ist schwere Blutarmut. Wird das Gendefekt von nur einem Elternteil geerbt, entsteht Thalassaemia minor. Hier sind die roten Blutkörperchen nur etwas kleiner als normalerweise.

Symptome
Kinder mit Thalassaemia major haben Symptome von Blutarmut, die bereits im Säuglingsalter auftreten. Dazu gehören:
- Hautblässe.
- Chronische Müdigkeit.
- Kurzatmigkeit.

Zeigt Ihr Kind Symptome von Blutarmut, vereinbaren Sie einen Arzttermin.

Behandlung
Eine Thalassämie wird anhand von Bluttests diagnostiziert. Die Therapie der Thalassaemia major sieht, schon bei Säuglingen in den ersten Lebensmonaten, monatliche Bluttransfusionen vor. Häufige Bluttransfusionen können jedoch durch eine Eisenüberladung innere Organe wie Herz und Leber schädigen. Dem läßt sich durch regelmäßige Infusionen der eisenbindenden Substanz Desferrioxamin vorbeugen. Thalassaemia minor ist nicht behandlungsbedürftig.

Vorbeugung
Eltern und enge Verwandte eines Kindes mit Thalassämie und alle Paare, die an Thalassämie leiden und ein Kind bekommen wollen, sollten sich genetisch beraten lassen. In speziellen Kliniken wird die Pränataldiagnostik durchgeführt. Wird die Erkrankung beim Fetus nachgewiesen, kommt ein Schwangerschaftsabbruch in Betracht.

Aussichten
Kinder mit Thalassaemia major, die regelmäßig Bluttransfusionen und Desferrioxamin bekommen, haben gute Aussichten, normal zu wachsen und zu gedeihen und das Erwachsenenalter zu erreichen.

BLUTERKRANKHEIT

Diese seltene, angeborene Störung der Blutgerinnung, auch Hämophilie genannt, betrifft von 10.000 Jungen etwa einen. Sie verursacht Spontanblutungen und ist durch eine Strukturstörung des Blutgerinnungsfaktors VIII verursacht. Mädchen mit der Anlage zur Bluterkrankheit bleiben selbst symptomlos, können die Krankheit aber an ihre Söhne weitergeben.

Symptome
Mögliche Symptome sind:
- Dauerblutungen nach einer Verletzung oder nach einem minimalen chirurgischen Eingriff, wie einer Zahnextraktion

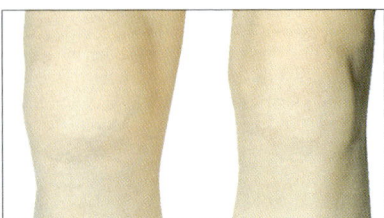

Geschwollene Kniegelenke
Das rechte Knie dieses Kindes hier ist aufgrund von Blutungen geschwollen. Durch stets wiederauftretende innere Blutungen können die Gelenke Schaden nehmen und schmerzen.

- Schmerzhafte Muskel- und Gelenkschwellungen infolge innerer Blutungen

Das Ausmaß und die Häufigkeit der Blutungen schwanken individuell stark. Manche haben nur gelegentlich kleinere Blutungen. Ist die Krankheit ausgeprägt, besteht die Gefahr von Muskel- und Gelenkschäden.

Wann zum Arzt?
Stellen Sie bei Ihrem Sohn Zeichen ungewöhnlicher Blutungen fest, sollten Sie mit ihm zum Arzt gehen. Der Arzt wird bei Verdacht auf Hämophilie mit Bluttests die Gerinnungsfähigkeit seines Blutes bestimmen.

Behandlung
Die Behandlung kann in Injektionen des Blutfaktors VIII in konzentrierter Form bestehen. Bei schwerem Blutverlust sind häufig Transfusionen nötig. Bei häufig auftretenden Spontanblutungen kann das Faktor-VIII-Konzentrat bereits vorbeugend gegeben werden. Der heute handelsübliche Faktor VIII wird systematisch auf Viren, speziell auch auf HIV (den AIDS-Erreger), untersucht.

Vorbeugung
Frauen, in deren Familie Hämophilie vorkommt, können testen lassen, ob sie Trägerin dieses Gerinnungs-Defekts sind. Außerdem sollten Sie eine genetische Beratung in Anspruch nehmen, um sich über die Gefahr, ein Kind mit Hämophilie zu gebären, zu informieren.

Aussichten
Kinder mit Hämophilie müssen auf gefahrvolle Freizeitaktivitäten, wie Kontaktsportarten, verzichten. Wird der Gerinnungsfaktor VIII schnell als Konzentrat verabreicht, wenn Blutungen auftreten, oder wenn regelmäßige Infusionen gegeben werden, dürften keine Muskel- oder Gelenkschäden auftreten.

PHENYLKETONURIE

Diese Erbkrankheit verursacht eine Stoffwechselstörung, durch die sich die Phenylalaninkonzentration im Blut erhöt. Unbehandelt verursacht die Störung, mit der etwa eines von 10.000 Babys zur Welt kommt, eine Gehirnschädigung. Neugeborene werden direkt nach der Geburt routinemäßig untersucht, ob bei ihnen diese Störung vorliegt.

Symptome
Erkrankte Neugeborene zeigen keine Auffälligkeiten. Unbehandelt kann die Phenylketonurie (PKU) jedoch folgende Symptome verursachen:
• Schwere LERNSTÖRUNGEN (S. 172)
• Krampfanfallneigung
• Ein charakteristischer mäuseartiger Geruch
• Ein NEURODERMITIS-ähnlicher Ausschlag

Behandlung
Die PKU wird mit einer Spezialdiät behandelt. Die Zufuhr an Phenylalanin, das in den meisten eiweißhaltigen Nahrungsmitteln enthalten ist, muß reduziert werden, gleichzeitig muß aber für ein normales Wachstum eine ausreichende Eiweißzufuhr sichergestellt sein. Es können Nahrungsmittelergänzungen erforderlich werden. Säuglinge brauchen einen speziellen Milchersatz.

Vorbeugung
Wird mit Hilfe pränataler Diagnoseverfahren eine Erkrankung des Fetus nachgewiesen, kann ein Schwangerschaftsabbruch erwogen werden.

Aussichten
Die Mehrzahl der Kinder mit behandelter PKU können Regelschulen besuchen und sind normal intelligent. Ein kleiner Anteil leidet an Verhaltens- und Lernstörungen. Die phenylalaninarme Diät muß normalerweise ein Leben lang beibehalten werden.

MUKOVISZIDOSE

Diese erbliche Stoffwechselkrankheit, an der etwa eines von 2.000 Neugeborenen erkrankt, verursacht stets wiederkehrende Atemwegsinfektionen. Außerdem können die Kinder nicht alle Nahrungsbestandteile richtig aufspalten (s. RESORPTIONSSTÖRUNGEN, S. 183). Die wiederholten Atemwegsinfektionen führen zu einer fortschreitenden Lungenschädigung. Obwohl die Kinder bereits mit der Mukoviszidose geboren werden, bleibt die Störung oft Monate oder Jahre lang unerkannt – in der Zeit kann sich die Lungenschädigung unbemerkt entwickeln.

Ursachen
Mukoviszidose wird durch einen genetischen Defekt verursacht. Damit ein Kind daran erkrankt, müssen beide Elternteile Träger dieses Gendefekts sein (ohne selbst Symptome zu haben). Der genetische Defekt führt zur Produktion eines zähen Schleims, der die Atemwege verstopft und stets wiederkehrende Atemwegsinfektionen auslöst. Durch den genetischen Defekt werden nur unzureichend Pankreasenzyme produziert, die zur Verdauung erforderlich sind. Das hat Durchfall zur Folge.

Symptome
Hauptsymptome sind:
• Gedeih- und Wachstumsstörungen
• Chronischer Husten
• Chronischer Durchfall mit typisch hellem, fettig-glänzendem, übelriechendem Stuhl
Suchen Sie bei Auftreten eines dieser Symptome einen Arzt auf.

Was der Arzt tun kann
Bei Verdacht auf Mukoviszidose wird der Schweiß Ihres Kindes im Labor analysiert: Bei dieser Erkrankung hat der Schweiß einen ungewöhnlich hohen Salzgehalt.

Möglicherweise werden außerdem noch Genuntersuchungen durchgeführt. Bestätigt sich die Diagnose, wird das Verdauungsenzym Pankreatin verschrieben. Außerdem bekommt das Kind eine hochkalorische und eiweißreiche Ernährung und Vitaminergänzungen. Die Atemwegsinfektionen werden mit Antibiotika behandelt, um einer chronischen Lungenerkrankung vorzubeugen. Auch Physiotherapie ist notwendig.

Selbsthilfe
Nach Anleitung durch einen Physiotherapeuten sollten Sie bei Ihrem Kind regelmäßig Techniken anwenden, die das Abhusten von Schleim erleichtern (s. Abb. re.).

Ganz wichtig ist, daß Sie beim ersten Krankheitszeichen den Arzt einschalten, damit rechtzeitig behandelt werden kann. Sobald eine Atemwegsinfektion vorliegt, müssen Sie die physiotherapeutische Behandlung noch öfter als üblich durchführen. Bieten Sie Ihrem Kind, um Wachstums- und Gedeihstörungen vorzubeugen, öfter hochkalorische Zwischenmahlzeiten an.

Vorbeugung
Eltern, die bereits ein Kind mit Mukoviszidose haben oder Träger dieser Erbkrankheit sind, können eine genetische Beratung in Anspruch nehmen. Wird beim Fetus mittels pränataler Diagnoseverfahren die Krankheit nachgewiesen, können sie einen Schwangerschaftsabbruch überlegen.

Aussichten
Die Krankheit ist unheilbar. Die verbesserten Frühdiagnose- und Behandlungsverfahren haben die Aussichten jedoch erheblich gebessert, so daß die meisten Patienten mittlerweile das Erwachsenenalter erreichen. Bei einigen wenigen ausgesprochen schwer Erkrankten wurde eine Lungen- oder Herz-Lungen-Transplantation durchgeführt. Die Lebensqualität der Betroffenen konnte dadurch erheblich gesteigert und die Lebenserwartung beträchtlich erhöht werden.

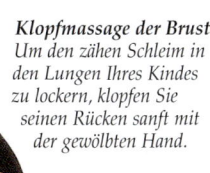

Klopfmassage der Brust
Um den zähen Schleim in den Lungen Ihres Kindes zu lockern, klopfen Sie seinen Rücken sanft mit der gewölbten Hand.

ERSTE HILFE & KRANKEN-PFLEGE

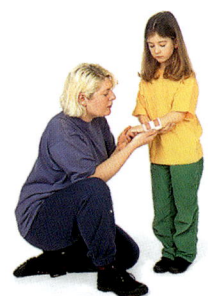

VOR EINEM NOTFALL ist niemand gefeit. Und so soll Ihnen dieser Erste-Hilfe-Abschnitt für einige der schlimmsten Verletzungen und Notfallsituationen als eine Art Schnellratgeber dienen. Doch warten Sie nicht erst, bis der Notfall eintritt – machen Sie sich jetzt schon mit den Techniken vertraut. Und vergessen Sie eines nicht: Erste Hilfe ist vor allem eine praktische Fertigkeit, die man nicht allein durch Lesen eines Buches erlangen kann. Nehmen Sie an einem der zahlreichen Erste-Hilfe-Kurse – speziell auch zum Thema Erste Hilfe beim Kind – teil, die von verschiedenen Organisationen angeboten werden.

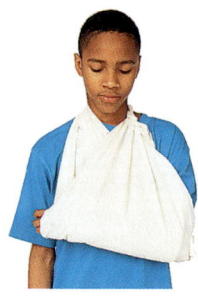

ARMSCHLINGE

GRUNDREGELN DER ERSTEN HILFE

Grundregel Nr. 1 der Ersten Hilfe ist das sogenannte ABC der Wiederbelebung. Atmet das Kind und ist der Puls fühlbar, sind andere Verletzungen bzw. Zustände mit folgender Dringlichkeit zu behandeln: Blutungen und Schock (S. 208), Verbrennungen (S. 209), Brüche (S. 210–211), sonstige Verletzungen. Ein bewußtloses Kind muß in die stabile Seitenlage (gegenüber) gebracht werden.

ABC DER WIEDERBELEBUNG BEIM BABY

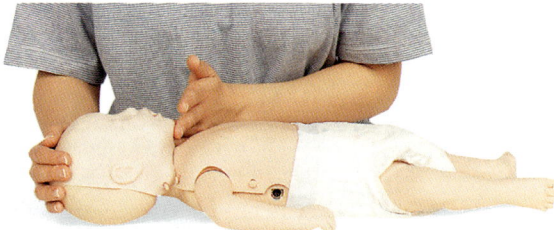

Atemwege
Die Atemwege eines bewußtlosen Babys öffnen Sie, indem Sie den Kopf leicht nackenwärts beugen und das Kinn mit einem Finger sanft anheben. Kontrollieren Sie die Atmung. Atmet das Baby, halten Sie es in der STABILEN SEITENLAGE (gegenüber).

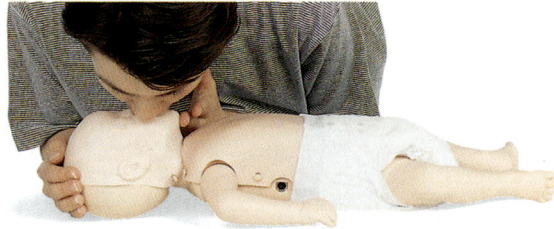

Beatmen
Atmet das Baby nicht, geben Sie ATEMSPENDE (S. 205). Hebt sich sein Brustkorb nicht, sind vielleicht seine Atemwege blockiert (s. VERSCHLUCKEN, S. 204).

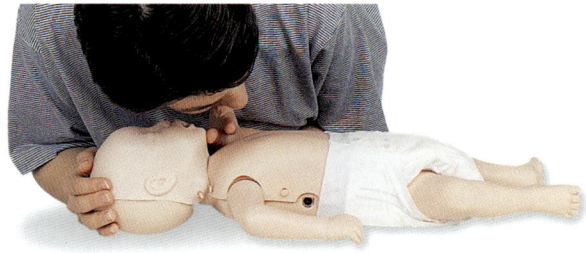

Kreislauf
Prüfen Sie ob Bewegung, Atmung, Husten, normale Gesichtsfarbe oder andere Lebenszeichen vorhanden sind. Ist kein Puls tastbar, beginnen Sie mit der KARDIOPULMONALEN REANIMATION (S. 206).

ABC DER WIEDERBELEBUNG BEIM KIND

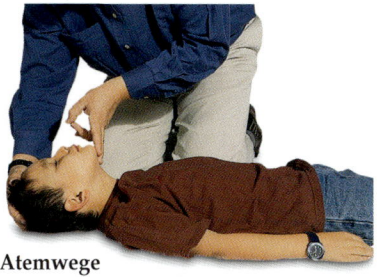

Atemwege
Beugen Sie den Kopf leicht nackenwärts und heben Sie das Kinn mit einem Finger sanft an. Kontrollieren Sie die Atmung. Atmet das Kind, bringen Sie es in die STABILE SEITENLAGE (rechts).

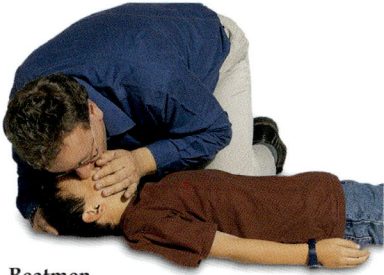

Beatmen
Atmet Ihr Kind nicht, geben Sie ihm ATEMSPENDE (S. 205). Hebt sich sein Brustkorb nicht, sind vielleicht seine Atemwege blockiert (s. VERSCHLUCKEN, S. 204).

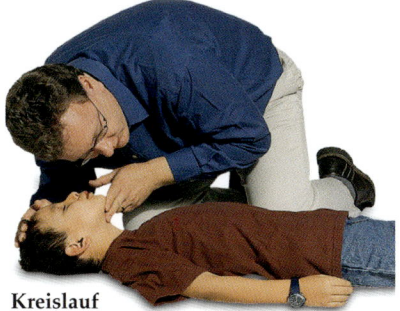

Kreislauf
Prüfen Sie ob Bewegung, Atmung, Husten, normale Gesichtsfärbung oder andere Lebenszeichen vorhanden sind. Ist kein Puls tastbar, müssen Sie sofort mit der KARDIO-PULMONALEN REANIMATION (S. 207) beginnen.

STABILE SEITENLAGE

Ein bewußtloses, aber atmendes Kind mit tastbarem Puls sollte bis zum Eintreffen des Notarztes in die stabile Seitenlage gebracht werden. Diese Position verhindert, daß es an seiner Zunge oder an Erbrochenem bzw. Flüssigkeiten erstickt. Kontrollieren Sie regelmäßig Puls und Atmung des Kindes (s. ABC DER WIEDERBELEBUNG, S. 205) und wenden Sie nötigenfalls ATEMSPENDE (S. 205) oder KARDIOPULMONALE REANIMATION (S. 206–207) an. Bei Brüchen legen Sie einen Stützverband an.

Bei Rückenverletzungen darf das Kind nur gedreht werden, wenn die Atemwege verlegt sind. Kopf, Nacken und Rücken des Kindes müssen dann eine gerade Linie bilden.

BEIM BABY
0-12 Monate

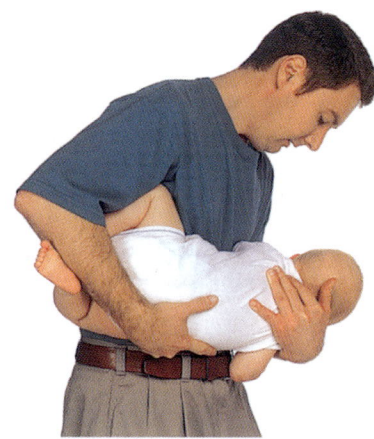

Halten Sie Ihr Baby
Halten Sie bis zum Eintreffen des Notarztes Ihr Kind mit leicht nackenwärts gebeugtem Kopf in den Armen. Oder besser noch: Bringen Sie es in die stabile Seitenlage (s. unten).

BEIM KIND

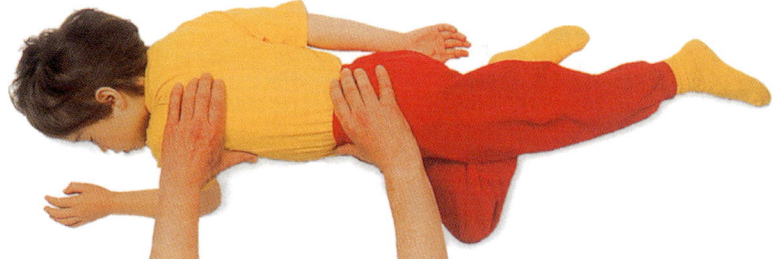

1 Fassen Sie Schulter und Hüfte der fernen Seite und ziehen Sie das Kind vorsichtig zu sich herüber. Stützen Sie den Körper mit dem Bein ab.

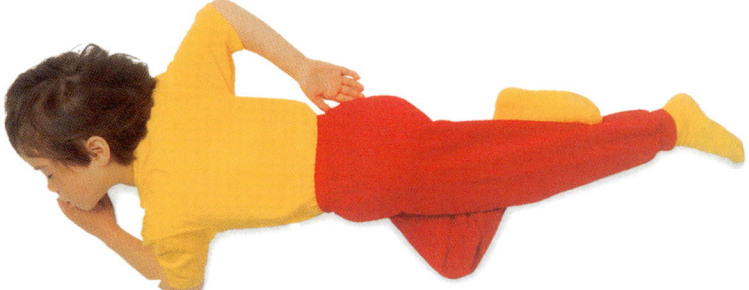

2 Ziehen Sie den unter dem Körper liegenden Arm etwas nach hinten hervor. Fassen Sie den Kopf des Kindes und beugen Sie ihn nackenwärts, mit zur Erde gewendetem Gesicht. Schieben Sie die Finger des oben liegenden Arms unter die Wange.

VERSCHLUCKEN

Am Anfang bekommen Sie vielleicht gar nicht mit, daß Ihr Kind etwas verschluckt hat: Es hustet und schnappt nach Luft oder gibt seltsame Geräusche von sich, um danach gar nicht mehr sprechen oder atmen zu können. Beim Baby läuft das Gesicht vielleicht erst rot, dann blau an. Es scheint Atembeschwerden zu haben oder bekommt beim Versuch zu schreien keinen Ton heraus. Auch wenn sich die Atemwegsbehinderung nicht sofort durch die unten gezeigten Techniken beheben läßt – versuchen Sie es dennoch weiter.

DAS BEWUSSTLOSE BABY ODER KIND

Rufen Sie sofort den Notarzt. Entdecken Sie einen Fremdkörper im Mund- oder Rachenraum Ihres Kindes, entfernen Sie ihn vorsichtig. Wenn das Kind nicht atmet, geben Sie zwei effektive ATEM-SPENDEN (gegenüber), nötigenfalls in fünf Versuchen. Wenn sich der Brustkorb nicht sichtbar hebt, beginnen Sie mit der Herz-druckmassage (siehe S. 206–207). Geben Sie beim Säugling bis zu einem Jahr abwechselnd 15 Druckmassagen und 3 Atemspenden, beim Kleinkind bis zu sieben Jahren 5 Druckmassagen und 1 Atemspende. Wiederholen Sie den Zyklus, bis der Notarzt eintrifft.

BEIM BABY

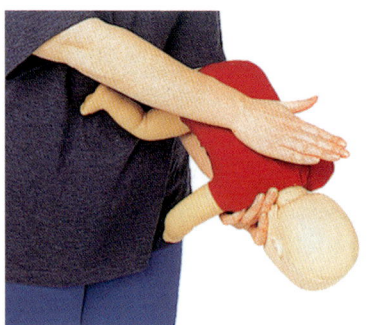

1 Fünf Schläge auf den Rücken
Legen Sie das Baby mit dem Kopf nach unten bäuchlings auf Ihren Unterarm. Stützen Sie sein Kinn zwischen Ihren Fingern ab. Schlagen Sie fünfmal kräftig mit der Handfläche zwischen die Schulterblätter. Entfernen Sie Fremdkörper aus dem Mundraum.

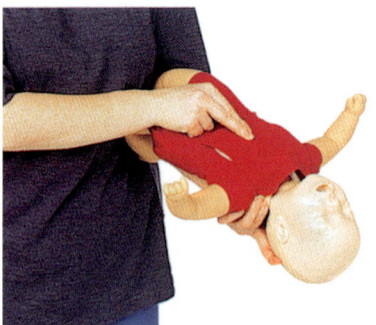

2 Fünf Brustkompressionen
Legen Sie zwei Finger auf die untere Brustbeinhälfte, auf eine erdachte Linie zwischen den Brustwarzen, und drücken Sie fünfmal kräftig nach unten. Ist ein Fremdkörper im Mundraum sichtbar, entfernen Sie ihn vorsichtig. Wiederholen Sie Schritt 1 bis 2, bis Ihr Baby wieder atmet.

BEIM KIND

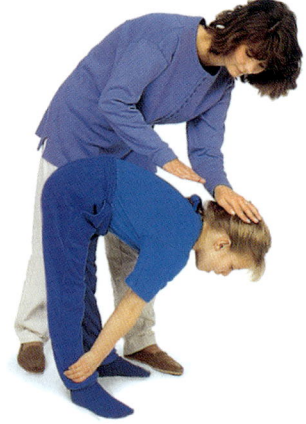

1 Fünf Schläge auf den Rücken
Beugen Sie das Kind vornüber. Geben Sie ihm mit der Handfläche fünf kräftige Schläge zwischen die Schulterblätter. Kleinere Kinder können Sie dazu mit dem Gesicht nach unten über Ihren Schoß legen.

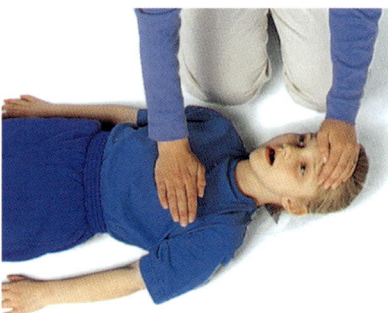

3 Fünf Oberbauchkompressionen
Atmet Ihr Kind immer noch nicht, legen Sie den Handballen auf den Oberbauch und stoßen fünfmal nach unten.

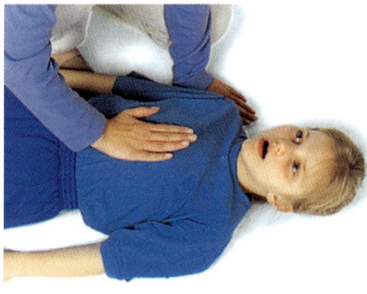

2 Fünf Brustkompressionen
Hat sich die Blockierung nicht gelöst, legen Sie das Kind auf den Boden – ein kleineres Kind mit dem Rücken über Ihren Schoß. Legen Sie den Handballen direkt unterhalb des Brustkorbs auf den Oberbauch und führen Sie fünf kräftige Stöße nach oben aus.

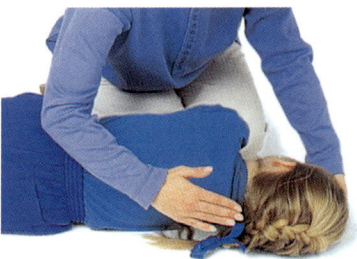

4 Wiederholen Sie den Zyklus
Drehen Sie das Kind seitlich auf den Boden und machen Sie mit den Schlägen auf den Rücken weiter. Wiederholen Sie, bis Ihr Kind wieder atmet oder Hilfe eintrifft.

ATEMSPENDE GEBEN

Hat die Atmung Ihres Kindes ausgesetzt, müssen Sie es beatmen bzw. ihm Atemspende geben. Hierbei werden die lebenswichtigen Organe Ihres Kindes mit dem Sauerstoff, der in Ihrer Ausatemluft enthalten ist, versorgt, bis ärztliche Hilfe eintrifft. Atmen Sie dazu erst einmal tief ein und pusten dann vorsichtig soviel Luft in Mund und Nase des Kindes, bis sich der Brustkorb hebt. Man spricht hier von der effektiven Atemspende.

BEIM BABY

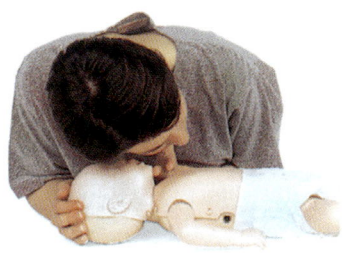

1 Atemwege öffnen
Beugen Sie den Kopf Ihres Babys leicht zurück und entfernen sichtbare Fremdkörper aus dem Mundraum. Heben Sie das Kinn und prüfen Sie, ob Atmung vorhanden ist.

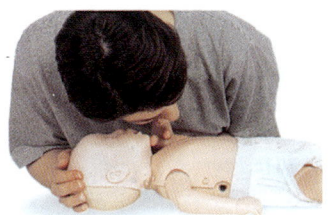

2 Geben Sie Atemspende
Atmet Ihr Baby nicht, umschließen Sie Mund und Nase mit Ihren Lippen. Geben Sie 2 effektive Atemspenden – ziehen Sie nach jeder Ihren Mund zurück und holen neu Luft.

3 Puls kontrollieren
Ist der Puls Ihres Babys tastbar, geben Sie 40 Atemspenden pro Minute. Rufen Sie den Notarzt. Setzen Sie die Beatmung bis zu dessen Eintreffen fort und kontrollieren Sie dabei jede Minute erneut den Puls.

BEIM KIND

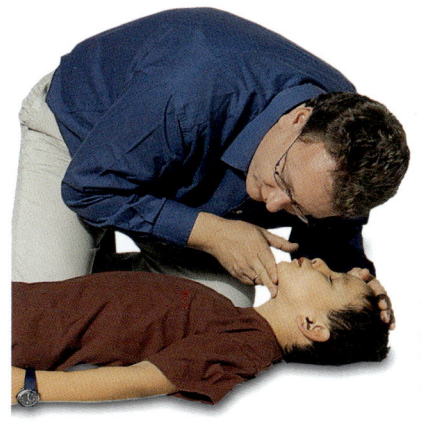

1 Atemwege öffnen, Atmung kontrollieren
Beugen Sie den Kopf Ihres Kindes mit einer Hand leicht zurück und heben Sie die Kinnspitze mit zwei Fingern an. Ist die Atmung sichtbar, hörbar oder spürbar?

2 Atemspende
Halten Sie das Kinn Ihres Kindes weiter angehoben und umschließen dabei seine Nase mit Ihren Lippen. Geben Sie zwei effektive Atemspenden – ziehen Sie nach jeder Ihren Mund zurück und holen neu Luft.

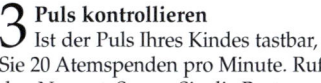

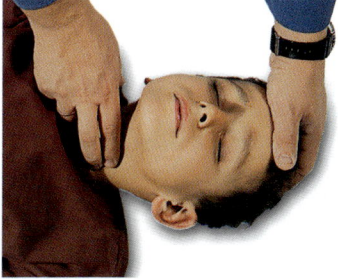

3 Puls kontrollieren
Ist der Puls Ihres Kindes tastbar, geben Sie 20 Atemspenden pro Minute. Rufen Sie den Notarzt. Setzen Sie die Beatmung bis zu dessen Eintreffen fort und kontrollieren Sie dabei jede Minute erneut den Puls.

KARDIOPULMONALE REANIMATION (KPR)

Beim bewußtlosen Kind ohne tastbaren Puls muß eine kardiopulmonale Reanimation durchgeführt werden, damit die lebenswichtigen Organe mit Sauerstoff versorgt werden, bis professionelle Hilfe eintrifft. Die kardiopulmonale Reanimation ist eine Kombination aus künstlicher Beatmung, damit sauerstoffreiche Luft in die Lungen des Kindes gelangt, und Herzdruckmassa-

ge, um das sauerstoffangereicherte Blut durch den Körper zu transportieren. Bei Kindern unter einem Jahr gelten die Anleitungen für Babys (unten), für Kleinkinder und ältere Kinder befolgen Sie die Anleitungen der KPR, wie sie auf der Seite gegenüber dargestellt werden. Auch hier ist in jedem Fall zuerst der Notarzt zu rufen.

BEIM BABY

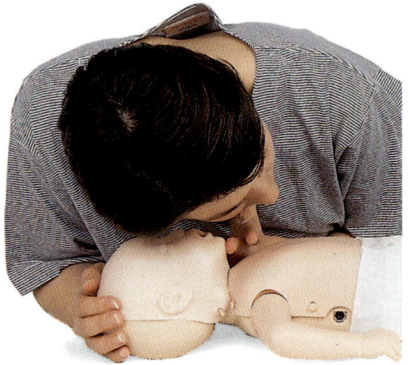

1 Atemwege öffnen, Atmung kontrollieren

Legen Sie Ihr Baby auf eine flache Unterlage. Beugen Sie seinen Kopf mit einer Hand zurück und entfernen Sie sichtbare Fremdkörper. Heben Sie seine Kinnspitze an. Ist die Atmung sichtbar, hörbar oder spürbar?

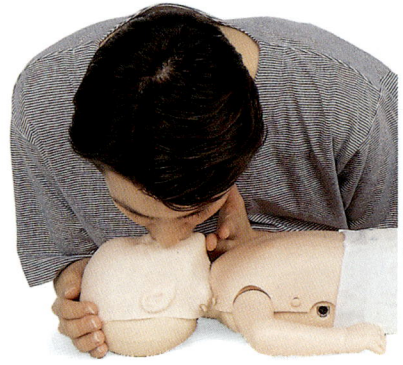

2 Atemspende geben

Atmet Ihr Baby nicht, umschließen Sie Mund und Nase mit Ihren Lippen. Geben Sie zwei effektive Atemspenden, nötigenfalls in fünf Versuchen. Ziehen Sie nach jeder Ihren Mund zurück und holen neu Luft.

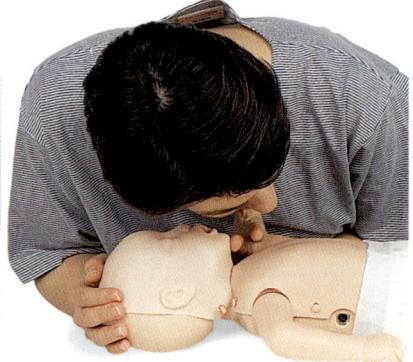

3 Puls kontrollieren

Prüfen Sie durch Hören, Fühlen und Sehen, ob Bewegung, Atmung, Husten, normale Gesichtsfärbung oder andere Lebenszeichen vorhanden sind. Ist kein Puls tastbar, müssen Sie sofort mit der KPR (Schritt 4 und 5) beginnen.

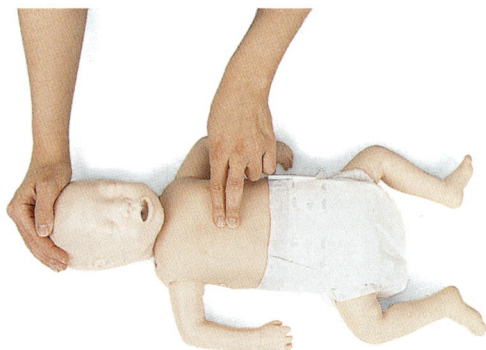

4 Herzdruckmassage ausführen

Legen Sie Zeige- und Mittelfinger einer Hand auf das Brustbein, direkt unterhalb einer gedachten Verbindungslinie zwischen den Brustwarzen. Drücken Sie das Brustbein 15 Mal ca. 2 cm tief ein, mit einer Geschwindigkeit von etwa 120 Druckmassagen pro Minute. Umfassen Sie dabei mit der anderen Hand den Kopf des Babys.

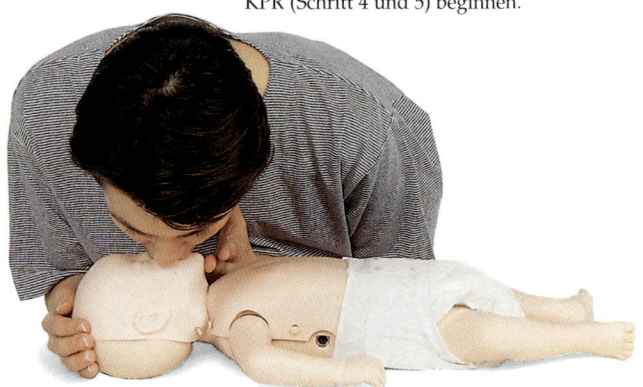

5 Atemspende geben

Umschließen Sie Mund und Nase Ihres Babys fest mit Ihren Lippen und geben Sie drei Atemspenden. Wiederholen Sie den Zyklus der 15 Brustmassagen und drei Atemspenden etwa eine Minute lang. Führen Sie die KPR (Schritt 4 und 5) aus, bis Hilfe eintrifft.

BEIM KIND

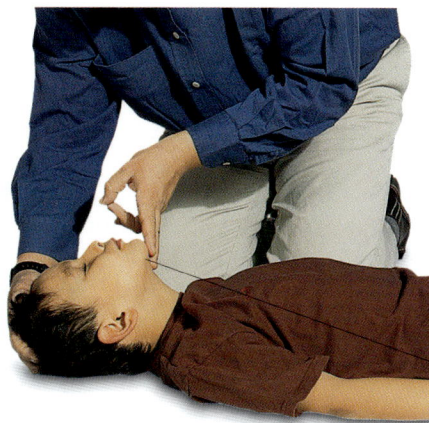

1 Atemwege öffnen, Atmung kontrollieren

Beugen Sie den Kopf Ihres Kindes mit einer Hand leicht zurück und entfernen Sie sichtbare Fremdkörper aus seinem Mundraum. Heben Sie die Kinnspitze mit zwei Fingern der anderen Hand an. Beugen Sie sich dicht über das Gesicht Ihres Kindes. Hebt sich sein Brustkorb, sind Atemgeräusche hörbar, ist der Atem an Ihrer Wange spürbar?

Zum Öffnen der Atemwege Kopf leicht zurückbeugen, Kinn mit zwei Fingern anheben.

DIE ATEMWEGE ÖFFNEN

Wird der Kopf nicht zurückgebeugt, fällt die Zunge nach hinten und blockiert die Atemwege. Sie halten die Atemwege frei, indem Sie den Kopf zurückbeugen und das Kinn anheben.

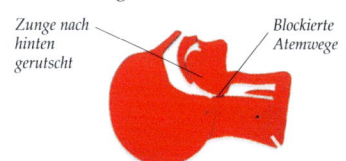

Zunge nach hinten gerutscht   *Blockierte Atemwege*

DURCH ZUNGE BLOCKIERTE ATEMWEGE

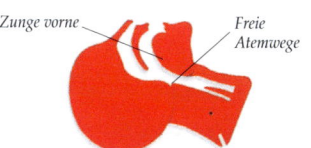

Zunge vorne   *Freie Atemwege*

FREIE ATEMWEGE

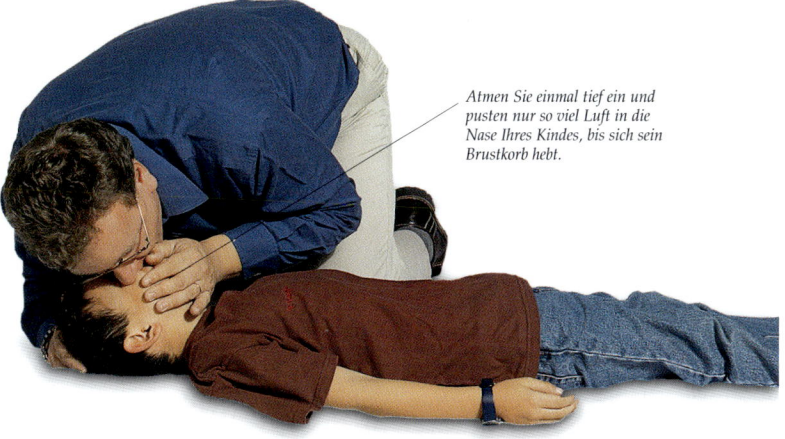

Atmen Sie einmal tief ein und pusten Sie nur so viel Luft in die Nase Ihres Kindes, bis sich sein Brustkorb hebt.

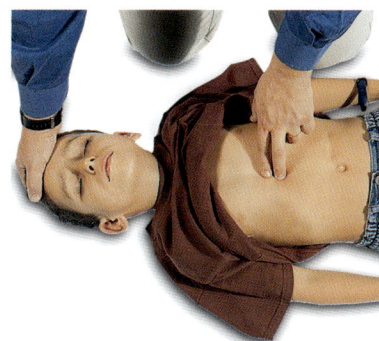

2 Atemspende geben

Atmet das Kind nicht, umschließen Sie seine Nase fest mit den Lippen. Geben Sie zwei Atemspenden, nötigenfalls in fünf Versuchen. Holen Sie nach jeder neu Luft.

3 Puls kontrollieren

Prüfen Sie ob Bewegung, Atmung, normale Gesichtsfarbe oder andere Lebenszeichen vorhanden sind. Ist kein Puls tastbar, beginnen Sie mit der KPR (Schritte 4-6).

4 Druckpunkt suchen

Legen Sie Ihren Mittelfinger auf den Punkt, wo der Rippenbogen auf das Brustbein stößt, und legen Sie den Zeigefinger direkt darüber.

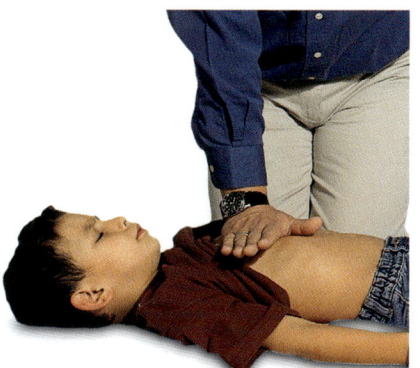

5 Herzdruckmassage ausführen

Legen Sie dort den Ballen der anderen Hand parallel zum Brustbein auf. Drücken Sie den Brustkorb jeweils ca. 3-4 cm tief ein. (15 Mal pro Minute).

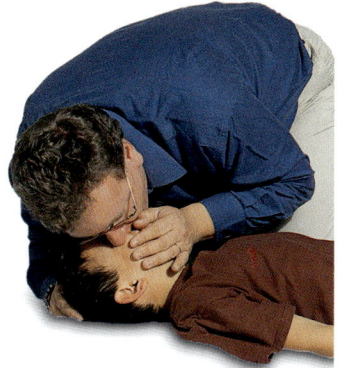

6 Atemspende geben

Umschließen Sie die Nase Ihres Kindes fest mit Ihren Lippen und geben Sie drei Atemspenden. Wiederholen Sie den Zyklus der 15 Herzdruckmassagen plus drei Atemspenden etwa eine Minute lang.

BLUTUNGEN

Meist hören Blutungen schnell wieder von allein auf. Starke Blutungen jedoch müssen gestoppt werden, damit es nicht zum Schock (s. u.) kommt. Steckt ein Fremdkörper in der Wunde fest, versuchen Sie nicht, ihn zu entfernen, da das die Blutung noch verstärken könnte. Arbeiten Sie mit Einmal-Handschuhen, um das Infektionsrisiko zu senken, fassen Sie die Wunde nicht an.

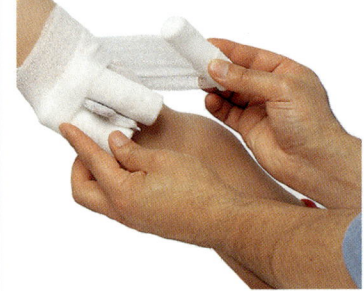

FREMDKÖRPER IN DER WUNDE

Legen Sie ein Stück Gaze auf die Wunde, um einer Infektion vorzubeugen. Bilden Sie mit Verbandrollen ein Polster, das genauso hoch ist wie der feststeckende Fremdkörper. Fixieren Sie das Polster mit einem Verband ober- und unterhalb des Fremdkörpers. Fahren Sie Ihr Kind ins Krankenhaus oder rufen Sie den Notarzt.

Diese Technik läßt sich auch beim offenen Bruch, bei dem Knochen aus der Haut tritt, anwenden. Achten Sie darauf, daß Sie den Knochen nicht in die Wunde zurückdrücken.

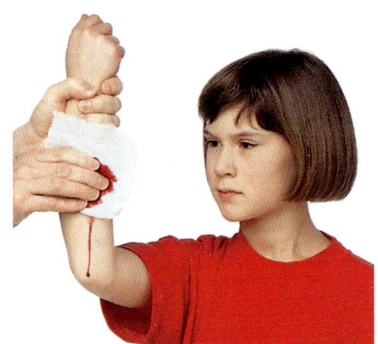

1 Auf die Wunde drücken
Halten Sie den verletzten Körperteil hoch. Pressen Sie eine saubere Kompresse oder ein Tuch direkt auf die Wunde, und drücken Sie fest mit der Hand darauf, bis die Blutung gestoppt ist.

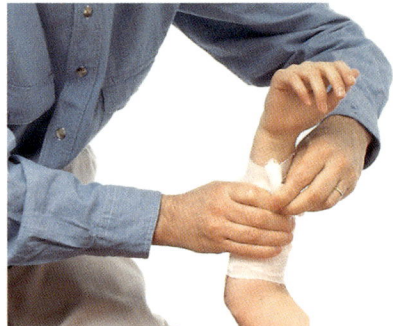

2 Druckpolster fixieren
Umwickeln Sie die sterile Wundauflage mit einem Verband. Der verletzte Körperteil muß weiterhin hochgehalten werden, evtl. mit einem Armtragetuch. Fahren Sie Ihr Kind ins Krankenhaus.

SCHOCK

Beim Schock verringert sich die Blutmenge und damit der Sauerstoffgehalt im Körpergewebe gefährlich. Ein Schock kann durch Blutverlust, Dehydratation, starke Verbrennungen oder das Unfallgeschehen selbst verursacht sein. Die ersten Anzeichen eines Schocks sind naßkalte, fahlblasse Haut, ein schneller und schwächer werdender Puls sowie flache, schnelle Atmung. Später können eine auffallende Unruhe oder Aggressivität, Durst sowie Gähnen oder nach Luftschnappen hinzukommen. Ein Schock kann zur Bewußtlosigkeit führen. Bei Auftreten eines der oben genannten Anzeichen sollten Sie sofort den Notarzt rufen und dann die entsprechenden Verletzungen notfallmäßig versorgen.

Lagern Sie Ihr Kind
Legen Sie Ihr Kind auf eine Decke, und lagern Sie seine Füße ca. 20 bis 30 cm erhöht auf Kissen. Decken Sie es gegebenenfalls mit einer weiteren Decke zu. Sprechen Sie beruhigend mit ihm, geben ihm aber weder zu essen noch zu trinken. Verliert es das Bewußtsein, bringen Sie es in die STABILE SEITENLAGE (S. 203), kontrollieren Sie Puls und Atmung und führen Sie nötigenfalls ATEMSPENDE (S. 205) oder KARDIOPULMONALE REANIMATION (S. 206–207) aus.

Erhöht gelagerte Beine, um den Blutfluß zum Kopf und zu den lebenswichtigen Organen zu unterstützen.

VERBRENNUNGEN

Ob eine Verbrennung durch Hitze oder Feuer, Strom oder chemische Substanzen verursacht ist – die Erste-Hilfe-Maßnahmen sind im wesentlichen dieselben: Zunächst muß die Brandwunde mit fließend kaltem Wasser gekühlt werden. Brennt die Kleidung Ihres Kindes, wickeln Sie es eng in eine Decke oder einen Mantel o. ä., um die Flammen zu ersticken. Fahren Sie nach den Erste-Hilfe-Maßnahmen das Kind ins Krankenhaus oder rufen Sie den Notarzt.

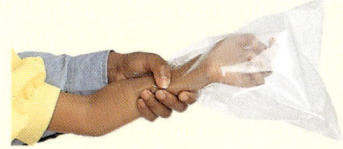

BEHANDLUNGSALTERNATIVE:
BEI VERBRENNUNGEN AN HÄNDEN UND FÜSSEN

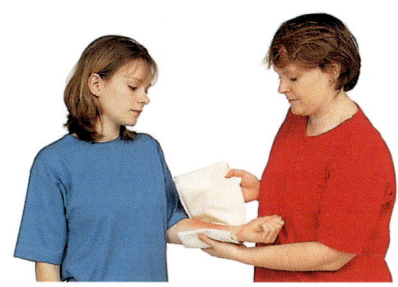

Bei Verbrennungen an Händen und Füßen halten Sie die Wunde mindestens zehn Minuten unter fließendes kaltes Wasser und stülpen Sie dann eine saubere Plastiktüte darüber. Umkleben Sie die Tüte mit einem Pflasterstreifen, um sie festzuhalten. Fahren Sie Ihr Kind ins Krankenhaus.

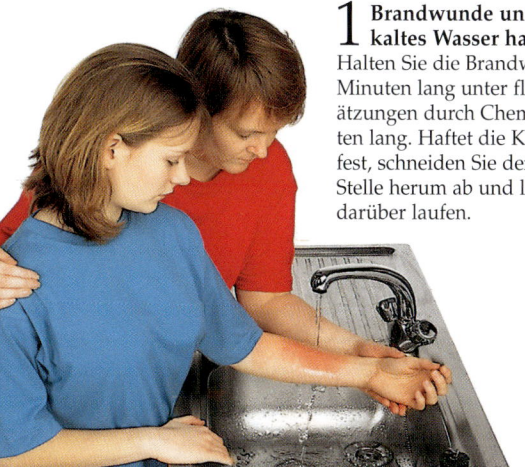

1 Brandwunde unter fließend kaltes Wasser halten
Halten Sie die Brandwunde mindestens zehn Minuten lang unter fließendes kaltes Wasser. Verätzungen durch Chemikalien spülen Sie 20 Minuten lang. Haftet die Kleidung an der Brandwunde fest, schneiden Sie den Stoff großzügig um die Stelle herum ab und lassen erneut kaltes Wasser darüber laufen.

2 Brandwunde bedecken
Legen Sie sauberes, fusselfreies Material wie einen Kissenbezug über die Wunde, um eine Infektion zu verhindern. Behandeln Sie nötigenfalls gegen Schock (gegenüber). Fahren Sie Ihr Kind ins Krankenhaus oder rufen den Notarzt.

AUGENVERLETZUNGEN

Ein Kind mit Augenverletzung hat in der Regel starke Schmerzen und ist völlig verängstigt. Ihr Kind soll nur geradeaus schauen, da Bewegung die Verletzung noch verschlimmern könnte. Beruhigen Sie Ihr Kind und halten Sie seinen Kopf still, während Sie seine Augen bandagieren. Rufen Sie danach den Notarzt an, oder fahren Sie Ihr Kind ins Krankenhaus.

VERÄTZUNGEN DES AUGES

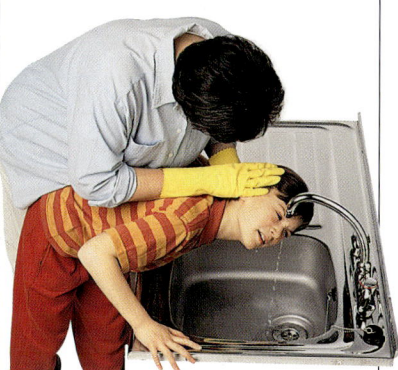

Lassen Sie über das verletzte Auge 10 Minuten lang langsam kaltes Wasser fließen. Passen Sie auf, daß das restliche Gesicht oder das gesunde Auge keine Spritzer abbekommt. Verbinden Sie das verletzte Auge (u.) und fahren Sie Ihr Kind dann ins Krankenhaus.

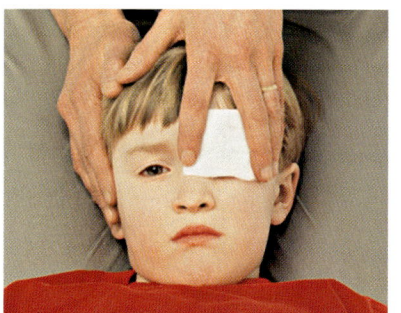

1 Das verletzte Auge bedecken
Legen Sie eine Kompresse auf das verletzte Auge. Fremdkörper dürfen nicht noch tiefer ins Auge gedrückt werden.

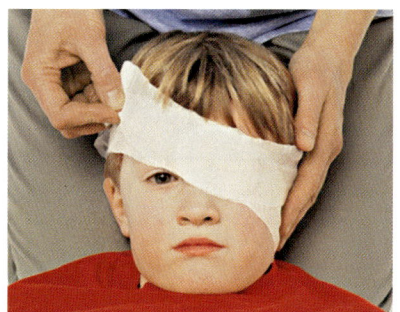

2 Kompresse fixieren
Fixieren Sie die Kompresse mit einem sauberen Verband, den Sie fest um den Kopf wickeln.

BEINBRÜCHE

Ein Beinbruch muß bis zum Eintreffen des Notarztes gestützt bzw. ruhiggestellt werden. Versuchen Sie nicht, das Bein zu strecken. Ein gebrochenes Knie muß mit besonderer Vorsicht in der Position ruhiggestellt werden, in der das Kind hingefallen ist. Umpolstern Sie dazu das gesamte Gelenk. Geben Sie Ihrem Kind weder zu essen noch zu trinken.

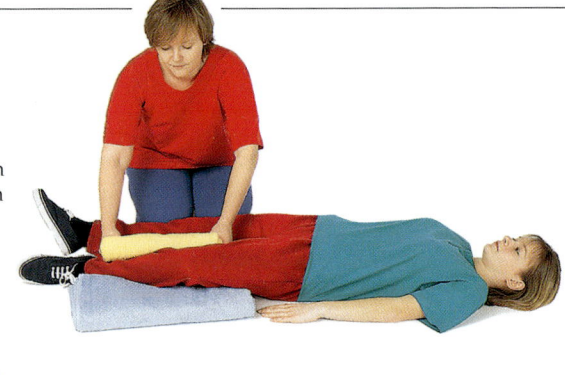

1 Bein abpolstern
Umpolstern Sie das Bein z. B. mit zusammengerollten Handtüchern oder Decken oder zusammengefalteten Zeitungen. Rufen Sie den Notarzt.

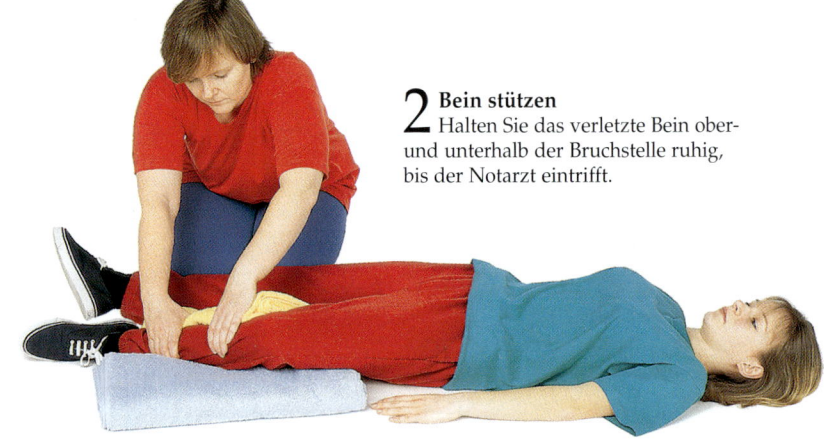

2 Bein stützen
Halten Sie das verletzte Bein ober- und unterhalb der Bruchstelle ruhig, bis der Notarzt eintrifft.

OFFENE BRÜCHE

Wenn an der Bruchstelle Knochen durch die Haut tritt, ist wie bei der Behandlung feststeckender Fremdkörper vorzugehen (s. BLUTUNGEN, S. 208). Stoppen Sie die Blutung und verbinden Sie die Verletzung, bevor Sie mit den Erste-Hilfe-Maßnahmen bei Beinbrüchen (s. re.) fortfahren.

SCHLÜSSELBEINBRUCH

Ein Schlüsselbeinbruch muß bis zur ärztlichen Versorgung ruhiggestellt werden, indem der Arm der betroffenen Seite mit einem Armtragetuch hochgelagert wird. Durch diese Form der Hochlagerung und Ruhigstellung läßt sich auch bei der gebrochenen, blutenden oder gequetschten Hand eine Schwellung verhindern.

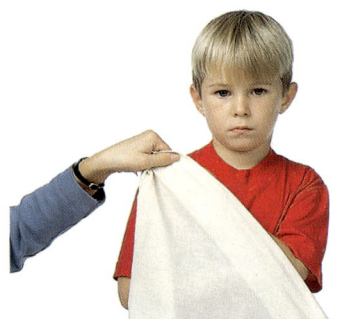

1 Dreiecktuch anlegen
Legen Sie die Finger der verletzten Seite auf die gegenüberliegende Schulter. Halten Sie ein Ende des Dreiecktuchs an die Finger Ihres Kindes und lassen das lange Ende herabhängen, mit der Spitze unterhalb des Ellenbogens der verletzten Seite.

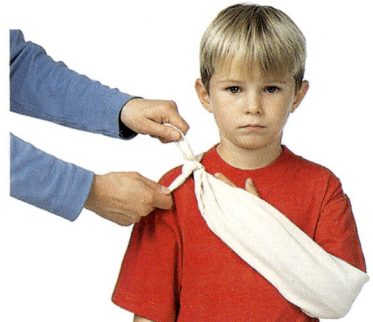

2 Enden zur Schlinge zusammenknoten
Ziehen Sie das Dreiecktuch so unter dem Ellenbogen des Kindes her, daß es den Arm auf der verletzten Seite stützt. Führen Sie das Tuch hinter dem Rücken her und verknoten die beiden Enden so, daß einige Finger sichtbar bleiben.

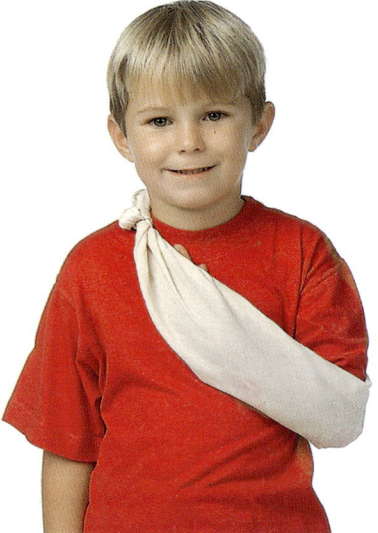

3 Fertige Schlinge
Schlagen Sie die überstehende Tuchspitze am Ellenbogen ein oder befestigen Sie sie auf der Vorderseite der Armtrageschlinge. Kontrollieren Sie in regelmäßigen Abständen die Finger Ihres Kindes. Werden sie blaß, kalt oder taub, müssen Sie die Schlinge lockern.

ARMBRÜCHE

Ein Oberarm-, Unterarm- oder Handgelenkbruch oder eine ausgerenkte Schulter müssen mit einer Armschlinge ruhiggestellt werden, bevor das Kind ins Krankenhaus gefahren wird. Bei Brüchen im Ellenbogenbereich darf dagegen keine Armschlinge angelegt werden. Lassen Sie Ihr Kind sich statt dessen hinlegen, und rufen Sie den Notarzt.

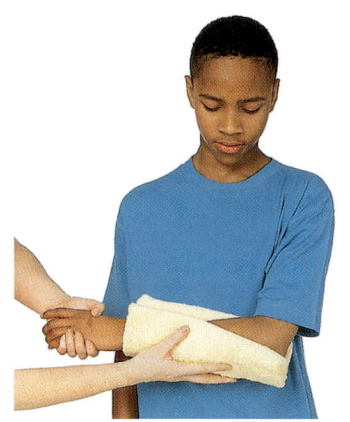

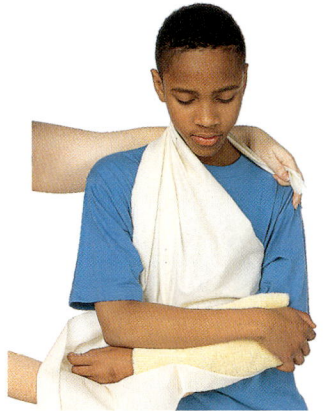

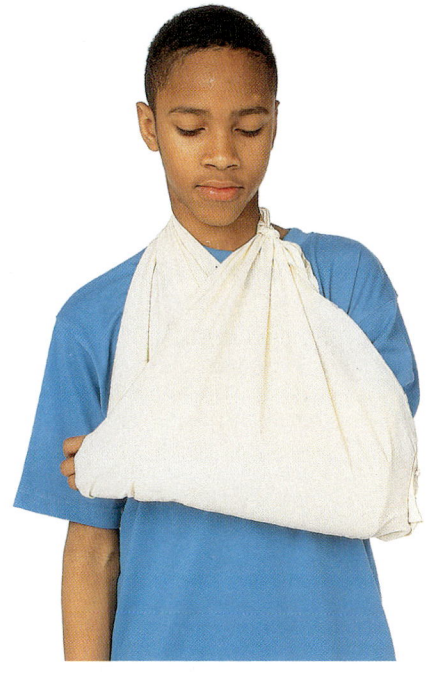

1 Verletzung umpolstern
Legen Sie den verletzten Arm quer über die Brust des Kindes. Bringen Sie eine Polsterung, z.B. ein Handtuch oder eine Zeitung, zwischen Arm und Brust an, während Sie den verletzten Arm mit der anderen Hand abstützen.

2 Dreiecktuch anlegen
Legen Sie das Tuch zwischen verletzten Arm und Brust, so daß das lange Ende über die Schulter des gesunden Arms nach unten hängt und der Zipfel der anderen Seite Richtung Ellenbogen des verletzten Arms zeigt.

3 Fertige Armschlinge
Das untere Ende des Verbands um den Unterarm legen, zur Schulter führen und um den Nacken ziehen. Enden auf der Schulter verknoten. Die am Ellenbogen überstehende Tuchspitze einschlagen und mit einer Sicherheitsnadel befestigen.

VERGIFTUNGEN

Ein Kind, das giftige Pflanzen oder Beeren, Chemikalien, Alkohol oder unkontrolliert Medikamente geschluckt hat, muß sofort medizinisch versorgt werden. Stellen Sie fest, welche Substanz und wieviel davon das Kind geschluckt hat. Kann Ihnen das Kind selbst diese Informationen nicht geben, suchen Sie nach verräterischen Zeichen: eine offene Medikamentenschachtel oder eine Flasche Alkohol, und untersuchen Sie den Mundraum des Kindes nach Rückständen. Rufen Sie den Arzt, Notarzt oder die Giftnotzentrale an, bevor Sie Erste Hilfe leisten.

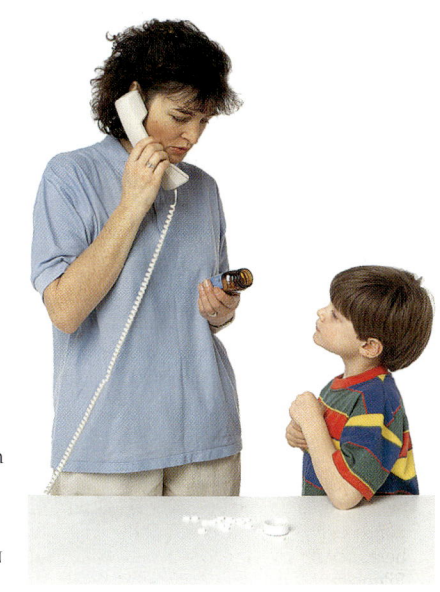

WARNHINWEISE
HAT IHR KIND ETWAS GIFTIGES GESCHLUCKT:
- Bringen Sie das Kind nicht zum Erbrechen. Manche Substanzen, z.B. Bleichmittel, können dadurch nur noch mehr Schaden anrichten.
- Geben Sie Ihrem Kind nichts zu trinken, da bestimmte Substanzen im Körper dadurch schneller verteilt würden.

Was hat Ihr Kind geschluckt?
Befragen Sie Ihr Kind oder suchen Sie nach Hinweisen. Sind die Lippen verätzt, spülen Sie sie vorsichtig mit Wasser. Bringen Sie ein bewußtloses Kind in die STABILE SEITENLAGE (S. 203). Kontrollieren Sie Atmung und Puls (S. 202–203) und geben Sie ATEMSPENDE (S. 205) oder KARDIOPULMONALE REANIMATION (S. 206–207) aus.

KRANKENPFLEGE

Die meisten Krankheiten bedürfen keiner besonderen Pflege. Wichtig ist, daß Ihr Kind nicht austrocknet, vor allem wenn es Fieber oder Durchfall oder sich erbrochen hat. Ein krankes Kind hat häufig keinen Appetit. Manchmal können Sie es zwar mit kleinen Portionen seiner Lieblingsspeise locken, zwingen Sie es aber auf keinen Fall zum Essen. Ist keine Bettruhe erforderlich, kann sich das Kind in Gesellschaft anderer Familienmitglieder ausruhen oder lesen oder ruhig spielen.

TEMPERATUR MESSEN

Wenn sich ein Kind nicht wohl fühlt und es fiebrig wirkt, sollten Sie seine Temperatur messen. Von Fieber spricht man bei Werten von 38°C und darüber. Messen Sie die Temperatur alle zwei oder drei Stunden, bis wieder normale Werte erreicht sind. Dazu geeignet sind alle der unten gezeigten Thermometer-Typen. Ein Kind von über sieben Jahren kann ein Digitalthermometer unter der Zunge halten. Bei kleineren Kindern messen Sie die Temperatur am besten unter der Achselhöhle oder mit dem Infrarot-Ohr- oder Schläfenthermometer. Berücksichtigen Sie dabei aber, daß Sie zu dem unter der Achsel gemessenen Wert 0,6 °C hinzurechnen müssen, um die exakte Körpertemperatur zu erhalten.

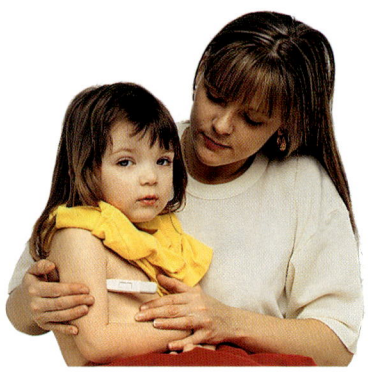

Messen mit dem Digitalthermometer
Schieben Sie das Digitalthermometer unter die Achselhöhle oder in den Mund. Ziehen Sie nach ein bis zwei Minuten oder nach dem Piepton das Thermometer zurück und lesen die Meßtemperatur im Display ab.

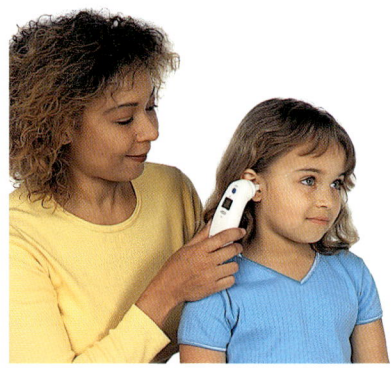

Messen mit dem Ohrthermometer
Führen Sie die Spitze des Thermometers in das Ohr und halten es die erforderliche Zeit in der vorgeschriebenen Position. Lesen Sie danach den Meßwert im Display ab. Wechseln Sie die Schutzkappe nach jeder Messung aus.

MEDIZIN VERABREICHEN

Flüssige Medizin muß genau abgemessen werden, damit auch wirklich die richtige Dosis verabreicht wird. Schütteln Sie die Flasche stets vor Gebrauch, und befolgen Sie die Lagerungshinweise. Kleineren Kindern geben Sie die Medizin am besten mit einer Spritze (u.) – dabei geht nichts daneben und das Kind bekommt die richtige Dosis. Älteren Kindern kann man die Medizin mit den dafür vorgesehenen Meßlöffeln oder Dosierkappen geben.

Mit dem Tablettenschlucken tun sich die meisten Kinder schwer. Deswegen sind Darreichungsformen, die sich auflösen, zerkrümeln und mit Fruchtsaft oder Honig mischen lassen, vorzuziehen.

Antibiotika müssen immer, auch wenn es dem Kind besser geht, solange gegeben werden, wie es der Arzt angeordnet hat.

Eine Spritze füllen
Setzen Sie das Einsatzstück auf den Flaschenhals und drücken Sie die Spritze in das Einsatzstück. Stellen Sie die Flasche auf den Kopf und ziehen Sie den Kolben der Spritze langsam heraus, bis die richtige Dosis eingefüllt ist.

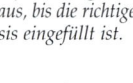
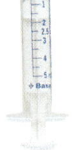
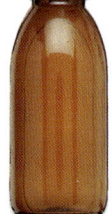

UNIVERSAL-EINSATZSTÜCK   **SPRITZE**   **ARZNEI-FLASCHE**

THERMOMETER-TYPEN

Die gebräuchlichsten Thermometertypen sind das Digitalthermometer und die neuen Infrarotthermometer wie das Ohr- und Schläfen- bzw. Stirnthermometer. Die vergleichsweise teuren Infrarotthermometer sind schnell und einfach in der Handhabung und liefern genaue Meßergebnisse. Dadurch sind sie vor allem für kleinere Kinder geeignet. Das Meßergebnis bleibt eine Weile auf dem Display lesbar, bis die Anzeige automatisch gelöscht wird. Quecksilberthermometer haben heute eher ausgedient, da sie nur schwer ablesbar sind und zudem leicht zerbrechen.

DIGITAL-THERMOMETER

°F	95	96.8	98.6	100.4	102.2	104
°C	35	36	37	38	39	40

TEMPERATURMESSSTREIFEN

OHRTHERMOMETER

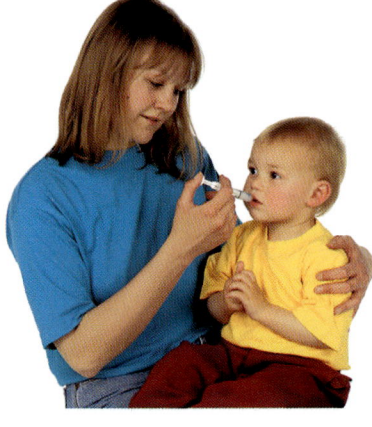

Die Medizin mit der Spritze verabreichen
Ziehen Sie die gefüllte Spritze aus dem Einsatzstück zurück und schieben Sie die Spritze Ihrem Kind in den Mund, so daß sie in Richtung Wange zeigt. Dann kann es sich nicht an der Medizin verschlucken. Drücken Sie den Kolben langsam hinunter.

REGISTER

Angaben in **Halbfett**-Druck bezeichnen die Seiten der Diagnosetafeln. Seitenangaben in *Kursiv*-Druck weisen hin auf Abbildungen oder Ausführungen, die Erste-Hilfe- oder Selbsthilfe-Maßnahmen erläutern, Empfehlungen aussprechen oder Kontrollmöglichkeiten darstellen.

DANK

Der Dank des Autors gilt seinen Lehrern, Dr. H.V.L. Finlay und Dr. R.J.K. Brown, deren reicher Erfahrungsschatz und Wissen in dieses Buch eingeflossen sind. Ebenfalls danken möchte er Dr. Jackie Bucknall und Dr. Warren Hyer, die die Diagnosetafeln auf ihre Richtigkeit hin überprüften und zahlreiche hilfreiche Anmerkungen machten. Er dankt Dr. Robert Youngson für seine Beiträge über Augenbeschwerden und Sehstörungen, Dr. Bryan Lask und Dr. Sarah Benton für ihre Beiträge über psychische Erkrankungen und Auffälligkeiten sowie David P. Cocker, BDS, der die Beiträge über die Zahnerkrankungen kritisch geprüft hat. Und schließlich möchte er auch Dr. Tony Smith danken, der ihn seit Jahren schon darin bestärkt, zu Gesundheitsthemen zu schreiben.

DORLING KINDERSLEY DANKT:
Medizinische Beratung: Ursula Arens, British Nutrition Foundation; Tam Fry, Child Growth Foundation; Dr. John A. Henry, St. Mary's Hospital; Joanna Tempowski, National Poisons Information Service; Dr. Frances Williams
Redaktionsassistenten: Dr. Amanda Jackson; Zak Knowles; Ruth Midgley; Cathy Shilling
Designassistentin: Nicola Webb
Projekt-Fotografie: Andy Crawford
Fotografie-Assistenz: Gary Ombler
Sonstige Fotografien: Mike Good; Steve Gorton, Dave King; Philip Powell, Susanna Price, Jules Selmes; Stephen Shott
Bildrecherche: Christine Rista
Register: David Harding
Modelle: George Allen; Hugo Allen; Freda Belle; Charles Wilson Barnard; Emma Barnard; Rae Chen; Jane Cunningham; Max Cunningham; Anita Eade; Sally Evason; Lily Blawat Farr; Emma Foa; Lia Foa; Karen Good, Keiran Good; Olivia Grosvenor; Nicola Hampel; Jason Haniff; Ellen Harris; Joseph Lauder, Rebecca Lauder; Mary Lindsay; Michelle Papadopoulos, Nina Papadopoulos; Francesca Pritlove; Angela Rollinson, Joe Rollinson; Archie Walker; Aidan Walls; Mark J. Wilde; Amelia Wooding; Sally Wooding.

Die Wachstumsdiagramme basieren auf den Informationen und Diagrammen der Child Growth Foundation, die das Copyright darauf hat. Die Wachstumsdiagramme sind bei Harlow Printing, Maxwell Street, South Shields NE33 4PU, UK, zu beziehen.